| 临床诊疗用药路径丛书 |

肿　瘤
治疗原理与实践

（第2版）

Pharmacotherapy Principles & Practice

（Second Edition）

作　　者　Marie A. Chisholm-Burns

主　　译　李　涛

丛书主审　彭国忱

译　　者　（以姓氏笔画为序）

申文雯　　齐美琦　　买铁军　　李　涛
张洁莉　　邵俊彦　　侯尚文　　殷爱国

审　校　者　（以姓氏笔画为序）

尹晓明　　刘爱英　　李晓辉　　邹积艳
张　欣　　张立鹏　　邵俊彦　　茅江峰
梁伟中　　彭国忱　　蔡存良

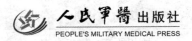
人民軍醫出版社
PEOPLE'S MILITARY MEDICAL PRESS
北　京

图书在版编目（CIP）数据

肿瘤治疗原理与实践：第 2 版 /（美）奇思赫姆-伯恩斯（Chisholm-Burns，M.A.）著；李涛主译. —北京：人民军医出版社，2013.12

（临床诊疗用药路径丛书）

ISBN 978-7-5091-6986-5

Ⅰ. ①肿… Ⅱ. ①奇… ②李… Ⅲ. ①肿瘤－治疗 Ⅳ. ①R730.5

中国版本图书馆 CIP 数据核字（2013）第 281135 号

策划编辑：张忠丽　　文字编辑：谢尹晶　赵晶辉　　责任审读：陈晓平
出版发行：人民军医出版社　　　　　　　　　经销：新华书店
通信地址：北京市 100036 信箱 188 分箱　　邮编：100036
质量反馈电话：（010）51927290；（010）51927283
邮购电话：（010）51927252
策划编辑电话：（010）51927270
网址：www.pmmp.com.cn
印刷：北京天宇星印刷厂　　装订：胜宏达印装有限公司
开本：850mm×1168mm　　1/32
印张：18.875　　字数：446 千字
版、印次：2013 年 12 月第 2 版第 1 次印刷
印数：0001 － 1800
定价：82.00 元

内容提要

　　本书全面总结了常见肿瘤疾病的基础知识和治疗方法，详细介绍了疗效较好的抗肿瘤药物疗法和替代治疗方法，对病人特殊的指导及帮助他们如何适当地和安全地自助用药等，另外结合药学临床应用的相关知识，详述了许多临床案例，可提高医师正确使用药物的能力。本书能帮助临床医师达到预期的用药目的，同时能平衡临床和经济两方面问题，是肿瘤科医生、临床药师难得的专业参考书。

由美国 Marie A.Chisholm-Burns 等人编著的《Pharmaco-therapy Principles & Practice》第二版（药物治疗学原理与实践）是一本紧贴临床、实用性很强的书籍，其内容新颖、全面，结构编排严谨、清晰，重点突出。"他山之石，可以攻玉"，我们希望通过翻译这本教材，借鉴国外的临床模式和用药方法，能给读者和临床医生介绍一些国外的先进理念，更好地开展临床工作。

由于美国的医疗费用逐年增加，而且仍有上升的趋势；本书作者旨在呼吁、提醒临床医生要识别、解决和预防那些由于治疗不完全、过度治疗、重复治疗或治疗不当等所产生的问题。从而使病人在确保健康受益的同时也减少了不必要的经济负担，使医疗资源浪费状况有所控制。由于美国医疗体系与我国有较大差异，原著是一部大而全的专著，为了适应我国医疗专业需要，便于不同专科医务人员查阅，策划编辑张忠丽将本书按专业分为六个分册——心血管系统疾病、呼吸系统疾病、消化系统疾病、神经精神疾病、泌尿系统疾病和肿瘤，作为一套临床诊疗用药路径丛书，每个分册都保留了原书的总论和附录。其中前言是原总论的第一部分，为了强调各分册尽量保持原著的完整性，附录 C 老年病学、附录 D 儿科、附录 E 姑息性治疗是原总论的第二、三、四部分，以便读者阅读中查阅相关内容。

  各个分册分别邀请 6 位研究生毕业、具有高级职称的临床医生负责翻译。各位译者除了完成繁重的日常医疗工作外，夜以继日地辛勤翻译，在短短的半年时间里完成了翻译任务。本套丛书出版在我国医疗事业改革之际，各位专家为医疗改革事业贡献了微薄之力；在奉献给社会一份礼物的同时，我们自己也系统复习了有关医学知识，学到了许多新的知识。由于我们的知识水平有限，对原著作者的思想把握难免存在一定的偏差，因此，本书肯定还存在不少缺点甚至错误，敬请各位读者在阅读过程中给予批评、谅解。

译　者

医护人员肩负着很多责任，认真履行这些职责正是美国医护人员给病人提供专业健康服务的重要标志。医护人员用自己的知识和专业技能使病人得到照顾。尽管如此，在美国的医疗系统中依然存在很多问题，约有 4600 万美国人，也就是16%～17%的美国人没有医疗保险，更多的人保险不全。他们虽有保险，但押金、挂号费、每月的保险金等都对他们就医造成很大的经济负担。根据美国国家医保的数据统计，2007 年在医疗上的花费为 22000 亿美元，折合为每人 7400 美元。毫无疑问有些不是必需的。

药物的应用无疑给病人很多帮助，甚至挽救和延长了他们的生命。当然有些药物也可能带来副作用，影响健康甚至危及生命。所以，怎样区分出药物的不同后果呢？在你的医疗工作中，你可以尽量做到前者而避免后者。本书各章节可有助于你正确使用药物。

健康保健体系中的药物使用

从 2005 到 2006 年，美国在药物上的花费占卫生保健花费的百分比从 5.8%增加至 8.5%，一年内增加了 47%，这种明显增加的促使因素包括有效技术的增加、病人数量和每个病人处方量的增加，以及从医疗保障的部分药物津贴中获益的年长者的增加。在美国，普通药物的使用量占配药处方量的 50% 以上，但是药物支出在总数中占的百分比仍小于30%，正如 2006 年资料所证实的，名牌药物购买助长了药物上的花费增加。

在美国每日使用的药物量逐渐增大。跨过一个 10 年（1997—2007 年），购买的处方量从 2200 万急剧增加至 3800万。在美国，每个人的平均处方数量从 1997 年的 8.9 增加至2007 年的 12.6。伴随药物使用发生的问题可能如下。

- 药物错误。
- 不适当的药物、剂量、疗法、剂型及使用持续时间。
- 不必要的药物治疗。
- 治疗的复制。
- 药物—药物、药物—疾病、药物—食物或药物—营养素的相互作用。
- 药物过敏。
- 药物的副作用，其中有些是可预防的。

通常呼吁临床医生要识别、解决和预防那些由于治疗不完全、过度治疗或治疗不当所产生的问题。人们能从很多经销店购买到药品。非处方药（OTC）可在药房、超市、便利店、网上以及很多其他的经销店购买，且在各个年龄组广泛使用。处方药能从传统的渠道（社区连锁和独立的药店）购买，也可通过网络从邮购药店购买，从内科医生、健康保健机构及其他地方购买。草药在很多经销店可购买和销售。处方药和 OTC 药两类药物治疗效果好与坏的监测可能是混乱和不完全的。临床医生和卫生专业的学生需要掌控这些问题的自主权，并且改善药物使用结果。

认识到以下问题很重要，尽管临床医生是病人获得处方药的守门人，但是病人可从很多途径得到处方药，病人可从朋友、亲戚，甚至一般的熟人那里得到。另外，病人获得OTC药可通过处方从内科医生那里获得，也可能是听从了药师和其他卫生专业人员的建议或通过自选、通过朋友或熟人的推荐。所有这些途径，必须意识到有正式（指导性的）或非正式（口传的）的成分在起作用。关于药物的使用可能请教也可能不请教卫生专业人员，有时卫生专业人员不知道病人正在服用的药物有哪些，另外，服用的草药或健康补养品可能没有卫生专业的人员指导。

外部因素的变化对病人或他们的用药方式也可能有很大的影响。对有医保的人来说，医保可帮助他们取到药物，尽管他们要负担一部分费用。然而很多人没有用于药物或其他健康相关需求的保险项目。随着医疗保障部分对门诊处方药物的保险项目的改善，我们已经看到很多老年人得到了需要的治疗比以前多。

自助药物

自助药物广泛定义为病人自己决定购买的药物，可能有卫生专业人员的认可或指示，也可能没有。20 世纪后期及21 世纪早期病人对自助药物的兴趣突然增加。促使病人增加自助药物的因素很多：购买 OTC 药物的途径增加，过去 50年有很多处方药转为 OTC 类，使 OTC 药物的使用急剧明显扩增，另外，病人自我诊断和自我选择 OTC 药物更自主。很多研究中，所评价的病人组中没有处方的自助药物的治疗超过了处方药物的使用。

病人自己选择使用的产品可能产生巨大的益处。通过药物的合理使用，病人可避免很多昂贵的治疗或花费其他的专业性服务费。自限性疾病和某些慢性疾病（如过敏和皮肤病），如果通过病人自助药物能得到恰当治疗，应给予病人在卫生保健方面做决定的一定程度的自主权。

服从问题

在卫生保健体系中病人不服从处方药物是很多未被重视的问题之一。这种不服从对病人、护理及卫生专业人员的影响有明显的不同。不服从是多方面的问题，需要专业内及有关各方面共同来解决，组织机构（诊所如何构建）、教育（病人咨询、支持的方法）及行为方式（影响健康的信念和期望）的干预是必要的。不服从导致高血压控制不良以及病人对治疗反应的明显差异。已经证明有助于增强病人自我管理治疗的心理社会干预是有效的，了解病人感知到的服从障碍有助于确定怎样帮助病人克服这些干扰因素，对你给予保健的病人，通过你的作用可强化其服从行为，多次转诊到专业门诊进行个体化的治疗和监测以强化服从。本文中提供的病史将使你有所遵循，明确在同样情况下怎样做最能成功地帮助病人增加服从率，继之改善健康状况。

年长者的用药

用于年长者的药物的不同组成值得注意，在健康知识方面的问题（如医学术语的理解和来自于赡养者的指导）在年长者更常见。老年人口的快速增长及其伴有的健康知识的缺乏，意味着将成为未来更大的问题。

在未来的10年，老年人在处方药上将花费1.8万亿美元。医疗保险提议为老年人提供帮助的药物花费是一个10年周期为4000亿美元，所以目前最详尽的药物计划仅支付老年药物花费的22%。当将来考虑花费和对老年人治疗的益处及其他因素时，药物经济学原则在选择适当治疗方面的强化应用对临床医生来说将是最重要的。

不必要的药物治疗和过度医疗是伴随老年人药物使用的一些问题。卫生专业人员的共同努力是帮助老年人完成最佳药物治疗的最好方法。在每次病人就诊时评估老年人服用的所有药物有助于防止多重药物使用的发生。

影响药物使用的问题

（一）药物治疗错误

相比减少药物治疗错误的需要来说，在药物使用和监测方面的问题更受关注。由于发生于药物使用的很多错误导致较高的发病率和死亡率。研究显示，不同医护人员的协作使病人用药协调一致可有助于减少病人群体的药物治疗错误。目前，如何开药物处方已发生变化，如电子处方、病人的条形码识别及电子的药物治疗记录，所有这些均有助于减少药物治疗错误，随着这些技术的使用增加，益处也将增多。

在一个机构中3种关键干预措施[计算机化的医嘱录入（CPOE）、辅助人员设置及条形编码]的联合应用能有助于帮助减少药物治疗错误。在长期的运营中，能追踪药物的订购、分发及电子化的管理是行之有效的。已经证实不时提醒护士和工作人员报告处方错误,尤其是仔细检查医嘱非常重要。

(二)处方药物滥用的流行病学

根据 2006 年来自于美国国家药物检测协会的资料,接近 700 万人(占美国人口的 2.8%)非治疗性使用精神心理治疗药物。通过处方和药房合法途径获得的滥用药物种类如下。

- 疼痛缓解药——520 万
- 安定药——180 万
- 兴奋药——120 万
- 镇静药——40 万

这些药物的主要来源是家庭药柜。青少年的处方药物的滥用是一个正在加重的问题,所有卫生工作者必须共同努力以减少这个问题。

总结

当我们面对一个模糊但有希望的未来时,卫生工作者处在了关键时刻。技术进步包括电子处方,可能阻止用药错误和不恰当的处方,已经实现的这些技术强化了对医嘱的录入(通过个人资料助理或通过网络途径到药房)减少了药物错误,能使药物治疗有效的技术和知识增强了广大卫生工作者的信心,精良的计算机技术使卫生工作者在帮助病人方面起到更大和更有效的作用,并且能使卫生工作者的用药更加安全和有效。

本书提供了对常见疾病的全面分析、治疗这些疾病的治疗方法的讨论和帮助病人恰当地和安全地自助用药的指导。

本书中的资料结合了一些药学应用和培训中最好的内容，这些资料的应用能使读者在改善病人、赡养者、支付者和社会等人群药物使用方法方面起到关键作用。本书的目的是帮助精炼你的技术，使你给病人提供的治疗方法能得到真正的改善。现在和将来临床医生能依靠这里提供的信息增加知识和帮助病人得到他所希望的有效的指导。使用本书时，其中详述的病史和许多实例可提高你的技术，而且会对你的病人的未来产生有利的影响。能帮助你解决医疗相关问题，改善临床和经济两方面所涉及的结果，并能使药物的使用达到预期的目标。本书对常见疾病的治疗选择提供了一个全面的分析和总结，并提供了对这些疾病成功治疗的药物疗法和替代治疗方法。

所提到的英文缩略语

CPOE　计算机医嘱录入

OTC　　（柜台出售的）非处方药

（译　者　邵俊彦；审　校　彭国忱）

目录

第1章 简介

Jack E. Fincham

医护人员肩负着很多责任，每天认真履行这些责任就是美国医护人员给病人提供的专业服务，医护人员用自己的专业知识和专业技能使病人得到照护。尽管如此，在美国的医疗系统中依然存在很多问题，约有 4600 万美国人，也就是美国人口的 16%～17%没有医疗保险；更多的人保险不全，预付费、挂号费、每月的保险金等都给他们造成很大的经济负担。根据美国国家医保中心统计数据，2007 年，医疗花费为 22 000 亿美元，折合每人 7400美元。毫无疑问有些不是必需的。

药物帮助病人战胜疾病，挽救和延长了他们的生命。当然有些药物也可能带来不良反应，影响健康，甚至危及生命。怎样了解用药的后果尽量做到前者而避免后者呢？本书各章节可帮助你正确使用药物。

一、健康保健体系中的药物使用

从 2005—2006 年，美国在药物上的费用占卫生保健费用的比例从 5.8%增加至 8.5%，1 年内量增加了 47%，导致这种明显增加的因素包括有效技术的增加，病人数量和每个病人处方量的增加，以及从医疗保障的药物津贴中获益的年长者的增加。在美国，普通药物的使用量占处方量的 50%以上，药物支出在总体医疗费用中占的百分比小于 30%。2006 年资料证实，购买名牌药物使药物上的费用增加。

在美国使用的药物逐日增大。从 1997—2007 年，处方药物费用从 2200 万美元急剧增加至 3800 万美元。在美国，平均每个人的处方数量从 1997 年的 8.9 增加至 2007 年的 12.6。

伴随药物使用发生的问题如下。

①错误用药；

②不适当的药物、剂量、疗法、剂型及使用持续时间；

③不必要的药物治疗；

④治疗重复；

⑤药物-药物、药物-疾病、药物-食物或药物-营养素的相互作用；

⑥药物过敏；

⑦药物的不良反应，其中有些是可预防的。

要求临床医生要能识别、解决和预防那些由于治疗不完全、过度治疗或治疗不当所产生的问题。现在人们能从很多经销店购买到药品。非处方药（OTC）可以从药房、超市、便利店、网上以及很多其他的经销店购买，且在各个年龄组广泛使用。处方药既可从传统的渠道（社区连锁药店和独立的药店）购买，也可通过网络从邮购药店购买，从内科医生、健康保健机构等其他地方购买。中草药在很多经销店可购买到。目前对处方药和非处方药治疗效果的监测是混乱和不完全的。临床医生和卫生专业的学生需要掌握这些问题的应对方法，改善病人药物应用的效果。

虽然临床医生是病人获得处方药的"守门人"，但是病人可从很多途径得到处方药，如病人可从朋友、亲戚甚至一般的熟人借到。另外，病人获得非处方药也很多，可通过处方从内科医生处获得，也可能是听从了药师和其他卫生专业人员的建议，或通过自选，通过朋友或熟人的推荐。必须意识到这些途径中有正式（指导性的）或非正式（口传的）的因素在起作用。使用药物时可能请教也可能不请教卫生专业人员，有时卫生专业人员都不知道病人正在服用哪些药物，服用中草药或补养品时也很可能没有经过卫生专业人员的指导。

外部因素的变化对病人的用药方式可能有很大的影响。对有医保的人来说，医保可帮助他们低价获取药物。然而很多没有与健康需求相关的保险的人就没有这种优势。随着医疗保障部分对门诊处方药物保险项目的增加，我们已经看到很多老年人得到了更多的药物治疗。

（一）自助药物

自助药物广泛定义为病人自己决定购买的药物，可能有卫生专业人员的认可指示，也可能没有。20 世纪后期及 21 世纪早期病人自助药物的用量突然增加。促使病人增加自助药物的因素很多，包括购买非处方药的途径增加，以及过去 50 年有很多处方药转为非处方类，使非处方药的使用明显扩增，另外，病人自我诊断和自我选择非处方药也是一个原因。很多研究中，所评价的病人组中，没有处方的自助药物的使用超过了处方药物。

病人自己选择药物可能产生巨大的经济利益，病人可避免很多昂贵的治疗和支付其他的专业性服务费。如果自限性疾病和某些慢性疾病（如过敏和皮肤疾病）病人能应用自助药物得到恰当治疗。应给予病人一定程度的自主权。

（二）服从问题

在卫生保健体系中病人不服从处方用药是未被重视的问题之一。这种不服从医嘱用药对病人、护理人员及医师的影响有明显差别。不服从是多方面的问题，需要专业人员及有关各方面来解决，对组织机构（诊所如何构建）、教育（病人咨询、支持的方法）及行为方式（影响健康的信念和期望）的干预是必要的。已经证明有助于增强病人自我管理的心理、社会干预是有效的，了解病人的服从障碍能有助于确定怎样帮助病人克服这些干扰因素，强化服从行为，如转诊到专业门诊进行个体化的治疗和监测。文本中提供的临床案例将使你了解在相似情况下怎样做能成功地帮助病人增加服从性，而获得健康状况的改善。

（三）老年人的用药

值得关注的是，用于老年人的药物的组成不同，老年人更需要健康知识（如医学术语的理解和来自于供养者的指导）的指导。老年人口的快速增长，以及健康知识的缺乏，意味着将来会有更大的问题。

在将来的 10 年，老年人在处方药上将花费 1.8 万亿美元。预计为老年人提供的医疗保险中的药物费用是一个 10 年周期 4000 亿美元，所以目前的药费计划仅支付老年药物花费的 22%。将来在考虑药费和对老年人治疗的益处及其他因素时，药物经济学原则在选择适当治疗方面的强化应用对临床医生来说将是最重要的。

不必要的药物治疗和过度医疗是伴随老年人药物使用的问题。卫生专业人员将共同努力，帮助老年人完成最佳药物治疗。在每次老年病人就诊时评估其服用的所有药物，有助于防止多重用药的发生。

二、影响药物使用的问题

（一）药物治疗错误

在药物治疗错误中，药物使用和监测方面的问题备受关注。由于药物使用错误导致了大量的发病率和病死率。研究显示通过医护人员的协作使病人用药协调一致，可有助于减少病人群体的药物治疗错误。目前药物处方已发生变化，如电子处方、病人的条形码识别及电子药物治疗记录，所有这些均有助于减少药物治疗错误，随着这些技术的使用，获益也将明显。

在一个机构中三种关键干预措施［计算机医嘱录入（CPOE）、辅助人员设置及条形编码］的联合应用有助于减少药物治疗错误。在长期的运营中，能追踪药物的订购、分发及电子化的管理是行之有效的。已经证实医护人员在报告处方错误，尤其对仔细检查医嘱的不断提醒在减少药物治疗错误中起到非常重要作用。

（二）处方药物滥用的流行病学

根据 2006 年来自于美国国家药物监测协会的资料，接近 700 万人（占美国人口的 2.8%）非治疗性使用精神心理治疗药物。通过处方和药房合法途径获得的滥用药物种类包括：

①疼痛缓解药—520 万；

②镇定药—180 万；

③兴奋药—120 万；

④镇静药—40 万。

这些药物的主要来源是家庭药柜。青少年滥用处方药物是一个日趋严重的问题，所有卫生工作者必须共同努力以改善这种现象。

三、总结

在目前不明朗但发展势态良好的局势下，卫生工作者被推到关键地位。技术进步，例如电子处方，可能阻止用药错误和处方不适当。这些技术优化了对医嘱的录入（通过个人资料助理或通过网络途径到药房），减少了用药错误。使药物治疗有效的技术和知识增强了广大卫生工作者的信心，精良的计算机技术使卫生工作者能更有效地帮助病人，卫生工作者的用药将更安全和有效。

这本书提供了常见疾病的全面分析，着重于对这些疾病的治疗方法的讨论，和对病人特殊的指导，以帮助他们恰当地和安全地自助用药。本书结合了药学培训和实用中最有用的内容，能在改善病人、供养者、支付者和社会其他人群药物使用方法方面起到关键作用。这本书的目的是帮助精炼医护工作者的技术，使医护工作者给病人提供的治疗方法能得到真正的改善，临床医生能得到他所希望的有效的指导。本书中详述的病例有助于明显提高你对病人的处置能力。

本书能帮助改善临床和经济两方面的问题，并能使药物的使用达到预期的目标和目的。本书全面地分析和总结了常见疾病的治疗选择，并详述了这些疾病的药物疗法和替代治疗。

本章所使用的英文缩略语

CPOE	计算机医嘱录入
OTC	柜台出售的非处方药

（译　者　邵俊彦　审　校　彭国忱）

第2章 恶性淋巴瘤

Christopher Fausel and Patrick J. Kiel

➕ 学习目标

学习本章后读者将能够：

1. 识别淋巴瘤的潜在病理生理机制及其与疾病症状之间的关系。

2. 区分霍奇金淋巴瘤（HL）、惰性滤泡性非霍奇金淋巴瘤（NHL）、弥漫侵袭性非霍奇金淋巴瘤的病理表现，以及如何通过这些表现得出特异性诊断。

3. 描述淋巴瘤的一般分期标准，及其与预后的关系；评价国际预后指数（IPI）在提供非霍奇金淋巴瘤的预后信息中的作用。

4. 对比霍奇金淋巴瘤早期和晚期的治疗流程。

5. 认识惰性滤泡性和弥漫侵袭性非霍奇金淋巴瘤的临床过程、疾病分类方案和治疗目标。

6. 概述局限和进展的惰性滤泡性和弥漫侵袭性非霍奇金淋巴瘤的一般治疗方法。

7. 了解目前单克隆抗体在非霍奇金淋巴瘤治疗中的作用。

8. 评估自体造血干细胞移植（SCT）在复发的霍奇金淋巴瘤和非霍奇金淋巴瘤中的治疗作用。

主要概念

1. B 细胞和 T 细胞经过染色体突变导致瘤性转化，引起恶性淋巴瘤细胞的增殖。

2. 区分霍奇金淋巴瘤（HL）与非霍奇金淋巴瘤（NHL）的具体的病理特点，包括形态学、细胞表面抗原和染色体突变。

3. 淋巴瘤的典型体征和症状包括淋巴结肿大和 B 症状（即发热、盗汗、体重下降）。

4. 恶性淋巴瘤的诊断根据肿瘤活检标本、对活检组织的分析和患者疾病程度确立。

5. HL 治疗的目标是治愈疾病的各个分期和首次复发。

6. 惰性滤泡性 NHL 是不可治愈的，因此，治疗目标主要是诱导、维持缓解期，最大限度地降低治疗相关的毒性。

7. 对于弥漫侵袭性 NHL，主要是初始治疗采用基于蒽环类药物的联合化疗，对复发的病例采用大剂量化疗联合自体造血干细胞移植（SCT）以达到治疗目的。

8. 对于 CD20＋的 B 细胞来源 NHL，重组单克隆抗体利妥昔单抗（美罗华）是一种有效的治疗选择，可提高联合化疗方案的疗效。

恶性淋巴瘤是一组起源于淋巴造血组织的克隆性疾病，原发的恶性细胞由 B 细胞、T 细胞和 NK 细胞来源的淋巴细胞组成。这些细胞来源于一小群经过一系列基因突变而发生恶性转化的淋巴细胞。淋巴瘤细胞主要存在淋巴结中；但也可浸润其他组织，例如骨髓、中枢神经系统、胃肠道、肝、纵隔、皮肤、脾等。淋巴结区的图解见图 2-1。淋巴瘤分为两类：霍奇金淋巴瘤（HL）和非霍奇金淋巴瘤（NHL），两者根据不同的病理特点都包含大量的组织学亚型。HL 存在特异性的 RS（Reed-Sternberg）病理细胞，否则为 NHL。

霍奇金淋巴瘤和非霍奇金淋巴瘤的组织学分类不同，临床过程也大不相同。某些侵袭性淋巴瘤亚型是需要通过强化化疗、放疗或联合放化疗进行干预治疗的高度增殖的肿瘤。相比之下，非霍奇金淋巴瘤的某些亚型，在几年内，无论是否治疗，疾病均呈现间断的发作和缓解的过程。

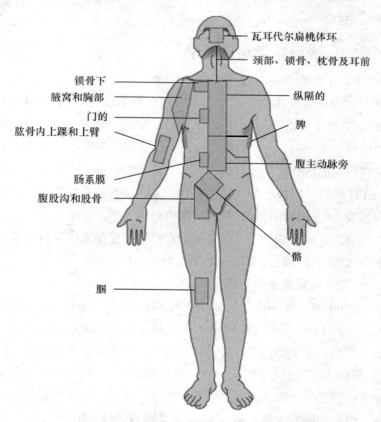

图 2-1 用于霍奇金淋巴瘤分期的解剖区域

（引自：Rosenberg SA.Staging of Hodgkin disease.Radiology，1966，87：146）

病例分析 1（第一部分）

一位没有任何病史的 33 岁男性，在锻炼时出现气短，并在过去 3 周逐渐加重。在系统回顾中，发现在过去 2 个月中，他间断出现气短的感觉，曾应用苯托沙敏抗组胺药，否认药物过敏史。胸片提示 10cm×12cm 的纵隔肿瘤。

这个年龄组是否为某些特定的纵隔恶性肿瘤危险人群？

为确定这名患者的诊断，需要做什么？

一、流行病学和病原学

（一）霍奇金淋巴瘤

2009 年，美国估计新增 8510 例 HL 患者，其中 1290 例死于该疾病。HL 的发病年龄呈双峰，其最高峰在 16～34 岁，在 50 岁出现一个小峰。HL 的确切病因不明确，但是有些学会提出了某些可能的病因。例如，流行病学、血清学和分子生物学研究提示 EB 病毒（EBV）与之关系密切。发达国家和更多的发展中国家发现，RS 细胞中检测到 EBV 基因组达 50%。目前为止，没有发现 HL 与 HIV 相关。其他可能的危险因素包括从事木材加工和家族因素，比如同性别的兄弟姐妹同患 HL。

（二）非霍奇金淋巴瘤

2009 年，在美国约有 65 980 例 NHL 患者，其中接近 2 万人死亡。自 1950 年起，美国 NHL 的发病率以每年 4% 的速度增长，患病数增长了 1 倍。尽管整体增长与艾滋病无关，尤其是对于年龄超过 65 岁的患者，但这一增长与感染 HIV 的 20～40 岁的男性患者中侵袭性 NHL 的增加有关。尽管儿童和青壮年可能受到影响，但是诊断的中位年龄为 50 岁。某些侵袭性 NHL 亚型的病原学与特定的地理因素有关。滤泡性或低度恶性淋巴瘤在美国和欧洲更为常见，在加勒比地区、远东、中东或非洲相对少见。人类

T 细胞白血病病毒（HTLV-Ⅰ）多见于日本及加勒比地区的 T 细胞淋巴瘤/白血病。卡波西肉瘤相关的疱疹病毒或人类疱疹病毒 8（HHV-8）及丙型肝炎病毒均与 NHL 有关。胃肠道的淋巴瘤在口炎性腹泻、炎症性肠病或幽门螺杆菌感染患者中更常见。在非洲，伯基特淋巴瘤的发病率为 7/10 万，而在美国，仅为 0.1/10 万。疟疾或 EBV 慢性刺激 B 淋巴细胞，从而导致细胞恶性转化。体外研究提示，EBV 能够将淋巴细胞转变为单克隆恶性群体，这个群体促进了那些接受实体器官移植、骨髓移植或其他慢性免疫抑制状态患者的淋巴瘤的发生。先天性疾病患者，如威斯科特奥尔德里奇综合征、常见变异型低丙种球蛋白血症、X-连锁淋巴细胞增殖综合征、严重联合免疫缺陷等也存在患 NHL 风险。已经确定环境因素也能促使 NHL 的发生。如木材加工和林业工人、屠夫、灭虫师、谷物碾磨工、机工、机械师、油漆匠、打印工人、产业工人等特定职业人群发病率较高。农药、除草剂、有机化学物质（如苯）、溶剂、木材防腐剂等工业化学品也与 NHL 相关。

二、病理生理学

骨髓多能干细胞分为淋巴系和髓系祖细胞。淋巴祖细胞经过基因重排而产生 B 细胞或 T 细胞的前体细胞。幼 B 细胞经过细胞表面抗体的表达或细胞凋亡（程序性细胞死亡）而发育成熟。根据细胞表面抗原（CD5＋或 CD5-和 CD27-）和结合抗体（IgM＋和 IgD＋）的不同，区分为不同的 B 细胞，例如，记忆细胞等。一旦幼 B 细胞识别抗原、结合细胞表面抗体，幼 B 细胞就在淋巴结、脾或其他淋巴组织堆积。这些 B 细胞的 DNA 易受三种不同类型的基因修饰的影响：受体编辑，体细胞超变和淋巴结生发中心内的类别转换。生发中心是位于淋巴结内的微解剖结构，由抗原刺激后的克隆性 B 细胞增殖形成。在正常情况下，该基因变化允许免疫系统适应重复暴露于环境抗原中。

（一）霍奇金淋巴瘤

HL 病理生理学是根据淋巴结内 RS 细胞的存在定义的。RS 细胞是具有明显的嗜酸性核仁的多核结构的大细胞。在受累淋巴结中，RS 细胞包含在反应环境中的 T 淋巴细胞、嗜酸性粒细胞、组织细胞和浆细胞中，使得其难以与这些背景细胞区分开。如不予治疗，疾病呈自然病程，5 年生存率<5%。

RS 细胞基因起源于生发中心的前凋亡 B 细胞。有证据提示，一种称为 c-FLIP 的蛋白能够抑制对 RS 细胞起保护作用的凋亡谷。RS 细胞表达 CD30、CD15 的表面抗原，而缺乏其他 B 细胞表达的共同抗原，如 CD20。可能由于缺乏正常 B 细胞的免疫球蛋白转录因子，RS 细胞不表达表面免疫球蛋白。抑制增殖和抗细胞凋亡的转录因子 NF-κB 的过度表达与 RS 细胞的扩增和存活有关。

基于 RS 细胞在背景细胞中的数量和形态，霍奇金淋巴瘤分为多种亚型。在表 2-1 的世界卫生组织关于淋巴瘤的分类中有列举。结节性硬化霍奇金淋巴瘤是 HL 最常见的形式，大约占 70%。此种疾病在青壮年中更为常见，并以 RS 的变异细胞——陷窝细胞的存在为标志。HL 第二种最常见的形式是混合细胞性，大约占 25%，其他类型少于 5%。表 2-2 对鉴定为阴性预后指标的因素进行了列举。

表 2-1　世界卫生组织关于淋巴瘤的分类

B细胞肿瘤
前B细胞肿瘤
前B淋巴母细胞性白血病/淋巴瘤
成熟（外周）B细胞肿瘤
B细胞慢性淋巴细胞白血病/小淋巴细胞淋巴瘤
B细胞前淋巴细胞白血病

（续　表）

淋巴浆细胞性淋巴瘤
脾边缘区B细胞淋巴瘤（＋/－绒毛状淋巴细胞）
毛细胞白血病
浆细胞骨髓瘤/浆细胞瘤
MALT结外边缘区B细胞淋巴瘤
淋巴结边缘区B细胞淋巴瘤（＋/－单核细胞样B细胞淋巴瘤）
滤泡性淋巴瘤
套细胞淋巴瘤
弥漫大B细胞淋巴瘤
纵隔大B细胞淋巴瘤
原发性渗出性淋巴瘤
伯基特淋巴瘤/伯基特细胞白血病

T细胞和NK细胞肿瘤
前T细胞肿瘤
前T淋巴母细胞淋巴瘤/急性淋巴细胞白血病
成熟（外周）T细胞肿瘤
T细胞前淋巴细胞白血病
T细胞颗粒淋巴细胞性白血病
侵袭性NK细胞白血病
成人T细胞淋巴瘤/白血病（HTLV1＋）
结外NK/T细胞淋巴瘤，鼻型
肠病样T细胞淋巴瘤
肝脾γ-δT细胞淋巴瘤
皮下脂膜炎样T细胞淋巴瘤
蕈状真菌病/Sezary综合征
间变大细胞淋巴瘤、T/裸细胞、原发皮肤型
外周T细胞淋巴瘤，无其他的特点
血管免疫母细胞性T细胞淋巴瘤
间变性大细胞淋巴瘤、T/裸细胞、原发全身型

霍奇金淋巴瘤
结节性淋巴细胞为主型霍奇金淋巴瘤
经典型霍奇金淋巴瘤
结节硬化型霍奇金淋巴瘤（1级和2级）
富含淋巴细胞经典型霍奇金淋巴瘤
混合细胞型霍奇金淋巴瘤
淋巴细胞消减型霍奇金淋巴瘤

（二）非霍奇金淋巴瘤

NHL 病理生理学受众多环境和基因事件影响，主要表现在恶性淋巴细胞的单克隆繁殖群体。超过 90% 的 NHL 起源于 B 细胞。图表 2-2 描绘了正常的 B 细胞的成熟过程及其表面抗原的表达。

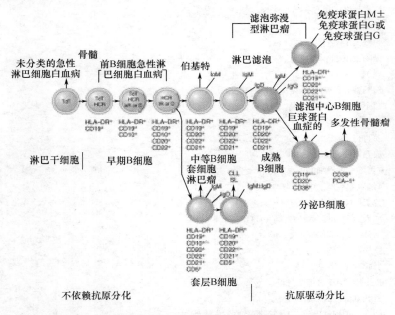

图 2-2　正常 B 细胞分化的途径和与 B 淋巴细胞的关系

（引自：Armitage JO，Longo DL. Malignancies in lymphoid cells. //Kasper DL，Braunwald E，Fauci AS，et al. Harrison's Principles of Internal Medcine. 16th ed. 纽约：麦格劳-希尔公司，2005：544）

表 2-2　霍奇金淋巴瘤和非霍奇金淋巴瘤的不良预后因素

国际预后评分——进展期霍奇金淋巴瘤
清蛋白<4g/dl（40g/L）
血红蛋白<10.5g/dl（7.3μmol/L）

（续　表）

男性

年龄＞45岁

疾病Ⅳ期

WBC≥15 000/mm³（15×10⁹/L）

淋巴细胞减少症（总数＜600／mm³（0.6×10⁹/L），或＜白细胞总数的8%，或者二者同时存在）

国际预后指标——弥漫侵袭性非霍奇金淋巴瘤

年龄＞60岁

疾病的第Ⅲ／Ⅳ期

超过1个部位的结外侵犯

ECOG评分≥2

血清LDH＞正常值的1倍

随着资料的累积，发现染色体突变与特定的疾病亚型相关。包含抗原受体基因易位的细胞遗传学异常在 NHL 中很普遍。这些细胞遗传学异常也包括 T 细胞淋巴瘤内的 T 细胞受体基因和 B 细胞内的免疫球蛋白基因。抗原受体基因的调节基因片段在整合中出现的差错，导致其与癌基因的异常结合。细胞生长和增殖的异常调节，导致了淋巴细胞的恶性克隆。在不同的淋巴瘤中已确认的癌基因包括 c-myc，转录调节基因；bcl-1，在有丝分裂的调节中很重要；bcl-2，细胞凋亡的调节器；bcl-3，NF-κB 和 bcl-6，调节细胞的分化。NHL 的典型易位，包括伯基特淋巴瘤 t（8；14），滤泡淋巴瘤 t（14；18），套细胞淋巴瘤 t（11；14），黏膜相关淋巴组织（MALT）t（11；18）/t（1；14）。

淋巴细胞形态特点、淋巴结中其他细胞的反应和淋巴结结构在获得诊断和预测疾病过程时很重要。NHL 根据结节表现分为两类：低度恶性的滤泡型和与高度恶性的弥漫型。淋巴结中的滤泡型意味着肿瘤更加惰性、低度恶性，患者在不经治疗的情况下能够存活数年。相反，淋巴结中弥漫浸润型意味着高度恶性，如果不治疗，在数周至数月内会导致患者死亡。滤泡型 NHL 是最常见的惰性亚型，占所有 NHL 的 22%，而浸润型中，弥漫型大 B 细胞淋巴瘤是最常见的类型，占浸润型 NHL 的 31%。滤泡型 NHL 起源于更成熟的、非分化淋巴细胞，而侵袭型 NHL 起源于如免疫母细胞、淋巴母细胞和中心母细胞等快速分裂淋巴前体细胞。NHL 独特的生物学特征为：滤泡性低度恶性组织能进一步恶性转化，一部分恶性淋巴细胞转化成弥漫型大 B 细胞淋巴瘤群体。这种综合征称为 Richter 转换，可以发生于 20% 的滤泡型低度恶性淋巴瘤患者，并且可导致多基因事件，包括 11、12 号染色体及肿瘤抑制基因的异常。

NHL 的分类经历数次修改，在组织学、分子生物学、临床过程上有了更精确的定义。分类表例如工作分类法，根据疾病的进展程度分为三类：低度恶性——不经治疗可生存数年；中度恶性——不经治疗生存数月；高度恶性——未经治疗生存数天至数周。这一分类法有一定的临床局限性，因为大量的临床情况不能据此分类。在表 2-3 列举了 NHL 的工作分类法和该分类法不能分类的疾病。国际淋巴瘤研究小组修正的 1994 年出版的分类方案称为改进的欧美淋巴瘤分类法（REAL），此分类法根据组织亚型统分为 B 细胞亚型和 T 细胞亚型。这一新的分类法整合了 NHL 多方面的免疫学、形态学、遗传学和临床特点。

表 2-3　非霍奇金淋巴瘤的工作分类

分类	免疫表型
低度恶性	
小淋巴细胞	100% B细胞
滤泡性，小裂细胞	100% B细胞
滤泡性，混合小裂细胞和大细胞	100% B细胞
中度恶性	
滤泡性，大细胞	100% B细胞

（续　表）

分类	免疫表型
弥漫性，小裂细胞	75%B细胞，20%T细胞，5% 空细胞
弥漫性，混合小型和大型细胞	75%B细胞，20%T细胞，5% 空细胞
弥漫性，大细胞	75%B细胞，20%T细胞，10% 空细胞
高度恶性	
免疫母细胞	50%B细胞，50%T细胞
淋巴母细胞	5% B细胞，95%T细胞
弥漫性，小无裂细胞	100%B细胞

淋巴瘤的工作分类不包括：蕈状真菌病、外套细胞淋巴瘤、单核B细胞淋巴瘤、黏膜相关淋巴组织（MALT）、间变大细胞淋巴瘤、血管中心性淋巴瘤、血管免疫母细胞淋巴结病（AILD）、Castleman病和成人T细胞白血病/淋巴瘤

病例分析 1（第二部分）

既往病史：儿童期过敏症

家族史：母系：祖母结肠癌；父系：祖父肺癌

社会史：不抽烟；应酬时饮酒

现用药物：需要时，氯雷他定每日 10mg 口服

系统回顾：如前面所提到的

体格检查：T 38.0℃（100.4℉）

实验室检查：WNL，除了 LDH-2302 高

胸部 X 线检查：患者就诊于血液学专家，血液学专家将他推荐给心胸外科进行了开胸活检。病理评估活组织检查结果提示结节性硬化性 HL。之后，血液专家进行了胸部、腹部或盆腔 CT 扫描及骨髓活组织检查。

什么治疗适合于该患者？

NHL 在诊断时可评价其预后因素。年龄、B 症状的存在、体能状态、淋巴结受累数量和结外受累部位、乳酸脱氢酶（LDH）浓度、肿块大小（超过 10cm）、晚期及 β_2-微球蛋白浓度均与预后

相关。国际预后指数（IPI）用来指导含多柔比星的化疗方案治疗侵袭性 NHL。对存在已知预后不良因素的患者选择强化治疗方案，IPI 指数是一个有效的工具。

临床表现和恶性淋巴瘤的诊断

一般情况

无特异性；从低度侵袭性的无症状患者到进展迅速的重病患者都有可能。

症状

①淋巴结肿大通常发生在颈部、腋窝下、锁骨上及腹股沟的淋巴结；

②脾大；

③气短，干咳，胸部压迫感（纵隔肿瘤的患者）；

④胃肠道并发症（恶心、呕吐、早饱、便秘、腹泻）；

⑤背部、胸部或者腹部疼痛。

体征

①发热*；

②盗汗*；

③6 个月内体重减轻超过 10%；

④瘙痒症实验室试验；

⑤LDH；

⑥红细胞沉降率（ESR）；

⑦血清化学；

⑧全血细胞计数及分类。

其他诊断试验

①仔细检查全身体表淋巴结；

②影像——胸部 X 线，胸部 CT，腹/盆腔 CT；PET 扫描或

者镓扫描可以明确治疗之后活动性疾病的存在；

③骨髓活组织检查；

④可疑淋巴结的活组织活检——开放性淋巴结活组织检查或者中心活组织检查优于细针穿刺活检；

⑤活检标本的血液病理学评估——形态学检查，用于表征淋巴瘤的细胞表面抗原的免疫组织化学检查，细胞遗传学分析。

注*. 已知的 B 症状

三、HL 的治疗

（一）预期结果

HL 标准的分期、分级是指导制定准确的化疗、放疗或联合放化疗方案所必需的。累及病灶的数量、单侧或双侧横膈受累、局限或结外受累情况及 B 症状作为分期的指标。最初 Ann Arbor 分期的修订本，Cotswald 分期系统见表 2-4。

表 2-4　Cotswald 分期　（1989 Ann Arbor 分期的修订本）

分期	说明
Ⅰ期	侵犯单个淋巴结区或单个淋巴组织（如脾脏、胸腺、韦氏环）
Ⅱ期	侵犯两个或两个以上淋巴结区，均位于横膈的一侧（如纵隔为一个部位，一侧肺门淋巴结为一个部位），解剖部位的数目应详细标明。
Ⅲ期	淋巴结区或淋巴组织的侵犯涉及横膈的两侧
	Ⅲ$_1$；有或无脾门、脐周、腹强或门脉区淋巴结受侵
	Ⅲ$_2$；有主动脉旁、髂部或肠系膜淋巴结受侵。
Ⅳ期	淋巴结以外的部位（S）受侵犯，称之为E
适用于所有分期	
A	无全身症状
B	发热、盗汗和体重下降
X	大瘤块，大于纵隔宽度的1/3，淋巴结融合包块的最大直径>10cm。
E	单一结外部位受侵，病变侵犯与淋巴结或淋巴组织直接相连的器官、组织时，不记录为Ⅳ期，应各期后记入"E"（如病变浸润至与左颈部淋巴结相连结的皮肤，记为"I$_E$"）

（续　表）

分期	说明
CS	临床分期
PS	病理分期

①疾病完全缓解；

②急性治疗相关毒性最小化；

③长期治疗相关毒性最小化；

④提供高水平的支持治疗以降低放化疗毒性，改善治疗期间生活质量；

⑤难治性疾病选择姑息性治疗。

HL 治疗的首要目标是治愈原发肿瘤。HL 对放疗和化疗敏感，通过现代治疗方法有 80% 的治愈率。治疗策略根据分期分为两种，Ⅰ/Ⅱ期的早期和Ⅲ/Ⅳ期的进展期治疗。无论疾病的分期如何，所有患者均以治愈为目的。其他治疗目标包括：

（二）非药物治疗

对于Ⅰ/Ⅱ期的患者通过次全淋巴结照射治愈，包括斗篷野和主动脉旁野的治疗。超过 10 年的随访观察，单照射就能达到超过 90% 的治愈率。然而，1/3 的患者在原发灶复发。复发多发生在完成治疗的 3 年内。幸运的是，大多数复发患者仍然可以通过补救化疗治愈。

HL 的放疗的标准总剂量 3600cGy，每个照射野每天的剂量为 180cGy，持续 4 周。对于临床受累野，增加 3～5 个部分的照射剂量 550～900cGy，因而受累野的总照射剂量超过 4500cGy。晚期 HL 的患者，完成化疗后，放疗可作为巩固治疗。这种治疗通常针对对化疗无反应及有大瘤块的患者。

使用这些剂量的放疗产生明显的毒性。放疗可以产生急性期和晚期的影响。斗篷野放疗的急性期反应包括恶心、呕吐、厌食、口干、味觉障碍、咽炎、干咳、乏力、腹泻、皮疹。地塞米松或丙氯拉嗪等止吐药的预防应用有助于防止或治疗恶心。这些反应通常很短暂，治疗结束后可缓解。放疗的长期效应更令人担心，因为这些反应可能是长久的，在治疗之后持续存在数月至数年。肺炎、心包炎、甲状腺功能减退、不孕不育（盆腔野照射）、冠心病、青少年和儿童的骨骼和肌肉发育畸形、带状疱疹、莱尔米特征和继发恶性肿瘤比较常见。进行放疗的患者根据照射区不同患上乳腺癌、肺癌（特别是吸烟者）、胃癌、黑素瘤和 NHL 的风险增加。

（三）药物治疗

在大规模的临床试验中，对于Ⅰ期或Ⅱ期非大肿块型 HL，放疗和化疗的效果存在争议。美国国家癌症研究所（NCI）对 MOPP（即氮芥、长春新碱、丙卡巴肼和泼尼松）与放疗进行比较，两者在总生存率方面的效果并没有差异。但是，意大利一项随机试验对比放疗和化疗在早期 HL 治疗中的效果，发现放疗组有显著的生存优势。该差异可以解释在放疗组中复发并接受补救化疗患者有较高的缓解率。用于 HL 的化疗方案及用药、剂量、给药方式和治疗间隔都罗列在表 2-5。

为了降低复发率和晚期毒性反应，评价了低照射剂量联合短疗程化疗的综合治疗。虽然复发率降低，但总的生存率并未提高。该方法的局限性在于增加了患者额外的化疗毒性。该试验方法包括 2～4 个周期的 HL 标准化疗方案，例如 ABVD（多柔比星，博来霉素，长春碱及氮烯唑胺）联合受累野放疗。目前，放化疗联合治疗认为是Ⅰ/Ⅱ期 HL 的标准治疗方案。

表 2-5　霍奇金淋巴瘤的常见治疗方案

MOPP-每28d

氮芥 6 m/m² 静脉注射×1，第1、8天

长春新碱 1.4mg/m² 静脉注射×1，第1、8天

丙卡巴肼 100mg/d，口服，第1～14天

泼尼松 40mg/d，口服，第1～14天

（续　表）

ABVD-每28d

多柔比星 25mg/m², 静脉注射×1, 第1、15天

博来霉素 10单位, 静脉注射×1, 第1、15天

长春碱 6mg/m², ×1, 第1、15天

氮烯唑胺 375mg/m², 静脉注射, 第1、15天

MOPP/AVD交叉应用——每28d

氮芥 6mg/m², 静脉注射×1, 第1天

长春新碱 1.4mg/m², 静脉注射×1; 第1天

丙卡巴肼 每天口服100mg, 第1~7天

泼尼松 40 mg/d, 口服, 第1~14天

多柔比星 35mg/m², 静脉注射×1, 第8天

博来霉素 10单位, 静脉注射×1, 第8天

长春碱 6mg, 静脉注射×1, 第8天

ChIVPP-每28d

苯丁酸氮芥 6mg/d 口服 1~14天

长春碱 6mg/m² 静脉注射×1, 1~8天

甲基苄肼 100 mg/d, 口服, 第1~14天

泼尼松 40 mg/d, 口服, 第1~14天

BEACOPP方案（阶梯式）-每 21d

博来霉素 10mg/m²静脉注射, 第8天

依托泊苷 200mg/m²/d 静脉注射, 1~3d

多柔比星 35mg/m², 第1天

环磷酰胺 1200mg/m²静脉注射, 第1天

长春新碱 1.4mg/m²静脉注射, 第8天

丙卡巴肼 100mg/m²/d 口服, 1~14d

泼尼松 40mg/d 口服, 1~5d

吉西他滨1250mg/m²静脉注射×1, 第1天或第8天, 每21d

BCV（同时高剂量自体干细胞移植）[a]

卡莫司汀 400mg/m² 静脉注射1d

依托泊苷 800mg/（m²·d）静脉注射×3d

环磷酰胺 1800mg/（m²·d）静脉注射×4d

BEAM（同时高剂量自体干细胞移植）[a]

卡莫司汀 300mg/m²静脉注射1d

依托泊苷 800mg/m² 静脉注射1d

阿糖胞苷 1600mg/m²静脉注射1d

美法仑 140mg/m²静脉注射1d

注：a. 用于霍奇金淋巴瘤和非霍奇金淋巴瘤

（四）进展期 HL

进展期（Ⅲ-Ⅳ 期）HL 的治疗主要采用 6～8 周期的多药化疗。MOPP 方案具有历史性意义，20 世纪 60 年代开始介绍使用，是第一个治疗 HL 的化疗方案。然而，该方案有明显毒性，包括不育和继发性白血病，促使研究者开始试验其他方案。ABVD 方案与 MOPP 方案，或与 ABVD、MOPP 交替的方案对比，癌症和白血病 B 组（CALGB，在美国国家癌症研究所监督指导下对癌症进行临床试验的中心）的Ⅲ期试验在 361 例Ⅲ或Ⅳ期 HL 患者中对比上述治疗方案，含 ABVD 方案组中，完全缓解率（CR）更高（82% 和 83%），而 MOPP 方案 CR 较低（65%）。MOPP 组中血液学毒性更高。最近更新的资料显示，在 MOPP 方案中，8 年疾病无进展生存率为 37%，在含 ABVD 方案中，约为 50%，生存优势明显。现在，ABVD 定为Ⅲ或Ⅳ期 HL 的初始治疗的标准方案。更多关于 ABVD 的信息见表 2-6。

表 2-6　ABVD 和 CHOP 的实用信息

方案	药物种类	药动学	毒性
ABVD			
多柔比星	蒽环类抗生素	肝代谢	心肌病
博来霉素	抗肿瘤抗生素	肾脏清除	肺纤维化
长春碱	长春花生物碱	CYP3A4/5代谢	神经毒性、便秘
氮烯唑胺	烷化药	肝代谢	骨髓抑制
CHOP			
环磷酰胺	烷化药	CVP3A4/5, 2D6	出血性膀胱炎
多柔比星	蒽环类抗生素	肝代谢	心肌病
长春新碱	长春花生物碱	CVP3A4/5	神经毒性，便秘
泼尼松	皮质类固醇	100%口服生物利用度高	高血糖，骨质疏松

最近，德国的一项研究中，比较了 BEACOPP 的剂量升级方案（有血细胞集落刺激因子的支持）与标准剂量博来霉素、依托泊苷、

多柔比星、环磷酰胺、长春新碱、丙卡巴肼、泼尼松和吉西他滨（BEACOPP）方案，及 COPP 与 ABVD 交替的方案（C——环磷酰胺替代 MOPP 中的氮芥）。升级剂量的 BEACOPP 治疗方案在 5 年治疗失败率上优于另外两组，在 5 年总存活率上优于 COPP 与 ABVD 的交替方案。升级剂量的 BEACOPP 方案具有更高的继发性白血病发生率，丙卡巴肼增加不孕不育的风险。目前，这项方案在美国还未得到广泛应用，但是，在含大量不良预后因素的进展期 HL 患者中，其仍产生了很大的效益。

对局部和进展期 HL 化疗，有潜在的复发倾向。对于早期 HL 的患者，复发概率为 10%～30%。进展期 HL 患者，在治疗前 3 年，复发概率约为 1/3，但仍有治疗机会。复发 HL 的处理分为三种：早期疾病治疗后复发、进展期疾病的化疗后复发，以及未获得缓解的进展期疾病复发。对这些患者，治疗方案为高剂量化疗联合自体造血干细胞移植（SCT）。该治疗提供大约 40% 的治愈率。

病例分析 1（计划 3：制定护理计划）

根据已给出的信息，制定对该患者的护理计划，包括治疗目标、抗肿瘤治疗计划和必要的支持治疗。

SCT 在 HL 治疗中的应用起源于传统的四药疗法，说明低剂量化疗的复发率较高。同样的方案高剂量化疗与低剂量化疗对比的试验中，因高剂量组显示明显的获益而提前终止试验。高剂量化疗用于第 1 次复发患者同样收到令人鼓舞的效果。中位随访期为 2.3 年，58 位患者疾病无进展存活率超过 60%。随着对支持治疗认识的提高，自体 SCT 的安全性不断改善，目前，HL 自体 SCT 病死率约为 5%。死亡原因常与 HL 的预处理方案相关，除感染和出血并发症外，还包括博来霉素的肺毒性及其与卡莫司汀协同诱导潜在致命肺炎。

　　无法进行高剂量化疗联合自体 SCT 的患者可接受多药联合的补救化疗，例如，依托泊苷、甲泼尼龙、阿糖胞苷、顺铂（ESHAP）或地塞米松、阿糖胞苷以及顺铂（DHAP）。如果想要非强化的治疗，可以用缓和的单剂吉西他滨或长春碱。

四、NHL 的治疗

（一）预期结果

　　NHL 的治疗主要取决于组织学亚型（滤泡型低度恶性和弥漫侵袭性）和分期（早期Ⅰ/Ⅱ期和进展期Ⅲ/Ⅳ期）而采用适当的观察、化疗、放疗或放化疗联合治疗。与 HL 相同，受累的部位、横膈单侧或双侧受侵、局部或弥漫性结外侵犯和 B 症状决定了分期。Ann Arbor 分期系统见表 2-7。

表 2-7　NHL 的 Ann Arbor 分期

分期	表现
Ⅰ期	侵及单个淋巴结区（Ⅰ）或侵及单个结外器官或部位（I_E）
Ⅱ期	在横膈的一侧，侵及两个或更多的淋巴结区（Ⅱ）或外加局限侵犯一个结外器官或部位（II_E）
Ⅲ期	受侵的淋巴结区在横膈的两侧（Ⅲ），或外加局部侵犯一个结外器官或部位（III_E）或脾（III_S）或两者均侵犯（III_{SE}）
Ⅳ期	弥漫性或播散性侵犯一个或更多的结外器官，同时伴或不伴有淋巴结侵犯。
适用于所有分期	
A	无症状
B	发热、盗汗和体重下降（超过10%）

　　NHL 的治疗目标取决于其属于滤泡型低度恶性型还是弥漫浸润型。对于滤泡型低度恶性 NHL，标准治疗方法很难治愈。异基因 SCT 的供者 T 细胞移植物抗淋巴瘤效应前景很小。许多滤泡

型低度恶性 NHL 的患者超过 60 岁,老年患者异基因 SCT 有较高的治疗相关的病死率,使得该治疗并不实际。

低度恶性 NHL 的治疗目标包括:

①观察患者直到低度恶性的 NHL 显示出明显的进展,即限制患者功能状态或危及生命;

②减轻疾病的症状和处理毒性反应以诱导疾病缓解;

③尽量避免长期的毒性反应的治疗对于低度恶性 NHL 患者是明智的选择,因为他们可能需要疗程超过 1 年的各种不同化疗方案;

④预防感染并发症。

对于受侵犯组织的治疗目的是治愈恶性肿瘤。有些组织学亚型的患者侵袭性临床过程被认为是不可治愈。这些患者仍可通过有治愈目的的化疗临床试验进行治疗。

(二)非药物治疗

对于低度恶性的滤泡型 NHL 患者,标准的治疗方案是推迟治疗直至疾病进展。中位生存期为 6~10 年,某些患者在几年后出现症状,使得对大多数此类患者进行观察是十分合理的一线治疗。相对 HL 而言,放疗对 NHL 的疗效有限。NHL 是一种全身疾病,对结外大肿瘤的患者进行化疗之后的巩固治疗时会采用放疗。

对于早期弥漫侵袭性 NHL,综合化疗和长期化疗进行了对比试验。采用环磷酰胺、多柔比星、长春新碱、泼尼松(CHOP)与照射组进行比较,5 年总生存率分别为 82% 和 72%。在单用 CHOP 方案中,治疗毒性有增加的倾向,尤其是血液和心脏毒性。这一试验的结果确立了综合治疗为早期 NHL 的一线治疗。NHL 的特异性表现,如中枢神经系统疾病,需联合放疗治疗。

(三)药物治疗

1. 滤泡型低度恶性非霍奇金淋巴瘤 低度恶性淋巴瘤的处

理仍有争议。最初，经常采用口服单一环磷酰胺或氟达拉滨的化疗。对于需求快速疗效的患者，可能会采用如环磷酰胺、长春新碱、泼尼松（CVP）或环磷酰胺、多柔比星、长春新碱、泼尼松（CHOP）方案的多药化疗。没有一种治疗方案能提高总体生存率，因而不可能选择一个明确的一线方案。这些方案具体见表2-8。

表 2-8　低度恶性滤泡型 NHL 治疗方案

环磷酰胺（100mg/m²），每日口服

氟达拉滨25mg/m²，每天静脉注射，第1～5d。

利妥昔单抗375mg/m²，静脉注射，1d/周，4或8周

CVP，每21d

环磷酰胺800mg/m²，静脉注射，第1天

长春新碱1.4mg/m²，静脉注射，第1天

泼尼松100mg，每日口服，第1～5天

rCVP，每21d

利妥昔单抗375mg/m²，静脉注射，第1天

环磷酰胺800mg/m²，静脉注射，第1天

长春新碱1.4mg/m²，静脉注射，第1天

泼尼松100mg，每日口服，第1～5天

CHOP，每21d

环磷酰胺750mg/m²，静脉注射，第1天

多柔比星50mg/m²，静脉注射，第1天

长春新碱1.4mg/m²，静脉注射，第1天

泼尼松100mg，每日口服，第1～5天

rCHOP，每21d

利妥昔单抗375mg/m²，静脉注射，第1天

环磷酰胺750mg/m²，静脉注射，第1天

多柔比星50mg/m²，静脉注射，第1天

长春新碱1.4mg/m²，静脉注射，第1天

泼尼松100mg，每日口服，第1～5天

利妥昔单抗的应用给治疗这类疾病提供了新的方案。利妥昔单抗是人/鼠嵌合的单克隆抗体，能特异性结合前 B 或成熟 B 淋巴细胞表达的 CD20 表面抗原。B 细胞来源的NHL90%以上表达

CD20。CD20 在细胞周期的早期分化和激活中起作用。在利妥昔单抗 Fab 区与 CD20 结合后，Fc 区作为补充与免疫系统的其他组成部分一起诱导细胞介导的细胞毒性，导致其结合的淋巴细胞溶解。利妥昔单抗与 CD20 受体结合后导致结合的淋巴细胞凋亡。利妥昔单抗特异性结合淋巴细胞和淋巴组织，首剂后开始耗尽 B 淋巴细胞，只要 3 次应用可达到持续 6～9 个月的抑制作用。用药后 6 个月，B 细胞开始恢复。首次用药半衰期 60h，随着剂量的增加半衰期可达 150h，可每周给药。利妥昔单抗最初的临床经验包括 166 名 CD20 阳性的低度恶性 NHL 患者，每周给予 $375mg/m^2$ 的利妥昔单抗共 4 周。总有效率为 48%，其中 6% 完全缓解，余下的为部分缓解。中位随访 12 个月证实，通过分析得出中位进展时间为 13 个月。多数不良反应与第一次用药不耐受有关，表现为低血压、发热、畏寒、恶心、支气管痉挛。这些资料证实利妥昔单抗对滤泡型惰性 NHL 患者是一种可行的治疗选择。进一步对利妥昔单抗作为维持治疗进行了观察，对复发和耐药患者应用 CHOP＋/-R 方案后给予利妥昔单抗每 3 个月 1 次的剂量，维持 2 年。与观察组相比，利妥昔单抗组增加了疾病无进展存活期（51 个月比 14 个月）和 3 年的总体生存率（85% 比 77%）。

低度恶性NHL治疗的新策略包括针对CD20的单克隆抗体联合放射性药物的使用。FDA 目前已经认可两种药物：替伊莫单抗 -钇 90（泽娃灵）和托西莫单抗-^{131}碘（百克沙）。两种药物都对应用利妥昔单抗后复发的病例有效。照射成分需要与核医学药学结合。目前正对评价低度恶性滤泡型 NHL 应用高剂量化疗进行评价，但仅限于临床试验。针对利妥昔单抗耐药的和转化的 NHL 的 II 期临床试验研究了苯达莫司汀—— 一种具有新的化学结构的独特的烷化药。在 74 名可评价患者中，总反应率为 77%，无疾病进展生存时间为 7.1 个月。

2. 弥漫型侵袭性 NHL　弥漫型侵袭性 NHL 的治疗方法主要是以蒽环类抗生素为基础的联合化疗，通常是由 4 种或更多药物方案组成。依据局限性（Ⅰ/Ⅱ期）和弥漫性（Ⅲ/Ⅳ期）疾病的不同，NHL 中级和高级治疗方案的选择也不同。对于疾病Ⅰ/Ⅱ期的患者的标准治疗方案是短疗程的 CHOP 和局部放疗结合的综合治疗。

自 20 世纪 70 年代，弥漫性 NHL 的标准治疗方案一直为 CHOP。该方案可获得 50%～60%的反应率和大约 30%的长期存活率。但是，20 世纪 80 年代有更新的联合化疗方案，即用药种类增加及用药时间多样。Ⅱ期临床试验中出现更加复杂的化疗方案，以期获得比 CHOP 更高的反应率。CALGB 设计了 4 组Ⅲ期随机临床试验，评估 3 个强化的治疗方案与 CHOP 方案对存活率的影响。该Ⅲ期合作组试验中，将 899 名患有中度或高度（工作组分类）恶性的 NHL 的患者随机分组使用 CHOP 或者使用 3 个更强化的新一代治疗方案之一。所有的亚组在治疗反应率和总生存率上没有明显的差异。严重毒性和死亡在与 CHOP 相关的新一代的治疗方案中更高。该试验确立了 CHOP 作为弥漫型 NHL 的一线治疗方案的地位。

该试验的另一假说，即单克隆抗体治疗与化疗结合，能增加对抗弥漫型侵袭性 NHL 的有效性。一项法国研究将初诊为弥漫型大 B 细胞 NHL 的 60～80 岁患者随机分组为 CHOP 方案 8 个周期和 CHOP 加上利妥昔单抗 8 个周期。在随访的最初 2 年，联合治疗组得到了较好的完全缓解率（76%比 63%）和无事件生存率（57%比 38%），而 2 组的毒性相当。最近年轻患者中类似的研究结果也有报道，使 CHOP 联合利妥昔单抗成为进展期弥漫型侵袭性 NHL 一线的治疗方法（表 2-9）。

表 2-9 弥漫型侵袭性 NHL 的治疗方案

CHOP，每21d
环磷酰胺750mg/m²，静脉注射，第1天
多柔比星50mg/m²，静脉注射，第1天
长春新碱1.4mg/m²，静脉注射，第1天
泼尼松100mg，每日口服，第1～5天

rCHOP，每21d
利妥昔单抗375mg/m²，静脉注射，第1天
环磷酰胺750mg/m²，静脉注射，第1天
多柔比星50mg/m²，静脉注射，第1天
长春新碱1.4mg/m²，静脉注射，第1天
泼尼松100mg，每日口服，第1～5天

m-BACOD，每21d
甲氨蝶呤200mg/m²，静脉注射，第8、15天
博来霉素4mg/m²，静脉注射，第1天
多柔比星45mg/m²，第1天

环磷酰胺600mg/m²，静脉注射，第1天
长春新碱1.4mg/m²，静脉注射，第1天
地塞米松6mg，每日口服，第1～5天
甲酰四氢叶酸10mg，口服，每6h 1次，用甲氨蝶呤×8次后24h

ProMACE-CytaBOM，每28d
泼尼松60mg，每日口服，第1～14天
多柔比星25mg/m²，静脉注射，第1天
环磷酰胺650mg/m²，静脉注射，第1天
依托泊苷120mg/m²，静脉注射，第1天
阿糖胞苷300mg/m²，静脉注射，第8天
博来霉素5个单位，静脉注射，第8天
长春新碱1.4mg/m²，静脉注射，第8天
甲氨蝶呤120mg/m²，静脉注射，第8天
甲酰四氢叶酸25mg/m²，静脉注射，每6h 1次，用甲氨蝶呤×5次后24h

MACOP-B方案
甲氨蝶呤400mg/m²，静脉注射，第8天
多柔比星50mg/m²，静脉注射，第1、15天
环磷酰胺350mg/m²，静脉注射，第1、15天
长春新碱1.4mg/m²，静脉注射，第8、15天
泼尼松75mg，每日口服，×12周
博来霉素10个单位，静脉注射，第28天

（续　表）

口服甲酰四氢叶酸15mg，口服，每6h 1次，用甲氨蝶呤×6次后24h，

Hyper-CVAD方案

环磷酰胺300mg/m²，静脉注射，每12h 1次，第1~3天（用美司钠）

多柔比星50mg/m²，静脉注射，第1天

长春新碱1.4mg/m²，静脉注射，第1、11天

地塞米松40mg，每日口服，第1~4天和11~14天

甲氨蝶呤15mg，鞘内注射，第2天

阿糖胞苷30mg，鞘内注射，第2天

氢化可的松15mg，鞘内注射，第2天

在1、3、5和7周期时，用以上药物

甲氨蝶呤1000mg/m²，静脉应用超过24h，第1天

阿糖胞苷3000mg/m²，静脉注射，每12h 1次，第2、3天

甲酰四氢叶酸25mg，静脉注射×1，然后为25mg，口服，每6h 1次，甲氨蝶呤15mg鞘内注射×7，第2天

在2、4、6和8周期时，用以上药物

疾病复发

ESHAP

依托泊苷40mg/m²，每天维持静脉滴注，第1~4天

顺铂25mg/m²，每日维持静脉输注，第1~4天

阿糖胞苷2000mg/m²，静脉注射×1，第5天

甲泼尼龙250mg，静脉注射，每12h 1次，第1~4天

DHAP

地塞米松40mg，每日口服或静脉注射，第1~4天

顺铂100mg/m²，静脉持续滴注，第1天

阿糖胞苷2000mg/m²，静脉注射，每12h 1次，第2天2次

ICE

依托泊苷100mg/m²，静脉注射，每天，第1~3天

卡铂AUC 5（最大剂量为800mg），静脉注射，第2天

异环磷酰胺5000mg/m²，静脉持续滴注×1，第2天（用美司钠完全挽救）

3. 特殊人群　某些弥漫侵袭性 NHL 亚型，对传统的化疗方案（如 CHOP）的反应很差。伯基特淋巴瘤、淋巴母细胞淋巴瘤、套细胞淋巴瘤、原发性中枢神经系统淋巴瘤等更受益于强化的治疗方案。Hyper-CVAD 方案与分开的环磷酰胺、多柔比星、长春新碱、地塞米松和高剂量阿糖胞苷和甲氨蝶呤治疗方案的交替使用可以替代

CHOP 方案。

标准剂量的化疗不能充分渗透入血脑屏障，因此中枢神经系统 NHL 患者对标准治疗的反应较差。主要治疗方法是给予高剂量（2500～8000 mg/m^2）的甲氨蝶呤。可通过鞘内化疗，将药物直接滴至脑脊髓液中加强治疗。常用鞘内给药的药物包括甲氨蝶呤、阿糖胞苷（传统配方和脂质体的产品）和皮质类固醇。医学文献中有广泛报道，因鞘内注射长春新碱的错误用药方式造成的死亡和终生残疾事件。WHO 已公布了具体建议，旨在防止更多长春花生物碱相关的用药错误的出现。

近期消化性溃疡的病原学中幽门螺旋杆菌的发现，明确了 HP 定殖与 MALT 之间的关系，促进了应用抗生素针对这一生物更积极的治疗。7～14d 的联合治疗：奥美拉唑、克拉霉素和阿莫西林及四环素或甲硝唑以及次水杨酸铋的治疗可达到 90% 的幽门螺旋杆菌清除率。

套细胞淋巴瘤占 NHL 的 6%，根据染色体 t（11；14）（q13；32）易位情况定义。该易位导致细胞周期蛋白 D1 以及 NF-κB 的过表达，NF-κB 对细胞内蛋白质调节和增加细胞存活的前转录因子起着关键作用。硼替佐米是一种新型蛋白酶抑制药，它破坏了细胞周期调控所需要的调控和分解蛋白。FDA 于 2006 年批准硼替佐米用于治疗初始治疗失败的套细胞淋巴瘤患者。一项针对 155 名患者的研究显示，硼替佐米可达到 31% 的总反应率和中位数 9.3 个月的存活期。

半数以上的患者可能会复发，挽救治疗在治疗复发患者中起到主要作用。ESHAP 和 DHAP 等多种药物联合方案可以诱导完全缓解，但是这些方案的长期治愈率低于 10%。挽救治疗可诱导缓解随后的复发；然而，完全缓解和长期维持的机会进一步降低。

如今，已对高剂量化疗联合自体 SCT 作为首次复发情况下标准治疗方案进行了研究。SCT 研究针对在一线治疗中无反应的中度或高度恶性疾病患者。那些表现良好，对 1 或 2 个周期的补救化疗有显著反应的患者，可达到 40%以上 3～5 年存活率。根据发表的报告，治疗过程相关病死率为 5%～10%。但是，对于 HL，由于外周造血干细胞更广泛的应用以及支持治疗的改善，该数值继续下降。由于供者可利用率较低、患者年龄较大和治疗相关发病率和病死率较高，异基因骨髓移植（BMT）治疗受到一定限制。

与艾滋病毒相关淋巴瘤患者面临的治疗困境在于，他们中有很多都患有 B 细胞来源的高度恶性淋巴瘤。共同的表现是，常发生在胃肠道、中枢神经系统和骨髓的结外淋巴瘤。因此，对该群体的治疗进展不佳，中位生存期为 6～12 个月，若累及中枢神经系统，则生存期降至 3 个月。改进的抗逆转录病毒治疗是否会对这些患者的发病率和治疗选择产生影响，仍有待观察。加入利妥昔单抗的化疗未能改善这群人的总体生存率，而且，相对单纯的化疗，利妥昔单抗还增加了感染并发症的发生。

五、预后评价

淋巴瘤治疗的成功通过维持阶段衡量，首次诱导肿瘤缓解及缓解的程度包括：完全缓解（CR）、部分缓解（PR）、病情稳定（SD）、疾病进展（PD）。由美国国家癌症研究所制定的 RECIST 标准，是评估肿瘤反应的统一标准，也是内科医生用来判断疗效的标准方法。HL 和 NHL 在完成治疗后仍有部分残留病灶，很难定义治疗达到确定缓解。已发表的患者数量有限的临床试验表明，PET 正电子扫描和（或）镓扫描检查可明确治疗后残余病灶是否包含活性肿瘤。PET 正电子扫描未来有希望发挥重要作用，因为相比坏死的肿瘤细胞，新陈代谢活跃的肿瘤细胞能吸收更多的 2-氟-2-脱氧葡萄糖造影剂。

通过对淋巴结和疾病好发部位进行仔细的体检和影像学检查，以监测长期随访患者病情缓解或复发情况。患者应进行常规胸部 X 线和 CT 扫描，以筛查疾病复发情况。要求长期对患者的主要治疗（化疗或放疗）进行毒性监测。

大多数进行化疗或放疗的淋巴瘤患者在几天之内会发现可触及的肿大淋巴结缩小。这是由于快速增殖的恶性淋巴细胞对化疗和放疗极其敏感。应给予中高度肿瘤负荷患者静脉补液水化碳酸氢钠和别嘌呤醇预防肿瘤溶解综合征。大多数的淋巴瘤化疗存在感染并发症的风险。对 HL 和 NHL 的联合化疗，20%～100% 出现严重的白细胞减少症和（或）中性粒细胞减少症。必须预防性应用抗生素和粒细胞集落刺激因子（CSFs）支持治疗。美国临床肿瘤学会已发表的指南指出，化疗患者发热性中性粒细胞减少症发生率约 20%，无其他有效但骨髓抑制性较弱的方案时，CSFs 用于一级预防；或者，在前一次化疗周期时已出现发热性中性粒细胞减少症的患者，CSFs 用于二级预防。目前有效的止吐药物可很好的控制标准剂量化疗引起的恶心和呕吐。

进行胸部放疗的女性患者，乳腺癌的发生率有所增加，推荐治疗结束后进行常规乳房 X 线检查。对于 HL 患者，博来霉素诱导肺纤维化，且通常无明显临床症状。在 SCT 治疗期间，那些出现复发和需要进行高剂量化疗，且在预处理方案中应用卡莫司汀的患者，有较高的特发性肺损伤综合征/弥漫性肺泡出血的发病率和病死率。这些患者如果曾应用高氧流量的机械通气治疗，则也面临着潜在的博来霉素诱导的肺损伤的风险。包含烷化剂和依托泊苷的联合化疗有继发急性髓性白血病或骨髓增生异常综合征的风险。用于大多数淋巴瘤治疗方案的多柔比星的累积剂量在标准的 6 个周期内不会产生心脏毒性。对于采用长春新碱或长春碱治疗出现严重的神经毒性的患者，在随后的治疗周期中将停止应用。

历史上，用长春新碱该不良反应更严重。采用氟达拉滨的治疗，在完成治疗后数月有机会性感染的风险，例如卡氏肺孢子菌肺炎。

患者护理和监测

1. 对于肝肾功能损伤的患者，参考标准化疗方案的用药剂量，评估肝肾功能进行适当的剂量调整。

2. 评估每种化疗方案支持治疗的合理性，例如止吐药或者CSFs。

3. 在开始化疗之前，应该确定是否需采取肿瘤溶解综合征预防措施。

4. 获取一份完整的用药史，特别注意非处方药或草药。

5. 为患者提供恶心或呕吐、黏膜炎、骨髓抑制和脱发等常见化疗引起的毒性反应方面的知识。

6. 对于含多柔比星的方案，计算患者接受的累积剂量，以监测心脏毒性。

7. 对于含博来霉素的方案，计算患者接受的累积剂量，以监测肺纤维化毒性。

8. 向患者提供放射治疗引起的短期和长期并发症方面的知识。

9. 监测患者肿瘤对化疗反应的标志。

10. 患者发热时，应向其提供联系电话，如果认为存在中性粒细胞减少性发热的风险，应向患者提供处理计划。

利妥昔单抗治疗的局限性是存在严重的潜在致命的输液相关反应。据报道，给药后，尤其是首次用药后，因为出现严重低血压和循环衰竭而导致死亡的情况。在包装标签上，推荐每次输液前给予乙酰氨基酚和苯海拉明。第一次输液时，药物应按 50mg/h 的剂量应用。如果未发生任何输液相关反应，每隔 30min，输液速度可增加 50mg/h，最高增至 400mg/h。如果发生输液相关反应，制造商建议停止输液或暂时放慢输液速度，直至症状缓解。重新进行输液时，速度应减为之前的一半。随后利妥昔单抗输液，一开始速度可以为 100mg/h，然后可以每 30min 增加 100mg/h，增至最大量 400mg/h。其他的利妥昔单抗相关毒性包括发热、畏寒、头痛、乏力、恶心、呕吐、血管性水肿、支气管痉挛、皮肤反应。尽管存在这些毒性，但是利妥昔单抗作为单一用药或与标准化疗方案结合使用，仍是惰性低度恶性非 NHL 患者有效的治疗选择。放射性标记的利妥昔单抗与单独的利妥昔单抗相比，能引起更严重的骨髓抑制，与联合细胞毒性化疗方案相似，长期使用也存在继发性白血病的风险。

本章所使用的英文缩略语

Blt-1	在有丝分裂的调节中发挥重要作用
Blt-2	调节细胞凋亡
Blt-3	调节核转录因子
Blt-6	调节细胞分化
i-myi	调节基因转录
CALCB	癌症和白血病 B 组
CD	分化群
CHOP	环磷酰胺、多柔比星、长春新碱、泼尼松
CSFs	集落刺激因子
EB V	埃-巴二病毒
ESR	红细胞沉降率
HL	霍奇金淋巴瘤
IPI	国际预后指数
LDH	乳酸脱氢酶

MALT	黏膜相关淋巴组织
NHL	非霍奇金淋巴瘤
RS	瘤巨细胞
SCT	干细胞移植
NF-κB	核因子-κB 轻链增强子

自我评估问题和答案见：

http：//www.mhpharmacotherapy.com/pp.html

（译 者 李 涛；审 校 邹积艳）

第3章　急性白血病

Nancy Heideman

学习目标

学习本章后读者将能够：

1．叙述急性白血病的发病机制。

2．比较急性淋巴细胞白血病（ALL）与急性髓系白血病（AML）的分类系统。

3．识别与急性白血病不良预后相关的风险因素。

4．解释微小残留病（MRD）的重要性及其对早期骨髓复发的意义。

5．解释诱导、巩固和维持治疗阶段对急性白血病的作用。

6．说明中枢神经系统白血病的预防治疗对急性白血病的作用。

7．识别与急性白血病治疗相关的并发症。

8．描述急性白血病长期存活者治疗相关的远期不良反应。

主要概念

1．急性白血病是以幼稚造血细胞的过度增生为特征的骨髓前体细胞的恶性血液系统疾病。原始细胞的增殖最终代替正常骨髓，并导致正常的造血功能失常，外周血液及其他脏器内出现白血病细胞的浸润。

2. 急性白血病按其细胞来源分为急性淋巴细胞白血病和急性髓系白血病。急性淋巴细胞白血病（ALL）源于淋巴样前体细胞。急性非淋巴细胞白血病（ANLL）或急性髓系白血病（AML）源于髓系或巨核系前体细胞。

3. 我们的目标在于让治疗与风险相匹配，并最大限度地减少过度治疗或治疗不足。患有急性淋巴细胞白血病的儿童，根据其临床和生物学特性的不同预后进行分类。在治疗的选择中，风险评估是一个很重要的因素。

4. 微小残留病（MRD）：是对当患者表现为完全的形态学缓解时，在治疗（诱导）初始阶段结束时遗留的白血病负荷的亚临床残留的定量评估。这种检测已成为急性白血病患者预后的最强预测因子之一。消灭微小残留病为诱导缓解后白血病治疗的首要目标。

5. 对急性白血病的初始治疗称为诱导治疗。诱导治疗的目的在于诱导缓解状态。在缓解状态下，在骨髓或外周血内，无可通过光学显微镜识别的白血病细胞存在。当然，这一定义可能会随着更多的灵敏技术投入使用而改变。

6. 现有的对急性淋巴细胞白血病的诱导治疗的经典方案包括长春新碱、天冬酰胺酶和类固醇（泼尼松或地塞米松）。对高风险患者，添加蒽环类抗生素。

7. 患者中几乎普遍存在白血病中枢神经系统浸润的现象，即使是在脑脊液（CSF）细胞学检查没有异常的情况下。因此，所有患急性淋巴细胞白血病和急性髓系白血病的患者都需要接受鞘内化疗。尽管鞘内化疗常常被称作"预防"，其实际上更相当于一种治疗。

8. 对于15%～20%的急性淋巴细胞白血病患者，骨髓复发是一种主要的并发症。目前的研究表明这是由于白血病细胞残留所致。因此，这也表明了微小残留病在诊断中的重要性。

9. 现有的对急性髓系白血病的诱导疗法通常由阿糖胞苷和蒽环类药物柔红霉素或伊达比星组成，同时，经常添加类固醇和（或）抗代谢药，如 6-硫鸟嘌呤等。急性髓系白血病的第二阶段的治疗称作巩固治疗。此阶段的目的在于使病人的缓解得到强化，并进一步减少白血病细胞。

10. 尽管在过去的 35 年，儿童肿瘤的存活率得到较为显著的改善，但是，据估计，有 50%～60% 的存活者至少表现有一种慢性或迟发的治疗相关并发症。

急性白血病是一类骨髓前体细胞的恶性血液系统疾病，表现为幼稚造血细胞的过度增生。原始细胞增殖最终将代替正常骨髓，并导致正常的造血功能失常，在外周血及其他器官中出现幼稚细胞的浸润。这些原始细胞在骨髓中不断增生，抑制正常的细胞成分，导致贫血、嗜中性粒细胞减少和血小板减少。白血病也可以浸润其他器官，包括肝、脾、骨骼、皮肤、淋巴结和中枢神经系统。实质上，身体上任何有血液流动的部位，都存在患上髓外（骨髓之外）白血病的可能性。

急性白血病按其来源细胞进行分类。急性淋巴细胞白血病（ALL）源于淋巴样前体细胞。急性非淋巴细胞白血病（ANLL）或急性髓系白血病（AML）源于髓系或巨核系前体细胞。一些有助于指导治疗方案更改的各种各样的有关预后（风险）因素的临床试验表明，在过去的 30 年，急性白血病，尤其急性淋巴细胞白血病的治疗效果，已得到十分显著的改善。基于风险的治疗策略中，考虑了多种表型和生物学危险因素，并尝试将预期的复发和死亡风险与治疗的积极性相联系，这种治疗策略是现今治疗的标准。当前，儿童急性淋巴细胞白血病患者的总存活率（OS）约为

80%。对于急性髓系白血病患者，总存活率约为 50%，明显较前者小。患这两种白血病中的任何一种，如果患者未得到治疗，大多数病人将在 2～3 个月死亡。

一、流行病学和病因学

（一）流行病学

总体而言，白血病是一种较罕见的疾病。目前，在美国，急性白血病按年龄调整的年发病率总体维持在 10/100 000，相对稳定。在 2009 年诊断出的大约 140 万新增癌症病例中，仅有 1%～2% 为急性白血病，其中 760 例急性淋巴细胞白血病病例和约 12 800 例急性髓系白血病病例。有意思的是，在急性淋巴细胞白血病和急性髓系白血病中，存在着与年龄相关的疾病模式。诊断为急性髓系白血病的患者平均年龄约为 65 岁，表现为随着年龄的增高，发病率也增高。急性淋巴细胞白血病在儿童中较成人更为常见，随着年龄的增大，发病率逐渐减少。

在儿童群体中，白血病属常见病，约占所有儿童期恶性肿瘤的 1/3。在儿童白血病的所有病例中，急性淋巴细胞白血病占 75%～80%，然而，急性髓系白血病仅占了不到 20%。除了婴幼儿年龄组之外，男性通常较女性更易患病，白人中的发病率也比其他种族群体高。儿童中急性髓系白血病的发病率呈现双峰分布：在两岁时达到顶峰，随后一直减小直至到 9 岁，然后再次增大至约 16 岁时达到顶峰。

儿童中急性淋巴细胞白血病的 5 年无事件存活率（EFS）约为 80%，而在成人中，此比率仅为 40%。患急性淋巴细胞白血病的儿童治疗的成功率归功于进入临床试验、根据危险因素进行调整的治疗及临床症状出现前进行的中枢神经系统的预防治疗。最近成人存活率的增加是因为采用了带有儿科特色的治疗原则。对于急性髓系白血病患者，也存在类似模式。年龄不到 20 岁的患者 5 年存活率为 50%。通常，年龄＞60 岁的急性髓系白血病患者，其预后较差，5 年存活率＜20%。

（二）病因学

急性白血病的病因仍未知；遗传因素、社会经济状况、感染、环境、造血干细胞的增生以及偶然事件等多种因素都可能参与发病。表 3-1 列出了与急性白血病相关的几种主要因素。然而，大多数的病例，无明确的白血病病因。

表 3-1　与急性白血病的发生概率增加相关的临床因素

药物	化学药品
烷化药	苯
鬼臼毒素类药	**辐射**
发生条件	电离辐射
唐氏综合征	**病毒**
布卢姆综合征	Epstein-Barr病毒
范科尼贫血症	人类T-淋巴细胞病毒（人类T-淋巴细胞病毒-1和人类T-淋巴细胞病毒-2）
克莱恩费尔特综合征	
共济失调性毛细血管扩张症	**社会习惯**
郎格汉斯细胞组织细胞增多症	吸烟
Shwachman综合征	产妇使用大麻
重症联合免疫缺陷症	产妇使用乙醇
柯士文症候群	
第一型神经纤维瘤病	
家族性单体7	
先天性红细胞再生障碍性贫血	

虽然白血病不是一种遗传性疾病，但是一些遗传的相关性十分明显。例如，在同卵双胞胎中，最初未受影响双胞胎在 1 年内同时患上急性淋巴细胞白血病的概率是 20%～25%。尽管异卵双胞胎的发病率要小得多，但是与正常人群相比，最初未受影响的双胞胎患白血病的风险增加了 4 倍。这种相关性的一个解释可能

是一个共有的胎盘循环，允许疾病从双胞胎中的一个传播给另一个。另外，在一些染色体异常人群中白血病发病率增加。与其他人群相比，唐氏综合征患者成为白血病风险高 20 倍。克莱恩费尔特综合征和布卢姆综合征的患者也有面临着较高的白血病发病率的风险。

接触农药、杀虫剂及辐射等环境因素，与白血病的发生有一定的相关性，但是这些因素中的任何一个与白血病的发生都无绝对联系。急性淋巴细胞白血病发病率的增加与更高的社会经济地位有关。据推测，幼年时期与社会接触较少从而与常见危险因素接触较晚，对是否会患白血病有影响。在大多数个案中，对白血病的发生仍无合理或明确的解释。

急性髓系白血病的患病风险因素包括接触环境毒素，西班牙裔和遗传因素。一个更令人关注的问题是，由于对其他癌症进行化疗和辐射治疗，急性髓系白血病作为继发恶性肿瘤的发病率在增加。烷化药（例如异环磷酰胺和环磷酰胺）和拓扑异构酶抑制药（例如依托泊苷）与骨髓增生异常综合征（MDS）和急性髓系白血病患病风险的增大相关。

二、病理生理学

造血过程被定义为血细胞及其前体细胞的产生和发育成熟。在子宫中，造血过程可能发生于肝、脾和骨髓中；分娩后，造血过程仅发生在骨髓中。所有血细胞产生于常见的造血前体细胞或干细胞。这些干细胞可自我更新且具有多能性，因此能够分化成各种不同的细胞株，从而生成产血小板的巨核系、淋巴系、红系和髓系细胞。髓系细胞株产生单核细胞、嗜碱性粒细胞、嗜中性粒白细胞和嗜酸性粒细胞，然而，淋巴系干细胞与之不同，其形成循环的 B 和 T 淋巴细胞、NK 细胞和树突状细胞。与正常细胞的有序分化相比，白血病的发生似乎表现为在干细胞分化为成熟细胞过程中的早期阶段出现分化的停滞。

假设急性髓系白血病和急性淋巴细胞白血病均由这些"停滞的"细胞的克隆性扩增引起。当这些细胞扩增时，他们获得了一种或经常多种的染色体畸变，包括易位、倒置、缺失、点突变和扩增。TEL-AML1 融合基因的易位与良好的预后相关，这种情况出现在约 25%的病例中。另一个例子是产生 BCR-ABL 融合蛋白的 t（9；22）易位。正常的 ABL 基因对活动受到严密控制的促生长蛋白激酶进行编码。相比之下，BCR 和 ABL 基因序列的易位和融合产生了激酶，而激酶导致了细胞不受控制的增殖、存活及自我更新。伊马替尼是一种抑制 ABL 活性的酪氨酸激酶抑制药。伊马替尼较成功地抑制了 BCR-ABL 酪氨酸激酶的活性，BCR-ABL 酪氨酸激酶在慢性粒细胞性白血病（CML）的发病中具有重要作用。伊马替尼也在罕见但高风险的 BCR-ABL 阳性急性淋巴细胞白血病患者体内起到一定的作用。

急性髓系白血病是一组因干细胞的异常分化及过度增殖而产生过多无功能的原始粒细胞的疾病。然而，这种生物学异常的特殊原因仍未知，对白血病起源的理解有利于找到各种各样的针对性治疗。

对于急性髓系白血病，各年龄组别之间在临床和生物学特性及对治疗的反应与耐受性方面均有实质性差异。在老年人中，trilineage 白血病十分常见，说明细胞来源可能是一个干细胞或者非常早期的祖细胞。在更年轻的人群中，进一步分化的前体细胞变成恶性细胞，同时一部分粒系和红系细胞发育成熟。这两种急性髓系白血病显示出对化疗耐药的不同模式，在老年患者中，耐药表现得更普遍。

骨髓增生异常综合征或急性髓系白血病（作为继发肿瘤的急

性髓系白血病）患者通常有许多主要特征，表现为早先时曾接受过基于烷基化物或依托泊苷的化疗。对于接受治疗的霍奇金病或实体肿瘤的患者，通常采用此类方案进行化疗。许多此类患者有异常骨髓，但是还未转变为显性白血病。相反，他们表现出骨髓增生异常的前驱症状，这种前驱症状包括骨髓的发育不良，以及经常发现 5 号和 7 号染色体单体的出现。应用表鬼臼毒素（依托泊苷）而继发的急性髓系白血病主要表现为 M4 或 M5 型和在染色体 11q23 上出现的 MLL 基因易位，这是与急性髓系白血病（原发的）不同的罕见的特性。

（一）白血病的分类

所有新诊断的白血病患者均应接受骨髓穿刺术和骨髓活组织检查。对这些样本进行形态学和细胞化学分析，根据法国-美国-英国（FAB）方案，将其分为 3 种急性淋巴细胞白血病亚型（L1、L2 和 L3）和 8 种急性髓系白血病的亚型（M0～M7）。急性髓系白血病和急性淋巴细胞白血病的 FAB 分类参见表3-2和表3-3。世界卫生组织（WHO）和血液病理学学会推荐另一种髓系肿瘤分类，不但将形态学领域的发现纳入其中，而且包括了遗传学、免疫表型、生物学和临床特征（表3-4）。这个方法的缺点是未解释儿科中一些髓系疾病。

表 3-2 急性髓系白血病的形态学（FAB）分类

亚型		FBA亚型的频率[a]		
		成人（%）	>2岁的儿童（%）	<2岁的儿童（%）
M0	急性髓细胞白血病未分化型	5	少	少
M1	急性髓细胞白血病未成熟型	15	17	25
M2	急性髓细胞白血病部分成熟型	25		27
M3	急性早幼粒细胞性白血病	10		5
M4	急性粒-单核细胞白血病型	25	30	26

（续　表）

亚型		FBA亚型的频率[a]		
		成人（%）	>2岁的儿童（%）	<2岁的儿童（%）
M5a	急性单核细胞白血病未分化型	5	52	16
M5b	急性单核细胞白血病部分分化型	5		
M6	急性红白血病	5		2
M7	急性巨核细胞白血病	10		5～7

注：FAB. 法国-美国-英国；a. 百分比应做纵向比较而非横向比较

表 3-3　急性淋巴细胞白血病的形态学（FAB）分类和免疫表型

亚型	来源细胞	FAB亚型的频率[a]	
		成人（%）	儿童（%）
L1	早期前B细胞	30	85
	前B细胞		
	B细胞		
	T细胞		
L2	早期前B细胞	60	14
	前B细胞		
	B细胞		
	T细胞		
L3	B细胞	10	1

注：FAB. 法国-美国-英国；a. 百分比应做纵向而非横向比较

（引自：Leather HL，Bickert B. Acute Leukemias.//DiPiro JT，Talbert RL，Yee GC，et al. Pharmacotherapy：A Pathophysiologic Approach, 6th ed. New York：McGraw-Hill，2005：2485-2511）

表 3-4　WHO 对急性髓系白血病的分类

伴有重现性遗传学异常的急性髓系白血病：
伴有t（8；21）、（q22；q22）和（AML1/ETO）的急性髓系白血病
伴有骨髓异常嗜酸粒细胞增多inv（16）（p13q22）或t（16；16）（p13；q22）（CBFβ/MYH11）的急性髓系白血病
伴有t（15；17）（q22；q12）（*PML/RARα*）和变异型的急性早幼粒细胞白血病
伴有11q23（MLL）异常的急性髓系白血病

伴有多系骨髓增生异常的急性髓系白血病

患骨髓增生异常综合征或骨髓增生异常综合征/骨髓增殖性疾病之后

之前未患骨髓增生异常综合征或骨髓增生异常综合征/骨髓增殖性疾病，但在2系或更多
的髓系中，至少有50%的细胞发育异常

治疗相关性急性髓系白血病和骨髓增生异常综合征

烷化药/辐射相关型

其他拓扑异构酶Ⅱ抑制药相关类型（一些可能是淋巴类）

其他

未另行分类的急性髓系白血病

分类：

急性髓系白血病微分化型

急性髓系白血病未分化型

急性髓系白血病部分分化型

急性单核细胞性白血病

急性单核母细胞性/急性单核细胞性白血病

急性红细胞白血病（红系/骨系和完全红白血病）

急性巨核细胞白血病

急性嗜碱粒细胞白血病

急性全骨髓细胞白血病伴骨髓纤维化

髓细胞肉瘤

　　白血病的分类法从简单的方案（很大程度是表型并且仅考虑年龄、性别和 WBC 和原始细胞形态学）演变为现在复杂的方法，纳入了生物学特点，例如细胞表面受体、DNA 含量（倍数；高于或低于正常染色体的 DNA 含量）以及各种细胞遗传学异常。

　　细胞表面或淋巴母细胞的细胞膜上的标记可用于对急性淋巴细胞白血病进行分类。早期分类方法之一是 FAB 分类法，这种分类方法完全基于形态和明显的细胞分化度。目前急性白血病已不再使用此分类，而采用仅可被识别的免疫和分子特征。细胞表面或白血病细胞（淋巴母细胞）的细胞膜上的标记现在更常用于对急性淋巴细胞白血病进行分类，评估预后，并用于治疗。

　　应用流式细胞术进行免疫分型已经在白血病的诊断方面担

任愈加重要的角色。由于应用方便、敏感性高和量化结果的优点，流式细胞术是白血病谱系分类和预后评估的首选方法。该方法利用许多在造血分化期差异表达的细胞表面抗原产生的单克隆抗体（MABs）来进行。抗原被称为抗体的集群决定因子（CDs），一方面，其能够限定处于分化过程中的不同阶段的细胞，另一方面，能较轻松地将急性淋巴细胞白血病与急性髓系白血病分开，亦能将 T 细胞与前 B 细胞急性淋巴细胞白血病分开。流式细胞仪识别和细胞遗传学 DNA 含量测定相结合的方法——其大多数由流式细胞术和荧光原位杂交（FISH；镜下的染色体特征的荧光识别）显示——已极大地方便了对急性白血病主要亚型的诊断和特殊治疗的划定。在急性髓系白血病和急性淋巴细胞白血病中常见的普通免疫表型标记见表 3-5。

急性淋巴细胞白血病的临床表现和诊断

概述

通常，在典型特征出现之前，患者有 1~3 个月的不适。这些不适包括疲劳、发热和苍白，但患者通常没有明显的痛苦。

症状

①患者可能表现出衰弱、乏力、出血和体重减轻；

②中性粒细胞减少的患者经常发热且非常容易感染；

③贫血通常表现为皮肤苍白和全身疲劳；

④血小板减少的患者通常表现为瘀点、瘀斑和皮下血肿；

⑤白血病浸润造成骨髓腔容量的扩张，患者通常表现出继发性骨痛；

⑥在诊断时中枢神经系统受累十分常见。

体征

①因白细胞减低造成相关感染，体温可继发性升高；

②瘀斑和出血预示着血小板减少症；

③患者可能表现为器官受累，例如，结外组织、肝大和脾大；

④T 系急性淋巴细胞白血病可能呈现纵隔肿瘤。

实验室检查

①完成全血细胞计数、分类；

②贫血通常是正细胞正色素性贫血。近 50%的儿童血小板总数少于 $50×10^3/mm^3$（$50×10^9/L$）。白细胞可以是正常、减少或升高。大约 20%的患者的白细胞超过 $100×10^3/mm^3$（$100×10^9/L$），这使其具有白细胞淤滞的风险；

③大约 50%的患者尿酸增加，继发于快速的细胞更新；

④电解质：钾和磷含量通常升高，钙含量通常降低；

⑤凝血功能障碍：凝血酶原时间、部分促凝血酶原时间延长，D-二聚物升高；纤维蛋白原降低。

其他实验室检查

对骨髓和外周血进行流式细胞术检查，以确定白血病的类型，并检测特定的染色体重排。诊断时的骨髓通常含有过多细胞，同时，正常的血细胞生成被白血病的原始细胞增生所替代。在诊断时，要进行腰椎穿刺以确定是否存在 CNS 白血病。

表 3-5　急性白血病的常见免疫表型

白血病	常见免疫表型
急性髓系白血病	CD13、CD15、CD33、CD14、CD64和C-KIT
B细胞急性淋巴细胞白血病	CD19、CD20、CD10和CD22
T细胞急性淋巴细胞白血病	CD2、CD3、CD4、CD5和CD7

注：CD. 群集决定因子

（二）预后因素

治疗目标在于匹配治疗与风险，并最大限度地减少过度治疗或治疗不足。基于反映复发风险的临床和生物学特性，将患有急性淋巴细胞白血病的儿童进行预后分类。风险评估是治疗选择中的一个重要因素。年龄、白细胞数量、白血病细胞表面标志、DNA含量和特殊细胞遗传学异常预示着对治疗的不同反应，可用其来确定风险和选择联合治疗方案。根据这些预后变量，将患者分配至决定不同治疗强度的三个风险组（例如：标准、高危或极高危风险组）。

病例分析 1（第一部分）

RH，一个 7 岁小女孩，告知儿科医生她流鼻涕和发热，持续 1 周。她妈妈在其四肢末端发现很多瘀青。体格检查发现有脾大、多发瘀斑和苍白。全血细胞计数表明其患有正细胞正色素性贫血，血红蛋白含量为 6g/dl（60g/L，3.7mmol/L；正常为 11.7～15.7g/dl，117～157g/L，7.3～9.7mmol/L），血细胞比容为 18%（0.18；正常为 35%～47%，或 0.35～0.47），白细胞为 $2.6 \times 10^3 / mm^3$（2.6×10^9/L）。白细胞分类显示淋巴细胞为 75%（0.75）（正常为 20%～40%，或 0.2～0.4），中性粒细胞为 20%（0.2）（正常为 55%～62%，或 0.55～0.62），淋巴母细胞为 5%（0.05）（正常为 0%）。根据这些信息，进行了骨髓穿刺和活检，结果显示，淋巴母细胞为 85%（0.85），DNA 指数为 1.17。同时还实施了腰椎穿刺，结果并未显示白血病细胞浸润。

哪些信息表明其患有急性淋巴细胞白血病？

RH 的预后因素是什么？

诱导疗法的目标是什么？

1. 急性淋巴细胞白血病的预后因素　在儿童及成人急性淋巴细胞白血病患者中，临床试验已经确认了几项与结果相关的风险因素（表3-6）。预后因素包括年龄、白细胞数、细胞遗传学异常、染色体倍数（DNA 含量）、白血病细胞免疫表型、治疗初始反应度（微小残留病，MRD）。当将这些因素相结合时，它们预示着不同患者面临着不同程度的治疗失败的风险。

在成人，随着年龄的增加，最初诱导缓解治疗的完全缓解率（CR）稳步下降。校正结果中免疫表型的差异后，成人的急性淋巴细胞白血病细胞比 10 岁以内儿童体内的白血病细胞有更强的多发耐药性。虽然儿童诱导治疗的完全缓解率为 95%，但是，在年龄＞60 岁的患者中，该数字却下降到 60% 以内。这部分是因为老年患者对诱导/巩固治疗方案的耐受性下降所导致。其他可能的重要因素也与较高的不良预后的发生率相关，如在老年人群中，费城染色体的存在（Ph＋）或 t（9；22）。在所有年龄组中，BCR-ABL 融合基因（Ph＋）与白血病化疗耐药有强烈的相关性，但是，与儿童相比，其在成人急性淋巴细胞白血病患者中更为常见（＜5% 比 30%）。

表 3-6　急性淋巴细胞白血病的预后因素

因素	白血病复发的风险	
	低	高
形态	L1	L2，L3
免疫表型	早期前B细胞	无标记细胞、T细胞、前B细胞和B细胞
诊断时的白细胞	＜$10 \times 10^3/mm^3$（10×10^9/L）	＞$50 \times 10^3/mm^3$（50×10^9/L）
血小板	＞$100 \times 10^3/mm^3$（100×10^9/L）	＜$30 \times 10^3/mm^3$（30×10^9/L）
患者年龄	3～7岁	＜1岁或＞10岁
细胞遗传学	正常的核型	t（9；22）；t（4；11）；-7；+8
髓系标记	无	有
中枢神经系统白血病	无	有

（续　表）

因素	白血病复发的风险	
	低	高
淋巴结/肝脏/脾脏肿大	无	严重
纵隔肿瘤	无	有
达缓解的时间	<4周	>4周

年龄和治疗效果的相关性在婴儿和老年患者中表现得最为明显。婴儿（<1岁）通常有不良的预后基因型，表现为 MLL 基因重排。MLL 基因能与很多基因匹配，最终在每个实例中，结果均显示为显著不良预后。所有带 MLL 基因重排的细胞，对糖皮质激素和 L-天冬酰胺酶等主要抗白血病药物都具有较强的耐药性。因此，研究者现在的研究主要集中在针对婴儿急性淋巴细胞白血病的特殊治疗方案上。

与年龄类似，诊断时的白细胞数也是判断完全缓解率和治疗效果的一项可靠指标。尽管能够导致不良预后（与升高的白细胞数相关）的潜在生物学机制不甚清楚，但是，白细胞数仍能表明肿瘤负荷情况。白细胞含量<$50 \times 10^3/mm^3$（$50 \times 10^9/L$）的患者被视为标危，相对于诊断时较高白细胞数（其与较高的治疗失败的风险相关）的患者，有更好的治疗结果，（表3-6）。

白血病细胞中的特殊染色体异常也具有一定预后意义。12 号和 21 号染色体部分易位的原始细胞(TEL-AML1 融合基因)或 4、10 和 17 号染色体三体常被视作对预后有利的遗传特征。在 9 号和 22 号染色体（Ph^+）之间存在的特殊易位是一种高风险特征，这仅见于约 5%的急性淋巴细胞白血病患者。

原始细胞的 DNA 含量增加、减少或正常，对应于染色体数，即超、低二倍体或二倍体有明显的预后意义。超二倍体（每个白血病细胞有超过 50 条的染色体）的低风险患者中，通常有约25%的儿童患有 B 系急性淋巴细胞白血病。这些孩子的年龄在 1～9 岁，然而，正常二倍体（50 条染色体）的高风险患者通常年龄稍大。

细胞表面标记显示原始细胞属于早期 B 细胞系（CD 标记）的患者，视为预后良好的标危组，然而，那些有成熟 B 细胞和 T 原始细胞的患者具有高风险。约 15% 的儿童急性淋巴细胞白血病为具有 T 细胞的急性淋巴细胞白血病。与 B 系急性淋巴细胞白血病相比，T 细胞急性淋巴细胞白血病对不同类别的药物（包括甲氨蝶呤和阿糖胞苷）的耐药性较强。

完成诱导治疗及处于明显缓解期的患者骨髓内仍存有恶性细胞，尽管根据外周血和骨髓形态学，这些患者似乎表现出无疾病状态。假设大多数患者诊断时的白血病细胞负荷约为 10^{12} 个，那么，在诱导治疗之后，至少存在 10^{10} 个，或有 1% 的残留白血病细胞。应用标准的形态学检查，这些残留白血病细胞在检测范围以下。此人群的细胞测量已经成为一项日益重要的预后因素和积极的诱导缓解后治疗的决定因素。通过流式细胞仪和聚合酶链反应分析，在 10^4 个正常细胞中有可能检测到一个白血病细胞，敏感性较形态学检查高 100 倍。

微小残留病是对在治疗（诱导）初起阶段结束，患者可能处于完全形态学缓解状态时，亚临床残留的白血病负荷的定量评估。该措施已成为急性白血病患者预后的最强预测因素。诱导缓解后白血病治疗的首要目标是消除微小残留病。对患急性淋巴细胞白血病普通型的儿童进行的一些研究，已对诱导结束时的疾病水平进行了评估，并将这些值与无事件生存率联系起来。例如，诱导结束时，可预测微小残留病＜0.1% 的患者在 3 年内的无事件生存率＞90%。相反，具有高微小残留病的患者（1%）仅有 25% 左右的 3 年无事件生存率。微小残留病的评估也成为成人和急性髓系白血病患者疾病复发的一项重要指标。

急性髓系白血病的临床表现和诊断

概述

患者可能在诊断前 1～3 个月具有急性髓系白血病的症状。这些症状包括疲劳、发热和苍白，但患者通常没有明显的痛苦。

症状

①患者可能呈现衰弱、不适、出血和体重减轻的症状；

②中性粒细胞减少的患者经常发热且常易感染；

③贫血通常呈现苍白、疲劳和全身虚弱的症状；

④血小板减少症患者通常呈现瘀青、瘀斑和皮下血肿的症状；

⑤绿色瘤（以其颜色命名的局部白血病浸润）是可见的，特别是当皮肤浸润时在眼眶周围区域可见；

⑥齿龈增生是急性髓系白血病 M4 和 M5 亚型的特征性表现；

⑦弥散性血管内凝血在急性髓系白血病 M3 中是常见的，与广泛性出血有关；

⑧与急性淋巴细胞白血病不同，淋巴结病、巨大的肝脾大、骨痛在急性髓系白血病中是不常见的。

体征

①因白细胞减低易引起感染，体温可继发性升高；

②瘀斑和出血意味着存在血小板减少。

实验室检查

①进行全血细胞计数和分类；

②贫血通常是正细胞正色素性的；

③接近 50% 的儿童血小板计数少于 $50 \times 10^3/mm^3$（$50 \times 10^9/L$）；

④白细胞可能是正常、减少或升高的。大约 20% 的患者白细胞 $> 100 \times 10^3/mm^3$（$100 \times 10^9/L$），这使其有白细胞淤滞的风险；

⑤源于快速的细胞更新，大约 50% 的患者尿酸增高；

⑥电解质：钾和磷通常升高，钙通常降低；

⑦凝血功能障碍：凝血酶原时间、部分凝血活酶时间和 D-二聚物数值均升高；纤维蛋白原降低。

其他诊断性试验

骨髓和外周血的流式细胞计数及特定的染色体重排的检测，用于描述此类白血病的特征。诊断时的骨髓通常是细胞过多的，并且正常的血细胞生成被白血病的原始细胞所替代。骨髓中出现 >20% 的原始细胞，可以诊断急性髓系白血病。在诊断时，需要进行腰椎穿刺，以确定其是否患有中枢神经系统白血病。

2. 急性髓系白血病的预后因素　在首次确诊的急性髓系白血病中，主要预后因素为年龄、亚型、染色体的状态、种族和体重指数。与患有相同疾病的年轻患者相比，急性髓系白血病的老年患者（>60 岁）预后不佳，在疾病的生物学特性、治疗相关并发症和总体存活率方面呈现出不同的特征。这些老年患者不利染色体异常的发生率较高，如染色体 5、7 或 8 的畸变，但与更有利的预后相关的异常，比如 t（8；21）或者 inv（16），则较少出现（表 3-7）。

表 3-7　取决于细胞遗传学异常表现的风险类别

疾病	风险类别		
	良性风险	中度风险	高风险
急性髓系白血病	t（8；21）（q22：q22）；inv（16）；t（15；17）；t（9；11）；三染色体性21	正常的核型；8号染色体三体；11q23；del（7q）；del（9q）；22号染色体三体	复杂核型；-5；-7；del（5q）；inv（30）
复发的概率	≤25%	50%	>70%
存活4年	≥70%	40%~50%	≤20%
急性淋巴细胞白血病	超二倍体；t（10；14）；或 6q		t（9；22）；t（8；14）；t（4；11）；t（1；9）

虽然染色体异常与成人急性髓系白血病的预后有关,但是其对预后的影响比较小。儿童,男性,血小板计数<$20 \times 10^3/mm^3$($20 \times 10^9/L$),肝大,在诱导治疗的第 14 天骨髓原始细胞超过 15%,骨髓增生异常综合征和 FAB 亚型为 M5 的患者,都有较低的完全缓解率。没有以上这些特征的和存在 16 号染色体异常的患者,会有更好的预后。

近期各项研究表明,在患急性髓系白血病的儿童中,种族也许是重要的预后预测因子。调查者发现,化疗的非洲裔美国人比白种人具有显著的不良预后,其可能表明存在种族间的药物遗传学差异。体重指数也可以影响急性髓系白血病儿童的预后。由于存在更大的治疗相关性死亡的风险,体重过轻和超重患者比正常体重者存活下来的可能性更小。

三、治疗

(一)预期的结果

治疗急性白血病患者的首要目标是达到持续完全缓解(CCR)。缓解定义为无白血病的任何临床证据,同时正常的造血功能恢复。对于急性淋巴细胞白血病和急性髓系白血病,应用能引起高度骨髓抑制的化疗来达到诱导缓解,化疗最初诱导出白血病细胞死亡、骨髓抑制的状态,随后是缓慢的恢复和正常细胞的增殖。在该时期之后,造血功能恢复。治疗最初 7~14d 的缓解失败是后期疾病复发的高度预测因素。这再次表明微小残留病在预后和治疗方面日益增长的重要性。

(二)非药物治疗

今年,在美国和加拿大,大约 160 万人将诊断为癌症。随着检查和治疗方面的改进,诊断为该疾病的约 2/3 患者有望在今后 5 年活着。随着寿命的延长,疾病和治疗所带来的累积的不良后果正在成为一个日益重要的问题。"迟发效应"数据表明，成人和儿童的癌症幸存者较正常人群有更大的患以下疾病的风险，比如：继发性恶性肿瘤、心血管疾病、糖尿病和骨质疏松症。对于日益增长的儿童癌症幸存者人群，数据表明，其患有严重或危及生命的慢性病的可能性是其同胞的 8 倍。例如，儿童急性淋巴细胞白血病幸存者患肥胖症、骨质疏松症和相关并存病的比例在不断增加。因此，作为其积极治疗的一部分，提供支持治疗和干预，并进行关于营养、戒烟和锻炼方面的辅导是很重要的。医护专业人员应考虑超越其患者的即刻治疗相关的问题，并提供适当的和积极的援助，以提倡健康的生活方式，鼓励患者在实施综合预防保健策略中扮演积极角色。

（三）药物治疗：急性淋巴细胞白血病

急性淋巴细胞白血病的治疗由 4 个主要元素组成：诱导缓解（最初的肿瘤减少导致形态学缓解）、针对中枢神经系统的治疗、巩固和延迟性强化治疗，并且全部治疗的维持阶段旨在彻底消除残留病变，但在诱导缓解之后仍有亚临床疾病。(表 3-8)。

表 3-8　成人急性淋巴细胞白血病的经典化疗方案

缓解诱导		中枢神经系统预防		巩固		维持
药物和用量	天数	预防	天数	药物和用量	天数	药物、用量和时间选择
German或Hoelzer方案（成人）[a]						
泼尼松（口服）60mg/m²	1~28	头颅放射		地塞米松（口服）10mg/m²	1~28	MP（口服），每日60mg/m²
VCR（静脉注射）1.5mg/m²[b]	1, 8, 15, 22	MTX（鞘内）10mg/m²[c]	31, 38, 45, 52	VCR（静脉注射）1.510mg/m²[b]	1, 8, 15, 22	MTX（口服/静脉注射）20mg/m²每周，第10到18周和第29到130周

（续　表）

缓解诱导		中枢神经系统预防		巩固		维持
药物和用量	天数	预防	天数	药物和用量	天数	药物、用量和时间选择
DNR（静脉注射）2.5mg/m²	1, 8, 15, 22			DOX（静脉注射）2.5mg/m²	1, 8, 15, 22	
ASP（静脉注射）5000U/m²	1～14			CTX（静脉注射）650mg/m²[d]	29	
CTX（静脉注射）650mg/m²[d]	29, 43, 57			阿糖胞苷（静脉注射）75mg/m²	31～34, 38～41	
阿糖胞苷（静脉注射）75mg/m²	31～34, 38～41, 45～48, 52～55			TG（口服）60mg/m²	29～42	
MP（口服）60mg/m²	29～57					

CALGB8811（成人）[e]

疗程 I				疗程 II：早期强化		疗程 V
CTX（静脉注射）1200mg/m²	1			MTX（鞘内）15mg	1	VCR（静脉注射），每日2mg每月第1日
DNR（静脉注射）45mg/m²	1, 2, 3			CTX（静脉注射）1000mg/m²	1	
VCR（静脉注射）2mg	1, 8, 15, 22			MP（口服）60mg/m²	1～14	泼尼松（口服）60mg/m²每月第1到5日
泼尼松（口服）60mg/m²	1～21			阿糖胞苷（SC）76mg/m²	1～4, 8～11	
ASP（SC）6000U/m²	5, 8, 11, 15, 18, 22			VCR（静脉注射）2mg	15, 22	MTX（口服）每日20mg/m²
				ASP（SC）6000U/m²	15, 18, 22, 25	每月第1、8、15和22日MP（口服）每日60mg/m²

（续　表）

缓解诱导		中枢神经系统预防		巩固		维持
药物和用量	天数	预防	天数	药物和用量	天数	药物、用量和时间选择
						每月第1～28日
对于≥60岁的患者的诱导化疗，使用：						
CTX（静脉注射）800mg/m²	1					
DNR（静脉注射）30mg/m²	1～3					
泼尼松（口服）60mg/m²	1～7					
疗程Ⅲ				疗程Ⅳ：后期加强		
头颅放射				DOX（静脉注射）30mg/m²	1, 8, 15	
MTX（鞘内）15mg	1, 8, 15, 22, 29			VCR（静脉注射）2mg	1, 8, 15	
MP（口服）60mg/m²	1～70			DEX（口服）10mg/m²	1～14	
MTX（口服）20mg/m²	36, 43, 50, 57, 64			CTX（静脉注射）1000mg/m²	29	
				TG（口服）60mg/m²	29-42	
				阿糖胞苷（SC）75mg/m²	29-32, 36-39	

注：ASP. 天冬酰胺酶；C. 阿糖胞苷；CALGB. 癌症和白血病 B 组；CTX. 环磷酰胺；DEX. 地塞米松；DNR. 柔红霉素；DOX. 多柔比星；IT. 鞘内；MP. 巯嘌呤；MTX. 甲氨蝶呤；PRED. 泼尼松；SC. 皮下；TG. 硫鸟嘌呤；VCR. 长春新碱；a. Holzer D. Thiel E，Ludwig WD, et al. Follow up of the first two successive German multicentre trials for adult ALL（01/81 and 2/84）. Leukemia, 1993, 7（suppl 2）: 130-134 b. 最大单次剂量，2mg；c. 最大单次剂量，15mg；d. 最大单次剂量，1000mg；

（改编自：Leather HL, Bickert B. Acute Leukemias//DiPiro JT, Talbert RL, Yee GC, et al. Pharmacotherapy: A Pathophysiologic Approach. 6th ed. New York: McGraw-Hill, 2005：2191-2213）

1. **诱导缓解**　急性白血病的初始治疗称为诱导治疗。诱导的目的在于诱导缓解状态，该状态下，骨髓或外周血内无可通过光学显微镜识别的白血病细胞。当更敏感的技术投入使用时，此定义可能更改。目前急性淋巴细胞白血病的典型诱导治疗方案包括长春新碱、天冬酰胺酶和类固醇（泼尼松或地塞米松）。较高风险患者需加用蒽环霉素。与儿童不同，普遍认为成人具有高复发风险，因此，除标准类固醇和长春新碱治疗（在过去的 40 年里，此两种药物是该疾病治疗的支柱）外，成人的诱导方案还包括蒽环霉素（柔红霉素或多柔比星）。由于地塞米松较长的半衰期和更好的中枢神经系统通透性，所以其常代替泼尼松而成为治疗用的类固醇。尽管地塞米松比泼尼松具有更好的药理学特征，但是其使用可能股骨头、肱骨头无菌性骨坏死以及危及生命的感染和败血症死亡的增加有关。

2. **中枢神经系统预防**　中枢神经系统白血病浸润几乎普遍存在，甚至是在那些脑脊液细胞学未发现异常的患者中。因此，所有急性淋巴细胞白血病和急性髓系白血病患者均应接受鞘内（IT）化疗。尽管常常称此为"预防"，但其实际上更是一种治疗。中枢神经系统预防依赖于鞘内化疗（例如，甲氨蝶呤、阿糖胞苷和皮质类固醇），包括使用地塞米松和大剂量甲氨蝶呤的全身化疗以及对特定的高风险患者进行的全脑全脊髓放疗（X 线技术）。颅照射曾是一种常见的治疗，但是现在仅用于鞘内治疗不充分的高风险患者。当鞘内治疗的疗效变得明显，且意识到颅照射存在与辐射有关的毒性、学习障碍、发育迟缓、继发性恶性肿瘤时，颅照射的使用大幅下降。鞘内治疗已替代头颅放射治疗，成为一种针对所有患者（极高风险的患者除外）的中枢神经系统预防方案。

令人费解的是，中枢神经系统白血病的治疗对成人急性淋巴细胞白血病的总体存活率的影响没有像对儿童有那么明显。虽然其降低了成人中枢神经系统复发的发病率，但是在存活率上尚未有一个与其相关的可测量的结果。

病例分析（第二部分）

RH 在儿科肿瘤部住院。她先接受了别嘌呤醇和静脉输注碳酸氢钠，以防止肿瘤溶解综合征（TLS）。根据她的风险状态，她将会接受包括长春新碱、地塞米松和聚乙二醇修饰的天冬酰胺酶在内的三种药物的诱导治疗。她也将接受使用甲氨蝶呤、阿糖胞苷和氢化可的松以预防中枢神经系统病变的鞘内（IT）化疗。

中枢神经系统预防的意义是什么？

3．巩固治疗　在诱导治疗结束和正常的造血功能恢复后，患者开始巩固治疗。巩固的目的是进行强化剂量的化疗，试图进一步减少残留白血病细胞的负荷。在这个阶段和后续的治疗阶段中，通过增加药物的积极治疗来减少微小残留病。这几个方案使用设计的药物和时间表，以将药物交叉耐药的发生降为最低。研究已经说明，在预防儿童急性淋巴细胞白血病的复发方面，此治疗阶段是一个有效的策略，但是其对成人的益处还不太清楚。

儿童巩固治疗的强度是由儿童的风险分类和在诱导治疗期间的细胞减灭率决定的。诱导治疗反应缓慢（由诱导治疗早期骨髓检查决定）的患者存在较高的复发风险，所以要用更积极的方案治疗。

4．延迟性强化治疗　柏林-法兰克福-蒙斯特（BFM）研究小组引进了一种被称为延迟性强化治疗（或再诱导）的治疗方法。此疗法是指在缓解后约 3 个月时重复最初的缓解诱导治疗方案。这种疗法，像巩固治疗一样，事实上几乎被所有机构当作治疗的一部分。

基于患者的风险分组和免疫表型，强化方案可以在其治疗强度和所用的药物上有所变化。例如，使用极高剂量的甲氨蝶呤

（5g/m^2）可改善 T 细胞急性淋巴细胞白血病患者的预后。使用强化的天冬酰胺酶治疗也可以显著地改善 T 细胞急性淋巴细胞白血病患者的预后。

5. 维持治疗　维持治疗的目的是要进一步消除白血病细胞，产生持久的长期完全缓解。维持化疗中的两种最重要的药剂为口服甲氨蝶呤和 6-巯基嘌呤（联合使用）。在基于嗜中性粒细胞数目的绝对值（ANC）的个体耐受度的基础上，预后的改善与 6-巯基嘌呤剂量的增加有关。目的是为了诱导适度的免疫抑制，并将白血病细胞杀死。常规剂量的 6-巯基嘌呤可引起严重的嗜中性粒细胞减少症，其应用可增加感染的发生率。较低剂量的 6-巯基嘌呤与较差的白血病活性和较高复发率有关。在两种情况中，6-巯基嘌呤均与不能按计划实施适当疗法有关。6-巯基嘌呤通过硫嘌呤甲基转移酶（TPMT）代谢。硫嘌呤甲基转移酶缺陷作为常染色体的隐性特征进行遗传，白种人中 89%～94% 的硫嘌呤甲基转移酶缺陷具有高活性，6%～11% 具有一般活性，0.3% 具有非常低的活性或无活性。通过硫嘌呤甲基转移酶（*2、*3A 和*3C）基因的三种多态性基本解释了这种缺陷，在患有急性淋巴细胞白血病的儿童对 6-巯基嘌呤的耐受性以及剂量强度方面，这些多态性也产生了深刻的影响。尽管这些多态性很稀少，但其很重要，可追溯到几十年前由于 6-巯基嘌呤引起的中毒死亡病例报告。

病例分析（第 3 部分）

RH 在化疗第 15 天和第 29 天的进行了骨髓穿刺，表明形态学缓解。第 29 天的微小残留病少于 0.1%。RH 完成诱导治疗并开始接受强化治疗。

微小残留病的意义是什么？

强化治疗的目的是什么？

病例分析（第 4 部分：制定治疗计划）

诱导和强化治疗完成之后，RH 将开始接受 2 年半的维持治疗。维持治疗中应使用哪种药剂？

为什么要进行如此长时间的维持治疗？

设计治疗计划需包括：①维持治疗期间的监测参数；②维持治疗期间，药物毒性相关问题的列表；③维持治疗的目标。

对于等位基因之一的纯合子的儿童，需要将 6-巯基嘌呤剂量减少 90%，而杂合子的儿童需要减少约 50% 的用量。使用 6-巯基嘌呤剂量减少的儿童和使用足剂量的儿童有相同的总体存活率，说明了硫嘌呤甲基转移酶多态性对药物代谢和毒性很重要，但对急性淋巴细胞白血病的发病机制无影响。推荐对使用 6-巯基嘌呤作为开始治疗的儿童进行硫嘌呤甲基转移酶筛查，对相应基因缺陷的儿童，根据经验进行减量。添加长春新碱和类固醇（通常为地塞米松）的间歇性"脉冲"到抗代谢的治疗方案中可提高效果，并鼓励在最新的延续治疗方案中使用。

儿童和成人维持治疗的最佳持续时间仍未知，但是大多数方案持续 2～3 年的时间；疗程延长超过 3 年不显示任何额外受益。

（四）婴儿急性淋巴细胞白血病

婴儿占所有患有急性淋巴细胞白血病的儿童的 5%，与其他任何儿童组相比，他们具有患有该病的最差预后。这些患者在诊断时有几个不良预后的特点，包括白细胞数高、肝大、脾大和中枢神经系统白血病。婴儿的骨髓在第 14 天通常会显示出对治疗的不佳反应。患有急性淋巴细胞白血病的婴儿具有染色体异常频率增加的情况；60%～70% 具有与位于 11q23 的 MLL 基因相关的易位。11q23 断点异常，t（4，11），为患有急性淋巴细胞白血病的婴儿中最常见的结构核型异常。在体外，来自患有急性淋巴细胞白血病的婴儿的原始细胞比来自老年患者的原始细胞，对泼尼松龙和 L-天冬酰胺酶具有更强的耐药性，但来自婴儿患者的原始细胞对阿糖胞苷更敏感。基于该信息，一些研究正在试验含高剂量阿糖胞苷的强化治疗的功效。另一成绩是联合使用鞘内阿糖胞苷和高剂量阿糖胞苷，以预防中枢神经系统复发。该联合用药已取消了在年轻病人中进行头颅放射治疗的必要。尽管普通儿童急性淋巴细胞白血病的治愈率有重大改善，且存活率为80%或更多，但婴儿长期的无事件生存率只有40%（表3-9和表3-10）。

表 3-9　儿童急性淋巴细胞白血病的典型化疗方案

诱导（1个月）
鞘内阿糖胞苷，在第0天
泼尼松，40mg/（m^2·d），或地塞米松，6mg/（m^2·d），口服28d
长春新碱，1.5mg/（m^2·次）（最大2mg），静脉注射，每周1次，共4次
天冬酰胺酶，2500U/（m^2·次），肌内注射，1次，或天门冬素，6000U/（m^2·次），
肌内注射，周一、三和五，共6次
鞘内注射甲氨蝶呤，每周1次，共2～4次
巩固（1个月）
巯嘌呤片，50～75mg/（m^2·次），睡前口服，28d
长春新碱，1.5mg/（m^2·次）（最大2mg），静脉注射，在第0天
鞘内甲氨蝶呤，每周1次，共1～3次
患中枢神经系统疾病或睾丸疾病的患者可接受放射治疗
维持治疗（1或2个周期）（2个月）
甲氨蝶呤，20mg/（m^2·次），每周睡前口服
巯嘌呤片，75mg/（m^2·次），在第0～49天，每日口服
长春新碱，1.5mg/（m^2·次）（最大2mg），静脉注射，在第0和28天
地塞米松，6mg/（m^2·d），在第0～4天和第28～32天口服
延迟强化治疗（1或2个周期）（2个月）
地塞米松，10mg/（m^2·d），在第0～6天和第14～20天口服
长春新碱，1.5mg/（m^2·次）（最大2mg），静脉注射，每周1次，共3次
天冬酰胺酶，2500U/（m^2·次），肌内注射，1次
多柔比星，25mg/（m^2·次），静脉注射，在第0、7和14天
环磷酰胺，1000mg/（m^2·次），静脉注射，在第28天
硫鸟嘌呤，60mg/（m^2·次），在第28～41天睡前口服
阿糖胞苷，75mg/（m^2·次），皮下或静脉注射，在第28～31天和第35～38天

（续　表）

鞘内注射甲氨蝶呤，在第0和28天

巩固治疗的选择（第5～24周，共6个疗程，间隔2～3周）

巯嘌呤，50mg/（m²·次），睡前口服

泼尼松，40mg/（m²·d），7d，在第8和17周

长春新碱，1.5mg/（m²·次）（最大2mg），静脉注射，在第8、9、17和18周的第1天

甲氨蝶呤，200mg/（m²·次），静脉注射，＋800mg/（m²·次），持续24h以上，在第7、10、13、16、19和22周的第1天

鞘内注射甲氨蝶呤，在第5、6、9、12、15和18周

后期强化治疗（第25～52周）

甲氨蝶呤，20mg/（m²·次），每周肌内注射，或25mg/（m²·次），口服，每隔1周，每6h，4次用量

巯嘌呤，75mg/（m²·次），睡前口服

泼尼松，40mg/（m²·d），在第25和41周，口服7d

长春新碱，1.4mg/（m²·次）（最大2mg），静脉注射，在第25、26、41和42的第1天

鞘内注射甲氨蝶呤，在第25、33、41和49周的第1天

维持治疗（为期12周的周期）

甲氨蝶呤，20mg/（m²·次），睡前口服，或肌内注射，根据忍受度，每周1次，根据耐受程度增加用量

巯基嘌呤，75mg/（m²·次），在第0～83天，睡前口服

长春新碱，1.5mg/（m²·次）（最大2mg），静脉注射，在第0、28和56天

地塞米松，6mg/（m²·d），口服，在第0～4、28～32和56～60天

鞘内注射甲氨蝶呤，在第0天

（摘自 Leather HL，Bickert B. Acute Leukemias. // DiPiro JT，Talbert RL，Yee GC，et al. Pharmacotherapy: A Pathophysiologic Approach, 6th ed. New York: McGraw-Hill，2005：2458-2511）

表 3-10　急性白血病的化疗

药剂/主要用途	分类/机制	主要不良反应	药物相互作用
天冬酰胺酶（L-天冬酰胺酶；Elspat）天冬酰胺酶（Oncospat）急性淋巴细胞白血病	抗肿瘤酶水解了血液中的L-天冬素，剥夺了肿瘤细胞的必需氨基酸；从而抑制来自大肠埃希菌的蛋白质、DNA和RNA合成以及细胞增殖	过敏性反应（25%患者中出现发热、低血压、皮疹和呼吸困难），聚乙二醇化的，风险低得多；低致吐性；胰腺炎，蛋白质、凝血因子合成减少；中枢神经系统反应：嗜睡	已经注意到，当与长春新碱和泼尼松同时给药时，毒性增加。与环磷酰胺一同使用时，新陈代谢减缓与巯嘌呤一同使用时，肝中毒增加

药剂/主要用途	分类/机制	主要不良反应	药物相互作用
阿糖胞苷（Ara-C；阿糖胞苷；Cytosat-U）急性非淋巴细胞白血病；急性淋巴细胞白血病；淋巴瘤脑膜炎；非霍奇金淋巴瘤；骨髓增生异常综合征 高剂量阿糖胞苷（HiDAC）脂质体阿糖胞苷（DepoCyt）用于淋巴瘤脑膜炎的IT使用	抗嘧啶类抗代谢物；抑制DNA聚合酶，同时抑制DNA链延伸和复制；在肿瘤细胞中以三磷酸盐的形式活化；与胞苷转化脱氧核苷酸竞争，更进一步阻碍DNA的聚合；导致短DNS链的产生；细胞周期特异性（S期）；仅作用于增生的细胞	骨髓抑制；脱发；中度致吐；对于高剂量（＞1g/m²）或者IT用药，情况更糟；腹泻；黏膜炎；伴有发热和关节痛的类流感综合征；皮疹通常在手掌和脚底脱皮后出现 HiDAC毒性；小脑直接神经毒性；运动失调、言语不清和眼球震颤；结膜炎（药物分泌到眼泪中，阻碍角膜DNA合成）	同时使用烷化药、辐射、嘌呤类似物和甲氨蝶呤时可能增加毒性
柔红霉素（红比霉素、柔毛霉素和道诺霉素）脂质体道诺霉素（柔红霉素脂质体）急性非淋巴细胞白血病；急性淋巴细胞白血病；KS	抗肿瘤抗生素；拓扑异构酶Ⅱ抑制药；DNA嵌入药；自由基的形成（认为与心脏毒性和组织损伤有关）	骨髓抑制（剂量相关）；黏膜炎（因连续输液而加重）；中度致吐性；脱发；起疱；严重的外渗性损伤；心脏毒性；急性——与累积剂量无关；心律失常，心包炎；慢性——心肌慢性积累性创伤（总剂量＞550mg/m²；较低的总累积剂量（如350mg/m²）在儿童中引起心肌损伤。	
依托泊苷（VP-16；维哌赛特），依托泊苷磷酸酯（凡毕复）睾丸癌；SCLC；非小细胞（型）肺癌；急性非淋巴细胞白血病；KS；HD；非霍奇金淋巴瘤；BMT预备化疗；胃癌	植物碱，表鬼臼毒素抑制拓扑异构酶的DNA结合活性，导致多个DNA双链断裂	骨髓抑制；中度致吐；采用口服高剂量疗法时，情况更糟；脱发；黏膜炎；低血压；输液速度相关；依托泊苷磷酸酯可以静脉推注，无低血压风险；过敏性反应；在儿童身上更为普遍	MDR环孢霉素的基质可能增加依托泊苷的水平

（续　表）

药剂/主要用途	分类/机制	主要不良反应	药物相互作用
吉姆单抗奥佐米星（麦罗塔）	抗人CD33与加利车霉素有关的抗体（一种强效毒素）；结合CD33受体导致抗体抗原复合物的内化；然后释放加里刹霉素，加里刹霉素通过引起DNA双链断裂，产生细胞毒性	输液反应：发热、畏寒、恶心、呕吐、低血压、呼吸困难；骨髓抑制可能十分严重，且持续较长时间；肿瘤溶解综合征：在用药之前，如果可能，应将白细胞减少至 $30 \times 10^3/mm$（$30 \times 10^9/L$），以降低风险；已增加的肝功能试验和胆红素，肝静脉闭塞性疾病	
甲磺酸伊马替尼（伊马替尼，STI57I）CML（成人和儿科）；GIST；PH＋ALL	酪氨酸激酶抑制药；通过CML患者内BCR-abl易位对酪氨酸激酶进行相对具体的编码	中度致吐性：与饭和一满杯水同时服用；水肿；典型眶周水肿；也发生胸腔积液、腹水或者肺水肿；皮疹；腹泻；嗜中性白细胞减少症、血小板减少症（有时难与慢性粒细胞白血病导致的细胞减少相区别）；肝功能试验增加	药物相互作用最小。P450 3A4的基质抑制CYP3A46-巯基嘌呤（巯基嘌呤；6-MP）的药物可能会增加伊马替尼的血药浓度
六巯基嘌呤（Purinethol；6-MP）ALL	抗嘌呤剂抗代谢物；嘌呤类似物；抑制DNA、RNA和蛋白质合成；通过黄嘌呤氧化酶进行代谢变化	骨髓抑制：轻微厌食症，低致吐性；干性皮疹，光敏感；肝中毒；1～2个月的治疗和可能进行剂量限制之后，黄疸和高胆红素血症出现	别嘌呤醇可增高巯基嘌呤的水平。氨基水杨酸盐可能会抑制TPMT

（续 表）

药剂/主要用途	分类/机制	主要不良反应	药物相互作用
甲氨蝶呤（MTX） ALL CNS白血病（IT） 乳腺癌NHL 骨肉瘤 头颈部癌症 风湿性关节炎	叶酸拮抗物；抑制二氢叶酸还原酶（DHFR）；阻止叶酸还原至四氢叶酸；抑制了重新嘌呤合成导致DNA、RNA和蛋白质合成的抑制 甲酰四氢叶酸提供还原的叶酸，绕过代谢障碍	骨髓抑制可用四氢叶酸钙解救抑制 黏膜炎：可用甲酰四氢叶酸抑制 肾功能不全：（高剂量疗法）由药物在肾小管的沉淀引起；水化（3 L/（$m^2 \cdot d$））和尿碱化	水杨酸盐、磺胺类药、丙磺舒和高剂量青霉素可能减少甲氨蝶呤的清除作用
长春新碱（VCR和Oncovin） ALL；HD；NHL；多发性骨髓瘤；乳腺癌；SCLC；KS；脑肿瘤；软组织肉瘤；骨肉瘤；神经母细胞瘤；肾母细胞瘤	抗微管药剂/长春花生物碱；来自长春花植物；破坏微管的形成	周围神经病：主要剂量限制性毒性；运动知觉、自发的和脑神经也许受影响（感觉异常、肠闭塞、尿潴留和面部麻痹）；也许不可逆；适度致吐；起疱；SIADH；外渗性损伤	当给予抑制细胞色素P450 3A酶（伊曲康唑）时，长春新碱水平也许提高

注：ALL. 急性淋巴细胞白血病；ANLL. 急性非淋巴细胞白血病；BMT. 骨髓移植；C. 阿糖胞苷；CD. 群集决定因子；CML. 慢性髓性白血病；CYP. 细胞色素；DNS. DNS链；GISt. 胃肠道间质瘤；HD. 霍奇金病；HiDAC. 高剂量阿糖胞苷；IT. 鞘内；KS. 卡波济肉瘤；MDS. 骨髓增生异常综合征；MTX. 甲氨蝶呤；NHL. 非霍奇金淋巴瘤；NSCLC. 非小细胞肺癌；PH＋. 费城染色体；SIADH. 不适当抗利尿激素综合征；SCLC. 小细胞肺癌；VCR. 长春新碱；VP. 依托泊苷。

摘自 McManus Balmer C、Wells Valley A、Iannucci A. 癌症治疗和化疗 // DiPiro JT, Talbert RL. Yee GC, et al. Pharmacotherapy；A Pathophysiologic Approach, 6th ed. New York；McGraw-Hill, 2005；2458-2511.

（五）老年人急性淋巴细胞白血病

60 岁以上的患者中急性淋巴细胞白血病的比例构成了所有成人白血病的 16%～31%。成人的治疗主要延续了用于儿童期急性淋巴细胞白血病的常规化疗方案。然而，儿童期常见的强化方案因其在老年患者中的相关毒性，所以并不适合此类人群。不良的预后因素——费城染色体见于 15%～30%的成人中，而且，在 60 岁以上的成人组中更普通。根据在慢性粒细胞性白血病中所获得的经验，对于这些老年人，通常使用伊马替尼这种 BCR-ABL 酪氨酸激酶的强效抑制药。尽管对长期无病存活率的影响（DFS）仍不甚清楚，但是，结果显示，相比单独使用常规化疗，将伊马替尼与常规化疗相结合可显著提高缓解率。用其他酪氨酸激酶抑制药如达沙替尼和尼罗替尼，可以战胜耐药，但缓解不持久。提高这些老年急性淋巴细胞白血病患者的治疗效果仍是一个挑战。

（六）复发的急性淋巴细胞白血病

在达到缓解后，白血病细胞会在任何部位复发。对于 15%～20%患有急性淋巴细胞白血病的患者，复发是主要并发症。目前的研究表明，这是在诊断时出现残留白血病细胞的后果。因此可见微小残留病的重要性。急性淋巴细胞白血病患者治疗失败主要表现为骨髓复发。复发的髓外部位包括中枢神经系统和睾丸。虽然髓外复发曾经十分普遍，但是，因为有了有效的预防，现已降低至 5%或更小。复发部位和首次缓解的时间长短是第二次缓解和总体存活率的重要预测指标。首次缓解持续 18～24 个月者，其发生的骨髓复发与较低的存活率有关，然而，如果缓解时间较长，超过 36 个月，存活机会将更高。复发的急性淋巴细胞白血病的治疗策略包括化疗或异基因造血干细胞移植（allo-HSCT）。尽管进行异基因造血干细胞移植的患者不太可能复发，但是与化疗相比，治疗相关的毒性会导致较高的发病率和病死率。脱氧腺苷类似物 Clofarabine 已在患难治性急性白血病的儿童和成人中表现出相当显著的疗效。有趣的是，这是在过去 10 年内，惟一一种主要用于儿科的抗癌药物。

（七）治疗：急性髓系白血病

与急性淋巴细胞白血病一样，急性髓系白血病患者的治疗的主要目的是诱导缓解，并防止复发。急性髓系白血病的治疗照惯例分为两期：诱导期和巩固期。尽管有一些策略能增加治疗强度，但总体存活率已经达到了 50%～60%的平台期，这意味着进一步加强治疗并不会极大地提高生存率。目前对急性髓系白血病的诱导治疗通常由阿糖胞苷和柔红霉素相联合组成，此外常常加入类固醇和（或）抗代谢药物，例如6-硫鸟嘌呤等。急性髓系白血病的第二阶段的治疗称作巩固期。这个阶段的目的在于使患者得到进一步缓解，并进一步减灭细胞。

1. **缓解诱导** 急性髓系白血病诱导化疗的目标同急性淋巴细胞白血病的目标基本相同："清空"所有含造血前体细胞的骨髓，允许正常细胞再增长。联合应用蒽环霉素（如：柔红霉素、多柔比星或伊达比星）和抗代谢物阿糖胞苷，形成了急性髓系白血病诱导治疗的支柱。最常见的诱导治疗方案（7＋3）联合使用阿糖胞苷 3 天，并在第 1 到第 7 天使用柔红霉素。在儿童和年轻人中，采用此联合治疗方案得到的缓解率约为 80%，但在 60 岁以上的患者中，缓解率下降为 40%～50%。尽管研究中已经采用了蒽环霉素，或者用高剂量替代常规剂量的阿糖胞苷，增加了依托泊苷和（或）硫鸟嘌呤，7＋3 方案仍然是标准的诱导治疗方案。

2. **缓解后治疗** 一旦达到初步缓解，必须实施进一步强化治疗以防止复发。因为诱导治疗未能杀死足够的细胞，白血病细胞在初始治疗中存活下来。可供患者选择的方案有三种，包括高剂量化疗，人类白细胞抗原匹配的（HLA 匹配的）亲缘或非亲缘供者的异基因造血干细胞移植，以及自体骨髓移植。

3. **缓解后化疗** 在急性髓系白血病中，缓解后化疗通常是指巩固治疗。几个周期的密集缓解后化疗，联合每 4～6 周使用非交叉耐药药物，改善了无病生存率。三个基于阿糖胞苷的方案中的一个方案，已经用于当前的治疗计划中，不是单独使用，就是联合 L-天冬酰胺酶、米托蒽醌或依托泊苷使用。使用了以下的阿糖胞苷剂量方案：100mg/（$m^2 \cdot d$），连续输液 5d（标准剂量组），400mg/（$m^2 \cdot d$），连续输液 5d（中等剂量组），或在第 1 天、3 天和 5 天，用 $3g/m^2$，每天 2 次，每次持续超过 3h，（高剂量组）。只有年轻患者（年龄＜60 岁）能耐受阿糖胞苷的高剂量方案。在疗程最佳数目没有确定之前，可能需要至少 3 个疗程。

吉姆单抗奥佐米星是一种结合 CD-33 抗原的单克隆抗体。几乎所有急性髓系白血病细胞都表达这种抗原。使用本药剂的第 I 期和 II 期试验已初见成效，单独使用本药剂或联合化疗使用来治疗急性髓系白血病的当前研究仍在继续。

（1）异基因造血干细胞移植：在首次完全缓解的情况下，异基因造血干细胞移植已经用于儿童急性髓系白血病的治疗。在大多数的临床试验中，HLA 匹配同胞供者的可用性决定了患者是否接受造血干细胞移植作为缓解后治疗。为了使该过程简便易行，在确诊之后不久，所有患急性髓系白血病的年轻患者及其同胞得知其 HLA 分型很重要。没有得到 HLA 匹配同胞的患者将进行只有化疗的缓解后治疗。

在造血干细胞移植中，给予了极高剂量化疗和（或）无全身照射（TBI），以使白血病细胞死亡。通过输注从 HLA 匹配的供者获得的干细胞，挽救造血不良的患者。这是目前可用的最有效的抗白血病治疗。

非同源的移植有很多并发症，包括移植物抗宿主病（GVHD）、延迟或非完全植入，机会性感染的可能性增加，这些感染大大增加了发病率和病死率。然而，正如移植物抗宿主病患者的较低复发率所显示的，供者骨髓对残留的宿主白血病细胞的免疫效应可以转化成抗白血病活性。该移植物抗白血病（异基因移植物抗白血病）效应也归功于异基因造血干细胞移植的成功。

在匹配的同胞异基因造血干细胞移植后，与移植相关的病死率在大多数情况下是 20%～30%。移植的并发症随着年龄的增大而增加；因此，通常对于 60 岁以上的患者，考虑采用清髓性异基因造血干细胞移植。由于急性髓系白血病患者的平均年龄为 65 岁，所以，患有这种疾病的大多数患者并不适合接受此治疗。对于高达 70 岁的老年患者，可以选择采用强度降低的（微型或非清髓性异基因）移植。这些移植使用强度较弱的预处理方案，依赖于异基因移植物抗白血病作用来消灭疾病。

考虑到进行移植后的复发率低于缓解后化疗之后的复发率，通常，对于有匹配同胞供者的患者，在首次缓解后，通常建议造血干细胞移植。然而，仅 30%的患者有 HLA 匹配的同胞。某些类型的急性髓系白血病患者可以仅通过采用常规剂量化疗治愈。因此，异基因造血干细胞移植的滥用可减少这些个体的存活率和降低其存活质量。

（2）自体造血干细胞移植：由于大多数急性髓系白血病患者缺乏 HLA 相合的供者，研究者开始考虑采用患者自身的骨髓（在完全缓解期获得）作为造血再生的来源。然而，移植中仍然存在复发问题，仅次于移植后的残留病。据报道，首次缓解时接受自体骨髓移植的患者的无病生存率为 40%～60%，复发率为 30%～50%。因此，很少有研究者推荐使用自体移植，因为相对于标准的缓解后化疗，它并未能显著改善治疗效果。

4. 中枢神经系统治疗　在各种治疗组中，诊断为急性髓系白血病时，累及中枢神经系统的发病率为 5%～30%。与中枢神经系统白血病的风险相关的特征包括高白细胞、单核细胞或粒单核细胞性白血病（FAB M4 或 M5）及较小年龄。在大多数情况下，鞘内注射阿糖胞苷（有或无甲氨蝶呤）和全身高剂量阿糖胞苷能够提供充分的中枢神经系统预防。研究结果已表明，诊断时中枢神经系统受累的患者可仅通过采用鞘内注射疗法治愈，而无需使用头颅放射治疗。

（八）婴儿急性髓系白血病

不到 12 个月的婴儿所患的急性髓系白血病表现出的临床特征和生物学特征与大龄儿童的急性髓系白血病不同。这种表型通常表现为更显著的单核细胞性或粒单核细胞性白血病（M4 和 M5），常见于高白细胞患者中。髓外浸润是很平常的，通常包括皮肤和其他器官。如同在婴儿急性淋巴细胞白血病中，在婴儿急性髓系白血病中，涉及 MLL 基因易位的发病率很高。所报道婴儿急性髓系白血病试验的数量有限，但是其无事件生存率和患急性髓系白血病的大龄儿童无事件生存率很相似。以下是与患有急性淋巴细胞白血病的婴儿治疗效果的明显对比，在这些患病儿童中无事件生存率远远低于大龄儿童中的无事件生存率（表 3-9 和表 3-10）。

（九）老年人急性髓系白血病

急性髓系白血病是在老年人中最常见的急性白血病。与患有相同疾病的年轻患者相比，老年人的预后不佳，而就疾病生物学而言老年人代表不同的人群。老年人既有发病率较低的有利染色体畸变，又有发病率较高的不利染色体畸变。

在老年人中，急性髓系白血病更可能起因于近端骨髓–干细胞疾病，例如骨髓增生异常综合征，或者表现为由于以前对早期恶性肿瘤进行化疗或放疗造成的继发性白血病。众所周知，化疗对这类急性髓系白血病的治疗效果很差，因此这类急性髓系白血病具有较低的完全缓解率和无事件生存率。

老年人不像年轻患者一样能耐受缓解诱导和巩固化疗，也不像年轻患者一样对缓解诱导和巩固化疗有反应。接受蒽环霉素和阿糖胞苷标准诱导方案治疗的年轻人，大约有 70%概率获得完全缓解，然而 60 岁以上的患者缓解的概率却只有 38%～62%。此外，年轻人的无病生存率为 30%，而 60 岁以上患者的长期存活率仅为 5%～15%。

（十）复发的急性髓系白血病

尽管 75%～85%的急性髓系白血病患者将获得缓解，但是只有大约 50%的患者会幸存。复发的患者通常对治疗的反应小，并具有较短的缓解持续时间。这与诱导期间的药物耐药性、某些染色体异常和首次缓解的时间长短有关。尽管没有用于治疗复发的标准疗法，但是大多数的研究已经表明，使用含高剂量阿糖胞苷的方案，在获得第二次缓解中有相当大的作用。阿糖胞苷已经联合了米托蒽醌、依托泊苷、氟达拉滨、2-氯脱氧腺苷使用，最近联合了 clofarabine 使用。通过常规化疗，一旦患者已经获得了第二次缓解，异基因造血干细胞移植就应是治疗选择。对于无 HLA 匹配的同胞的患者，匹配的非亲缘供者（MUD）或脐带血移植可作为合理的备选方案。骨髓抑制高剂量化疗和移植物抗白血病作用的联合为急性髓系白血病提供了最佳的存活机会。

（十一）治疗并发症

1. 肿瘤溶解综合征　肿瘤溶解综合征（TLS）是一种肿瘤急症，主要表现为代谢异常，从而导致原始细胞的死亡和大量嘌呤、嘧啶、细胞内钾和磷的释放。尿酸是嘌呤的最终分解产物，在血浆和尿液中极难溶解。尿酸和磷酸钙结晶在肾小管的沉积可能导致急性肾衰竭。许多急性白血病患者，尤其是高肿瘤负荷患者，在化疗的前几天，面临肿瘤溶解综合征风险。防止肿瘤溶解综合征的措施包括积极的水化和碱化，以协助溶解尿酸和别嘌呤醇，以及在某些情况下，使用拉布立酶。拉布立酶是一种催化尿酸氧化为尿囊素的酶，后者比尿酸更易溶解和排泄。考虑到其成本较高，拉布立酶通常仅限于对白细胞数高（＞$50×10^3/mm^3$，$50×10^9/L$）和尿酸含量＞8g/dl（476μmol/L）的患者使用。

2. **感染**　感染是急性白血病患者死亡的一个主要原因。大多数用于治疗急性淋巴细胞白血病和急性髓系白血病的化疗能引起重度骨髓抑制，使得患者面临正常细菌引起的败血症的风险。意识到在严重免疫抑制或中性粒细胞减少患者中可能存在感染的症状和迹象这一点十分重要。中性粒细胞减少患者发热［体温高于38.3℃（100.9℉）］属一种医疗紧急事件。进行化疗之后，约在疗程开始后 14d，嗜中性粒细胞减少通常达到最低点，一般会再持续 7～14d。新诊断的白血病中，嗜中性粒细胞减少时间可一直持续到病症有所缓解为止。最常见的感染部位和位置包括胃肠道和脉管接入设备。

由于中性粒细胞减少患者可能很快受到感染，所以，一旦发现发热，应迅速对此类患者进行经验性抗生素治疗。目前，最常用的初始抗生素为头孢吡肟，其是第四代头孢菌素，抗假单胞菌覆盖良好，抗草绿色链球菌和肺炎球菌覆盖范围充分。

对急性髓系白血病的治疗具有极强的骨髓抑制性。患急性髓系白血病的儿童的诱导病死率为 10%～20%，次于感染和出血并发症。因此，通常，接受诱导治疗的患者在最初 4～6 周送入医院治疗。急性淋巴细胞白血病的诱导治疗的骨髓抑制性较弱；因此，通常，这些患者能较快地恢复其白细胞数，不需要长期住院。

一开始，对所有急性白血病患者应用甲氧苄啶-复方新诺明，以预防卡氏肺囊虫病性肺炎。通常，在治疗结束之后，患者继续接受此治疗，并持续 6 个月。出于抗生素耐药性的考虑，并不鼓励对所有白血病患者使用附加的抗生素预防治疗。

3. **继发恶性肿瘤**　在儿童中，成功治疗癌症有继发恶性肿瘤的风险。所使用的化疗药物，特别是烷化药和拓扑异构酶Ⅱ抑制药，易于使患者患继发性造血系肿瘤。由于积极治疗和急性淋巴细胞白血病幸存者人数的增加，患继发性肿瘤的风险也可能上升。有两种不同类型的继发性恶性肿瘤：急性白血病［其通常源于骨髓（或骨髓增生异常综合征）］，以及实体瘤。在治疗和继发性白血病发生之间的潜伏期通常几年，在此过程中，白血病发生较早，而实体瘤发生较晚。

鬼臼毒素类药物导致的继发性肿瘤的特点是，平衡的染色体易位和较短的潜伏期（2～4年）。这种白血病发生的风险与治疗计划表（剂量强度）和同时使用其他药剂（L-门冬酰胺、烷化剂和可能的抗代谢药）有关。拓扑异构酶Ⅱ抑制剂相关的继发性白血病，预后极差。化疗之后，这些患者只有 10% 幸存，造血干细胞移植之后，仅有 20% 幸存。烷化剂的第二肿瘤的发病率，在接触后 4～6年达到最高水平，并在 10～15 年之后达到稳定水平。在治疗时更高的累积剂量和更大的年龄是此类肿瘤发生的风险因素。

电离辐射治疗也是患继发性恶性肿瘤的一个原因。这些继发性肿瘤通常是在以前的照射野内或邻近以前的照射野发展的。这些肿瘤通常有延长的潜伏期，通常为 15～30 年，但是也可见较短的潜伏期（5～14 年）。较高剂量的辐射和较小的年龄与继发恶性肿瘤的更高的发病风险相关联。

与儿童不同，成人可能具有其他因素，这些因素使其易于患上继发性恶性肿瘤。生活方式的选择（例如吸烟、饮酒和节食）已表明了其影响着成年人群中继发性肿瘤的生长。

由于 80% 或者更多的儿童幸存于原发癌，所以继发性肿瘤的发病率可能增加。认识到这个可能性，许多用于儿童的治疗方案正在适当调整，如减少与烷化剂、拓扑异构酶抑制剂和辐射的接触。对于儿童肿瘤患者，已经对继发恶性肿瘤、其他疾病和治疗相关残疾的迟发临床效应进行筛查。对于成年存活者，目前还没有机会对此进行筛查和教育。通过为对疾病和治疗相关的长期问题的研究提供基金，兰斯·阿姆斯特朗基金会正在提高对成人和儿童肿瘤存活者的关注意识。

4. 后期影响　随着在儿科临床试验中的成功越来越多，儿童癌症的总体存活率在过去 35 年已经显著提高。对于某些疾病状态，现在某些特殊的儿科恶性肿瘤的总体存活率达到 80%。尽管在过去的 35 年，儿童癌症的存活率得到较为显著的改善，但是，据估计，有 50%～60% 的癌症存活者至少表现有一种慢性或后期发生的治疗相关并发症。

在白血病中，甲氨蝶呤和糖皮质激素的强化使用能引起神经毒性反应发生的频率增加，在大龄儿童和成人中，能够导致骨缺血性坏死。蒽环类药的高累积剂量能引起心肌病。头颅放射治疗可能引起神经心理缺陷和内分泌异常，可导致肥胖、身材矮小症、早熟青春期和骨质疏松症。当更新、更强化的治疗引入临床试验时，对其长期不良反应实施密切观察变得尤为重要。

5. 支持性治疗　由于需要重复的静脉通路，在开始治疗之前，先放置中央静脉导管或输液端口。这些设备不但能有利于化疗药物的输送，而且在骨髓抑制期间也能够支持患者。感染和出血并发症是白血病患者死亡的主要原因。

血小板输注用于防止出血。伴有简单的血小板减少症的患者，其血小板计数下降至不足 $10 \times 10^3/\text{mm}^3$（$10 \times 10^9/\text{L}$）时，可进行输血。十分虚弱或严重出血的患者可能需要在较高水平时输血。一般而言，血红蛋白浓度 $> 8\text{g/dl}$（80g/L，4.96mmol/L）时，不需要进行红细胞输注。

在中性粒细胞减少患者中常规使用集落刺激因子（例如，粒细胞集落刺激因子和粒细胞-巨噬细胞集落刺激因子)存在很大争议。尽管一些临床试验显示，绝对嗜中性粒细胞计数恢复的时间因集落刺激因子而减少，但并未证明粒细胞集落刺激因子在统计上影响了感染相关的病死率。目前，集落刺激因子（粒细胞集落刺激因子最常用）一般只限于在那些使得患者处于长期嗜中性粒细胞最高风险的化疗方案中使用。

四、预后评价

制定用于治疗和监测急性白血病的方案始于风险分层。了解复发的可能风险决定了治疗方案的积极性和时间长短。在诱导治疗阶段之后是缓解阶段，在这一阶段应密切关注骨髓状况和微小残留病。直到第 28 天还未能获得形态学骨髓缓解是一个不良的预后标志，这说明需要进一步的诱导治疗。相对于形态学缓解而言，微小残留病的量化正在越来越多地被用作一项预后因素。

患者护理和监测

1．通过密切观察血液学参数，评估患者在诱导期、巩固期和维持期对治疗的反应。

2．严格地检查患者的治疗计划。

3．在潜在不良反应和药物相互作用方面教育患者。

4．强调用药依从性的重要性。

5．提供关于疾病状态和药物治疗方面的患者教育：

①白血病可能的并发症，特别是感染；

②药物治疗的潜在不良反应；

③向医生报告警示标志（例如体温、瘀青或出血）。

6．根据急性淋巴细胞白血病维持期间的白细胞数估计患者是否使用了适量的巯基嘌呤。

7. 提供与急性白血病治疗相关的长期后遗症方面的教育。

制定一项计划，对患者和其亲属进行关于其使用的药物和剂量方面的教育很重要。如果治疗调整是必要的，毒性或者反应不足是次要的，应为治疗调整建立一项计划。应记住单个患者通常与"常规"患者情况不同，常常需要改变剂量。从业者应熟悉给药范围、白细胞计数和其他表明"适当的"治疗反应的参数。根据对前一治疗阶段的反应，临床医生应认识到在后续治疗阶段中，利用相同或不同剂量的相同或不同药物的潜在毒性。

本章所使用的英文缩略语

ALL	急性淋巴细胞白血病
allo-HSCT	异基因造血干细胞移植
AML	急性髓系白血病
ANC	绝对中性粒细胞计数
ANLL	急性非淋巴细胞白血病
BFM	柏林-法兰克福-蒙斯特
CCR	持续完全缓解
CD	群集决定因子
CML	慢性粒细胞性白血病
CR	完全缓解
CSF	脑脊液
CSF	集落刺激因子
DFS	无病生存率
EFS	无事件生存率
FAB	法国-美国-英国
FISH	荧光原位杂交

G-CSF	粒细胞集落刺激因子
GM-CSF	粒细胞-巨噬细胞集落刺激因子
GVHD	移植物抗宿主病
GVL	移植物抗白血病（效果）
HLA	人类白细胞抗原
HSCT	造血干细胞移植
MABs	单克隆抗体
MDS	骨髓增生异常综合征
MPD	骨髓增生性疾病
MRD	微小残留病
MUD	匹配的非亲缘供者
OS	总存活率
Ph$^+$	费城染色体
TBI	全身辐射
TLS	肿瘤溶解综合征
WHO	世界卫生组织
XRT	放射治疗

自我评估问题和答案，见

http：//www.mhpharmacotherapy.com/pp.html

（译 者 李 涛；审 校 张立鹏）

第4章 慢性白血病和多发性骨髓瘤

Amy M. Pick

学习目标

学习本章后读者将能够：

1. 解释费城染色体（Ph）在慢性髓性白血病（CML）的病理生理学中的作用。

2. 描述慢性髓性白血病的自然史。

3. 明确慢性髓性白血病相关的临床症状和体征。

4. 讨论对慢性髓性白血病的治疗选择，着重讨论酪氨酸激酶抑制药。

5. 描述慢性淋巴细胞白血病（CLL）的临床过程。

6. 描述在不进行治疗和接受积极治疗的条件下接受观察的慢性淋巴细胞性白血病患者。

7. 讨论适用于慢性淋巴细胞白血病的各种治疗方案。

8. 描述多发性骨髓瘤的临床表现。

9. 讨论适用于多发性骨髓瘤的治疗方法。

主要概念

1. 费城染色体（Ph）是一种引起慢性髓性白血病（CML）的染色体易位。

2. 费城染色体导致异常融合基因的形成，即 BCR-ABL，该基因对过度活跃的酪氨酸激酶进行编码。

3. 同种异基因的造血干细胞移植是惟一可能治愈慢性髓性白血病的治疗方案。

4. 伊马替尼是一种酪氨酸激酶抑制药，用于慢性髓性白血病患者的一线治疗。

5. 达沙替尼和尼罗替尼是用于克服伊马替尼耐药或不耐受的第二代酪氨酸激酶抑制药。

6. 慢性淋巴细胞白血病（CLL）病程多变，但大多数患者能存活多年。

7. 化疗不能提高早期慢性淋巴细胞白血病整体存活率。

8. 基于氟达拉滨的化疗常用于年轻慢性淋巴细胞性白血病患者的一线治疗。

9. 单或双器官的自体移植能使年轻骨髓瘤患者的无疾病存活时间更长。

10. 沙利度胺、来那度胺、硼替佐米与地塞米松联合应用是治疗多发性骨髓瘤起主要作用的新疗法。

序言

慢性白血病包含许多疾病。两种最常见的形式为慢性髓性白血病（CML）和慢性淋巴细胞白血病（CLL）。与急性白血病形成鲜明对比的是，该疾病进展缓慢，在不进行治疗的情况下可存活数年。本章节涵盖慢性髓性白血病和慢性淋巴细胞白血病，还会讨论多发性骨髓瘤，并浅谈 Waldenstrom 巨球蛋白血症。

一、慢性髓性白血病

慢性髓性白血病是由早期的骨髓祖代细胞的异常增生而形成的血癌。慢性髓性白血病的临床过程有三个阶段：慢性期、加速阶段和原始细胞危象。化疗可用于控制慢性期白细胞数量，但当慢性髓性白血病进展时将会逐渐对治疗产生抵抗。原始细胞危象，如急性白血病，需要立即进行积极的治疗。表 4-1 描述了慢性髓性白血病的各个阶段。

表 4-1　慢性髓性白血病的临床过程

阶段	特征	中值持续期间（进行治疗）
慢性	白细胞升高 对治疗有反应	4～6年[a]
加速	白细胞升高 对治疗无反应 症状增加	6～9个月
原始细胞危象	转变为急性白血病	3～6个月

注：a. 进行伊马替尼治疗前

（一）流行病学和病原学

据估计，2009 年有 5 050 例新增慢性髓性白血病患者，占所有成人白血病的 15%。慢性髓性白血病的发生率随着年龄的增加而增加，诊断的平均年龄为 41～50 岁。在最新的诊断病例中，病因无法确定，但高剂量的电离辐射和与苯等有机溶剂的接触被认为是危险因素。

（二）病理生理学

1. 来源细胞　慢性髓性白血病源于早期祖细胞的缺陷。多能性的（不可调拨的）造血干细胞被认为是疾病的来源，因此骨髓的、和红细胞有关的、巨核细胞和罕见的淋巴谱系等多个造血细胞系可能会受到影响。这些细胞在慢性髓性白血病的慢性期仍起作用，这也是患者在此阶段感染风险较低的原因。

2. Ph 染色体　费城染色体（Ph）由 9 号和 22 号染色体间的易位产生，产生缩短的 22 号染色体。费城染色体导致了断点簇区和 Abelson 原癌基因间异常融合基因的形成，即 BCR-ABL，该基因对过度活跃的酪氨酸激酶进行编码。酪氨酸激酶活性的失控引起细胞增殖异常并抑制细胞凋亡。定性和定量聚合酶链反应（QPCR）和荧光原位杂交（FISH）等分子学工具可用于慢性髓性白血病的检测和监测。

（三）治疗

1. 预期结果　慢性髓性白血病治疗的主要目标是根除费城染色体阳性克隆。消除费城染色体称为细胞遗传完全缓解。治疗产生 QPCR 阴性疾病时，称为分子完全缓解，其表明在细胞遗传完全缓解期间费城染色体若干数量级的减少。治疗的早期目标为达到血液完全缓解或者周边血正常化。只有彻底根除费城染色体克隆，才能治愈慢性髓性白血病。

慢性髓性白血病标志和症状的临床表现及诊断

①30%～50%患者诊断时无症状；

②症状可能包括疲劳、发热、体重减轻和出血；

③器官肿大，包括脾大和肝大。

诊断程序

①周边血液涂片；

②骨髓活组织检查（诊断需要）；

③细胞遗传学研究；

④分子学检测（QPCR 和 FISH）。

实验室表现

①周边血液涂片：

a. 白细胞增多［大多数白细胞＞$100 \times 10^9/L$（$100 \times 10^3/mm^3$）］；

b. 血小板增多症（慢性期约有 50%的患者）；

c. 贫血；

d. 原始细胞出现。

②骨髓

a. 细胞过多，存在原始细胞；

b. 存在费城染色体。

预后不良因素

①老龄；

②脾大；

③血液中的高比例原始细胞；

④血小板数高或低；

⑤嗜酸性粒细胞或嗜碱性粒细胞增加。

2. *治疗的一般方法*　自从 1960 年发现费城染色体以来，在慢性髓性白血病的治疗方面已取得重大进展。治疗的成功，部分基于疾病的临床阶段。治疗选择以患者的年龄、慢性髓性白血病阶段、合并症和供体移植的可用性为根据。几乎所有的慢性髓性白血病患者都应用伊马替尼进行初始治疗。羟基脲可在诊断后用于迅速减少高白细胞计数以及预防与大量循环中性粒细胞相关的潜在的严重并发症（呼吸和神经性的）。但是羟基脲并未改变疾病过程。伊马替尼也可在几周内减少周边白细胞计数，因此许多患者的治疗都是以单独应用伊马替尼开始的。达沙替尼或尼罗替尼是第二代酪氨酸激酶抑制药，在患者不能承受伊马替尼或对其有耐药性时应用。早于伊马替尼研制出来的 α-干扰素曾一度是治疗的选择。随着治疗慢性髓性白血病的更有效的方法的出现，现今 α-干扰素的作用是微乎其微的。应将 α-干扰素用于对酪氨酸激酶治疗无反应以及未参与临床试验的患者。同种异基因的造血干细胞移植是慢性髓性白血病的惟一治愈性治疗，应用于有匹配捐赠者的年轻患者。图4-1 说明了临床管理新诊断的慢性髓性白血病患者的一种常见方法。

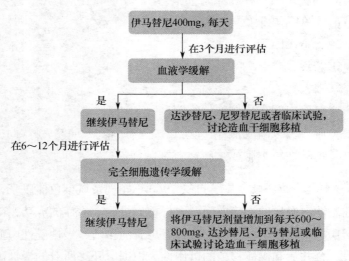

首次确诊慢性髓性白血病患者

伊马替尼400mg，每天

在3个月进行评估

血液学缓解

是　　　　　　　　　　　　　　　否

继续伊马替尼　　　达沙替尼、尼罗替尼或者临床试验，讨论造血干细胞移植

在6～12个月进行评估

完全细胞遗传学缓解

是　　　　　　　　　　　　　　　否

继续伊马替尼　　　将伊马替尼剂量增加到每天600～800mg，达沙替尼、伊马替尼或临床试验讨论造血干细胞移植

图 4-1　新诊断的慢性髓性白血病患者的伊马替尼治疗流程

（造血干细胞移植）

3. 非药物治疗　造血干细胞移植：同种异基因的造血干细胞移植是惟一可治愈慢性髓性白血病的治疗选择。对于那些处于慢性髓性白血病慢性期，且有人白细胞抗原匹配的捐赠者的年轻患者（50岁以下），可选择同种异基因的造血干细胞移植。

患者在诊断后 1 年内的慢性期进行移植，治愈率较高，可能达到 70%。遗憾的是，仅有 30%～40% 的患者会成为移植候选人。同种异基因移植风险较大，早期病死率为 10%～20%，在移植 100d 之内存在重大风险。由同种异基因造血干细胞移植引起的慢性移植物抗宿主病和其他长期并发症也会导致患者生活质量的大幅度下降。对于那些未实现分子完全缓解或在移植后病症复发的患者，通过输注捐赠者的淋巴细胞液，通常会使患者回到持久缓解的状态。美国国家综合癌症网络（NCCN）建议：考虑到伊马替尼和其他酪氨酸激酶抑制药的有效性和存活益处，同种异基因的造血干细胞移植应留作治疗少数患者。

4. 药物治疗（表 4-2）　自从引进了第一代和第二代酪氨酸激酶抑制药，慢性髓性白血病的治疗发生了巨大的变化。这些口服制剂不能治疗慢性髓性白血病，但却能够在绝大多数患者中起到长期控制疾病的作用。

表 4-2　慢性髓性白血病用药

药物	不利影响	注释	肾用药	肝用药
达沙替尼（sprycel）	血小板减少症、中性粒细胞减少症、头痛、皮疹、水肿、胸腔积液	剂量：慢性期慢性髓性白血病，100mg，口服，每天1次，或者加速期/细胞危象期，70mg，口服，每天2次 避免合并用药，延长QT间隔，在开始治疗前，钾和镁低水平的应纠正给予 药物相互作用：通过CYP-450 3A4（例如环孢霉素、红霉素、伊曲康唑、苯妥英，St. John's wort）代谢	没有减少	没有减少

（续 表）

药物	不利影响	注释	肾用药	肝用药
甲磺酸伊马替尼（格列卫，STI 571）	中性粒细胞减少症、血小板减少症、腹泻、皮疹、恶心、水肿、疲劳、关节痛、肌痛、头痛、增加的肝功能试验	剂量范围：每天根据阶段口服400~800mg随餐服用，用水冲服药物相互作用：通过CYP-450 3A4代谢避免与对乙酰氨基酚一同服用，以降低肝毒性腹泻通常对洛哌丁胺有所反应	CrCl 20~39ml/min：剂量减少50%CrCl低于ml/min：谨慎使用	轻中度受损：无调整严重受损：将剂量减少25%如果转氨酶高于5×正常上限或者血清胆红素高于3×正常上限，中断伊马替尼的使用
α-干扰素(干扰素A、人干扰素A、免疫反应性纤维结合素）	类似流感的症状：发热、寒战、肌痛、疲劳抑郁症；失眠；血小板减少症	术前用对乙酰氨基酚或非甾体类消炎药以减少类似流感的症状药剂每天通过皮下或肌内注射的方式给予	未减少	未减少
尼罗替尼（tasigna）	血小板减少症、中性粒细胞减少症、胆红素升高、升高的血清脂肪酶	剂量：400mg，口服，每日2次空腹服药QT间隔延长的黑框警告避免延长QT间隔的合并用药。在开始治疗前，应对钾和镁的水平低进行修正药物相互作用：通过CYP-450 3A4发生代谢UGT1A1多态性的基因检测可用于检测可能患高胆红素血症的患者	未减少	如果出现胆红素或肝转氨酶上升3或4级，则中断尼罗替尼的使用

（1）甲磺酸伊马替尼：甲磺酸伊马替尼（STI-571；格列卫）是一种用于慢性髓性白血病患者一线治疗的酪氨酸激酶抑制药。作为有效的第一代酪氨酸激酶抑制药，伊马替尼抑制细胞增殖中涉及的各种蛋白质的磷酸化作用。伊马替尼通过结合 BCR-ABL

的 ATP 结合囊而发挥抑制作用。数据显示，在慢性髓性白血病慢性期使用伊马替尼，89%的患者生存率达到 5 年。该药物使得超过 97%的患者产生完全血液学反应，以及约 87%的慢性期患者产生完全细胞遗传学反应。正如对更严重的疾病所预料的，在加速阶段和原始细胞危象期间报道的反应率较低。疾病进展通常归因于对伊马替尼的耐药。

伊马替尼的用量根据疾病阶段而定，大多数处在慢性髓性白血病慢性期的患者按 400mg/d 的用量给药。因为晚期疾病的反应率较低，目前正对加速阶段和原始细胞危象中 600～800mg/d 伊马替尼的使用进行调查研究。虽然这些较高剂量经常应用于临床实践中，但相对于标准剂量伊马替尼，并无迹象表明疗效提高。

通常，采用伊马替尼的治疗表现的耐受性良好。常见的不良反应包括骨髓抑制（阶段和剂量相关）、皮疹、恶心、水肿、疲劳、关节痛、肌痛和头痛。伊马替尼通过 CYP-450 3A4 代谢，可能的药物相互作用包括那些抑制或诱导 3A4 的药剂，如红霉素、酮康唑和苯妥英等。

（2）达沙替尼（sprycel）和尼罗替尼（tasigna）：小部分患者对伊马替尼治疗没有反应或不能耐受。达沙替尼和尼罗替尼是用于克服伊马替尼耐药或不耐受的两种第二代酪氨酸激酶抑制药。这些抑制药较伊马替尼对 BCR-ABL 的抑制作用高 10～325 倍，并能克服大多数导致耐药性的 BCR-ABL 突变。应用伊马替尼治疗失败而疾病进展时，应使用达沙替尼和尼罗替尼。目前开展了一些研究，将这些药剂用作一线治疗，但是现在不推荐这种应用。常见的不良反应与伊马替尼类似。据报道，在伊马替尼和达沙替尼的使用过程中可能出现胸腔积液的不良反应，但尼罗替尼的使用中未出现。其他不良反应包括 QT 间隔延长（达沙替尼和尼罗替尼）和间接胆红素的增加（尼罗替尼）。

（3）α-干扰素和阿糖胞苷：引入酪氨酸激酶抑制药之前，将α-干扰素和低剂量阿糖胞苷联合应用，作为慢性髓性白血病患者非移植治疗方案。α-干扰素精确的作用机制仍然未知。相比单独使用干扰素，添加阿糖胞苷提高了反应率。它们联合应用产生的细胞遗传学反应率为30%，远低于伊马替尼。除反应率低外，另外一个主要缺点，是包括类似流感的症状、抑郁症和血小板减少症在内的干扰素毒性。现在，仅对对酪氨酸激酶抑制药无反应的患者及非造血干细胞移植或临床试验的候选人，才考虑采用α-干扰素和阿糖胞苷。

（四）预后评价

慢性髓性白血病治疗的成功取决于是否能消除费城染色体。几乎所有新诊断的慢性髓性白血病患者均给用伊马替尼。如果患者在12个月之内未出现细胞遗传学反应，建议逐渐增加伊马替尼剂量或者改为达沙替尼或尼罗替尼治疗方案。对酪氨酸激酶抑制药无反应或不能移植的患者，建议进行临床试验。一些患者对治疗无反应，并发展到原始细胞危象阶段，则需要接受急性白血病治疗。虽然其用途有限，但同种异基因移植是慢性髓性白血病的惟一疗法。对有匹配的捐赠者和足够年轻能够承受移植的少数患者，可能会讨论同种异基因的造血干细胞移植。

病例分析（第 1 部分）

一名你熟识的 40 岁的女士走进药房，抱怨说她感到疲劳。您建议她去看医生，进行血检。全部血细胞计数如下所示：总白细胞，$158 \times 10^9/L$（$158 \times 10^3/mm^3$），［20%（0.20）原始细胞，70%（0.70）分叶核中性粒细胞，10%（0.10）淋巴细胞］

HgB/HCT：9g/dl（5.6mmol/L）/32%（0.32）

血小板：$650 \times 10^9/L$（$650 \times 10^3/mm^3$）

骨髓活组织检查：富含细胞，对于费城染色体，FISH 为阳性
对于此类慢性期慢性髓性白血病患者的治疗选择是什么？
您如何评估对治疗的反应？
如果患者对初始治疗的反应欠佳，您有哪些建议？

二、慢性淋巴细胞白血病

慢性淋巴细胞白血病是一种癌症，导致功能不全淋巴细胞积累。慢性淋巴细胞白血病是一种慢性的、不能治愈的疾病，患者出现症状时，才能进行治疗。一部分患者的疾病会进展，这些个体需要接受积极治疗。

（一）流行病学和病原学

慢性淋巴细胞白血病是最常见的成人白血病。据估计，2009年在美国诊断了 15 490 例新病例。诊断年龄中位数在 51～60 岁，而且发病率随年龄增加。慢性淋巴细胞白血病的病因不清，但遗传因素可能会有一定影响，慢性淋巴细胞白血病患者的家庭成员患慢性淋巴细胞白血病的风险高 2～7 倍。

（二）病理生理学

1. 来源细胞 慢性淋巴细胞白血病的特征是小的相对功能不全的 B 淋巴细胞在血液和骨髓中逐渐积累。正是由于缺乏凋亡机制，导致 B 淋巴细胞持续存在并不断累积。准确的来源细胞仍有争议，但已被描述成一种抗原激活 B 淋巴细胞。已明确在40%～50%的慢性淋巴细胞白血病病例中存在染色体异常。其中一些标记物的检测可能会预示临床过程和预后，也可能影响治疗。

2. 临床过程 慢性淋巴细胞白血病的临床过程多变，存活时间为几个月到几十年不等。低风险的疾病是没有症状的，生存中值超过 10 年，伴有淋巴结肿大的中度风险疾病生存中值约为 7年，有贫血的高风险患者的生存中值只有 3 年。典型的低风险患

者为无症状老年患者，体检时发现。典型的高风险患者为中年，出现症状看医生后发现。

（三）预后因素

已研制了拉伊和比奈的两个分阶段系统，帮助医生判断慢性淋巴细胞白血病患者总体预后。它们是可比较的系统，能够用于大致确定好的、中等的和不良的预后。但是，这些系统对于准确确定某位患者的预后而言，用处不大。此疾病的许多生物学标记，例如染色体 17p 缺失和免疫球蛋白重链可变区基因的突变状态（IgVH）等，正被用于预测可能的临床过程。

慢性淋巴细胞白血病症状和体征的临床表现及诊断

①诊断时 40% 患者无症状；

②淋巴结肿大；

③器官肿大，包括脾大和肝大；

④疲劳、体重减轻、盗汗和发热；

⑤由幼稚型淋巴细胞导致的慢性感染。

诊断程序

①周边血液涂片；

②骨髓活组织检查（诊断需要）；

③细胞遗传学研究；

④分子学检查。

实验室表现

①周边血液涂片：

a. 白细胞增多［白细胞数＞100×10^9/L（100×10^3/mm³）］；

b. 淋巴细胞［绝对淋巴数＞5×10^9/L（5×10^3/mm³）］；

c. 贫血；

d. 血小板减少症；

e. 低丙种球蛋白血症。

②骨髓：至少有 30% 的淋巴细胞。

预后不良因素

①淋巴细胞增多并伴有：

a. 贫血（血红蛋白少于 11g/dl）；

b. 血小板减少症[血小板数少于 $100 \times 10^9/L$ ($100 \times 10^3/mm^3$)]。

②ZAP-70 和 CD38 抗原表达。

③细胞遗传学（17p-）。

（四）治疗

1. 预期结果 慢性淋巴细胞白血病治疗的主要目标是使病人的症状缓解并改善整体存活率。因为慢性淋巴细胞白血病目前的治疗方法不是治愈，特别是在老年患者中，肿瘤负担减少及疾病症状改善为合理的治疗效果。可以将治疗有效（CR）认为是淋巴结肿大和器官肿大的消退、外周血细胞计数正常化和骨髓内成淋巴细胞的消除。

2. 非药物治疗 化疗不能改善慢性淋巴细胞白血病早期阶段的整体存活率，另外，患者无症状时，推迟治疗不能改变整体存活率。因此，"观察并等待"是对老年慢性疾病患者合理的方法。有几项因素会影响这一方法，包括患者的期望寿命、疾病特征以及患者对治疗的耐受性。

造血干细胞移植：慢性淋巴细胞白血病中造血干细胞移植的使用是有限的。相比自体移植，同种异基因移植有较长的无病缓解状态，但自体移植和同种异基因移植都不能治愈患者。在同种异基因的造血干细胞移植之前，必须考虑几项因素。在这个群体中，供体缺乏、老龄及手术水平低下使移植在该人群中成为一种不常用的方法。对于进展疾病的年轻患者，可选择同种异基因移植。美国国立综合癌症网络指南建议，染色体 17p 缺失的年龄低于 70 岁的患者，或初始治疗后复发的患者可考虑同种异基因的造血干细胞移植，因为这些患者对常规疗法反应不佳。虽然其应用目前有限，但是造血干细胞移植将来会成为实现治愈慢性淋巴细胞白血病的重要组成部分。

3. 药物治疗（表 4-3）

表 4-3　慢性淋巴细胞白血病中用到的药物

药物	不利影响	注释	肾用药	肝用药
阿仑单抗（campath）	输液反应：发热、寒战、恶心和呕吐；低血压；长期免疫抑制（造成感染并发症）	在治疗中应开始采用抗病毒药物和PCP预防 考虑抗真菌药预防 采用对乙酰氨基酚作为术前用药，采用含或不含类固醇的苯海拉明减轻输液相关反应 皮下用药可减少急性毒性	没有减少	没有减少
苯达莫司汀（treanda）	骨髓抑制、发热、恶心、呕吐、输液反应和肿瘤溶解综合征	在肿瘤溶解综合征的前几个周期的治疗期间，考虑使用别嘌醇	＜4ml/min 的 CrCl：不使用	轻度受损：谨慎使用。中等严重受损：不使用
苯丁酸氮芥（leukeran）	骨髓抑制；过敏性反应（皮疹）；继发性恶性肿瘤	因为食品会减少吸收，所以须空腹 剂量范围：4～10mg口服，每天	没有减少	没有减少
氟达拉滨（fludara）	骨髓抑制；引发继发感染并发症的长期免疫抑制；水肿；神经毒性	剂量：20mg/m²，每天静脉注射，共5d 通常结合使用	30～70ml/min的CrCl：剂量减少20%（静脉注射和口服） CrCl＜30ml/min：不使用静脉注射。减少50%口服剂量	没有减少

（续　表）

药物	不利影响	注释	肾用药	肝用药
利妥昔单抗（美罗华）	输液反应：发热、寒战和低血压	术前用对乙酰氨基酚和具有或不具有类固醇的苯海拉明缓减输液相关反应应逐渐增加输液率以将反应减小到最低程度	没有减少	没有减少

（1）单剂化疗：随着嘌呤类似物氟达拉滨（fludara）的开发，慢性淋巴细胞白血病的：治疗已更改。原来认为苯丁酸氮芥（leukeran）——一种烷化剂，是标准的慢性淋巴细胞白血病治疗药剂。现在，以氟达拉滨为基础的化疗可用作慢性淋巴细胞性白血病年轻患者的一线治疗。随机临床试验表明，氟达拉滨在反应率和反应时间方面比苯丁酸氮芥好（CR 分别为 20% 和 4%）。氟达拉滨对以前未经治疗的患者以及耐苯丁酸氮芥的患者有效。虽然氟达拉滨是慢性淋巴细胞白血病治疗中最有效的药剂之一，但很少用作惟一药剂。相反，氟达拉滨多与其他药物共用。

氟达拉滨最常见的剂量是 $20mg/m^2$，连续 5d 每日静脉注射，而每日口服片剂苯丁酸氮芥的剂量是 $4 \sim 10mg/d$。与苯丁酸氮芥相比，氟达拉滨有更多的毒性，包括骨髓抑制和延长免疫抑制。在延长免疫抑制期间，可能会出现由此产生的感染并发症。美国国立综合癌症网络指南建议，在使用以氟达拉滨为基础的治疗时，临床医师应考虑对肺囊虫属和水痘带状疱疹病毒进行抗菌和抗病毒的处理。现在，苯丁酸氮芥仍然是要求缓解性治疗的有症状的老年患者的实际选择，因为其口服方便且不良反应有限。

苯达莫司汀（treanda）是在 2008 年批准的用于治疗慢性淋

巴细胞白血病的一种烷化剂。进行慢性淋巴细胞白血病的一线治疗时，相比苯丁酸氮芥，苯达莫司汀表现出优越的整体反应率、完全的反应和更长的无进展存活。并未对苯达莫司汀的疗效与基于氟达拉滨的联合疗法进行比较。美国国立综合癌症网络指南建议，指定苯达莫司汀为单药剂治疗或在联合中用利妥昔单抗。在 28d 周期的第 1 和第 2 天，用苯达莫司汀的剂量为 100mg/m^2。表 4-3 列出了一些苯达莫司汀的不良反应。

（2）单克隆抗体

①利妥昔单抗（美罗华）：利妥昔单抗是针对淋巴细胞上的 CD20 抗原的一种裸露的嵌合单克隆抗体。与其他 B 细胞恶性肿瘤类似，慢性淋巴细胞白血病表达 CD20 抗原。剂量递增研究表示，相比治疗非霍奇金淋巴瘤，需要更高剂量。相比非霍奇金淋巴瘤，慢性淋巴细胞白血病所需的更高剂量可能与 CD20 抗原表达水平较低，且可溶性 CD20 抗原浓度较高相关。相比单独使用利妥昔单抗，联合其他疗法可产生更高的完全反应，因此通常在给予利妥昔单抗时联用其他疗法。美罗华最常见的不良反应为包括发热、寒战、低血压、恶心、呕吐和头痛在内的输液反应。建议使用苯海拉明和对乙酰氨基酚的术前用药法，以减小输液反应。

②阿仑单抗（campath）：阿仑单抗是直接针对 CD52 抗原的人源化单克隆抗体。CD52 抗原表达于大部分 B-和 T-淋巴细胞上。在慢性淋巴细胞白血病的治疗中，阿仑单抗采用 FDA 批准的单剂量。研究表明，阿仑单抗对耐氟达拉滨患者、17p 缺失的患者很有效，并作为一线治疗。输液相关反应可能相当大，并通常在初始给药时发生，其程度在随后的剂量中减轻。为了限制急性过敏反应，可用皮下注射代替静脉用药。建议使用口服抗组胺药和对乙酰氨基酚的术前用药法。阿仑单抗也可抑制 T 细胞，导

致长期免疫抑制。感染并发症可能由于巨细胞病毒和疱疹病毒的再活化和感染肺囊虫肺炎。该感染可出现于静脉注射及皮下注射。指南建议患者接受甲氧苄啶/磺胺甲噁唑和泛昔洛韦或伐昔洛韦，以防止该感染。

③基于氟达拉滨的联合疗法。基于氟达拉滨的联合疗法可提高长期无病生存率。与氟达拉滨单独使用相比，氟达拉滨、环磷酰胺和利妥昔单抗的结合使用可提高完全缓解率（70%比20%），但感染增加。氟达拉滨与仑单抗的联合使用正在调查研究中，以期提高整体存活时间。不基于氟达拉滨的方案优于另外一个方案。

（五）预后评价

成功的结果取决于对具体的患者选择适当的治疗。应在年龄较大的慢性淋巴细胞白血病患者的治疗中进行风险与益处分析。因为慢性淋巴细胞白血病不可治愈，所以对于慢性疾病患者，观察等待是一个合理的方法。当患者有症状显示时，则可开始治疗。积极的基于氟达拉滨的治疗通常用于患有高危慢性淋巴细胞白血病的年轻患者，以延长无病生存率。对治疗的良好反应包括淋巴细胞减少、疾病阶段的减退和症状消退。

三、多发性骨髓瘤

多发性骨髓瘤是一种浆细胞的恶性肿瘤，具有单克隆蛋白在骨髓里异常产生的特点。该疾病的特点包括骨病变、贫血和肾功能不全。多发性骨髓瘤是不治之症；然而，治疗骨髓瘤的改进已很大程度地延长了存活期。

病例分析（第 2 部分）

一名 72 岁的男子去全科医生处进行体检，诉其在过去的一年里感觉很好。查体正常，然而，患者却有 20×10^9/L（20×10^3/mm^3）的异常白细胞和 80%（0.80）淋巴细胞。骨髓检查报告显示 60%（0.60）淋巴细胞，诊断为慢性淋巴细胞白血病。

建议使用什么治疗方法？

如果患者有症状显示，你会改变治疗选择吗？如果会改变，那么你的新方案是什么？

如果患者是 48 岁，你会改变治疗选择吗？如果会改变，那么你的新方案是什么？

（一）流行病学和病原学

多发性骨髓瘤是第二高发的恶性血液病。据估计，2009 年大约 20 580 例新发多发性骨髓瘤病例，占所有癌症的 1%～2%。诊断时的年龄中位数是 68 岁，40 岁以下的不到 2%。骨髓瘤发生率在非裔美国人里最高，在亚裔人最低，男性高于女性。多发性骨髓瘤的病因不清。

（二）病理生理学

多发性骨髓瘤的发病机制十分复杂，有多步模型来推断进程。必须将骨髓瘤与一种称为意义未明的单克隆丙种球蛋白病（MGUS）区分开，后者的特点是不具有恶性浆细胞的单克隆免疫球蛋白。每年，大约 1% 的意义未定的单克隆丙种球蛋白病患者将进展为多发性骨髓瘤。多发性骨髓瘤的病理生理学包括复杂的骨髓微环境和细胞因子相互作用。白细胞介素-6、肿瘤坏死因子、血管内皮生长因子和基质细胞衍生因子-1 帮助骨髓瘤细胞的产生和扩散。染色体异常和其他的基因变化通常在疾病加重时出现，导致细胞周期调节异常。正是对这些相互作用的了解，才使得新药剂应用于治疗多发性骨髓瘤。

（三）预后因素

骨髓瘤的预后因素包括肿瘤负荷程度和患者表现状态。国际分期系统应用于预测治疗后结果。根据血清 β_2-微球蛋白水平和血清清蛋白，将分期分为不同的等级。高 β_2-巨球蛋白血症和低清蛋白是不良预后因素，显示高肿瘤负荷。染色体异常不包括在分期系统中。老年患者、肾功能不全和其他共病症也预示着较差结果。染色体改变逐渐用于预测可能患有 13 号染色体长臂最重要缺失的高危患者。

（四）治疗

1. 预期结果 治疗多发性骨髓瘤的首要目标是减轻肿瘤负担，减少与该疾病有关的并发症。观察等待方法是一种针对无溶骨性病变的无症状患者的方案。一旦症状出现，就需要进行治疗。所有患者都应进行评估，以确定其是否是合格的移植候选人。自体造血干细胞移植可延长能够忍受高用量化疗的患者的整体存活率。应将沙利度胺之类的免疫调节药纳入初始治疗，以减轻症状，减少肿瘤负担。几乎所有患者都难以在初始治疗中治愈，所以需要使用挽救性治疗。表 4-4 列出适合移植和不适合移植的患者的治疗选择。

表 4-4 多发性骨髓瘤可能的联合疗法

对具有移植资格候选人的一线治疗（感应）		对不具有移植资格候选人的一线治疗	
药物疗法	缩写	药物疗法	缩写
沙利度胺-地塞米松	Thal-Dex或TD	美法仑-泼尼松	MP
来那度胺-地塞米松	Rev-Dex	美法仑-泼尼松-沙利度胺	MPT
硼替佐米-地塞米松	Vel-Dex	美法仑-泼尼松-来那度胺	MPR
硼替佐米-沙利度胺-地塞米松	VTD	美法仑-泼尼松-硼替佐米	MPV

（续　表）

对具有移植资格候选人的一线治疗（感应）药物疗法	缩写	对不具有移植资格候选人的一线治疗药物疗法	缩写
硼替佐米-来那度胺-地塞米松	Vel-Rev-Dex	沙利度胺-地塞米松	Thal-Dex 或TD
长春新碱-多柔比星-地塞米松	VAD	长春新碱-多柔比星-地塞米松	VAD
脂质体长春新碱-多柔比星-地塞米松	DVD	地塞米松	Dex

多发性骨髓瘤的临床表现及诊断

症状和体征

① "CRAB"：

a．"C"——高钙血症；

b．"R"——肾衰竭；

c．"A"——贫血（疲劳）；

d．"B"——骨痛/病变（骨折）。

②体重减轻。

③反复感染。

诊断程序

①实验室：

a．全部血细胞计数、化学面板和β_2微球蛋白；

b．周边血液涂片；

c．血清蛋白电泳和免疫固定；

d．尿蛋白电泳和免疫固定；

e．Freelite 化验。

②放射学评价（磁共振成像，骨密度）。

③骨髓活组织检查：

a．细胞遗传学研究；

　　b．分子学测试。

实验结果

①周边血：

　　a．血清单克隆蛋白（通常是免疫球蛋白 G 或免疫球蛋白 A）；

　　b．高 β_2 微球蛋白；

　　c．血小板和血红蛋白低；

　　d．高肌酐、尿素、乳酸脱氢酶、C 反应蛋白和钙；

　　e．缗钱状红细胞。

②尿液分析：本周氏蛋白。

③骨髓：

　　a．浆细胞（≥10%）；

　　b．异常细胞遗传学。

④放射学结果：骨病变、骨折和骨质疏松症。

预后不良因素

①高血清 β_2 微球蛋白和低血清清蛋白；

②C 反应蛋白升高；

③乳酸脱氢酶升高；

④免疫球蛋白 A 同种型；

⑤低血小板计数；

⑥13 号染色体缺失和其他染色体异常情况。

　　2．非药物治疗　　自体造血干细胞移植：接受自体造血干细胞移植的患者与接收传统治疗（例如 VAD）的患者相比，会产生较高的反应率和较高整体存活率。因为整体生存中值从 42 个月延长到 54 个月，因此所有可以耐受大剂量化疗的患者都应考虑干细胞移植。大剂量美法仑是最常见的预处理方案。对在一次移植之后，不具有部分缓解的患者，连续两次移植（双次移植）可以提高整体存活率。在自体移植之后，应用沙利度胺或硼替佐米维持治疗的方法仍在调查中。

3. 药物治疗（表4-5）

表4-5 多发性骨髓瘤治疗药物

药物	不利影响	注释	肾用药	肝用药
硼替佐米（velcade）	便秘、食欲缺乏、虚弱、疲劳、发热、血小板减少症与剂量相关和可逆性周围神经病变	量：1.3mg/m²，静脉注射，快速浓注，每周2次，2周；第3周停止；重复进行 考虑每日使用阿昔洛韦预防带状疱疹	没有减少	没有减少
地塞米松	高血糖、水肿和肾上腺皮质功能不全	每天1次口服剂量	没有减少	没有减少
多柔比星（adriamycin）	骨髓抑制；脱发；累积剂量最大容许毒性；心肌损害	与长春新碱和地塞米松（VAD）共同使用	没有减少	1.2～3mg/dl 胆红素：减少50%的剂量 3.1～5mg/dl 胆红素：减少75%的剂量 ＞5mg/dl的胆红素：谨慎使用
来那度胺（revlimid）	可能的出生缺陷（此后的沙利度胺类似物）、中性粒细胞减少症、血小板减少症、深静脉血栓形成、肺栓塞、瘙痒和疲劳	每天1次所用的与水的剂量。谨慎使用 生育年龄的女性必须使用两种形式的避孕法 在使用前和使用期间都必须进行妊娠试验 记录在要求的监控方案中	谨慎使用	没有减少
美法仑（alkeran）	骨髓抑制、继发性恶性肿瘤、肺纤维化和严重脱发	每天1次口服剂量 用于严格的细胞移植的静脉注射	没有建议但可以考虑减少初始剂量	没有减少

（续　表）

药物	不利影响	注释	肾用药	肝用药
沙利度胺（thalomid）	严重出生缺陷、周围神经病变、深静脉血栓形成、嗜睡和便秘	滴定初始用量；药剂夜间进行服用 生育年龄的女性必须采取两种形式的避孕法 在使用前和使用期间都必须进行妊娠试验 记录在要求的监控方案中	没有减少	没有减少
长春新碱（oncovin）	剂量最大容许毒性：周边神经病变；感觉异常、便秘、脱发	和地塞米松（VAD）共同使用	没有减少	>3mg/dl的胆红素：减少50%的剂量

（1）常规剂量化疗：一旦患者出现症状，治疗将开始。美法仑和泼尼松（MP）曾经是骨髓瘤的最常见用的初始联合治疗方法。目前，对不符合移植条件的患者，MP 经常用作一线治疗的免疫调节剂的联合治疗药剂。长春新碱/多柔比星/地塞米松（VAD）是另一个联合化疗方案，经常用于骨髓瘤。随着沙利度胺和其他新药剂的出现，VAD 的使用减少。对于符合移植条件的患者，VAD 经常作为诱导治疗，因为其避免使用烷化剂美法仑，所以降低了与慢性烷化治疗有关的继发性恶性肿瘤的风险。

（2）沙利度胺（thalomid）：沙利度胺作为单一疗法或联合治疗，对治疗多发性骨髓瘤都很有效。沙利度胺的确切作用机制不清，但其抗骨髓瘤活性可能是由于其抗血管生成特性和抗细胞因子特性产生的。沙利度胺和地塞米松的联合应用已经成为治疗骨髓瘤并符合移植条件患者的一个最常用的诱导方案。沙利度胺和类固醇联合对 60%～80%以前未经治疗的患者产生反应。对首次确诊的患者，将沙利度胺添加至 MP，可提高整体反应和整体存活率。这一联合（MPT）可以用作对不符合移植条件的患者的初始治疗。沙利度胺治疗的常见不良反应包括嗜睡、便秘、周围神经病变和深静脉血栓形成。为了防止深静脉血栓形成，建议使用标准剂量华法林或低分子量肝素。如果妊娠期间使用沙利度胺，则会有实质致畸作用，所以药物的分配应根据 STEPS 计划进行密切监控。

评估患者的不利影响，包括周围神经病变和深静脉血栓形成。如果选用地塞米松和沙利度胺或来那度胺，则应进行预防性抗凝。

（3）来那度胺（revlimid）：来那度胺为与沙利度胺相关的免疫调节药，沙利度胺可与地塞米松一同使用，以治疗复发性多发性骨髓瘤。第三期临床试验表明，对于复发性和难治性骨髓瘤，来那度胺与地塞米松的联合使用比单独的地塞米松可产生更高的反应率并延缓进展。对于移植之前的诱导治疗，来那度胺-地塞米松是沙利度胺-地塞米松的替代物。对于不符合移植条件的患者的初始治疗，正在研究美法仑、泼尼松和来那度胺（MPR）的联合使用。其反应率高达 81%，且 24% 达到完全反应。比较 MPR 和 MPT 的随机试验正在进行。来那度胺比沙利度胺更具有安全性，因为来那度胺无常见的嗜睡、便秘和周围神经病变等不良反应。来那度胺的严重不利影响包括骨髓抑制和深静脉血栓形成。如来那度胺-地塞米松，推荐 DVT 预防与沙利度胺-地塞米松同时采用。

病例分析（第 3 部分）

50 岁男性表现出疲劳和背痛。全部血细胞计数显示如下：血红蛋白 8.7g/dl（5.4mmol/L），血小板 128×10^9/L（128×10^3/mm），钙 11.8mg/dl（2.95mmol/L），血肌酐 1.4mg/dl（124μmol/L），血清免疫球蛋白 G3500mg/dl（35g/L）［正常：620～1 500mg/dl（6.2～15g/L）］。随后的骨髓活组织检查证实多发性骨髓瘤。

假设该患者是自体造血干细胞移植的候选人，合适的诱导方案是什么？

假设该患者不是自体造血干细胞移植的候选人，合适的诱导方案是什么？

讨论该患者是否是自体造血干细胞移植的候选人。

（4）硼替佐米（velcade）：硼替佐米是被认可的治疗多发性骨髓瘤的蛋白酶抑制药。通过调整 NF-KAPPA-B 产品（包括支持骨髓瘤细胞增长的炎性细胞因子和黏附分子），蛋白酶抑制药可促使骨髓瘤细胞坏死。通过抑制骨髓瘤细胞与骨髓基质细胞粘合，硼替佐米使骨髓瘤微环境瓦解。自药剂引进以来，对于治疗骨髓瘤，硼替佐米的作用增大。最初，硼替佐米是在治疗复发性疾病中被认可，对于重度治疗前的个体，硼替佐米产生 35% 的反应率。现在，硼替佐米频繁与地塞米松、沙利度胺或来那度胺共同使用，作为移植之前的诱导治疗。在新诊断多发性骨髓瘤中，反应率已经高达 90%。对于不符合移植条件的患者，硼替佐米仍可与泼尼松和美法仑（MPV）共同使用。MPV 的联合使用和 MP 的联合使用相比，具有更高的反应率和存活率。硼替佐米的不良反应包括疲劳、恶心、周围神经病变和对血液系统的影响。

（5）双膦酸盐类：骨骼疾病是多发性骨髓瘤的常见表现形式。对有骨骼症状的患者应使用双磷酸盐类药物，以减缓骨质减少并减小与疾病有关的骨折的风险。对溶骨性病变，90mg 的帕米膦酸盐和 4mg 的唑来膦酸有同等的功效。使用唑来膦酸可减轻疼痛和降低骨相关并发症，并提高生活质量。颌骨坏死是双膦酸盐治疗的主要关注方面。虽然风险因素不是很清楚，但是颌骨坏死在接受了二膦酸盐类静脉注射和进行过牙科治疗的患者中较常见。推荐患者在开始双膦酸盐治疗之前先进行牙科修复。对双磷酸盐类的使用和骨髓瘤几个共识指南已发表。具体治疗持续时间和应使用哪种双磷酸盐类由医生来决定。

（五）预后评价

最新诊断过的患有骨髓瘤的无症状患者可在不治疗的情况下观察。这种无症状期可能会持续几个月到几年。所有患有多发性骨髓瘤的患者均会出现症状，一旦出现，即需治疗。所有患者都应进行自体造血干细胞移植的评估。对于可以进行移植的患者，诱导治疗通常会由沙利度胺、来那度胺或地塞米松组成。对于不能进行移植的患者，治疗可能会由沙利度胺、美法仑或来那度胺组成。几乎所有患者都会在一定程度上取得进展，且第二线治疗通常包括硼替佐米。对患有骨骼病变的患者应每月使用双磷酸盐类药剂，以期减轻疼痛和减少骨折。

患者护理和监测

慢性髓性白血病

1. 明确诊断即用伊马替尼。应监控患者的剂量依赖骨髓抑制、胃肠道不耐性、水肿和皮疹。在临床上，它与 CYP450 3A4 诱导剂的药物相互作用很重要，应对其进行监测。

2. 患者未对伊马替尼治疗出现反应时，应明确有无伊马替尼耐药。患者在 6～12 个月时没有完全细胞遗传学反应，可能有必要改变为达沙替尼或尼罗替尼。

3. 患者未反应或对伊马替尼不耐受时，可考虑同种异基因的造血干细胞移植。理想的候选人包括有 HLA 匹配相关或无关的供体且处于慢性期慢性髓性白血病的年轻患者。

慢性淋巴细胞白血病

1. 如果患者无症状，观察等待是一种合理的方法。

2. 如果患者正在接受氟达拉滨为基础的化疗，监测白细胞并注意感染标志。

3．注意利妥昔单抗和阿仑单抗的输液反应。采用对乙酰氨基酚和苯海拉明作为术前用药，以防止这些反应。

4．对所有用以阿仑单抗的患者，建议使用预防性甲氧苄啶/磺胺甲噁唑和一种抗病毒药（泛昔洛韦或伐昔洛韦）。如有必要，考虑添加一剂抗真菌药（氟康唑）。

多发性骨髓瘤

1．在化疗期间，监测尿和血清中的骨髓瘤单克隆蛋白、肾功能、血红蛋白和血小板。

2．对有症状的患者应开始用以双膦酸盐类药剂。必须监测肾功能。患者可能需要止痛药以应对骨痛。

3．如果一个化疗方案没有减少骨髓瘤蛋白，那么需要使用另一个方案。

四、Waldenstrom 巨球蛋白血症

Waldenstrom 巨球蛋白血症是一种少见的与非霍奇金淋巴瘤相关的免疫球蛋白紊乱病。每 100 万人中有 4 人患此病。Waldenstrom 巨球蛋白血症的特点是免疫球蛋白 M 升高，且涉及淋巴结、骨髓和脾。患者通常在诊断时无症状，而是常规化验查出疾病。与惰性淋巴瘤相似，观察等待方法可用于无症状患者。有症状的患者会出现贫血、疲劳、肝脾大、淋巴结肿大和高黏滞综合征。当该症状出现时，以减轻症状为目标的治疗是必要的。全身治疗包括烷化剂、核苷类似物、利妥昔单抗、沙利度胺或硼替佐米。通常持续治疗，直至达到预期效果（症状减少）为止。除全身治疗外，可能需要血浆除去法，以减轻与高黏滞综合征相关的症状。

本章所使用的英文缩略语

CD	分化群
CLL	慢性淋巴细胞白血病
CML	慢性髓性白血病
CR	完全反应
FTSH	荧光原位杂交
HLA	人类白细胞抗原
MGUS	意义未明的单克隆丙种球蛋白病
MP	美法仑和泼尼松
NCCN	美国国家综合癌症网络
Ph	费城染色体
Q-PCR	定性和定量聚合酶链反应
VAD	长春新碱/多柔比星/双可的松

自我评估问题和答案见：

http://www.mhpharmacotherapy.com/pp.html

（译 者 李 涛；审 校 尹晓明）

第5章 皮肤癌

Trinh Pham and Jennifer Nam Choi

 学习目标

学习本章后读者将能够:

1. 识别与皮肤癌相关的风险因素。

2. 描述皮肤癌常见的症状和体征,识别可疑的黑素瘤的特点。

3. 在黑素瘤的不同分期及其与预后的相互关系方面,识别其主要特征。

4. 解释说明非黑色素瘤和黑色素瘤皮肤癌的治疗目标。

5. 制定一个调整生活方式的计划,以实现对皮肤癌的预防。

6. 讨论干扰素-α对黑素瘤治疗的利弊,并为接受干扰素-α治疗的患者制定监控计划。

7. 讨论白细胞介素-2(IL-2)对黑素瘤治疗的利弊,并为白细胞介素-2治疗的患者制定监控计划。

8. 讨论有脑转移的黑素瘤的不同治疗选择。

9. 讨论治疗有或无中枢神经系统转移的Ⅳ期黑素瘤时,替莫唑胺的作用。

10. 讨论非黑素瘤皮肤癌的不同治疗选择。

主要概念

1. 户外紫外线照射是皮肤癌发生的主要诱发因素之一。

2. 恶性黑素瘤的分期对于确定预后，根据转移潜力和存活概率分类患者以及帮助确定临床决策方面都很重要。

3. 因为淋巴结是黑素瘤独立的预后因子，并且其可引导肿瘤学家确定治疗决策，所以确定淋巴结的状态在黑素瘤分期中很重要。

4. 外科手术是非黑素瘤和黑素瘤皮肤癌的主要治疗方法。

5. ⅡB、ⅡC和Ⅲ期黑素瘤有复发和远处转移的可能，所以其具有高风险。淋巴结转移患者的主要治疗方法是手术切除肿瘤和淋巴结。

6. FDA批准干扰素-α2b作为高风险黑素瘤辅助治疗，是否所有复发的高风险患者均提供干扰素-α2b仍具争议。

7. Ⅳ期的黑素瘤是不可治愈的，并且其治疗的首要目标是疾病局部控制和可识别症状的减轻。

8. 对于转移性黑色素瘤患者而言，FDA批准白细胞介素-2（IL-2）疗法是合理的选择。

9. 联合化疗或生物化疗显著地增加了毒性，并没有帮助提高病人整体生存率，因此，不作为Ⅳ期黑素瘤的标准治疗。

10. 黑素瘤最常见的转移部位之一是脑部，脑转移的治疗方案包括外科手术、放疗和化疗。治疗方案取决于转移病灶的数量、外科手术伤口的可接近性、神经系统症状以及颅外疾病的状态。

皮肤癌是所有人类恶性肿瘤中最常见的，在美国，其占所有癌症比例超过50%。基底细胞癌（BCC）、鳞状细胞癌（SCC）以及恶性黑素瘤（MM）是最常见的皮肤恶性肿瘤。非黑素瘤皮肤癌分为基底细胞癌和鳞状细胞癌。在世界范围内，白种人群中非黑素瘤皮肤癌（NMSC）的发病率和恶性黑素瘤的发病率正以每年 3%～8%的速度增长；在北美洲、澳大利亚和新西兰，恶性黑素瘤的病死率以 2%～4%的速度上升。紫外线（UV）照射是引起皮肤癌的主要环境因素，通过穿防护服，避免长时间在强烈阳光下暴晒和晒伤，以及定期应用防晒霜等防晒方案，有可能预防皮肤癌的发生。早期皮肤癌存活率高，并且是可以治愈的，因此，一级和二级皮肤癌预防是很重要的。非黑素瘤皮肤癌和恶性黑素瘤在预后、转移的潜在性、病死率、治愈率和疗法选择方面都有所不同。本章将回顾总结皮肤癌发病机制、风险因素及非黑色素性皮肤癌和恶性黑素瘤的预防和治疗。

一、黑素瘤

（一）流行病学和病原学

恶性黑素瘤在所有常见癌中，在男性排列第 5 位，女性排列为第 6 位，估计 2008 年将确诊 62 480 例侵袭性黑素瘤新病例。由于恶性黑素瘤急剧上升的发病率和病死率，其成为全世界关注的主要公共卫生问题。1935 年，在美国，黑素瘤的终身风险估计为 1/1500，2002 年上升为 1/68，在澳大利亚和世界上具有最高黑素瘤发病率的国家，风险甚至高于估计的终身风险（1/25）。黑素瘤没有均匀地分散在所有人群中，不同种族、性别和年龄的人具有不同的发病率，白种人比亚洲人、拉美裔人和美国黑种人有更高的风险，恶性黑素瘤的发病率白种人比美国黑种人高10 倍，常见于年轻人中，主要发生于 30 或 40 岁的人群中，62%发生于＜65 岁的人群，死亡的平均年龄为 67 岁。总的来说，在美国，男性发病率高于女性，并且随着年龄的增大而上升，老年男性具有最高的黑素瘤风险。

（二）风险因素

细胞自动调节涉及保持细胞分裂、分化、衰老和凋亡的平衡。细胞的生长和功能相对于正常组织失去控制时，癌症就会发生，遗传变异和环境毒素是促使致癌过程发展的最常见因素。在皮肤癌的发生中，风险因素可分为环境性的（太阳紫外线照射）、遗传性的（家族史）、免疫抑制和皮肤癌病史。

病例分析（第 1 部分）

KM 是一位 71 岁老人，其正为肩膀上痣的近期变化接受皮肤科诊所的评估。自他记事起，痣出现在他肩上了，一年前，痣开始瘙痒，并且他的妻子发现痣的颜色变黑。检查身体时，注意到原发病变是 9mm 的结节，其边界粗糙不规则，呈褐色、黑色和白色相间，周围无渗出、出血或结痂。他于几年前在背部切除过黑素瘤。

KM 有浅棕色头发、蓝眼睛和白皙的皮肤。在儿童期，他有多次皮肤晒伤后起水疱的病史，青少年和年轻时期，他是建筑工人和救生员，户外工作时间较多。他和他的妻子在丹佛和科罗拉多州生活，并且他们喜爱户外活动，例如徒步旅行、滑雪和独木舟。无黑素瘤家族史。

KM 的恶性黑素瘤（MM）风险因素是什么？什么信息表明患有恶性黑素瘤？

如何做确定恶性黑素瘤的诊断？黑色素瘤分期如何确定？

为预防皮肤癌而建议的一级预防措施是什么？

暴露于来自太阳的紫外线辐射是皮肤癌变的主要诱因之一。紫外线辐射（特别是短波紫外线）由表皮层细胞的 DNA 吸收，通过在邻近的嘧啶碱基之间形成二聚物可引起 DNA 的损伤，导致产生环丁烷嘧啶二聚体（CPDs）和嘧啶-嘧啶酮（6-4）光产物，诱发基因突变并致癌。紫外线辐射诱导的 DNA 损伤的其他机制包括产生活性氧（ROS），如 8-氢氧化物脱氧鸟苷（8-OHdG），可引起 DNA 碱基对、蛋白质-DNA 交联和单链断裂的氧化应激。据估计，60%～70%的恶性黑素瘤与紫外线照射有关，特别是在严重晒伤和间歇性（休养或休假）暴露的情况下。阳光暴晒和黑素瘤之间的联系还不完全清楚，因为皮肤黑素瘤可发生于非暴露于太阳的身体部位。人工紫外线辐射，例如晒黑床，也与皮肤癌风险的增加有关系。

遗传对恶性黑素瘤影响很大，两个或两个以上的家庭成员患黑素瘤的患者，其在年轻时患黑素瘤的概率非常大，并同时会患多个黑素瘤。在具有黑素瘤易感性的家庭，两个高度渗透的黑素瘤基因的遗传变异已经明确：CDKN2A 基因（也被称作 INK4/ARF、MTS1 和 CDK1）和 CDK4 基因。与红发有关的 MC1R 基因的多态性，也增加了黑素瘤的易感性。据报道，丝氨酸-苏氨酸激酶 B-RAF 基因的突变在恶性黑素瘤患者中占很高比率。

黑素瘤发生的另一个风险因素是患有发育不良痣综合征（也称为 B-K 综合征、家族性非典型痣或 Clark 痣），该病是一种具有不完全外显性的染色体显性遗传病，痣的显微镜检查显示出其具有不同程度异型性黑素细胞的无序增殖，且无入侵显示，患者身体上可能出现 25～75 个异常的痣。骨髓增生异常综合征患者黑素瘤发生的累积终生风险几乎为 100%。

在无黑素瘤家族史的患者中（散发的黑素瘤），始终将良性黑素细胞痣的存在（良性痣）认为是黑素瘤未来发展的最强风险因素，良性痣的数量越多（多于 20 个），黑素瘤患病的易感性就越高。

老化是皮肤癌变的风险因素，因为随着时间的推移，紫外线辐射下，会有更多情况使肿瘤形成并促进其发展，此外，修复 DNA

的能力随着年龄的增长而减弱，清除 DNA 光化产物（如受到紫外线照射的皮肤的环丁烷嘧啶二聚体和嘧啶-嘧啶酮）的能力也随着年龄的增长而减弱，从而导致基因突变比率升高。这些特征可解释老年人非黑色素性皮肤癌和恶性黑素瘤发病率呈指数增长的现象。

（三）皮肤癌的一级预防

来自太阳的紫外线（UV）辐射是患非黑色素性皮肤癌和恶性黑素瘤的主要原因。皮肤癌的一级预防策略目的在于教育人们不要过度暴露于阳光下，美国皮肤病学会、美国癌症协会、环境保护署和美国疾病控制与预防中心是该策略的先导者。该计划的目的在于宣传阳光下暴晒的不良影响和提高皮肤癌风险的公众意识，改变关于防晒和晒黑皮肤的社会观念，减少皮肤癌的发生率和病死率。预防皮肤癌的建议是通用的，包括各种简单的策略，以尽量减少紫外线辐射：

①紫外线最强的上午 10 点到下午 4 点，应避免阳光下暴晒。

②戴上有足够宽边缘的帽子去遮住脸部、耳朵和颈部。

③穿上防护服（尤其是编织紧密的衣服），尽可能地遮住臂、腿及躯体。

④皮肤涂上不低于 SPF15 的防晒露，可阻止紫外线辐射（紫外线吸收和短波紫外线）。

⑤每隔 2h 涂敷防晒露（尤其是当出汗或游泳时）。

⑥避免照射外源性的日光灯和晒黑床。

⑦在户外时，寻找待在遮阳处。

化学防晒霜只是许多策略之一，不应是用于预防皮肤癌症的惟一方法。应告诫普通公众不要使用防晒系数较高的防晒霜以达到延长暴露时间的目的。因为据观察，晒伤出现前 DNA 损伤可能早已出现，并且尚不了解在阳光下暴晒延长的长期效果。已经证实防晒保护剂只减少日光性角化病和鳞状细胞癌的发生风险。没有确切的证据说明防晒霜的应用对基底细胞癌或恶性黑素瘤具有防护效果。

（四）皮肤癌的二级预防

在为了降低病死率和增加治愈率的早期干预方面，皮肤癌的二级预防包括恶化前的早期检测。皮肤癌筛查识别的恶性黑素瘤，平均比那些在常规护理期间发现的薄。不幸的是，目前无证据表明皮肤癌筛查能降低恶性黑素瘤的发病率或病死率。考虑到缺乏证据表明皮肤癌筛查的有利影响，建议不同机构考虑是否筛查。美国癌症协会推荐皮肤检查列为癌症相关检查的一部分，20～40岁的人群每 3 年 1 次，超过 40 岁的人群每年 1 次。美国预防医学学会仅对高危个体推荐全身皮肤检查，高危个体是指那些具有皮肤癌家庭史或个人史、诱发性表型特征、高强度的职业性或休养式阳光暴晒或癌前病变的人群。美国国家健康研究院共识小组建议筛查恶性黑素瘤作为常规初级保健的一部分，日常皮肤自我检查是个体能进行的早期识别可治愈的恶性黑素瘤的方法。描述皮肤自我检查方法的小册子和网上信息可从某些机构处获得，例如美国癌症协会（www.cancer.org）、美国皮肤病学会（www.aad.org）和皮肤癌基金会（www.skincancer.org）。

（五）病理生理学

皮肤解剖　皮肤包含三层：表皮（最上层）、真皮（中间层）和皮下组织（最内层）。表皮作为外界环境与内脏之间的分隔层，起保护内脏的作用，表皮层的鳞状细胞可生成角蛋白而起保护作用，黑素细胞，即为合成黑色素的细胞，也分布于表皮内，黑色素是黑褐色的色素，通过树突状突出分布在真皮和表皮内角质形成细胞的周围。真皮维持皮肤的强度、弹性和耐撕裂性，真皮由包含有毛囊、汗腺、血管和神经的胶原质和弹性纤维的密集网络构成。基底细胞将表皮和真皮分开，这些细胞继续分裂，以替代皮肤脱落的细胞。皮下组织由疏松的脂肪结缔组织和胶原质组成，其具有保温作用，并作为减震体保护内脏（图5-1）。

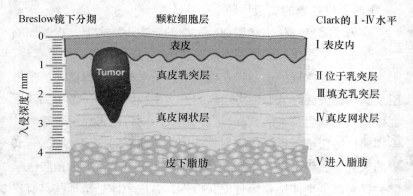

图5-1 皮肤解剖：Breslow 镜下分期和 Clark 的水平

（引自：Langley RGB，Barnhill RL，Mihm Jr MC，et al. Neoplasms：Cutaneous melanoma. // Freedberg IM，Eisen AZ，Wolff K，et al. Fitzpatrick's Dermatology in General Medicine. 6th ed. New York：McGraw-Hill，2003：938）

　　恶性黑素瘤包括黑素细胞的异常生长和增殖，开始于表皮内单一黑素细胞的增殖，经过一系列上皮内发生的变化后，黑素细胞转移至真皮，可能深入皮下组织，并激增，在真皮和皮下组织内，黑素瘤可能经过淋巴管和血管通道，转移到远处。绝大部分的恶性黑素瘤源于皮肤，也可在视网膜、脑膜或胃肠道内产生，但并不常见。

（六）临床表现、诊断和分期

　　恶性黑素瘤的四个主要亚型：表面扩散型、结节型、雀斑样恶性黑素瘤和肢端雀斑（表5-1）。每种类型在临床表现和生长特征方面都不同。

表 5-1　不同类型皮肤癌的特征

| | 恶性黑素瘤 | | | | 非黑瘤皮肤癌 | |
	浅表扩散型	结节型	雀斑样恶性黑素瘤	肢端雀斑	基底细胞癌	鳞状细胞癌
频率	70%	15%~30%	4%~10%	<10%	60%~80%	20%
位置	男人的躯干 女人的腿上背	躯干、头部和颈部	日光照射区和面部	双手手掌、足底和甲床	头/颈部躯干/下肢	手背、光秃秃的头皮、嘴唇和耳朵
临床表现中的年龄/性别	45左右 女性比男性多	任何年龄（50~60岁）男性比女性多	70岁 50岁之前很少	60岁	40岁之后，发病率增加	40岁之后，发病率增加
种族	白种人	白种人	白种人	非洲人 美洲人 亚洲人 拉美裔人	在白种人中最常见，在深肤色的人中少见	在非洲后裔中最常见
初期生长	辐射状	完全垂直	辐射状	辐射状	辐射状	辐射状
临床特点	水平生长，在垂直侵入之前数月至数年原位黑素瘤-限于皮肤	无识别水平增长阶段，具有很大的侵入性，在出现与不良预后有关的诊断时，强烈入侵	雀斑恶性黑素瘤的雀斑恶性黑素原位形式，5%~50%转变为恶性黑素瘤	所有黑素瘤患者中，50%为黑种人、亚洲人和拉美裔人，10%白种人	4个亚型：①结节基底细胞癌（50%~55%），最常见的子类型②表面BVV（10%），最小的侵入性③硬斑型（2%~5%），最大的侵入性④有颜色的或异型基底细胞癌	通常表现为无痛、红斑状、定义不清的损伤，并伴有边界隆起

肿瘤治疗原理与实践

监测、流行病学与最终结果（SEER）研究的数据显示，确诊为恶性黑素瘤的患者82%有局部疾病表现，9%为区域性疾病，4%为远端疾病，一旦诊断为皮肤癌，确定癌症分期就很重要，需确认癌症是否限制在原肿瘤部位或已扩散到其他部位（如淋巴结、肝、脑、肺或骨骼）。癌症分期的目的是确定预后，根据转移潜力和存活概率对患者分类，并帮助做出临床决策。与大多数实体瘤一样，瘤结迁移（TNM）分类用于恶性黑素瘤分期，在2002年实施了美国癌症联合委员会提议的恶性黑素瘤分期的最新准则（表5-2）。

表5-2　2002年AJCC修订后的黑素瘤分期系统

时期	组织学特征	总体存活率 5年（%）	总体存活率 10年（%）
0	原位黑素瘤（只包括表皮层）	100	100
ⅠA	<1mm或1mm的厚度，无溃疡及Clark的Ⅱ级或Ⅲ级		
ⅠB	<1mm或1mm，有溃疡，或1mm，有溃疡或Clark的Ⅳ级或Ⅴ级	89～95	79～88
ⅡA	在1.01mm和2mm之间，有溃疡	45～79	32～64
ⅡB	在2.01和4mm之间，有溃疡，或>4mm，无溃疡		
ⅡC	>4mm，有溃疡		
ⅢA	任何肿瘤厚度，无溃疡，有一个涉及的淋巴结和微转移，或任何肿瘤厚度，无溃疡，有2～3个涉及的淋巴结和微转移	63～70	57～63
ⅢB	任何肿瘤厚度，有溃疡、1～3个涉及的淋巴结和微转移，或任何肿瘤厚度，无溃疡、1～3个涉及的淋巴结和转移，或任何肿瘤厚度，有溃疡，有途中转移/卫星皮损，无转移性淋巴结	46～59	36～48
ⅢC	任何肿瘤厚度，有溃疡、1个涉及的淋巴结和微转移 任何肿瘤厚度，有溃疡、2～3个涉及的淋巴结和微转移 任何肿瘤厚度，有4个或者更多的转移性淋巴结或含转移性淋巴结的途中转移/卫星皮损	24～29	15～24

（续　表）

时期	组织学特征	总体存活率	
		5年（%）	10年（%）
IV	M：皮肤、皮下组织或有正常乳酸脱氢酶的远处淋巴结	7～19	3～16
	M：有正常乳酸脱氢酶的肺		
	M：至所有其他内脏器官（肝）或血清乳酸脱氢酶升高的任何部位的远端转移		

注：Clark 的水平指穿入真皮的水平（图 5-1）；Breslow 分类以毫米为单位测量从表皮到穿入真皮最深处的肿瘤厚度（图 5-1）。

　　因为淋巴结状态是独立的预后因子，并且可引导肿瘤学家确定治疗决策，所以确定淋巴结的状态在黑素瘤分期中至关重要。应对患有黑素瘤且有淋巴结扩散风险的患者进行前哨淋巴结（SLN）活检。前哨淋巴结是肿瘤扩散的第一个淋巴结，可通过将放射性物质、^{99m} 锝标记的放射性胶质和活性蓝染料注射至肿瘤旁的皮肤，从肿瘤部位到最近的淋巴结链追踪淋巴流，确定前哨淋巴结。一旦确定前哨淋巴结的位置，根据恶性黑素瘤细胞的存在而移动和分析前哨淋巴结，如果恶性黑素瘤的存在是肯定的，会对那个区域的全部淋巴结进行切除，这也称为淋巴结切除术。评估淋巴结受累情况可减少与淋巴结切除术相关疾病的发病率，前哨淋巴结活检是评估该情况的起始过程。

　　除该疾病的分期和受累淋巴结状态之外，其他恶性黑素瘤预后因素包括患者年龄和性别、肿瘤位置和恶性黑素瘤的组织学特征。一些患者特性和病理组织学标准已用于描述高风险患者的特征，特别是那些诊断为薄皮肤恶性黑素瘤的患者，这些特征包括男性、有丝分裂和复原的证据。表 5-3 列出对诊断为恶性黑素瘤的患者有良好预后的影响因素的完整信息。

表 5-3　黑色瘤的预后因素

因素（预后较好）		
年龄（＜65岁）	5年存活（%）	
＜30岁		87
60岁		78
70岁		71
80岁		60
性别（女性）	10年存活（%）	
女性		86
男性		68
肿瘤位置（支端）	10年存活（%）	
支端		90
躯干、头部或者颈部		70
组织因素（预后较好）		
肿瘤厚度（＜1mm）	Clark水平（1级）	
溃疡（无）	肿瘤血管（无）	
淋巴结状态（无）	复原（无）	
血管侵入（无）	有丝分裂率（低）	
微卫星（无）	肿瘤浸润淋巴细胞（有）	

　　皮肤检查　　ABCDE 是识别早期恶性黑素瘤迹象和症状的助记符（图 5-2）。1985 年，ABCDE 由纽约大学医学院黑素瘤临床协作组的临床医师发明，用于教育非皮肤病学家的医护专业人员区分常见痣和癌症。ABCDE 也是教育普通公众评估色素性病变，筛选可疑痣的工具，以帮助在早期可治愈时识别恶性黑素瘤。不是所有恶性黑素瘤（包括结节性黑色素瘤）均具有所有四个 ABCDE 特征，其不意味着要为所有恶性黑素瘤的特征提供综合列表。每个字母的特征在"临床表现"表内有描述。应注意的是病变发展是恶性黑素瘤痣评估中最重要的危险警告迹象之一。

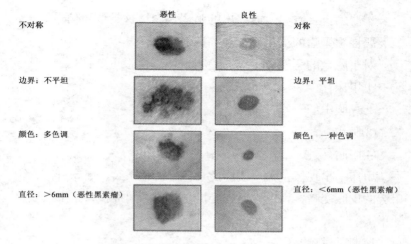

图 5-2 早期黑色素瘤的 ABCDE 特征

（图片由纽约皮肤癌基金会提供，其网址为 www.skincancer.org.）

恶性黑素瘤的临床表现

皮肤癌一般可出现于身体的任何部位，最常见的部位是头部、颈部、躯干和肢端。病变的任何特征的改变是重要的危险警告信号。痣/病变的异常表现表明需要进一步评估。

① 不对称：一半的病变不能反映另一半；

② 边界：尖锐、粗糙、不平坦和不规则的边界；

③ 颜色：浅棕、深棕、黑、红、蓝或灰色调的多种颜色；

④ 直径：＞6mm 或相当于铅笔头的橡皮擦的尺寸；

⑤ 发展：在体型、尺寸、症状、表面或色调方面的显著变化。

对于病变，监测其他迹象和症状，除 ABCDE 之外，还包括：

① 病变突然或持续扩大或病变严重；

② 痣周围皮肤的改变；

③ 发红、肿大、发痒、压痛或疼痛；

④溃疡：具有出血或渗出的脆弱病变，这是危险信号。

恶性黑素瘤的少见部位和临床表现

对于隐藏的恶性黑素瘤，检查这些部位很重要：

①甲床；

②黏膜组织；

③头皮；

④眼睛。

甲床上出现黑色条纹或广泛杂色的褐色条纹，甲床升高，指甲旁的皮肤变暗，指甲变形或受损；随着时间推移，指甲条纹尺寸增大。

诊断性试验

①皮肤镜检查法；

②活组织检查。

分期试验（依据患者的表现）

①胸部 X 线；

②乳酸脱氢酶水平；

③胸部、腹部、骨盆的 CT 检查；

④前哨淋巴结（SLN）活检：前哨淋巴结状态是预测存活的最强大的独立因素之一，它能指导肿瘤学家做出治疗决策和准确的分期；

⑤正电子断层扫描仪（PET 扫描）；

⑥磁共振成像（MRI）。

（七）治疗

诊断的准确性及临床技能是正确治疗皮肤癌的两个最基本的要素。皮肤癌的早期诊断是改善预后的关键。就诊临床医生的诊室后，患者可能要告知医生肿瘤生长史或者感到疼痛或不适的位置。相反地，患者有可能数年都不会发现自己已经患有皮肤癌。在开始治疗之前，应对任何疑似的皮肤恶性肿瘤进行活组织检查予以确认。

皮肤癌的治疗方式根据肿瘤大小、位置以及生长阶段，患者的年龄，以及皮肤癌类型予以确定。皮肤癌的治疗方案包括手术治疗、放射治疗、化学治疗及免疫疗法。手术治疗是非黑素瘤和黑素瘤皮肤癌的主要治疗方法。

1. 预期结果　皮肤癌的主要治疗目标是彻底根除肿瘤，并最大限度地降低肿瘤复发和转移的风险。治疗的其次目标包括保护正常组织，维持正常功能，及达到最佳美容效果。局部恶性黑素瘤（Ⅰ期和ⅡA 期）患者可通过切除肿瘤手术治愈，因此治疗目标是早期诊断以提高治愈率。区域性疾病（ⅡB 期、ⅡC 期和Ⅲ期）患者存在着较高的疾病复发风险，因此，其治疗目标在于防止疾病复发。弥散性的转移性恶性黑素瘤是不可治愈的，治疗目标是局部控制和症状缓解。

病例分析 1（第 2 部分：病史、体检和诊断性试验）

既往病史：高血压，目前已得到控制；胃食管反流。

家族病史：无癌症家族史；具体而言，无非黑素瘤皮肤癌、恶性黑素瘤或遗传性发育不良痣综合征。

个人生活史：患者已退休。其阳光暴晒史见第 1 部分患者遭遇。

药物：氢氯噻嗪（双氢克尿塞）25mg，每日口服 1 次；法莫替丁 20mg，每日口服 2 次。

活性氧：视觉、头痛、SOB、咳嗽、发热、恶心、呕吐和腹泻上无变化。

体格检查：

①生命体征：血压 126/84mmHg，脉搏 80/min，呼吸 16/min，体温 37℃（98.6℉），身高 173cm，体重 72kg。

②皮肤：其肤色白，有多个分散的痣，肩上有直径 9mm 大小的结节。

③五官：瞳孔等大、等圆，对光调节和交感反应正常，眼外肌无损伤，巩膜无黄疸，鼻和喉咙清洁无分泌物或损伤。

④颈部和淋巴结：柔软，无淋巴结病。

⑤肺：双肺对称，无异常。

⑥心脏血管：RRR 无杂音。

⑦腹部检查：柔软、无触痛、不膨胀、无肝脾大。

⑧四肢：无青紫、杵状变和水肿。

⑨神经：警惕、有方向感×3。脑神经Ⅱ-Ⅶ完好无损，精神不集中。

• 实验室：在正常范围内。

• 胸部、腹部和骨盆 CT 扫描：阴性。

• 胸部 X 线检查：阴性。

治疗：KM 经过原发肿瘤手术切除，前哨淋巴结活检对淋巴结受累情况显示阴性。进行了淋巴结切除术。在与肿瘤学家进行广泛讨论之后，决定一开始对 KM 给予干扰素-α2b。

鉴于此附加信息，KM 处于恶性黑素瘤的哪个阶段？

对 KM 的治疗目标是什么？

外科手术治疗之后，对 KM 的治疗方案有哪些？哪些数据支持对 KM 给用高剂量干扰素？

2. 恶性黑素瘤的治疗方案（图 5-3）

（1）第Ⅰ期和ⅡA期恶性黑素瘤：原位癌（第Ⅰ期和ⅡA期

侵犯皮肤的恶性黑素瘤）的主要治疗方式是手术切除肿瘤。第Ⅰ期和Ⅱ期肿瘤患者的 5 年存活率为 78%～95%。达到原发肿瘤适当的手术切缘对防止局部复发和提高整体存活率十分重要。肿瘤厚度决定手术切缘的范围。＞1mm 的肿瘤，或对于＜1mm但有溃疡的肿瘤，建议进行前哨淋巴结活检以阻止隐匿性淋巴结转移。对于第Ⅰ期或ⅡA期恶性黑素瘤患者，不建议采用系统性治疗。

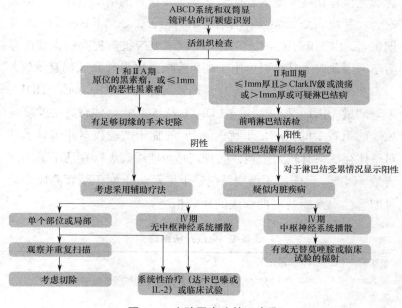

图 5-3 皮肤黑素瘤管理步骤

（2）第ⅡB、ⅡC 和Ⅲ期恶性黑素瘤（高风险恶性黑素瘤）：有明确切缘的肿瘤切除是第ⅡB 和ⅡC 期恶性黑素瘤的主要治疗方式，除手术切除原发肿瘤部位及相关的淋巴结链外，淋巴结切除术也是第Ⅲ期恶性黑素瘤的标准治疗方法。因处于这些阶段的患者具有复发和远转移的可能，所以他们面临较高风险。关于外科手术之后进行辅助免疫治疗是否有减少高风险黑素瘤复发率的作用仍有争论。

高风险恶性黑素瘤干扰素-α2b：干扰素-α2b（FN）涉及不同的作用机制，包括抗病毒活性，对变异和抗肿瘤活性的影响和抗肿瘤作用。抗肿瘤作用源于直接抗增殖作用和间接免疫介导作用的结合。目前，FDA批准FN用作在治愈性外科切除疗法之后无病症但存在高风险的恶性黑素瘤复发患者的辅助治疗。包括表现为大肿块病变或区域淋巴结受累的患者，如第ⅡB、ⅡC或Ⅲ期患者。由于未明确不同剂量的干扰素IFN能够提高病人整体存活率，因此对于其是否可用于高风险黑素瘤患者IFN仍有争议。

在临床试验中使用的干扰素剂量可分为三组：高剂量（HDI）、中等剂量（IDI）和低剂量（LDI）（表5-4）。评估有高中度复发风险的患者中的低剂量干扰素-α2b的临床试验数据并未显示其对整体存活率有较大影响，而且其是否能提高无病存活率仍不甚清楚。因此，目前还不得视低剂量干扰素-α2b对于治疗高风险第Ⅲ期恶性黑素瘤与辅助疗法的疗效相当。

表 5-4　免疫疗法给药[a]

临床试验中使用的干扰素方案

高剂量（HDI）	20 000 000U/m²，每天静脉注射×5d/周，持续4周，之后10 000 000U/m² SC，3次/周，共48周
中剂量（IDI）	10 000 000U×5d/周，持续4周，之后10 000 000U SC，3次/周，持续时间不同
低剂量（LDI）	30 000 000U SC，3次/周，持续时间不同 1 000 000U SC，隔日，持续1年

白细胞介素-2给药方案[a]

IL-2 600 000或720 000U/kg，15min，每隔8h输液1次，5d连续用药14次（耐受）

从第1天下午6点开始IL-2 720 000U（国际单位）静脉注射，之后在第1～5天（第1疗程）早上8点和下午6点注射，共8剂，并于第15～19天（第2个疗程）重复注射

（续 表）

白细胞介素-2给药方案[a]

化疗

达卡巴嗪250mg/（m^2·d），静脉注射，第1～5天，21d后重复治疗

肾或肝功能损害患者的剂量调整方面无指导方针

替莫唑胺150～200mg/（m^2·d），口服×5d，28d后重复

对待严重的肾或肝功能损害患者，应注意，无具体的指导方针

在第22和29天，测量绝对嗜中性白细胞数目（ANC）和血小板

如果ANC<1 000/L或血小板<50 000/L，应推迟治疗，直至ANC>1 500/L，且血小板>100 000/L为止，在后续周期，将剂量减少50mg/m^2。

如果ANC为1 000～1 500/L或血小板50 000～100 000/L，应推迟治疗，直至ANC>1 500/L，且血小板>100 000/L为止维持初始剂量

如果ANC>1 500/L，且血小板>100 000/L；在后续的4个周期，增加剂量至200mg/（m^2·d），或维持此剂量

注：SC. 皮下；a. 此处提供的剂量为常规剂量。临床医师应参考临床试验以根据患者接受的治疗方案确定具体剂量

在给用佐剂的情况下，高剂量干扰素-α2b 对恶性黑素瘤无抑制作用。在评估高剂量干扰素-α2b 对高风险恶性黑素瘤疗效的过程中，来自四大临床试验的汇总分析的数据显示，无复发存活率有所改善，复发风险降低约 10%，但是对接受高剂量干扰素-α2b 的患者的整体存活率无影响。几个高剂量干扰素试验的汇总分析和比较高剂量干扰素-α2b 和疫苗（E1694）的试验也证实了，给用高剂量干扰素-α2b 后复发风险有所降低，但整体存活率无显著改善。高剂量干扰素-α2b 有较大的不良反应（表5-5），且价格较为昂贵。由于干扰素的用药产生的多种不良反应可分为急性和慢性两种，主要分为四类：体质不良反应、神经精神病学不良反应、血液不良反应和肝不良反应。很有必要使患者了解预计的不良反应和可最大限度降低毒性以使患者宽心的干预治疗相关知识。

表 5-5 干扰素的毒性

常见的急性毒性	治疗
类似流感的症状	
发热、寒战、畏寒、头痛、肌痛、恶心和呕吐	给药后，持续1～12h，随着继续治疗的进行，产生耐受性
	在就寝时用药能帮助缓解不良反应
	对于严重的畏寒和寒战，术前给用对乙酰氨基酚或非甾体消炎药，并给用哌替啶
	5-HT3拮抗药、普鲁氯嗪、甲氧氯普胺和液体有助于消除恶心和呕吐症状
中性粒细胞减少症，肝酶升高	每周全部血细胞计数；将剂量减少30%～50%
	基准期肝功能试验（LFT），在诱导阶段，每周进行一次，在维持阶段的前3个月，每个月进行一次，之后再3个月进行一次。治疗中，维持30%～50%剂量减少；剂量减少或停止可恢复
侵犯皮肤的——脱发、一过性和轻度皮疹状反应	对银屑病患者禁用干扰素，因为曾在干扰素治疗中发现银屑病恶化现象
常见的慢性毒性	治疗
疲劳、体重减轻和厌食	70%～100%的患者称有此症状，当继续进行治疗时，症状加重
	增加有氧活动和轻度锻炼，改善营养，增加非咖啡因的液体摄取，强调治疗技术；药物干预-醋酸甲地孕酮和哌甲酯，对治疗疲劳或厌食有益
抑郁症、认知功能障碍、少见的狂热和情绪不稳定	治疗之前的有精神病史，每4～6周再进行一次评估；抗抑郁药-选择性5-羟色胺再摄取抑制药、情绪稳定药、安非他酮和兴奋药
甲状腺功能紊乱	初期的甲状腺功能试验（TSH），之后每个月进行一次；如果3次连续值稳定或正常，每2个月或每季度进行一次甲状腺功能试验

高剂量干扰素-α2b 辅助治疗高风险恶性黑素瘤患者的临床困境表现为：仅能防止小部分患者疾病的复发而整体存活率无显著改善的疗效，是否值得我们冒较大的禁用毒性风险；哪些有疾病复发风险的恶性黑素瘤患者应该给予高剂量干扰素-α2b辅助治疗。Kilbridge 及其同事提出的决策指南中建议，考虑到大剂量干扰素治疗可降低 5 年内 10%或更低的恶性黑素瘤复发

的可能性，患者应该愿意承受大剂量干扰素治疗的不良反应。决策指南中应考虑的其他因素包括病人接受高剂量干扰素-α2b的并发症和（或）禁忌证，如果患者符合条件，鼓励患者参与为解决存活率问题、生活质量、治疗费用问题的临床试验。

（3）Ⅳ期恶性黑素瘤：确诊为Ⅳ期恶性黑素瘤的患者的预后随着转移位置和部位数而变化，Ⅳ期转移性恶性黑素瘤的治疗方案包括为缓解症状进行的手术切除病灶和放射治疗。

手术切除肿瘤不能治愈转移性恶性黑素瘤，治疗的主要目标是局部控制并减轻可识别症状。在高度选择患者中，例如那些有良好的反应状态、较少侵略性的肿瘤，自原发肿瘤治疗起较长无病间隔，在单一部位患病的患者，完整的手术切除后，平均生存期为 2 年，10%～25%的患者生存期达 5 年，不幸的是，对于大多数其他Ⅳ期恶性黑素瘤的患者，存活时间仅以月计而非按年计算，整体平均生存期为 5～8 个月，仅有不到 5%的患者的生存期达到 5 年。

①白细胞介素-2 治疗Ⅳ期恶性黑素瘤：FDA 批准白细胞介素-2（IL-2）用于治疗转移性恶性黑素瘤，对于治疗Ⅳ期患者是合理的选择。IL-2 通过增殖并激活细胞毒性 T 淋巴细胞（CTL）间接导致肿瘤细胞裂解，接受高剂量 IL-2 治疗的转移性恶性黑素瘤患者的整体客观反应率为 16%，6%的患者表现为完全反应，10%的患者表现为局部反应。全部反应患者的反应平均时间为 8.9 个月，局部反应患者的反应平均时间为 5.9 个月，至少观察了 59个月未达到完全反应的平均时间。所有反应时间超过 30 个月的患者中，未观察到疾病恶化的情况。与客观反应相关的预后因素包括良好的反映状态及未经过系统性治疗，这类患者的客观反应率是状态表现不佳且既往接受化疗的患者的 2 倍。转移部位不影响客观反应率，患者的所有器官部位均有反应，包括肺、

肝、肾上腺、骨骼、肝、肾、脾等。在对此疗法有反应的少数患者中，效果持续时间较长，甚至有些患者的疾病可能已治愈，此证据给予人极大信心（实例给药方案参考表 5-4）。

高剂量白细胞介素-2疗法与严重毒性有关。表 5-6 列出了接受IL-2 治疗的患者的最常见的不良反应和治疗建议。只要心脏遥测可用，肿瘤科就可能诊治接受 IL-2 治疗的患者，然而，很重要的一点是，所有涉及这些患者的护理的医务人员应充分了解重症监护问题的处理及在处理过程中需进行监控的不良反应，如低血压等。

表 5-6　IL-2 毒性

毒性（%的患者）	治疗
心血管	
低血压（64%）、室上性心动过速（17%）	停止给用降压药，静脉输液将心脏收缩血压维持在80～90mmHg或采用所述的去氧肾上腺素等α-受体激动药类血管加压素支持。对低血压患者进行静脉输液时须谨慎
呕吐和腹泻（55%）、恶心（24%），口腔炎（14%）	5-HT拮抗药和丙氯拉嗪，用于制止呕吐（避免皮质类固醇），H_2受体阻断药，用于以治疗胃炎，及需要时采用止泻药（洛哌丁胺、地芬诺酯/阿托品及可待因）
神经系统	
精神混乱（30%）和嗜睡	对于情绪激动的症状用氟哌丁苯，对于焦虑症状用劳拉西泮，对于失眠症状用替马西泮或唑吡坦
肺	
呼吸困难（30%）、肺水肿和成人呼吸窘迫综合征	在治疗之前，建议吸烟者戒烟2周；对浸透饱和度>95%的患者，如果需要>4L O_2或40%O_2氧气罩，应停止治疗
肝	
胆红素（51%）、转氨酶（39%）和碱性磷酸酶升高	如果情况严重，应考虑停止治疗
肾脏	
少尿（49%）、血清肌酸酐升高（35%）和无尿（39%）	对于少尿症状，注射2μg/（kg·min）的肾灌注剂量的生理盐水或多巴胺；监测电解质异常并根据指示予以更换
血液学	
血小板减少症（43%）、贫血（29%）和白细胞减少症（21%）	需要时，注入浓缩红细胞和血小板

（续　表）

毒性（%的患者）	治疗
皮肤	
皮疹（27%）、剥脱性皮炎（15%）和瘙痒概述	羟嗪、苯海拉明、燕麦粉浴疗和润肤液
发热和或畏寒（47%）、不适（34%）和感染（15%）	对于连续24h发热和畏寒，使用对乙酰氨基酚和NSAID；如果畏寒严重，添加哌替啶；用克林霉素或头孢唑啉预防感染
甲状腺功能低下	可能发生在1/3的患者中；甲状腺功能检查

　　②Ⅳ期恶性黑素瘤的化疗：达卡巴嗪是一种烷化剂，是抗恶性黑素瘤活性最强的化疗单药，反应率达 15%～25%，这是 FDA 批准的惟一可用于转移性恶性黑素瘤的治疗的化疗药。最近对晚期转移性恶性黑素瘤的患者的Ⅲ期临床试验显示，患者反应率达 12%，仅接受达卡巴嗪治疗的患者中，16%病情持续稳定，反应的持续时间不长，平均生存时间为 6.4 个月。恶心和呕吐是接受达卡巴嗪治疗后最常见的不良反应。在单机构第 2 期试验中，联合达卡巴嗪与其他化疗药抑制恶性黑素瘤，反应率达 30%～50%。两个三期临床试验比较性地评估了 CVD（顺铂、长春碱和达卡巴嗪）方案和 Dartmouth 方案（卡莫司汀、顺铂、达卡巴嗪和三苯氧胺）与单一药达卡巴嗪，结果显示出改善反应率的趋势，但无统计学意义。此外，单一药剂达卡巴嗪无显著存活率优势，但联合化疗时毒性变大，因此，联合化疗不是Ⅳ期恶性黑素瘤的标准治疗。

　　③Ⅳ期恶性黑素瘤的生物化疗：化疗及免疫疗法联合治疗的临床试验是基于转移性恶性黑素瘤的每种治疗方法的独立临床观察的结果，将这种联合治疗称为生物化疗。三期临床试验中仅有一项表明，相对联合化疗组，生物化疗组反应率、进展时间及平均生存率有显著改善，Hamm 及其同事们进行了系统性的文献回顾，评

估了转移性恶性黑素瘤的生物化疗的应用，结果显示反应率、进展时间和存活率不一致，毒率持续较高。因此，目前除临床试验外，Ⅳ期恶性黑素瘤患者采用生物化疗是不合理的。

总之，Ⅳ期恶性黑素瘤的系统性治疗存在争议。化学疗法与生物化疗的联合治疗明显增加了毒性，而并未提高整体存活率，因此，这种联合治疗并不是Ⅳ期恶性黑素瘤的标准治疗。高剂量IL-2和达卡巴嗪被批准用于Ⅳ期恶性黑素瘤的治疗，高剂量 IL-2可能为具有良好性能状态的患者的首选，参与临床试验和最佳辅助治疗也为合理的备选方案。

（4）脑转移的恶性黑素瘤

①脑转移的恶性黑素瘤的放疗：恶性黑素瘤转移的最常见部位之一是大脑，据报道，恶性黑素瘤是引起脑转移第三大最常见的原因。报道中表明，在临床研究中脑转移的发病率为 10%～40%。脑转移的治疗方案包括外科手术、放疗［包括全脑放射治疗和立体定向外科手术（SRS）］或化疗。根据转移性病灶数量、外科手术的可能性、神经系统症状的存在和颅外疾病状态选择治疗方案。

对于可探及的单发脑病变和受控或有限的全身恶性黑素瘤的患者，在完成全脑放射治疗（WBRT）之后，最好进行外科手术。对多种转移性脑病变和全身疾病的患者，不合适进行外科手术，但是，在一些情况下，可能需要切除引起如颅内高压、癫痫发作、出血和其他严重神经系统不良反应的最"主要"损害部位。对具有多个（多于 3 个）中枢神经系统转移、手术不可探及病变和广泛全身性疾病的患者，需要进行全脑放射治疗。转移性中枢神经系统恶性黑素瘤的全脑放射治疗不能提高存活率或治愈疾病。然而可有效减轻神经系统症状。

对于具有少于 3 个转移性中枢神经系统病变（深的、无症状的和尺寸＜3cm）的患者，立体定向放射治疗（SRS）可能优于外科手术治疗。立体定向放射治疗是在一定的放射治疗期间，对明确的目标区域集中离子束释放高剂量辐射，该技术最大限度地提高对肿瘤的辐射剂量，同时目标区域外剂量快速衰减而使周围非目标的正常组织免受损害。

对于具有中枢神经系统转移的患者，给予最佳的辅助治疗和皮质类固醇时，平均生存时间为 3.5 个月。接受全脑放疗和立体定向放射治疗或单独接受立体定向放射治疗的患者的平均生存时间为 28～40 周，而且，这些患者中的大多数人的死因是日趋严重的颅外疾病。

②脑转移的系统性治疗：替莫唑胺（TMZ）是一种结构和功能类似于达卡巴嗪的口服化疗药，属于一种称为 imidazotetrazines 的新型烷化剂。替莫唑胺因其具有亲油性，能够抑制恶性黑素瘤细胞，并能穿透血-脑屏障，从而使其成为治疗中枢神经系统转移的恶性黑素瘤的理想化疗药物。替莫唑胺在胃的酸性 pH 下很稳定，在消化道易于吸收，生物利用度为 100%。替莫唑胺一旦进入中枢神经系统，将水解成为活性代谢产物 MTIC［5-（3-乙烷-1-三氮烯基）咪唑-4-甲酰胺］，5-（3-二甲基-1-三氮烯基）咪唑-4-甲酰胺迅速分裂形成活性甲基重氮离子，甲基化 DNA 分子中的鸟嘌呤残留引起细胞毒性。替莫唑胺不引起 DNA 链交联，导致的骨髓造血祖细胞毒性比亚硝基脲、铂化合物、丙卡巴肼和达卡巴嗪的低。最近，一项三期临床试验对单剂替莫唑胺与达卡巴嗪进行了比较，证明了替莫唑胺对治疗无中枢神经系统受累的晚期转移性恶性黑素瘤至少与达卡巴嗪疗效相当。不论单独给用替莫唑胺或在联合疗法中给用替莫唑胺，其预防和治疗恶性黑素瘤中枢神经系统转移中的作用仍是一个活跃的研究领域。在二期试验中已经接受过恶性黑素瘤脑转移治疗的病人优先全身化疗的病人，单剂替莫唑胺反应率为 7%，29%的患者病

情稳定，平均存活期为 3.5 个月。将替莫唑胺与全脑放疗结合用于治疗中枢神经系统转移患者时，反应率仅为 10%，反应持续时间为 2～7 个月。在转移性恶性黑素瘤的 2 期门诊临床试验中，对包括顺铂、IL-2 和 IFN 的替莫唑胺与生物化疗方案的结合方案进行了评估，结果表明，由于添加了中枢神经系统活性药（TMZ），有完全或部分反应的患者的中枢神经系统转移率下降了。也已对镇静药与替莫唑胺的结合进行了研究，结果显示，反应率为 12%。鉴于替莫唑胺的这些有用数据，对预防扩散或者治疗中枢神经系统转移的过程，进行了进一步的试验以确认替莫唑胺的益处。

（八）预后评价

确诊为恶性黑素瘤的患者的预后取决于疾病诊断分期。局部性疾病患者的 5 年整体存活率（Ⅰ期和 IB 期）最高，为 89%～95%，ⅡA 期到ⅢA 期疾病患者的 5 年存活率>50%，在 63%～77%，较晚期区域转移性疾病（ⅢB 期至ⅢC 期）患者的 5 年存活率为 27%～53%，Ⅳ期远处转移疾病患者的 5 年存活率最低，仅为 10%～19%。

病例分析 1（第 3 部分：制定护理计划）

KM 接受 INF 疗法时，制定护理计划。您的计划应包括：①采用 INF 治疗的目标；②有关处理此疗法可能产生的不良反应的计划。

应采用哪些配套措施以最大限度地降低不良反应？

需要监测哪些实验室参数？

中断或维持治疗的迹象是什么？

控制了剂量之后，何时可重新开始进行治疗？

应对不良反应的药物和非药物建议有哪些？

治疗期间，间隔多长时间对 KM 进行监测？

能与患者讨论有关干扰素的以下内容：

①急性和慢性不良反应之间的差异。

②患者将逐渐耐受性的不良反应。

③一天中给用药物的最佳时间。

④保持定期复诊以监测疗法的长期不良反应和认识进行常规实验室测试抽血的重要性。

⑤再次向患者保证，如果无法忍受不良反应，治疗可在任何时间停止。

⑥KM 完成干扰素α2b 治疗之后，后续计划是什么？

皮肤癌的诊断治疗之后，下一个关键步骤是监测复发。大多数复发出现在第一个 5 年内，治疗后的前 2～3 年发生复发较多。复发部位可能在癌症的原发部位或在不同的、远处的解剖部位。肿瘤复发的早期检测是至关重要的，因为随着肿瘤复发，反应率明显降低。复发由内科医生和患者发现是均等的，一项研究表明，94% 的复发都是由患者自己察觉到的，因此，急需教育患者如何进行全身皮肤的自我检查，另外，患者需要明白在皮肤癌的诊断和治疗之后，肿瘤医师或皮肤科医师定期随访的重要性。

恶性黑素瘤的随访护理没有通用的指南，国家综合癌症网络建议所有患者每年进行皮肤检查。教育ⅠA 期疾病患者进行如临床显示的每 3～12 个月的病史和身体检查，以及终身的皮肤检查。对于ⅠB 期到Ⅲ期的患者，安排每 3～6 个月的病史和体格检查，持续 3 年，及每 4～12 个月的检查，持续 2 年，然后根据提示迹象，每年进行检查。可选择性地进行每 3～12 个月的胸部 X 线、LDH、CBC 及肝功能试验（LFTs），根据临床迹象进行 CT 扫描。

恶性黑素瘤Ⅲ期或Ⅳ期患者接受免疫疗法之后可能会经受疲劳和其他慢性不良反应。制定计划安排 LFT、促甲状腺激素、白细

胞计数等实验室检查，根据提示每周或每月进行一次。监测 IL-2
或 IFN 对患者的不良反应，并对患者就预期效果及对不良反应的控
制方法进行指导。评估患者的心理、身体和社会功能。建议患者与
医院的社会服务部或美国癌症协会进行联系，以获得解决情绪问题
上的帮助。如果受到疾病诊断的打击，或在受到诊断的打击之前，
建议患者考虑参加支持小组会议或咨询顾问。

二、非黑素瘤皮肤癌

（一）流行病学和病原学

非黑素瘤性皮肤癌几乎占美国每年新诊断癌症的一半，据估
计 2008 年将超过 1 百万病例。人们可能会低估非黑素瘤皮肤癌的
真正流行情况，因为非黑素瘤皮肤癌通常在门诊进行治疗，且不要
求对癌症病人登记和正式报告。基底细胞癌为白种人中最常见的非
黑素瘤皮肤癌，占新诊断出的非黑素瘤皮肤癌的 75%，鳞状细胞
癌占非黑素瘤皮肤癌的 20%。深色皮肤的人种或非洲人、亚洲人
和地中海国家人的后裔患基底细胞癌的概率较低。美国黑种人中，
非黑素瘤性皮肤癌最常见类型是鳞状细胞癌。大多数非黑素瘤皮肤
癌可治愈，治愈率接近 98%，病死率很低且 5 年存活率＞95%。与
鳞状细胞癌平均 3.6%的转移率相比，基底细胞癌的转移率低于
0.1%。鳞状细胞癌导致的死亡占全部非黑素瘤皮肤癌死亡的 75%。
非黑素瘤皮肤癌由于功能性和外观上的畸形，具有相当高的病死
率。另外，每年非黑素瘤皮肤癌的治疗费估计接近 4.26 亿美元，
这对卫生保健系统是一笔经济负担。

（二）风险因素

据估计 90%的非黑素瘤皮肤癌与紫外线照射有关，流行病学
研究表明，更大的累积终生紫外线暴露与发生高风险的鳞状细胞
癌有关，而严重晒伤与基底细胞癌有更密切的关系。

多数基底细胞癌病例是不定时发生的，然而，它经常出现在遗传性异常的少数个体中，如基底细胞痣综合征（也被称为格林综合征）和着色性干皮病（XP）。修补基因（PTCH）是一种肿瘤-抑制基因，已在着色性干皮病和 50%～60%的偶发性基底细胞癌中显示出变异。抑制程序性细胞死亡（细胞凋亡）的致癌基因 bcl-2，也被发现存在于基底细胞癌患者体内，且处于高水平。

有明确的证据表明免疫系统的缺陷和非黑素瘤皮肤癌的发生之间存在联系。例如，据观察，接受器官移植慢性免疫抑制药疗法的患者在移植后的 20 年内有 50%的风险患皮肤鳞状细胞癌，所患癌症中的 30%具有高侵蚀性，另外，艾滋病毒感染者容易患黑素瘤。数据也支持暴露于紫外线辐射会引发免疫抑制，且这与致癌机制有关。朗格汉细胞负责抗原加工和皮肤内的免疫级联的启动，也已证明 UVB 能改变其功能。紫外线辐射也会诱导抑制性 T 细胞，并通过启动细胞因子级联以激化生物反应调节剂，最终导致免疫耐受和未抑制的肿瘤增长。

（三）病理生理学

非黑素瘤皮肤癌源于表皮角质细胞，并与主要鳞状细胞、表皮的基底细胞和真皮层有关。基底细胞癌来源于毛囊或者皮脂腺中的基底细胞或角质细胞。

（四）临床表现、诊断和分期

如同恶性黑素瘤，基底细胞癌也分为四种主要组织类型：结节型、浅表型、硬斑型和色素型（或异型）（表 5-1）。基底细胞癌具有生长缓慢、转移率非常低（0.0028%～0.55%）的特点。矛盾的是，基底细胞癌可引起广泛的局部性破坏和明显的外貌损伤。

鳞状细胞癌比基底细胞癌更具有侵蚀性（表 5-1），鳞状细胞癌的转移率是 2%～6%，高风险部位如耳朵和唇，可高达 10%～14%，生殖器部位也许高达 30%。鳞状细胞癌在黏膜白斑病、光化性角化病、辐射损伤或皮肤晒伤之后出现，光化性角化病是一种出现在皮肤晒伤地方的小丘疹,具有 1：400 的恶化为鳞状细胞癌风险。

非黑素瘤皮肤癌的临床表现

基底细胞癌的 5 个警告标志

一些基底细胞癌的外部形态类似于斑块型银屑病或湿疹，且鉴别诊断中包括这些良性的疾病：

①流血、渗出或结痂，并且持续开放 3 周或更长时间的开放性疮。

②可能结痂、瘙痒、疼痛或持续无明显不适的红斑或受刺激的部位。

③珍珠似的或半透明的，并且可能是粉红色、红色或白色的闪亮的结节或小瘤。在黑色头发的人中，其可以是棕褐色、黑色或棕色，并且可能与色素痣相混淆。

④随着轻微提高、卷边并且在中心结痂缩进的粉瘤变大。

⑤白色、黄色或苍白色的分不清边界的瘢痕区域。

鳞状细胞癌的警告迹象和症状

①疣状增长、不规则边缘的持久性鳞屑红斑，或结痂或出血的开放性疮。

②中央凹陷且偶尔出血的快速增长。生长型的尺寸迅速增加。

③原位鳞状细胞癌：红色鳞屑的斑疹或斑块。

④浸润性鳞状细胞癌：牢固的或易碎的红色丘疹或鳞屑或痂皮覆盖的结节。

⑤浸润性鳞状细胞癌（光化性角化病）的预兆：鳞屑红斑性斑疹或长期阳光暴晒区的丘疹。

非黑素瘤皮肤癌中淋巴结的考虑事项 鳞状细胞癌患者发

生淋巴结转移的情况不到 5%。虽然这一阶段的病人仍有可治愈的希望，但是这些患者具有区域性复发以及癌细胞转移到骨头和肺的高风险。已建议将＞4mm 的肿瘤厚度作为阈值，在这一阈值可能发生淋巴结转移，并且可以考虑前哨淋巴结活检。

（五）治疗

基底细胞癌和鳞状细胞癌的患者，治愈和防止复发是治疗的首要目标。虽然非黑素瘤皮肤癌的病死率较低，但组织破坏、功能障碍和外貌损伤的发生率是一个重大的问题，因此，非黑素瘤皮肤癌治疗的其次目标是维持功能和美容修复。

1. 非药物治疗

（1）外科手术：外科手术是所有基底细胞癌或皮肤鳞状细胞癌患者的主要治疗方法。以手术切除肿瘤且周围有正常组织边缘的全层烧蚀疗法是治疗高风险肿瘤的首选方法。获得阴性手术切缘对治愈肿瘤，降低复发风险非常关键，直径＜2cm 的病变，4mm 的最小边缘通常是足够的。根据肿瘤大小、分化程度以及周围结构的侵入，较大切缘的切除可能是不可避免的。

浅表性消融技术可治疗低风险肿瘤，这种技术包括电干燥法、刮除术（ED&C）和冷冻疗法。ED&C 是一项简单、经济的技术，首先利用可反复循环的刮匙来切除恶性组织，紧接着采用电干燥法，对皮肤进行高压、低电流处理，以使组织干燥或脱水。对于清晰的浅表性的，且不具有增加转移风险的部位的病变，ED&C 是最适合的。

冷冻疗法是一种主要用于治疗边缘清楚，且体积较小的低风险非黑素瘤皮肤癌，该方法包括在零度以下输送液氮，将液氮通过喷雾器或用过冻的金属探针来破坏恶性组织，冷冻疗法成本回报率高，易于实现，但其治疗后复发率很高。

具有以下特点的非黑素瘤皮肤癌是高风险的：经常性的，位于高风险部位（如面部的遮盖区、嘴唇、耳朵、手和脚），直径＞2cm、厚度≥4mm，中等或低分化的，增长迅速的，边缘不确定型的，具有阳性的神经周浸润或血管入侵或者它是基底细胞癌的硬结或异性型。肿瘤位于躯干或四肢，直径＜2cm，厚度＜4mm，低分化，生长速度缓慢，边缘清楚以及属于基底细胞癌的结节或浅表型的考虑为低风险非黑素瘤皮肤癌。对高风险非黑素瘤皮肤癌，Mohs 显微外科手术实现了最高的治愈率。该疗法的主要目标是彻底去除癌症，且尽可能多的保护周围的正常组织。MMS涉及详细的解剖，冷冻切片的着色，以及肿瘤标本的解剖映射。在手术室里，立即在显微镜下对切片标本进行反复评估，直到得到肿瘤-游离缘。

手术切除、电干燥法和刮除术的 5 年存活期的病人，Mohs显微外科的病人占 90%，可能在非黑素瘤皮肤癌的治疗上表现更好。

（2）放疗：放疗并非皮肤癌的标准疗法，然而，在某些情况下，放疗可能是首选疗法。对于老年患者或不宜进行外科手术的患者，可选择放疗。放疗的外观效果良好，但在连续几个月的治疗过程中需要多次探访，使得患者很不方便。在非黑色素性皮肤癌的治疗期间，放疗比采用外科手术或电干燥法和刮除术的外观效果差。放疗的缺点包括辐射性皮炎、较高成本和更高的二次恶性肿瘤风险，包括 SCC 和 BCC。

（3）光动力疗法：光动力疗法是一项针对光线性角化病的无创治疗方案，同时也正在研究其对浅表性基底细胞癌和鳞状细胞癌的治疗作用。光敏剂通过静脉注射，或在局部目标区域上使用，随后暴露于光源下，光敏剂吸收到的能量转化为氧分子，并产生一种叫做纯态氧的激活形式的氧，纯态氧和细胞成分起反应，导致细胞损伤和死亡。外用 5-氨基酮戊酸是最常用的光敏药剂之一，外用病变组织 14~18h 后，5~20min 的辐射治疗，浅表性鳞状细胞癌的反应率的变化范围为 75%～100%，而浅表性基底细胞癌的反映率变化范围则是 90%～100%。外用药剂的不良反应通常仅限于局部皮肤，但那些Ⅳ外用药剂通常包括全身光敏感。

2. **药物治疗**　非手术治疗方法常用于治疗浅表性非黑素瘤皮肤癌。外用氟尿嘧啶一直用于光线性角化病、浅表性基底细胞癌以及鳞状细胞癌原位的治疗。氟尿嘧啶介入 DNA 的合成，同时，在较小程度上，通过阻断胸苷酸到脱氧尿苷酸的甲基化反应，来介入 RNA 的合成，最后导致细胞坏死，尤其是分裂较快的细胞。外用 5%氟尿嘧啶通常每天 2 次给药，至少用药 3～6 周，最多 12 周。氟尿嘧啶也曾经通过每周 8 次的皮损内注射，成功完成了对鳞状细胞癌的治疗。针对光线性角化病和低风险非黑素瘤皮肤癌的治疗，咪喹莫特乳膏是另一种可供选择的治疗方案，它是 Toll 样受体（TLR7）激动药，增进了 Th1 型免疫，产生细胞因子（包括干扰素-α）FDA 批准用于光线性角化病和浅表性基底细胞癌的治疗。5%的咪喹莫特乳膏，每周 5 次，持续 6 周，浅表性基底细胞癌反应率的变化范围为 70%～88%，而结节性基底细胞癌的治愈率则较低。咪喹莫特在原位鳞状细胞癌的治疗上也证明是有效的，在一组安慰剂对照试验中，相对于安慰剂治疗组的零治愈率，应用咪喹莫特治愈的病例占 11/15。氟尿嘧啶和咪喹莫特最常见的不良反应表现为红斑、瘙痒、疼痛及轻度到中度的结痂。最后，针对基底细胞癌的治疗，干扰素α2b 病灶内注射，每周 3 次，且持续 3 周，治愈率达 97%。

（六）预后评价

基底细胞癌和鳞状细胞癌具有极好的治疗效果，治愈率接近 98%。在一个 5 年期的随访中，非黑素瘤皮肤癌的复发率为 30%～50%，70%～80%的复发在初始治疗之后的第一个两年内。因此，应建议患者进行皮肤科医师的日常随访，并告知他们防晒和全身皮肤的自我检查，这些都是至关重要的。对于高风险复发的患者，应在第1年，每1～3个月对其进行监测，第2年，每2～4个月，第3～5年，每4～6个月，之后则保持每6～12个月1次的终身监测。对低风险的患者的随访，建议每3～6个月1次，持续2年，每6～12个月1次，持续3年，之后则每年1次长期进行。

敷用氟尿嘧啶或者咪喹莫特等外用药的患者，应指导其在使用乳膏之前，用温和的肥皂和水清洗治疗部位，然后戴上手套，在1cm切缘的区域内敷上足够的乳膏，并在每次使用之后，将其双手完全清洗干净。治疗部位应该避免阳光暴晒，并建议对疼痛、瘙痒、发炎等不良反应进行监测。如果难以忍受不良反应，患者应咨询皮肤科医师。

患者护理和监测

1. 获得病人详尽的用药史，包括处方和非处方类，以防止药物与患者目前接受的治疗之间的相互影响。

2. 获得适当的基线实验室试验，确定具体的实验室试验重新评估的时间间隔，以确定毒性。

3. 提供疗法的不良反应方面的指导：

①使用何种药物以防止不良反应；

②何时用药以减少不良反应；

③可减少不良反应的非药物疗法建议；

④可能会与治疗相互影响的药物；

⑤需定期监测的实验室测试；

⑥用于中断或保持治疗的参数；

⑦如果治疗要重新开始，应用新剂量的治疗。

4. 针对药物的不良反应以及药物与药物之间的相互作用，

对患者进行评估。

　　5. 在感染的迹象和症状方面，对患者进行指导。

　　6. 对由于药物疗法的不良反应而改变的患者的生活质量，进行评估。

　　7. 针对在限制阳光下暴晒和预防皮肤癌所应采取的措施方面，对患者进行指导。

　　8. 指导患者如何对可疑的痣进行皮肤的自我检查。

　　9. 在皮肤癌的治疗结束之后，对患者进行后续建议方面的指导。

本章所使用的英文缩略语

BCC	基底细胞癌
CPDs	环丁烷嘧啶二聚体
CTL	细胞毒性 T 淋巴细胞
ED&C	电干燥法和刮除术
HDI	高剂量干扰素-α2b
IDI	中间剂量干扰素-α2b
IFN	干扰素-α2b
IL-2	白细胞介素 2
LDI	低剂量干扰素-α2b
LFTs	肝功能试验
MM	恶性黑素瘤
MMS	莫氏显微外科手术
MTIC	5-（3-二甲基-1-三氮烯基）咪唑-4-甲酰胺
NMSC	非黑素瘤皮肤癌
ROS	活性氧
SCC	鳞状细胞癌

SEER	监视、流行病学和最终结果
SLN	前哨淋巴结
SPF	皮肤保护因子
SRS	立体定向放射治疗
SSRI	选择性 5-羟色胺再摄取抑制剂
TMZ	替莫唑胺
UV	紫外线
WBRT	全脑放疗
XP	着色性干皮病

自我评估的问题和答案，见

http：//www.mhpharmacotherapy.com/pp.html

（译 者 李 涛；审 校 刘爱英）

第 6 章　肺癌

Val Adams and Justin Balko

学习目标

通过这个章节的学习，读者将能够：

1. 识别影响肺癌发展的主要危险因素。
2. 解释肺癌的病理进展过程及其症状和体征。
3. 在高危人群中，推荐合适的筛查和预防方法。
4. 理解肺癌分期及其对治疗策略的影响。
5. 了解化疗的基本原理、优点及缺点，并解释如何选择辅助及新辅助化疗。
6. 明确局限期和广泛期小细胞肺癌以及局部、局部进展和进展期非小细胞肺癌的化疗药物选择。
7. 监测化疗相关的毒性反应，选择合适的处理手段。
8. 区分姑息性治疗和一线治疗的治疗目标。

主要概念

1. 肺癌发生发展的最重要危险因素是吸烟，对高危人群而言，降低风险的最有效手段是戒烟。此外，推荐增加水果和蔬菜的摄入。

2．根据疾病进展的情况，肺癌的症状和体征可分为肺内、肺外和副癌综合征三类。

3．对于早期患者，肺癌的治疗目标是治愈，而对于其他患者，治疗目标则是延长生存期、通过减轻症状来维持或提高生活质量。

4．患者的体力状态是进行化疗选择的重要参考方面。PS 评分在 0～1 分的患者，可进行化疗。PS 评分为 2 分的患者，可选择毒副反应低的药物，以此降低主要的毒副反应。而对于 PS 评分为 3 和 4 分的患者，只能进行支持治疗 。

5．手术切除肿瘤是早期非小细胞肺癌治疗的主要方法，能获得最大的生存率。

6．双药联合化疗比单药化疗具有更佳的反应率，因此如果患者能够耐受化疗相关的毒性反应，建议双药化疗。在大多数患者中，含铂的双药化疗是一线化疗方案。

7．知晓何时及如何处理化疗相关的副作用是治疗的一个重要方面。不处理化疗相关的副作用，可能导致化疗延误、减少化疗药物剂量，甚至造成化疗失败。

8．尽管一些证据表明在特定的肺癌人群中，使用集落刺激因子可降低中性粒细胞减少性发热、减少住院时间及抗生素应用，但是由于缺乏生存获益的资料，不常规推荐预防性应用集落刺激因子。

一、概述

在美国乃至全世界，肺癌都是影响健康的重要因素。1930 年以前，肺癌是一种相对少见的疾病，但是随着 19 世纪早期工业化发展及吸烟增多，肺癌发病呈上升及流行趋势。肺癌病死率高，尽管治疗可使一部分的病人治愈，但大多数治疗只能延长患者几个月生存期。近期，肺癌领域的研究进展预示肺癌治疗有良好前景。然而，尽管一些新的治疗方法出现，禁烟运动仍是降低肺癌发生率和病死率的最佳选择。

二、流行病学和病因学

1. 发病率和病死率　癌症是美国第二大死因。支气管肺癌位居癌症相关死亡病因的第一位，占癌症相关死亡人数的 28% 以上。2008 年，新诊断肺癌患者超过 215 000 例。肺癌的发病率和病死率密切相关，大概 85% 的肺癌患者最终死于该病。

2. 性别　男性肺癌发生率和病死率稍高于女性，但是未来几年，由于吸烟模式的改变，预计女性肺癌发病率和病死率将和男性相当。具有代表性的是，女性诊断肺癌时年龄较轻，原因可能是男女之间遗传基因的差异导致对肺癌的易感性不同。此外，两者在肺癌组织学类型上存在不同。有趣的是，组织学研究显示，女性肺癌患者具有更好的预后及更长的生存时间。

3. 种族　虽然在女性黑色人种和白色人种中，肺癌的发病率和病死率无明显差异，但是男性黑色人种肺癌的发病率和病死率均明显高于白色人种。这种差异是由于吸烟习惯的不同，如白色人种增加了薄荷脑香烟的使用。无论性别如何，美国黑人的 5 年生存率明显低于美国白种人。美国黑种人更多表现为进展期肺癌，且较少治疗，这些表明遗传学、社会心理学、社会经济学等因素促成了这种差别。尽管肺癌仍是重要的卫生保健问题，但是亚洲人、西班牙人和美国本土人肺癌发病率低于高加索人和非裔美国人。

4. 临床危险因素

（1）吸烟：吸烟是肺癌发展最重要的危险因素。肺癌流行病学的预测因子之一是人群吸烟。由于在大多数病例中，肺癌是致死性疾病,肺癌的发病率及病死率强烈反映出前20～30年人群的吸烟趋势。换句话说,现在减少吸烟量将影响2030年肺癌的发病率。基于以上所述,目前可预测到2020年,肺癌发病率及病死率将稳步下降,反映出人群在1970—1990年间吸烟量的减少。自1990年以来,吸烟率维持在一定的水平,因此肺癌发病率预计会进入平台期。吸烟与肺癌的相关性推动了禁烟运动,将来国家的卫生保健需增加禁烟相关投入。此外,停止吸烟在降低患者对患者(patient-to-patient)为基础的肺癌风险上起重要作用,相应地引导这种治疗模式是治疗高危人群极其重要的一部分。总烟草烟雾暴露,和吸烟一样,与个体发展成恶性疾病的风险相关。成功戒烟10～15年以后,肺癌发病风险将下降至接近正常水平。总烟草烟雾暴露被定义为包年。1包年等同于每天抽一包烟,持续一年。如果一个病人每天抽40支烟(2包),连续5年,他将有10包年的吸烟史(2包/d×5年)。

(2)其他空气相关危险因素:除了直接抽烟的烟雾吸入,其他的类似环境因素也被证实是原发性肺部肿瘤的危险因素。如果非吸烟者在高吸烟人群中工作,如酒吧、餐馆,那么,环境的烟草烟雾(environmental tobacco smoke,ETS)也是显著的职业危险因素。一些州为了保护在这些场所工作的非吸烟人群,已制定法律禁止在公共场所吸烟。在非吸烟人群中,每年大概有3000例因环境烟草烟雾而罹患肺癌的患者。其他与肺癌相关的环境因素包括环境中的氡、砷、镍、二氯甲醚。生活在城市的人群,由于暴露在高浓度的燃烧烟雾中,罹患肺癌的风险也大大升高。石棉暴露增加了一种叫间皮瘤的特殊类型肺癌的风险。间皮瘤少见,不在本章讨论范围之内。

(3)营养:饮食和营养因素长期被怀疑与肿瘤的易感性有关,许多研究探索特定的食物和营养素是否和肿瘤风险相关。由于不是所有大量吸烟者都发展成肺癌，因此研究者认为营养因素只解释其中一部分的变异。关于肺癌相关的饮食和营养的流行病学研究显示，摄入水果和蔬菜量越多的个体肺癌发病率越低。然而，鉴定水果和蔬菜中可降低肺癌发生率的哪些特殊化学成分的相关研究尚未成功。对那些由于吸烟或其他因素而有肺癌患病风险，或者那些只对降低肿瘤发生风险有兴趣的人，建议增加水果和蔬菜摄入量。

5. 遗传或基因危险因素　尽管吸烟是肺癌的主要危险因素，但大多数吸烟者未发展成肺癌。基因危险因素可预测一定的吸烟者发展成肺癌。控制年龄、吸烟、职业和性别后，有肺癌亲属的吸烟者发展成肺癌的风险大概是其他吸烟者的 2 倍。吸烟者遗传风险程度与亲属诊断肺癌时的年龄呈负相关。如果吸烟者一级亲属诊断肺癌时，年龄在 40～59 岁，那么，他患肺癌的相对风险是其他人的 6 倍。非吸烟者年龄小时建立肺癌家系符合孟德尔共显性遗传模型。然而，目前尚未发现肺癌基因。

其他与肺癌相关的遗传因素涉及代谢致癌物的酶。吸烟的破坏效应与大量芳香烃破坏 DNA 有关。这些化学物被一定的 I 相代谢酶激活，而被 II 相结合酶如谷胱甘肽-S-转移酶矢活。那些细胞色素 CYP_{450} 2D6, 1A1 或 1A2 升高的人由于致癌物活化转化率升高而获得较高的 DNA 破坏及继发患癌的风险。那些 II 相代谢酶（GSTM1 或 GSTT1）缺失的患者，由于致癌物清除率低，其相应的患癌风险升高。

6. 化学预防　化学预防指的是采用预防性化学药物防止肿瘤发生。许多研究针对潜在的化学预防药，如非甾体类消炎药、类维生素 A、吸入性糖皮质激素、维生素 E，硒和绿茶提取物，但无一获得成功。一些大型随机临床研究在肺癌高危人群（年长吸烟者）中，把增加 β-胡萝卜素和维生素 E 作为肺癌化学预防药。尽管维生素 E 对肺癌发生无影响，但研究结果显示，如果年长吸烟者添加 β-胡萝卜素，那么他们有更高的罹患肺癌风险，并死于肺癌。而非吸烟者增加 β-胡萝卜素摄入，罹患肺癌风险无明显变化。

7. 筛查和早期发现　肺癌患者的 5 年总生存率仅 15%，而那些诊断肺癌时为局限期的患者，5 年总生存率为 50%。目前，超过 3/4 的新诊断肺癌患者表现为局部进展或转移性疾病，因此，极少患者能有机会接受外科手术治疗。当发现肿瘤时，病灶较局限，患者有较高的治愈率，许多研究者正评估不同的筛查模式。有效的筛查方法可能挽救成千上万条生命。目前为止，尚无筛查研究显示出对患者总生存获益。而螺旋 CT 扫描对识别小结节敏感。然而，由于螺旋 CT 有较高的假阳性率（如缺乏特异性），其结果可能导致患者过度紧张，继而进行过度针对病情的检查，从而对疾病的发病率及病死率造成负面影响，因此，单用螺旋 CT 不可能使患者获益。由于肺癌肿瘤组织具有高代谢特点，肿瘤组织内可大量积聚 5-氟脱氧葡萄糖（5-FDG），应用正电子发射型（PET）电子计算机断层扫描能特异性地识别肿瘤组织。对阳性病变，联合应用螺旋 CT 扫描和 PET 随访是目前最有前景的方法。近期的一项研究发现，当 PET 扫描为阴性结果，每 3 个月进行 CT 扫描随访时，联合应用螺旋 CT 和 PET 扫描对识别肿瘤有 90% 的特异性和 100% 的敏感性。而且，92% 的非小细胞肺癌诊断时处于 I A 期或 I B 期。进一步评价这种联合手段对降低肿瘤病死率的益处的研究正在进行中。对肺癌的高危人群而言，螺旋 CT 和 PET 扫描是目前最有前景的筛查工具。需要鼓励高危人群参加随机、对照试验，目的在于证实筛查带来的生存获益。

三、病理生理

大多数肺癌来源于气道的上皮细胞，归类于癌。肺癌有四种主要的和一些其他罕见的组织学类型。它们由不同的致突变途径形成。然而，它们均经历由癌前病变转化为癌。由正常组织变为肿瘤组织的转化状态的出现很重要，因为癌前病变细胞的损害通常具有可逆性。研究者正试图识别癌前病变以及能够逆转这种损害的药物。

癌前病变的细胞受到持续损害将导致肿瘤发生。肿瘤细胞出现时却没有侵袭性，被称为原位癌。由于肿瘤早期缺乏症状以及从原位癌进展为大的侵袭性肿瘤较快，患者极少在原位癌时被诊断。当肿瘤生长时，细胞可能脱离肿瘤组织进入血液或淋巴循环系统，通过这两种方式，它们可侵犯身体的局部组织或远处组织。血液学转移通常形成骨、肝和中枢神经系统的转移。从本质上来说，淋巴转移更具有规律性，胸膜腔中的肺门和纵隔淋巴结通常受累。一旦肿瘤转移至多个部位，由于外科切除和放疗不能消除所有或接近消除所有肿瘤细胞，因此极少采用这些治愈性治疗手段。

组织学分类

肺癌的组织学分类涉及肿瘤的细胞起源。肿瘤的组织学影响到肿瘤的治疗决策和预后。为了能够完成肺癌的组织学分类，病理学家必须得到一个组织标本。取得组织标本的方法在表 6-1 中进行讨论。

肺癌有四种主要的组织学类型，根据治疗反应和预后不同可分为两大类：小细胞肺癌（SCLC）和非小细胞肺癌（NSCLC）。然而，记录其他少见的恶性肿瘤及混合型肿瘤也很重要。肺癌主要的四种类型在表 6-2 进行概述。

表 6-1   诊断工具

	技术	描述
影像	CXR	这是诊断肺癌最廉价的影像学方法。易操作且不需要全身注入显影剂。由于常发现非癌性病变而不能评估淋巴结罗索状态
	CT	在病灶大小、位置及侵犯程度方面比X线胸片更精确。在大多数患者中，被推荐为标准检查的一部分
	PET扫描	使用一种叫5-FDG的试剂来进行肺的功能显像。生长及分裂活跃的细胞需要更多的葡萄糖，因此摄取更多的5-PDG。在肿瘤病灶区域能看到荧光显像。PET扫描联合CT扫描比单独CT扫描更精确。然而，PET扫描在肿瘤分期和监测上的确切地位尚不明确。PET在肿瘤分期上有明显益处，其常规作用在于评价纵隔疾病以确定肿瘤是否可切除
肿瘤标本	细针穿刺	这是一种通过带有细孔的针插入肿瘤病灶，并吸出细胞的方法。常规用于评估淋巴结或其他不易够到的部位，与其他活检方法相比，具有快速、创伤性小的特点。然而，这种方法不易保留肿瘤的组织结构，细胞易死亡，可致组织学分析无效
	支气管镜	这是一种通过插入气道来检查可疑病变部位的纤维光学显像系统。一旦病变显示，即可进行显像下组织活检。最新的技术包含荧光，可用于区别恶性组织和癌前病变
	针吸活检	这是一种获取组织且能保持肿瘤组织结构的方法。把带有大孔的针插入病灶，从而吸取组织进行评价
	胸腔穿刺术	这种方法涉及通过穿刺针抽出胸腔积液。积液用于分析是否存在肿瘤细胞。这种方法敏感性低，且依赖于胸膜渗出
	痰细胞学	这种方法用于识别气道痰液中的肿瘤细胞。痰细胞学检查是一种非创伤性的有价值的手段。但发现肿瘤的敏感性低

注：CXR. X线胸片；PET. 正电子发射成像

表 6-2   肺部肿瘤组织病理

肿瘤类型	肿瘤比例（%）	大概细胞倍增时间（d）	对化疗和放疗的敏感度	转移的相对风险
小细胞	15～20	30	高	高
非小细胞				
腺癌	30～35	180	低	中等
大细胞	9	100	低	低
鳞癌	30～35	180	低	低

四、临床表现和诊断

直到肺癌病灶得到诊断和（或）发生转移时，临床症状才常见。这是与肺癌预后差相关的主要因素之一。在临床早期就被诊断的患者比在临床晚期诊断的患者预后要好。因此，通过筛查和识别肿瘤的起始症状和体征，对于更早诊断肺癌很重要。一些筛查技术包括 CT 和 PET 扫描，用于在早期、可治愈阶段识别肺癌，从而降低肺癌死亡率。然而，筛查并不是规范推荐的一部分。现有的方法是基于识别有症状的肺癌患者，或随访与放射性扫描不相关的病变。

病例分析（第 1 部分）

患者男性，53 岁，非裔美国籍。因新发咳嗽就诊。近 2 个月内，出现数次上呼吸道感染，偶咯血。在过去的 20 年中，持续每天吸烟 1.5 包 20 年。职业为饭店调酒师。

目前存在的肺癌的危险因素是什么？

计算该患者的包年吸烟史。

肺癌的临床表现和诊断

肺癌的症状和体征可分为三个类型：肺部症状、肺外症状和副癌综合征。区别这些症状的分类很重要，因为有助于判断疾病的严重性，指导治疗决策并影响预后。

肺部症状

由原发肿瘤直接引起的症状，往往最早发生且最常见。这些症状包括：

- 咳嗽
- 胸痛

- 上腔静脉堵塞
- 气短
- 吞咽困难
- 咯血
- 胸腔积液

肺外症状

一旦肿瘤侵犯胸腔外的组织，可出现较的症状，包括：

- 一般的骨骼疼痛
- 恶心
- 肾上腺功能不全
- 局灶性神经症状
- 意识混乱
- Horner 综合征
- 个性改变
- 疲劳
- 淋巴结增大
- 头痛
- 体重减轻
- 呕吐
- 癫痫
- 皮下皮肤结节

副癌综合征

不是原发肿瘤直接产生的症状称为副癌综合征。这些症状可由于肿瘤分泌的物质或对肿瘤的反应引起，通常出现在远离原发肿瘤的组织。副癌综合征很多，可影响多个系统，包括内分泌、神经、骨骼、生长、代谢、血管和血液系统。

诊断

诊断需影像学提示一个或多个病灶，需要病灶活检、病理证实为恶性病变。影像学检查和标本获取可以是侵入性或非侵入性方法。这些方法已在表 6-1 进行概述。

1. **诊断** 肺癌的诊断需要在影像上提示肿瘤病灶以及组织标本的病理学诊断。影像学上可疑肿瘤，为临床医生提供必要的信息来选择最合适的标本取样方法。一些肺部肿瘤显而易见时，可选用相对简单的技术如 X 线胸片，但许多病灶太小不易被发现或位于解剖学上难以发现的地方。这种情况下需要应用多种影像学方法。一旦明确肿瘤存在，需要获取组织以证实恶性病变，并确定组织学类型（如鳞状细胞、腺癌、大细胞或小细胞）。必须仔细衡量各种标本获取方法的优点和缺点，以便于使操作过程侵入性最低，且准确诊断的可能性最大。肺癌的诊断工具已在表 6-1 进行概述。

2. **临床分期** 一旦肺癌诊断通过影像学和活检证实，必须确定肿瘤的严重程度。非小细胞肺癌的分期根据美国癌症联合委员会的肿瘤、淋巴结和转移（TNM）分期系统来进行。

小细胞肺癌的分期多采用退伍军人管理肺癌研究组的方法。临床分期的两个主要目的：预测预后和指导治疗。

（1）非小细胞肺癌：非小细胞肺癌的临床分期采用 TNM 分期系统来评估肿瘤的大小（T）、淋巴结累及范围（N）以及是否出现远处转移（M）。联合应用这三方面的评估来确定分期。临床分期和生存率的相关性在表 6-3 进行概述。局限期疾病包括肿瘤局限于单侧胸腔以及那些肿瘤已扩散至同侧肺门淋巴结。一旦恶性肿瘤侵犯纵隔淋巴结或对侧肺门淋巴结，则疾病进入局部进展期。当出现胸腔外全征时，疾病归类为进展期疾病。局限期疾病具有最高的治愈率和生存率，而进展期疾病 5 年生存率低于 10%。

表 6-3　临床分期和预后

临床分期	TNM分期			生存率（%）	
	肿瘤	淋巴结	转移	1年	5年
局限期					
ⅠA	1	0	0	94	67
ⅠB	2	0	0	87	53
ⅡA	1	1	0	89	40
局部进展期					
ⅡB	2	1	0	73	30
	3	0	0		
	1	2	0	58	15
ⅢA	2	2	0		
	3	1	0		
	3	2	0		
ⅢB	任何	3	0	37	10
进展期					
ⅢB	4	所有情况	0	37	10
Ⅳ	所有情况	所有情况	1	18	低于5

（2）小细胞肺癌：小细胞肺癌最常见的分期系统来源于退伍军人管理肺癌研究组。这个分类系统将小细胞肺癌分为两类：局限期和广泛期疾病。

- 局限期疾病：有肿瘤局限于单侧胸腔且能被单个放射口包绕。
- 广泛期疾病：任何超越局限期的进展性疾病。

五、治疗

1. 病人的期望结果和一般治疗方法　肺癌的治疗依靠肿瘤组织学、肿瘤分期和患者的自身特点，如年龄、性别、病史和体能状态（PS）。所有这些方面必须在推荐合适的治疗前进行评估。肺癌的一般治疗方法在图 6-1 进行概括。在患者的治疗计划进行过程中，需要明确治疗的最终目标。早期患者，最初的治疗目标是最终治愈。尽管这个终点并不总能达到。次要目标是治疗肺癌患者，包括延长生存时间和通过减轻症状以提高生活质量。当选择治疗计划时，必须考虑治疗目标。一些治疗可能延长患者几个月的生存时间，但以严重降低患者的生活质量为代价。治疗决策必须在健康保健团队与患者进行良好沟通后制定。

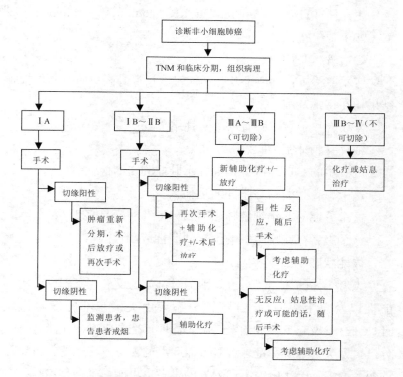

图 6-1 非小细胞肺癌的临床路径（可参考特殊治疗推荐的文献）

注：Chemo. 化疗；NSCLC.非小细胞肺癌；PORT. 术后放疗；TNM. 肿瘤、淋巴结、转移

病例分析（第 2 部分）：病史、体格检查和诊断

既往史：有典型的 COPD（控制欠佳）、胃食管反流病（应用质子泵抑制剂控制）和中等程度的高血压病史。

家族史：父亲死于心肌梗死，母亲健在。

用药史：赖诺普利 20mg/d，兰索拉唑 30mg/d，沙丁胺醇/异丙托溴铵两吸/次，一日二次。

系统回顾：（＋）轻度胸痛，气短，咯血；（－）近期体重减轻。

查体：

生命体征：BP　135/69mmHg，RR　26/min，P　80/min，T 37.2℃（99°F）。

心血管：心律齐。

实验室检查：钙离子及肝功能轻度指标升高；所有其他检查结果均在正常范围。

X 线胸片示右下肺有一个实性结节。

细针穿刺证实为腺癌。

进一步的 CT 和 PET 扫描提示肿瘤为 $T_2N_0M_0$。

这个患者肿瘤的临床分期是什么？

这个分期的非小细胞肺癌的预计生存时间是多少？

这个患者存在哪些影响生存的阴性或阳性因素？

体能状态（PS）

患者个体的体能状态可以预测对化疗的反应、毒副反应的可能性以及总生存时间。PS 评分系统由美国东部肿瘤协作组（ECOG）发展起来并被频繁使用。根据患者的 ECOG 体能状态评分进行分类，客观衡量患者对可能严重危害身体健康的全身化疗的耐受能力。PS（0～1）评分好的患者更可能耐受强化治疗，而 PS（3～4）评分差的患者不适合化疗或手术治疗。对于 PS 评分

为 2 的患者是否进行治疗，目前尚有争议。因为这种情况下，治疗的目的在于治疗合并症以提高患者的 PS 评分，或者进行缓解症状的治疗。对于进展较少的患者，治疗的强度更大，因为治疗的目的是治愈疾病。

2. 非药物治疗

（1）手术：在所有的治疗模式中，对于早期和局部进展的非小细胞肺癌（临床分期为ⅠA、ⅠB 或ⅡB 期）患者而言，外科手术切除病灶所在肺叶或全肺，能最大程度地提高生存率。只有那些常规治疗癌症患者的有经验的胸外科医生，才能决定肿瘤切除的术式。在手术过程中，如果胸外科医师认为周围淋巴结受侵犯，则需清扫周围淋巴结，而对于纵隔淋巴结，通常在术中切取活检来确定它们是否转移。对于进展期非小细胞肺癌患者，手术并不是治愈性治疗手段，也不作为延长生存时间的一般治疗措施。然而，对部分进展期患者来说，手术是一种重要的姑息性治疗手段，因为它可以提高生活质量。在这个方面，手术只限于那些造成明显症状的局部病灶（如脊髓压迫）。1969 年发表的一项随机试验结果显示，小细胞肺癌患者外科手术后并没有出现 5 年及 10 年生存者，而放疗后患者的 5 年及 10 年的生存率为 4%，因此，小细胞肺癌患者极少进行手术治疗。由于成像技术和外科技术的提高，以及使用有效的辅助治疗，一些临床医生认为在早期小细胞肺癌患者中，外科手术的确有一定的治疗地位。然而，这种观点尚未在临床试验中得到证实。

（2）放疗：正如前面所提到的，放疗是局限期小细胞肺癌的治疗选择。由于放疗和化疗这两种模式有协同作用，因此同步放化疗时，患者就达到最佳的治疗效果。对治疗有反应的局限期和广泛期小细胞肺癌患者，也应该接受预防性全脑放疗（PCI），因为这样才能预防肿瘤脑转移，以提高局限期疾病的治愈率。局限期非小细胞肺癌患者最佳的治疗手段是手术。然而，这些患者中的很多人，由于存在合并症而不能手术（如由于吸烟引起的肺部疾病）。在这种情况下，放疗可能代替手术而达到治愈的目的，成功的概率大概为手术的 50%。和小细胞肺癌相似，晚期非小细胞肺癌患者接受放疗以缓解转移灶引起的不适症状。尽管放疗比手术创伤性小，它也可以对正常组织产生显著毒性，患者可能发生食管炎、肺炎、心脏异常、骨髓病变和皮肤刺激症状。这些不良事件可通过立体定位放疗和（或）超分割放疗来降低发生率。

术后放疗（PORT）可以消除手术切除肿瘤后留在周围组织中的残存病灶。在一些临床试验中，术后放疗降低了局部肿瘤复发率。然而，研究结果尚未显示术后放疗的生存获益。一项调查术后放疗作用的荟萃分析显示，术后放疗实际上可能对Ⅰ期或Ⅱ期的非小细胞肺癌患者有害。这项荟萃分析评价了使用过时放疗技术的既往研究，因此，一些学者对这项荟萃分析没有应用现有治疗技术有争议。然而，目前为止，尚没有一项研究显示术后进行放疗带来的生存获益。在一些患者中，局部病灶复发风险很大，术后放疗仍可能是一个可行的选择。实际上，现有的指南推荐，手术切缘阳性的患者（如在切除组织的表面发现癌细胞）进行再次手术切除或全身化疗或术后放疗。除了指南推荐外，不加同步化疗的辅助放疗对患者并非有益，特别是在早期肿瘤患者中。

病例分析（第 3 部分）

患者的状态并不影响他的工作，够完成日常活动。

该患者的 ECOG 体能状态评分是多少？

你建议该患者进行哪些非药物干预措施呢？

3. 药物治疗

化疗：传统的化疗药物，通过干扰细胞分裂或在未分裂的细胞中影响 DNA 复制，从而引起细胞死亡。不幸的是，这些药物对肿瘤细胞是非特异性的，身体中的其他组织也经常受到影响。快周期细胞，如骨髓、消化道的上皮细胞和毛囊，无论是肿瘤组织还是正常组织，都对化疗药物的毒性易感。Ⅰ期临床试验中的化疗药物，其最大耐受剂量被认为是最佳剂量，而传统的化疗药物，其剂量由Ⅰ期临床试验决定，因此每一种化疗药物都有相关毒性出现。为了最优化患者的治疗效果（如治愈、延长生命或缓解症状），预防和处理化疗相关毒性极其重要。决定开始全身化疗，很大程度上取决于患者的整体状态，尤其是体能状态和伴随疾病状态。了解每一种化疗药物的主要副作用，对预测和预防药物的毒副作用很重要。许多药物需要恰当的预处理和水化。此外，开始进行化疗时，患者必须知情同意，并知晓相关风险。在给药前，咨询化疗及其相关的毒性风险很重要。肺癌的化疗药物及其相关的毒副作用已在表 6-4 中阐述。

与单药化疗相比，双药联合化疗具有更佳的反应率，但是，只有当患者能够耐受增加的毒性作用时，才应用双药化疗。含铂的联合化疗是多药联合化疗的主流。顺铂或卡铂联合另一种化疗药物，这种方案被称为含铂双药化疗。顺铂和卡铂在结构上相关，但是它们在毒性方面明显不同，在疗效上是否相同尚不明确。

①非小细胞肺癌：在进展期非小细胞肺癌患者中，当顺铂和卡铂联合新药，如吉西他滨、长春瑞滨、多西他赛或紫杉醇治疗时，它们明显提高患者生存期。与顺铂相比，卡铂能够降低神经毒性、肾毒性和消化道毒性，因此很多临床医生更偏爱使用卡铂。研究者对发展不含铂的双药化疗也很感兴趣。近期的研究显示，在进展期非小细胞肺癌患者中，吉西他滨联合紫杉醇或多西他赛与含铂的双药疗效相当。然而，当含铂双药可行时，指南仍主张应用含铂的双药化疗。

②小细胞肺癌：在小细胞肺癌中，铂类药物联合一种老药（如依托泊苷）是治疗首选。目前在广泛期肺癌的治疗中，也有一些不含铂的含蒽环类的三药联合化疗，其疗效和含铂双药相当。然而，三药联合化疗毒副作用更多，因此极少在美国使用。在局限期小细胞肺癌，顺铂和依托泊苷优于含蒽环类的三药化疗，而且联合同步放疗时结果最理想。

在小细胞肺癌中，有研究直接比较依托泊苷联合顺铂对依托泊苷联合卡铂的疗效，结果显示疗效相似。这个结果使得一些临床医生考虑药物间的互换。然而，参加这项试验的患者主要是广泛期患者。在局限期患者中尚未进行上述药物组合的直接比较。由于几乎所有的大型临床试验中均使用顺铂联合依托泊苷这一组合，因此大多数临床医生仍考虑顺铂联合依托泊苷为治疗选择。

③单药化疗：双药化疗是进展期非小细胞肺癌和小细胞肺癌的一线治疗最佳选择。然而，患者接受初始药物治疗后复发时，最佳治疗选择是单药化疗。由于单药化疗毒副作用相对较低，因此对于那些身体状况差和进展期的患者，单药治疗也是一种可接受的治疗选择。肺癌的单药化疗药物有培美曲塞、多西他赛、吉西他滨、紫杉醇、拓扑替康和长春瑞滨（表 6-4）。

表 6-4　肺癌的化疗方案和相应的毒性

	剂量	周期长度	粒细胞减少	
			Ⅲ级	Ⅳ级
紫杉醇–卡铂–贝伐单抗	卡铂，剂量目标AUC 6 Ⅳ（d1），紫杉醇200 mg/m² Ⅳ超过3h（d1），贝伐单抗15mg/kg Ⅳ（d1）	21		24
紫杉醇–顺铂	紫杉醇135 mg/m² Ⅳ超过24h（d1），顺铂75mg/m² Ⅳ（d2）	21	18	57
顺铂–多西他赛	顺铂75mg/m² Ⅳ（d1），多西他赛75mg/m² Ⅳ（d1）	21	21	48

（续　表）

剂量		粒细胞减少		
		周期长度	Ⅲ级	Ⅳ级
顺铂-吉西他滨	顺铂100mg/m² Ⅳ（d1），吉西他滨1 000mg/m² Ⅳ（d1，d8，d15）	28	24	39
顺铂-长春瑞滨-西妥昔单抗	顺铂80mg/m² Ⅳ（d1），长春瑞滨25mg/m² Ⅳ（d1，d8），±西妥昔单抗400mg/m²起始剂量，然后250mg/m²/周	21	14	38
顺铂-长春瑞滨	顺铂50mg/m² Ⅳ（d1，d8），长春瑞滨25mg/m² 每周（d1，8，15，22）	28		
紫杉醇-卡铂	卡铂，剂量目标AUC 6Ⅳ（d1），紫杉醇225mg/m² Ⅳ超过3h（d1）	21	20	43
吉西他滨-紫杉醇	紫杉醇200mg/m² Ⅳ（d1），吉西他滨1 000mg/m²（d1，d8）	21	10	5
吉西他滨-多西他赛	吉西他滨1，100mg/m²（d1，d8），多西他赛100mg/m² Ⅳ（d8）	21	11	11
吉西他滨	吉西他滨1，125mg/m²（d1，d8）	21		19
培美曲塞	培美曲塞500mg/m²（d1），维生素B₁₂ 1mg IM：治疗前1~2周给药，治疗后每隔9周给药；叶酸每天1mg，治疗前3周开始给药	21		5~6
紫杉醇	紫杉醇200mg/m² Ⅳ超过3h（d1）	21	34	3
多西他赛	多西他赛 35mg/m² Ⅳ超过1h（d1，8，18）	28		5
小细胞肺癌				
EP	依托泊苷100mg/m² Ⅳ（d1~3），卡铂100mg/m² Ⅳ（d2）	28	85	18
CAV	环磷酰胺800mg/m² Ⅳ（d1），多柔比星50mg/m²（d1），长春新碱1.4mg/m²（最大2mg）Ⅳ（d1）	21~28	15	72
EC	依托泊苷100mg/m² Ⅳ（d1~3），卡铂AUC 5~6 Ⅳ（d1）	21	10~20	5~15
IC	伊立替康60mg/m² Ⅳ（d1，8，15），顺铂60mg/m²（d1）	28	40	25
拓扑替康	拓扑替康1.5mg/m² Ⅳ，超过30min，（d1~5）	21	18	70

	其他显著毒副作用	恶心、呕吐的风险
非小细胞		
紫杉醇-卡铂-贝伐单抗	腹泻，发热，头痛，高血压，咯血，感染，白细胞减少，恶心，神经病变，周围神经炎，呕吐，血小板减少，血栓事件，出血，蛋白尿	高（只在d1）
紫杉醇-顺铂	发热，中性粒细胞减少，感染，血小板减少，恶心，呕吐，腹泻，心脏毒性，肾毒性，神经病变，乏力，过敏反应，贫血	高（只在d2）
顺铂-多西他赛	感染，血小板减少，恶心，呕吐，腹泻，心脏和肾脏毒性，神经病变，乏力，高敏状态，贫血	高（只在d1）
顺铂-吉西他滨	发热，中性粒细胞减少，感染，血小板减少，恶心呕吐，腹泻，心脏和肾脏毒性，神经病变，乏力	高（d1）；中度（d8，15）
顺铂-长春瑞滨-西妥昔单抗	不详，可能和顺铂-长春瑞滨相似，也可有皮疹，输液反应，低镁血症	高（只在d1）
顺铂-长春瑞滨	粒细胞减少，感染，厌食，血小板减少，恶心，呕吐，呼吸困难，便秘，神经病变，贫血	高（d1，8）
紫杉醇-卡铂	感染，血小板减少，恶心，呕吐，腹泻，心脏和肾脏毒性，神经病变，乏力，高敏状态，贫血	高（只在d1）
吉西他滨-紫杉醇	脱发，恶心呕吐，神经病变，血小板减少	中度
吉西他滨-多西他赛	恶心呕吐，腹泻，血小板减少，感觉异常，神经病变，	中度
吉西他滨	血小板减少	轻度
培美曲塞	贫血	轻度
紫杉醇	感染，恶心呕吐，腹泻，黏膜炎，关节痛，感觉异常，周围神经病变，脱发，心血管事件	轻度（只d1）
多西他赛	乏力，恶心呕吐，皮肤毒性，神经病变，贫血，高敏状态，脱发	轻度

（续　表）

	其他显著毒副作用	恶心、呕吐的风险
小细胞肺癌		
EP	感染，恶心呕吐，血小板减少，贫血	高（只在d2）
CAV	恶心呕吐，血小板减少，神经病变，肝肾毒性，脱发，	高
EC	感染，血小板减少，脱发	高（只在d1）
IC	发热，感染，血小板减少，贫血，腹泻，恶心呕吐，肝酶升高	高（d1），中度（d8，15）
拓扑替康	粒细胞减少性发热，贫血，血小板减少，恶心呕吐，乏力，胃炎，厌食，腹泻，发热	轻度（d1～5）

　　注：CAV. 环磷酰胺，阿霉素，长春新碱；EC. 依托泊苷，卡铂；EP.依托泊苷，顺铂；IC. 伊立替康，顺铂

　　④辅助化疗：手术在小细胞肺癌治疗中的作用有限，这是辅助化疗最初应用于非小细胞肺癌的原因之一。辅助化疗的基本原理是根除肿瘤微转移灶或者是原发肿瘤切除时的残存肿瘤细胞。近期的 5 项相对大型的前瞻性研究（n=344～1 867）显示，患者可从辅助化疗中获益。最大的研究是国际辅助肺癌研究，结论是非小细胞肺癌外科手术切除后进行辅助化疗，可提高 4%的生存率。然而，国际辅助肺癌研究中的大多数患者应用顺铂和依托泊苷化疗，这种组合已在进展期患者中证实疗效优于新药联合顺铂组合。为了支持这个观点，组间 JBR-10 研究评价辅助药物顺铂-长春瑞滨（目前治疗晚期肺癌的标准方案）的效果，结果发现可提高 15%的生存率。随后，辅助化疗成为手术难以切除 NSCLC 的标准治疗方案，在手术切除后对患者进行治疗，尤其是那些分期在Ⅱ～Ⅲ期的患者。尽管化疗方案的选择尚不明确，而顺铂-长春瑞滨似乎是循证医学证据最多的化疗方案。

4. **新辅助治疗**　新辅助治疗也称为诱导治疗，是指在手术前对患者进行化疗或放疗。因为手术在 SCLC 治疗中的作用有限，因此，此方案主要用于 NSCLC。新辅助治疗的原理，术前进行化疗或放疗，可缩小肿瘤体积，以便于完整切除肿瘤。或者在对局部病灶进行治疗前，清除微小的远处转移病灶。而且，刚刚能够被切除或不能切除的肿瘤，可能对诱导治疗产生良好反应，使手术成为可能。目前的数据显示，新辅助化疗可对局部或局部晚期的 NSCLC 患者，提供更多获益，如增加中位生存时间和无病生存时间及降低转移风险。

有人置疑，诱导化疗药物的毒性可能会延迟手术时间。如果肿瘤对诱导化疗没有反应，那么可能出现病情进展的危险。但是目前的数据显示，超过 90%的接受新辅助治疗的患者，仍然可进行既定的手术。目前，这是局部晚期肿瘤患者（Ⅲ期）最常用的治疗方案。

目前的研究，旨在对比新辅助治疗和辅助治疗对早期 NSCLC 患者的疗效差异。研究对联合辅助治疗的诱导治疗和手术的获益进行评价，但目前尚无明确的结果。

（1）单克隆抗体：贝伐单抗（bevacizumab）和西妥昔单抗（cetuximab）是 IgG 单克隆抗体，对 NSCLC 有一定疗效。贝伐单抗可对抗血管内皮性生长因子（VEGF），后者可促进肿瘤血管生成，有助于肿瘤生长和提供良好微环境。一项大型临床Ⅲ期试验显示，贝伐单抗可增加晚期非鳞状细胞 NSCLC 的生存时间，已经被写入治疗指南。

肺鳞状细胞癌不应该用贝伐单抗进行治疗，因为可能会增加出血事件的风险。这个不良反应和贝伐单抗给药有关。西妥昔单抗针对表皮生长因子受体（EGFR），后者是肿瘤细胞表面的细胞因子受体，和肿瘤的存活和增生有关。这个单克隆抗体，毒副作用比传统化疗药物更轻，和化疗药物联用具有协同作用。最近研究显示，在治疗复发或转移的 NSCLC（ⅢB～Ⅳ）时候，西妥昔单抗联合顺铂和长春瑞滨，治疗 NSCLC 可有获益。

（2）酪氨酸激酶抑制药：酪氨酸激酶抑制药（TKIs），针对细胞内特异性的传导生长和存活信号的蛋白发挥作用。目前有两个 TKIs 可用于治疗肺癌：厄罗替尼和吉非替尼。这些药物，和西妥昔单抗一样，针对一些肿瘤细胞表面突变或过度表达的 EGFR。厄罗替尼和吉非替尼结构相近，作用机制相似。但是有数据显示，对未经选择的人群，厄罗替尼可提高生存率而吉非替尼未显示疗效。因此，吉非替尼的应用受到限制，除非 FDA 能够找到一个有效的预测筛选方法，以确定哪些患者会对治疗有反应。

药物基因组学和药物遗传学，可能很快会被应用于筛选 NSCLC 病人：哪些患者应该接受口服 EGFR 抑制剂，如吉非替尼或厄罗替尼。大量的临床前期和临床研究显示，EGFR 激酶区域的某些突变，如 L858R 和 del746～750，和药物治疗有效性明显相关。EGFR 的其他突变，如 T790M，和肿瘤对这些抑制剂产生抵抗有关，因为这些突变可导致药物和受体的结合下调。EGFR 突变，在女性、亚洲人群、组织学为腺癌以及非吸烟者更多见。此外，如果存在 KRAS（在肺癌中的另一个癌基因）激活突变，也和临床肿瘤对 EGFR 抑制剂的抵抗相关。这些研究结果促进指南提出建议：在选择患者进行 EGFR 激酶抑制剂治疗之前，评价肿瘤的 EGFR 和（或）KRAS 的突变状态非常重要。如果患者 EGFR 的 19 和 21 外显子发生突变，治疗可能产生最大的获益。但是那些在 EGFR 的 20 外显子或 KRAS 的 1 或 2 外显子，可能得到很少的获益。目前，常规检测 KRAS 和 EGFR 的基因表型，尚未进入肺癌的诊疗常规。除了厄罗替尼和吉非替尼，其他"多靶向"

的针对 EGFR 和其他细胞内信号传导的 TKIs 正在进行临床试验，对肺癌的治疗显示出一定的疗效。

5. 小细胞肺癌　SCLC 一般表现为广泛转移性疾病（大约 60%～70%的新发病例），并且进展很快。小细胞肺癌对化疗和放疗反应很好，但是有反应的时间很短。在 1969 年，放射治疗成为标准，因为当时的一项随机研究显示，放疗可能使根治成为可能，而手术却不能。在大量的患者中，化疗±放疗，是最常用的治疗选择。即使肿瘤对化疗产生完全反应，肿瘤往往在 6～8 个月后复发，复发后的存活时间更短，通常大约 4 个月。因此可以推测，局限期肿瘤患者，存活时间为 14～20 个月，而广泛期患者，存活 8～13 个月。图 6-2 显示 SCLC 的常规治疗路径。

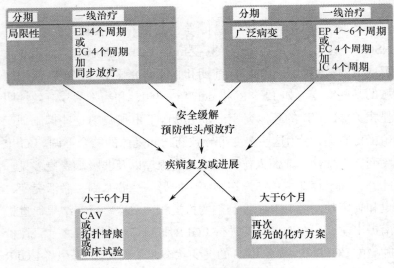

图 6-2　小细胞肺癌的治疗总览

注：CAV. 环磷酰胺，多柔比星，长春新碱；EC. 依托泊苷，卡铂；EP.依托泊苷，顺铂；IC. 伊立替康，顺铂

（1）局限期疾病：局限期 SCLC 的化疗方案是依托泊苷-顺铂（EP）。对于能够耐受联合治疗的患者，同时进行放化疗，可带来最大的生存获益。在有些不能耐受顺铂的患者，可选择卡铂代替顺铂。

在欧洲国家，三药联合化疗，含有蒽环霉素，已经成为主要治疗方案。然而，日益增多的证据显示，三药联合化疗方案，不如 EP 联合放疗的疗效，且毒性更大。因此，指南推荐 EP 方案联合同步放疗。因为 SCLC 患者常出现中枢神经系统复发，因此有临床研究来评价预防性头颅放疗（PCI）的疗效。一项关键的研究显示，PCI 降低脑转移的发生率，3 年存活率从 15% 增加到 21%。局限期的 SCLC 患者，如果在治疗后获得完全缓解，应接受 PCI 治疗。

（2）广泛期疾病：铂类药物化疗，尤其是 EP，是首选方案。日本一项研究显示，和 EP 方案相比，伊立替康联合顺铂可延长大约 3 个月的存活期。伊立替康联合顺铂，发生严重中性粒细胞缺乏的副作用风险更低，但中度和重度的腹泻发生率增加。美国对这项化疗方案进行验证，并未显示优于 EP 的疗效。因此，目前 EP 方案仍然是美国治疗广泛期 SCLC 的首选方案。因为新发 SCLC 患者对化疗的敏感性很高，因此这些患者都必须监测肿瘤溶解综合征的症状，并进行相应的预防性治疗。

广泛期疾病，不常规进行同步放疗。但是，对化疗有效的患者，PCI 可提供明显的获益。一项重要研究显示，应用 PCI 后，中位存活时间从 5.4 个月增加到 6.7 个月，1 年生存率从 13.3% 增加到 27.1%。另一个获益是脑转移的发生率降低（从 14.6% 到 40.4%）。

（3）复发性疾病：复发的 SCLC 治疗主要取决于复发的时间。如果在 6 个月内复发，且患者的身体状态能够承受，可以考虑二线治疗方案（见患者治疗和监测）。最常用的二线化疗方案是拓扑替康单药或 CAV（环磷酰胺，阿霉素，长春新碱）。如果复发在 6 个月以后，可以重复进行原来的化疗方案。身体状态差的患者往往采用姑息性支持治疗。

6. **非小细胞肺癌** 治疗 NSCLC 的第一步是明确临床分期，决定能否切除肿瘤。这个决策，需要对肺癌手术有经验的胸外科医生的参与。治疗方案的选择决定于疾病的病程（例如局限期，局限进展，或转移），PS 和能够接受切除手术。

（1）局限期疾病（ⅠA 期、ⅠB 期和ⅡA 期）：局限期疾病包括分期ⅠA～ⅡA。往往有较好的预后，因为 40%～60% 的患者，在诊断后，可能存活时间超过 5 年。对于局限期疾病，治疗目标是根治疾病，手术是首选。ⅠA 肿瘤临床很少看到，可能只需要手术治疗。在这种情况下，新辅助或辅助治疗是否获益尚不明确。如果手术切除的肿瘤边界为阳性，建议放疗或再次手术切除。分期ⅠB、ⅡA 和局部晚期ⅡB NSCLC，要接受辅助化疗。患者手术切除的边缘如果为阳性或可疑阳性，需要接受放疗。放疗往往和辅助化疗联合进行。在这种情况下的治疗方案选择并不明确；然而，临床研究显示，最有效的是顺铂和长春瑞滨。

（2）局部晚期疾病（ⅡB 期和ⅢA 期）：局部晚期疾病的患者，应该考虑手术治疗。在术前，可进行新辅助化疗联合放疗，具体的治疗方案在不同医疗机构存在差异。在诱导化疗期间，肿瘤有可能长大进而妨碍了手术治疗，这时需要改变化疗方案。如果一旦诱导化疗有反应，就需要尝试进行手术切除，可以加用或不加用辅助化疗。对于难以切除的局部晚期肿瘤，可以同时进行含有顺铂的化疗和放疗。

（3）晚期或转移性疾病（ⅢB 期和Ⅳ 期）：如果患者 ECOG 的 PS 评分能够耐受化疗（0～1），那么晚期疾病需要进行化疗。含有顺铂的化疗方案具有总体最高的反应率 25%～35%，和最好的生存时间，1 年存活率达到 30%～40%。可供选择的铂类治疗方案很多。一些ⅢB 期的患者，可以给予顺铂和依托泊苷，同时进行放疗。然而，对于难以手术切除的Ⅲ期患者，常用的方法还有含铂药物进行化疗，不进行放疗。最佳的治疗方案还有待商榷。有人对顺铂和卡铂的等效性尚存疑虑。为进一步阐明这个问题，最近的一项荟萃分析显示，当和其他药物联合应用治疗晚期NSCLC 时，顺铂的疗效优于卡铂。就像任何荟萃分析一样，方法学上具有局限性，临床医生应该自己做出决定。此外，两个不含有铂类的化疗药物方案，显示出相似的反应率和生存获益。吉西他滨–紫杉醇和吉西他滨–多西他赛两个方案，治疗反应和存活时间，同含铂化疗药物相似。因此，对于因合并症或其他原因而不能耐受顺铂毒性的患者，可以选择这些替代治疗方案。以下NSCLC 化疗方案，总体上认为疗效均相似：

- 紫杉醇–顺铂
- 紫杉醇–卡铂
- 顺铂–吉西他滨
- 顺铂–多西他赛
- 卡铂–多西他赛
- 顺铂–长春瑞滨
- 吉西他滨–紫杉醇
- 吉西他滨–多西他赛
- 顺铂–培美曲塞

一项大型的随机临床研究，对前 4 个方案的疗效进行比较，显示相似的治疗反应和存活时间。紫杉醇–卡铂治疗组，更少出现危及生命的毒副作用和治疗相关的死亡。可能有人会认为，紫杉醇–卡铂是最佳的选择，然而，此治疗组，需要超过 24h 点滴紫杉醇，而临床中这样用药非常困难。最常用的卡铂–紫杉醇化疗方案，在 3h 内在门诊注射更高剂量的紫杉醇，而不是让患者住院接受 24h 的输液。因此，从这项研究中得到药物毒性更小的结论，不能应用到临床。因此，以上的化疗方案中，也不存在哪一个最好。紫杉醇（多西他赛和紫杉醇）常常用于晚期 NSCLC。对紫杉醇过敏的患者，可选择清蛋白结合的紫杉醇来替代多西他赛或紫杉醇。清蛋白结合的紫杉醇制剂，不包括蓖麻油（cremophor-EL）赋形剂，这些物质被认为可能和紫杉醇相关的毒副反应有关。

①靶向药物治疗：尽管目前尚不明确哪些药物组合最为有效，有关评价把一些靶向药物添加到铂类化疗药物中的疗效的新研究正在进行。把贝伐单抗添加到卡铂-紫杉醇（3h 输注）方案中，可增加治疗反应率，延长无病生存时间 1.7 个月，总体存活时间延长 2.3 个月。因此，有人建议把卡铂-紫杉醇加上贝伐单抗作为治疗的新方案。根据这项研究的入选/排除标准，只有当患者满足以下条件时，才推荐添加贝伐单抗：

- 组织学显示非鳞状上皮细胞（只有 NSCLC）；
- 无咯血病史；
- 无未经治疗的中枢神经系统转移的病史；
- 无同时进行抗凝治疗（例如伊诺肝素，肝素，或华法林）。

在临床试验中，允许应用小剂量阿司匹林；
- 化疗并不引起血小板减少症的风险明显升高（超过 10%）。

有趣的是，贝伐单抗并未显示出和其他化疗方案的协同作用。当和顺铂-杰西他滨联用时，未显示延长生存时间的获益。因此，此药物只能用于卡铂-紫杉醇。抗 EGFR 单克隆抗体西妥昔单抗，当联合顺铂-长春瑞滨方案时，可延长生存时间。FLEX 临床研究显示，治疗复发性或转移性 NSCLC（分期ⅢB～Ⅳ），西妥昔单抗添加到顺铂-长春瑞滨，可延长生存时间 1.2 个月。这项研究的对象为未经过化疗的 PS0～2 的患者，他们的肿瘤组织免疫组化 EGFR 阳性。目前尚不明确，这个方案和贝伐单抗加上卡铂-紫杉醇的疗效之间的差异。因为贝伐单抗已经证明有效，并且可延长生命。顺铂，长春瑞滨和西妥昔单抗只可能用于那些应用贝伐单抗有禁忌证的患者，例如肿瘤含有鳞状细胞组织学成分。在化疗药物中增加 EGFR TKIs（厄罗替尼或吉非替尼），未显示更多获益。

②体能状态差的患者：对 PS 评分为 2 的患者进行治疗，尚存争议。尽管 PS 2 的患者，一般存活率更低，对顺铂化疗的毒性反应更大，低毒性单个药物方案可能为这类患者提供生存获益。对晚期肿瘤患者，这种治疗方案也代表了一种对症治疗。例如，培美曲塞、吉西他滨和多西他赛，可用于这类情况。在 PS 为 3 或 4 的患者，化疗一般可能导致更高的毒性，未能显示生存获益。因此，治疗的目的是缓解症状，而不是根治疾病。

（4）疾病的复发和进展：尽管患者对最初的治疗有反应，很多患者会出现疾病复发。如果复发为局灶性，需要考虑手术的可行性。如果患者的一般状态好，PS 评分 0~1，二线化疗方案可提高生存率。尽管这个时候也可以选择含有铂类的两个化疗药物，但推荐单药治疗，如多西他赛、培美曲噻，或厄罗替尼。一般状态差的患者，PS 评分 3~4，一般不再进行化疗，而是提供支持治疗。此外，复发时可考虑三线治疗方案，如厄罗替尼，如果这个药物原先未曾应用。除此以外，可考虑重复单药治疗方案或给予最佳支持治疗。

六、患者处理和监测

1. 药物毒性的处理　知道何时以及如何应对化疗药物不良事件，非常重要。如果不及时处理，可能导致化疗延误，药物剂量减少，甚至导致治疗失败。考虑到肺癌可能危及生命，患者和医护人员都愿意承受严重的甚至危及生命的治疗不良反应，且治疗能够对患者发挥有利作用。有很多方法用于预防和减轻化疗药物相关的不良反应。这些方法一般具有药物特异性，总体上包括保持足够的水化，应用适当的预防性药物降低化疗药物毒性，使用生长因子来对抗化疗药物引起的血细胞减少。

（1）毒性分级：为了对不良事件进行标准化的分级，国家癌症中心（NCI）制定了通用毒性评分标准（common toxicity criteria，CTC，V3.0）来评价化疗相关的不良事件。对于发生 3 级和 4 级毒性反应的患者，需要对下一个周期的化疗药物进行调整。常见的调整方法包括减少化疗药物剂量，药物干预或预防毒性反应。CTC 是评价某一个化疗方案毒副作用的有效工具，能提高医生咨询患者的能力，也能决定是否需要采取适当的措施预防。

（2）剂量强度和生长因子：剂量强度是指，和计划的每周每平方米的药物毫克数量相比，实际给予的药物剂量的百分数。维持剂量强度，例如按时给予拟定的药物剂量，可影响某些肿瘤（如乳腺癌）患者的生存时间。然而，在肺癌的治疗中，药物剂量强度的重要性尚未明确。为了维持剂量强度，有时需要用其他药物对抗化疗药物的严重毒副作用，因为这些毒副作用会影响或延误下一次给药。在肺癌的化疗中，最常见的 3 级或 4 级毒副作用是粒细胞减少症。这些患者容易出现严重的或危及生命的细菌感染。因此，粒细胞减少的患者，在发热时经验性应用广谱抗生素。如果患者出现过粒细胞减少性发热，在下一个化疗周期时，需要考虑减少药物剂量，或应用生长因子，如非格司亭（惠尔血）或沙格司亭，以维持化疗药物的剂量强度。然而，没有数据显示肺癌患者应用集落刺激因子维持剂量强度可带来生存获益。

有些证据显示，肺癌患者应用集落刺激因子，可降低粒细胞缺乏引起发热的次数，住院时间和抗生素的用量。但是，因为缺乏生存获益的证据，因此不推荐常规预防性应用集落刺激因子。

（3）恶心和呕吐：铂类药物是肺癌最主要的抗肿瘤药物，患者发生恶心和呕吐的风险很高。尤其在很多方案中需要大剂量顺铂。学会如何预防和治疗化疗药物导致的恶心和呕吐（CINV）是非常重要的，因为几乎所有药物都是高度的致呕吐剂。尽管药物导致的恶心呕吐机制尚未完全明确，根据化疗药物给药时间和发生恶心呕吐的时间关系，把恶心呕吐分为三大类：急性 CINV，发生在给药后 1~24h；迟发性呕吐，发生在给药后 1~5d；预期性呕吐，已经过化疗的患者，在下一个化疗药物周期之前出现恶心呕吐。急性 CINV 主要由血清素结合到迷走神经的 5-HT$_3$ 受体所致。迟发性 CINV 的发病机制多样，可能和 P 物质刺激中枢神经系统的神经激肽-a 受体有关，这也是糖皮质激素治疗有效的原因之一。预期性 CINV 是一种学习而成或条件反射所致，主要的影响因素有既往的急性或迟发性 CINV 和焦虑。预期性 CINV 可通过预防或苯二氮䓬类药物治疗，如劳拉西泮和阿普唑仑。因为这些药物不仅具有止吐作用，还具有减少记忆和抗焦虑作用。主要有三类拮抗药，预防和治疗急性和迟发性 CINV，分别针对：5-HT$_3$ 受体，多巴胺 D$_2$ 受体和 NK-1 受体。5-HT$_3$ 受体的拮抗药是预防急性 CINV 最有效的药物。然而，它们仅推荐用于中度-重度导致呕吐药物的预防，主要因为药物费用高，见表 6-5。阿瑞匹坦是唯一获得批准的用于预防 CINV 的 NK-1 受体拮抗药。对急性 CINV，它具有中度作用，但可加强其他药物的疗效。对预防迟发性呕吐非常有效。在患者服用高度或中度呕吐化疗药物时，推荐服用此药。因为费用问题，阿瑞匹坦的应用受到一定限制。D$_2$ 受体拮抗药也被用于治疗精神分裂症，对急性和迟发性 CINV 有一定疗效。但整体上，在治疗急性和迟发性 CINV，这类药物的疗效弱于 5-HT$_3$-受体拮抗药。因此，此类药物仅限于轻度或中度恶心呕吐化疗药物的患者，作为预防用药或在全剂量 5-HT$_3$-受体拮抗药和（或）阿瑞匹坦用药后的补充用药。它们的价格相对较低，但是可引起明显的不良反应。糖皮质激素，主要是地塞米松，具有较好的止吐作用，可单药用于预防急性 CINV，也可以和 5-HT$_3$-受体拮抗药或 D$_2$ 受体拮抗药联合用药治疗急性和迟发性 CINV。一般需要根据不同的化疗药物选择止吐药物，但是需要考虑到患者具有的呕吐特异性危险因素，包括年轻人、老年人、女性、妊娠呕吐史、晕车晕船人员和很少饮酒的患者。

（4）腹泻：化疗药物引起的腹泻是一种严重的不良反应，必要时应该药物干预。肺癌化疗药物最常用的是伊立替康。对症治疗包括洛派丁酸（开始时口服 4mg，然后每间隔 2h 服用 2mg，直到症状缓解。睡眠期间可以间隔 4h 服用 4mg。或应用奥曲肽（开始皮下注射 100 mcg q8h，根据治疗反应调整剂量）。治疗目标是缓解腹泻，提高生活质量。

表 6-5　治疗 CINV 的药物

分类	适应证	药物	剂量	半衰期（h）
NK-1 抑制药	急性/迟发性NV	阿瑞匹坦	口服125mg，d1；每天80mg 口服 d2～3	9～13
			115mg IV d1；	9～13
		福沙吡坦	阿瑞匹坦，每天80mg 口服 d2～3	
5-HT$_3$ 抑制药	急性NV	昂丹司琼	D1：口服 16～24mg 或 8～12mg IV； D2～4：每天口服16mg或每天8mg IV	3～6
		帕洛诺司琼	0.25mg IV d1	40
		格雷司琼	D1～4：口服1～2mg或 0.01mg/kg IV	4～12
		多拉司琼	D1～4：口服100mg 或每天100mg IV	8（活性代谢产物）

（续 表）

分类	适应证	药物	剂量	半衰期（h）
D$_2$拮抗药	急性或迟发性NV，突破性呕吐的治疗	氟哌啶醇	1～2mg 口服 q4～6h 或 1～3mg IV q4～6h	20
		奥氮平	2.5～5mg 口服，bid	20～50
糖皮质激素	急性或迟发性NV的辅助用药	地塞米松	D1：12mg IV或口服 D2～4：每天18mg IV或口服	2～4生物活性半衰期36～54
苯二氮䓬类	预期性NV	罗拉西泮	化疗前夜和化疗日早晨，口服0.5～2mg	12～16
	预期性NV	阿普唑仑（alprazolam）	从治疗前夜开始，口服0.5～2mg tid	12～16

注：CINV. 化疗导致的恶心和呕吐；NV：恶心和呕吐

2. 监测 在手术或药物治疗患者病情缓解后，需要密切监测肿瘤有无复发。国家全面治疗肿瘤网络（NCCN）指南建议，治疗后2年内，每间隔3～4个月进行体格检查和拍胸片。如果在这段时间内未发现异常，此后3年，可每间隔6个月随访1次。然后每年1次。推荐每年进行低剂量螺旋CT扫描。此外，建议戒烟，可以选择药物来帮助戒烟。尽管没有证据显示，NSCLC治疗期间持续吸烟者有更差的反应，但是继续吸烟可能增加将来发生继发性肿瘤的风险。

和NSCLC不同，一些数据显示，局限性SCLC患者如果在治疗期间继续吸烟，预后会更差。

3. 并发症

（1）恶病质和厌食症：恶病质是一种严重的消耗性综合征，可见于很多肿瘤患者。尽管在晚期肿瘤患者更多见，某些局限性疾病也可有此表现。恶病质以分解代谢为主，导致机体肌块的消失，包括脂肪含量和瘦肉含量的减少。恶病质的发生机制尚不明确，可能和肿瘤坏死因子-a 等炎症因子有关。厌食症指患者没有胃口，不愿进食。厌食症可加重恶病质，引起死亡。当厌食症导致恶病质时，需评价患者引起厌食的潜在病因。肺癌患者出现厌食症的原因有很多，包括放化疗相关的 CINV、食管炎和黏膜炎，肿瘤导致消化道的梗阻，鸦片类止痛药物引起的便秘，焦虑和抑郁等心理因素。针对潜在病因进行药物治疗，如抗抑郁治疗，或对肿瘤进行姑息性治疗，可改善这些症状。此外，食欲刺激剂，如大麻类似物屈大麻酚（每天两次，每次 2.5mg，与餐同服。根据症状可逐渐增加到最大剂量 20mg/d），或醋酸甲地孕酮（口服，400～800mg/d），有助于增加食欲。

恶病质的治疗更为困难，可能随着潜在肿瘤得到治疗而改善。营养咨询可能有所帮助，普遍认为，恶病质更多归因于内在的病理生理过程而不是营养不良。

（2）副瘤综合征：副瘤综合征是指肿瘤不通过转移，而引起的全身症状。肿瘤分泌的生物活性因子，能够刺激或抑制激素的产生、自身免疫和免疫复合物的产生，或引起免疫抑制。肺癌，尤其是小细胞肺癌，容易引起副瘤综合征。如果这些综合征引起急性生理或病理应激或严重影响健康，应该进行药物治疗。如果可能，应该针对原发肿瘤进行治疗，肿瘤消失后症状可缓解。

病例分析（第 4 部分）

根据提供的信息，为该患者提供一个治疗计划。包括（a）治疗目标；（b）评价预期的毒副作用；（c）制定随诊计划，评价治疗反应和长期监测。

（3）支持治疗：最后，很多患者会因肺癌而死亡。当肿瘤不能被根治时，需要支持治疗，包括对症处理和改善生活质量。通常情况下，转移病灶可以考虑手术切除，或放疗以缩小肿瘤体积。在这种情况下，需要时刻提醒医生，治疗目的是最大程度延长生命，提高生活质量。低毒性的单药化疗，或靶向性治疗和支持治疗（包括对乏力和疼痛的处理），是姑息治疗的主要措施。

七、疗效评价

治疗后，评价治疗是否达到目标。药物治疗有效还是疾病进展？如果患者接受支持治疗，那么需要评价患者的症状是否改善以及生活质量有无提高。一定要在文档中客观记录支持治疗的疗效。

本章所引用的英文缩略语

5-FDG	5-氟脱氧葡萄糖
5-HT	5-羟色胺-3
CAV	环磷酰胺，多柔比星，长春新碱
CINV	化疗导致的恶心和呕吐
CTC	通用毒性评价标准
ECOG	东方协作肿瘤小组
EGF	表皮生长因子
EGFR	表皮生长因子受体
EP	依托泊苷，顺铂
ETS	环境烟雾吸入者
GM-CSF	粒细胞-巨噬细胞集落刺激因子
G-CSF	粒细胞集落刺激因子
IALT	国际肺部辅助治疗研究
NCCN	美国复杂性癌症网络
NSCLC	非小细胞肺癌

PCI	预防性头颅放疗
PET	正电子发射显像
PORT	术后放疗
PS	体能状态
SCLC	小细胞肺癌
SVC	上腔静脉
TKIs	酪氨酸激酶抑制药
TNM	肿瘤，淋巴结，转移
VEGF	血管内皮生长因子

患者治疗和监测

1. 回顾患者的病史和既往史，患者有哪些有关肺癌的危险因素？

2. 核实疾病的病理和临床分期，评价患者的 PS。是否适合手术？手术是否会对下一步治疗产生影响？

3. 根据治疗目标制定计划。如果采用姑息治疗方案，治疗相关的毒副作用会如何影响治疗？

4. 如果选择化疗，详细告诉患者化疗的风险和获益。让患者在采取进一步治疗措施前全面理解这个问题。

5. 核实化疗的各种药物剂量。预计可能会出现哪些主要的毒副作用。

6. 治疗过程中评价毒副作用。如果副作用严重，需要减少药物剂量或对症进行药物治疗。根据 NCI CTC V3.0 的评分标准记录毒副作用的分级。

7. 评价治疗反应。患者是完全缓解还是部分缓解，疾病稳定还是疾病进展？会如何影响下一步治疗方案？

8. 如果患者缓解，制定一个监测计划。哪些症状或体征提示疾病进展？

9．推荐一项戒烟计划，或其他计划帮助患者降低癌症风险。

自我评价问卷和答案可在以下网址查询
http：//www.mhpharmacotherapy.com/pp.html

（译　者　张洁莉；审　校　茅江峰）

第 7 章　乳腺癌

Gerald Higa

学习目标

学习本章后读者将能够：

1．了解乳腺癌发病风险增加的相关因素。

2．评估早晚期乳腺癌患者的相关症状与体征。

3．了解适于乳腺癌筛查的技术方法，探索如何将其更好地应用于公共领域。

4．讨论目前可用的乳腺癌预防手段。

5．掌握实用的临床预后指标。

6．确定可从乳腺癌全身辅助治疗中获益的病人群体。

7．确定早期、局部晚期和转移性乳腺癌的治疗目标。

8．确定转移性乳腺癌患者内分泌治疗、化疗和生物治疗的适应证。

9．根据特定患者及其疾病特点为转移性乳腺癌患者提供适合的化疗方案。

10．了解曲妥珠单抗在早期和晚期乳腺癌治疗中的作用。

主要概念

1. 诊断乳腺癌的患者中有近 75% 为 50 岁以上女性。对该年龄组人群进行常规筛查可降低乳腺癌病死率达 20%～40%。

2. 乳腺癌诊断时多为早期，此期治愈率极高。

3. 早期乳腺癌的局部治疗包括改良根治术或肿块切除术联合外照射放疗。同侧腋窝手术方法有完整的 I/II 区腋淋巴结清扫术或前哨淋巴结活检术＋淋巴结探查。

4. 辅助内分泌治疗可降低激素受体阳性早期乳腺癌患者的复发率与病死率。辅助化疗可降低所有早期乳腺癌患者的复发率与病死率。

5. 从目前进行的临床试验报道的结果来看，对化疗药物的方案、剂量、疗程以及内分泌治疗的选择尚存争议，且一直在变化中。

6. 新辅助化疗适用于局部晚期或炎性乳腺癌病人，之后继以局部治疗和进一步的全身辅助治疗。

7. 辅助化疗目的是治愈疾病，已发生转移的患者化疗目的是为了改善或维持病人的生活质量。

8. 激素受体阳性转移性乳腺癌患者的初始治疗通常应包括激素治疗。

9. 对初始激素治疗有效的激素受体阳性的转移性乳腺癌患者通常对二次激素治疗也有效。

10. 有 50%～60% 以前未接受过化疗的转移性乳腺癌患者对化疗有效；含蒽环类和紫杉类药物的化疗方案最有效。

在美国，尽管乳腺癌发病率持续上升，但病死率在过去 20 年间却不断下降。这一趋势反映出早期发现及有效疗法方面的成功进展。大多数乳腺癌患者的治疗为药物与非药物的联合治疗。

一、流行病学与病因学

乳腺癌是美国女性最常见的恶性肿瘤，为仅次于肺癌的第二位癌症死因。据估计，2009 年有 194 280 例乳腺癌新发确诊病例，有 40 610 名女性死于乳腺癌。白种人的估算新发病例数（82%）和死亡人数（80%）比例最大。除浸润性乳腺癌外，估计 2007 年美国有 62 000 女性被诊断为原位癌。乳腺癌的中位诊断年龄在 60～65 岁。

大多数乳腺癌诊断时肿块较小（≤2cm），可见于各民族与种族群体。但与白种人相比，黑种人及一些少数民族女性诊断时的疾病分期较晚，这反映出在乳腺钼靶筛查的使用与治疗及时性上的差异。乳腺癌病因未知，但目前已发现一些可增加女性乳腺癌发病概率的因素。这些危险因素及有关病原学方面的信息表明，激素、遗传因素和环境与生活方式间的相互作用促进了乳腺癌的发生。

与乳腺癌发生密切相关的两项因素为性别和年龄。尽管人们通常认为乳腺癌是一种局限于女性的疾病，但在 2006 年仍有约 2000 名男性患者被确诊为乳腺癌。将分期和其他已知预后因素进行校正后发现，男性与其女性患者几无差异，所接受的治疗方案也类似。

乳腺癌发病率随年龄增长而增加。最常被引用的乳腺癌统计数据可能是：每 7 名女性中有 1 人将患乳腺癌。应该强调的是，这是从出生至 110 岁时的一生累积发病风险，估计值经每 10 年存活概率加权得来。该数值常被误读为每年 7 名女性中有 1 人被诊断为乳腺癌。Feuer 及同事设计了一种更有效的方法，即按照年龄区间列出危险数据。如表 7-1 所示，40 岁之前女性乳腺癌发病风险大约为每 250 人中有 1 人患病。从表中可以明显看出，尽管乳腺癌的累积发病概率随年龄增长而增加，但半数以上的患病风险发生于 60 岁以后。

表 7-1　SEER 地区各族女性 1998—2000 年乳腺癌发病风险

年龄区间（岁）	区间内浸润性乳腺癌发病概率（%）
30～40	0.40 或 1/250
40～50	1.45 或 1/69
50～60	2.78 或 1/36
60～70	3.81 或 1/26
出生至死亡	13.51 或 1/7

多达 85% 的美国女性有"乳房肿块"，可能的临床诊断为纤维囊性乳腺病或乳腺良性病变。数据显示，乳腺良性病变或纤维囊性病往往与增生无关，这些女性的乳腺癌患病风险并不增加。但需要指出，有时由于患者或医生未能查到真正的恶性病变，"乳房肿块"可能会延误乳腺癌的诊断。

（一）内分泌因素

多种内分泌因素与乳腺癌的发生有关。其中许多因素与总月经期延长有关。月经初潮早（12 岁之前）和绝经迟（55 岁之后）的女性乳腺癌发生风险增加。类似地，研究者报道称，35 岁前行双侧卵巢切除术降低罹患乳腺癌的相对风险。文献报道，未生育和初次生产年龄较大（≥30 岁）者乳腺癌发病风险增加 2 倍。

长期应用激素替代治疗和同时应用孕激素似乎增加乳腺癌发生风险。有乳腺癌史为绝经后雌激素替代治疗的禁忌证。然而，大多数专家认为，目前小剂量口服避孕药的安全性与获益超过其潜在危险，不必更改口服避孕药的处方原则。已知口服避孕药降低卵巢癌发生风险约 40%，降低子宫内膜癌发生风险约 60%。

（二）遗传因素

无论是个人史或家族史，都可影响女性乳腺癌发生风险。有乳腺癌过去史的患者对侧乳腺癌发生风险增加约 50%。罹患乳腺癌也增加子宫癌和卵巢癌发生风险。

乳腺癌家族史与女性自身乳腺癌罹患风险有关，但并非密切相关，该观点得到认可已久。与家族史有关群体的总体乳腺癌发生率为 6%～12%。与乳腺癌家族史特定类型相关风险的循证研究提示，下列因素可增加乳腺癌发生风险：

1. 一级亲属有乳腺癌患者增加女性乳腺癌发生风险 1.5～3 倍（取决于年龄）。

2. 一名或多名一级亲属乳腺癌发生年龄＜45 岁与乳腺癌发生相对危险增高有关。

3. 多名一级亲属患乳腺癌与乳腺癌发生危险升高并不一致。

4. 二级亲属患乳腺癌增加女性乳腺癌发生风险约 50%〔相对风险（RR）1.5〕。

5. 母系和父系家族成员罹患乳腺癌对乳腺癌发生风险的增加相类似。

在 20 世纪 90 年代，发现遗传性乳腺癌和卵巢癌患者 17 号染色体长臂(17q21)上的 BRCA1 基因异常比例较高。名为 BRCA2 的另一乳腺癌基因定位于 13 号染色体上。两基因均为肿瘤抑制基因。有明显乳腺癌或卵巢癌或两者皆有的家族史，以及携带 BRCA1 表型突变的女性，一生中乳腺癌发生风险约为 85%，卵巢癌发生风险约为 60%。BRCA2 携带者的乳腺癌发生风险与之类似，但卵巢癌发生风险则相对低得多。与美国其他种族相比，东欧血统犹太人（德系犹太人）BRCA1 和 BRCA2 种系突变携带者比例尤其高（2.5%）。

目前有商品化的筛查检测试剂盒可用，应在遗传咨询师的指导下操作。推荐有高危家族史的 BRCA1 和 BRCA2 携带者完成生育后行卵巢切除术。双侧全乳房切除术确实可降低乳腺癌发生；但是，行预防性乳房和卵巢切除的患者中也有发生乳腺癌和卵巢癌的报道。对于不愿行预防性手术切除的 BRCA 携带者来讲，推荐每 6 个月进行 1 次乳房钼靶摄片检查，并考虑应用他莫昔芬治疗。

（三）环境和生活方式因素

实验和流行病学证据显示，乳腺癌和西方饮食方式（高热量、高脂肪和烹调过度的肉类）之间存在关联。绝经后肥胖女性和体脂分布于腹部周围似乎也增加乳腺癌发生危险。一项近期发表的荟萃分析显示，酒精摄入与乳腺癌间存在中等程度正相关，呈剂量-反应关系。吸烟及乳房增大成形术未显示增加乳腺癌发生风险。锻炼可能对乳腺癌有中等程度的保护作用。

病例分析（第 1 部分）

BB 是一名 65 岁女性，因右乳外上象限有一较小的质硬肿块前来就诊。肿块至少已发现 3 个月。既往乳房钼靶摄片检查正常，但有大约 3 年未行该项检查。乳房肿块不痛。无乳头溢液，皮肤外观正常。左乳正常。有高血压病史，绝经大约 10 年。不吸烟，偶尔饮杯葡萄酒。无乳腺癌家族史，但有一妹妹于 58 岁患卵巢癌，父亲 85 岁时患前列腺癌。10 岁月经来潮，怀孕 2 次（第 1 次为 25 岁），两个女儿均健康，自 55 岁绝经后开始服用 Prempro（已 10 年）。

该患者的乳腺癌危险因素是什么？

原子弹爆炸幸存者，因产后乳腺炎行照射治疗患者，结核治疗期间行多次 X 线透视检查患者，因恶性肿瘤行纵隔照射治疗患者的乳腺癌发生风险增加与照射有关。令人感兴趣的是，这一危险似乎局限于 40 岁之前接触照射者，提示乳腺癌"发病时间窗"出现于相对较早的年龄。包括每年乳房钼靶摄片检查在内的诊断性 X 线暴露剂量尚不足引起临床关注。

应该强调的是，60% 以上的女性乳腺癌未发现有可识别的主要危险因素，提示对该病的病因学研究还很不完善。

互联网上有许多用于评估患者罹患乳腺癌发生风险的计算公式。国立癌症研究院（NCI）发表了在线乳腺癌风险评估工具，被认为是最权威和最精确的评估标准（www.cancer.gov/bcrisk-tool）。乳腺癌风险评估工具为卫生专业人士设计，为女性个体提供 5 年和终生浸润性乳腺癌发生风险估计。

二、病理生理学

对乳腺病变进行病理学评估可以作出组织学诊断，明确有无影响预后的其他因素。这些预后因素包括存在坏死、淋巴管或血管侵犯、核分级、激素受体状态、增殖指数、非整倍体数量和 HER-2/neu 表达。

（一）浸润性癌

浸润性乳腺癌在组织学上表现为一组异质性病变。大多数乳腺癌为腺癌，根据其镜下表现分为导管癌或小叶型癌，其对应的正常乳腺组织分别为导管和小叶。不同组织学类型的乳腺癌预后不同，但由于临床试验中的患者通常不按组织学类型进行分层，故对其治疗反应是否存在差异尚不清楚。浸润性小叶癌常转移至脑膜和浆膜表面，以及其他罕见部位，而其他类型的乳腺癌通常转移至骨、脑或肝。

（二）非浸润性乳腺癌

同浸润性乳腺癌一样，非浸润性病变大体上可以分为导管癌和小叶癌两种。由于乳房钼靶摄片筛查和之后活检的普遍使用，以及病理科医生对非浸润性乳腺癌的认识，在过去的十年间乳腺原位癌的诊断明显增加。非浸润性乳腺癌的生物学及其适宜治疗的详细阐述不在本章范围之内，但下面会提及导管原位癌（DCIS）和小叶原位癌（LCIS）的一些明显特点，为读者提供一些更为全面阐述相关内容的优秀述评。

　　DCIS 较 LCIS 常见。重要的是要知道原位癌要按癌症来治疗。几十年来，单纯乳房切除或全乳房切除（不清扫淋巴结）一直是 DCIS 的标准治疗。保留乳房，即局部扩大切除后继以乳房组织照射，也许是乳房切除术的另一种有效治疗方法。尽管肿块切除之后放疗似乎不能改变 DCIS 患者的生存，但却能明显降低局部复发率，增加这些女性患者的保乳率。由于腋淋巴结累及率仅为 1%，故通常不行腋淋巴结清扫术。目前尚未得到证实接受局部治疗的 DCIS 患者应用细胞毒性化疗可从中获益。不过，DCIS 亚组患者，例如激素受体阳性患者，在行肿块切除联合放疗后，可能会从他莫昔芬治疗中获益。

乳腺癌临床表现与诊断

　　常见的早期症状包括：

　　①无痛肿块（90%病例）：孤立、单侧、实性、质硬、不规则、无触痛；

　　②刺痛或隐痛为首发症状（10%病例）。

　　罕见的早期症状包括：

　　①乳头溢液（3%女性和20%男性）、皮肤回缩或酒窝征，乳头湿疹样表现（Paget 癌）；

　　②皮肤明显红肿、发热，其下组织变硬（炎性乳腺癌）；

　　③转移症状：转移最常累及的组织为淋巴结（除腋窝和内乳淋巴结外）、皮肤、骨、肝、肺和脑。

大约10%患者因以下转移症状而首次治疗：骨痛、呼吸困难、腹部膨隆、黄疸、精神状态改变。

三、临床表现与诊断

（一）预防与早期发现

乳腺癌的预防目的是发现和去除危险因素。不幸的是，与乳腺癌发生相关的多种危险因素，例如乳腺癌家族史或乳腺及其他妇科恶性肿瘤个人史，无法改变。现在，乳腺癌易感基因的分离与克隆技术，可以对提示有"乳腺癌家族"史的女性进行筛查，发现预防性双侧乳房切除术的适当人选。预防性双侧乳房切除术目前无绝对适应证。对乳腺癌极高危女性考虑进行该项手术，尤其是对体格检查和乳房钼靶摄片检查难以对乳房加以评估的女性，以及一直莫名地担心会患上癌症的女性。

药物预防的观点来自于他莫昔芬临床试验结果。他莫昔芬是一种抗雌激素类药物，用于早期乳腺癌的辅助治疗。现已明确证实，乳房切除术后应用他莫昔芬治疗2～5年，不仅能降低对侧乳腺癌的发生，而且还有生存获益。在正确理论指导下的几项他莫昔芬临床试验，为化学预防降低乳腺癌发生风险提供了原理证明。最近，对这些试验所进行的一项荟萃分析表明，他莫昔芬对降低绝经前后女性雌激素受体（ER）阳性乳腺癌的发生风险有持续益处。

不过，预防试验的结果还证实了他莫昔芬使子宫内膜癌发病风险有所增加。这一担忧可能直接影响患者对化疗预防的接受性，寻找安全性更佳的药物的研究已经开始。现已发现一种与他莫昔芬类似，名为雷洛昔芬的药物，可降低绝经后骨质疏松高危女性脊柱骨折的发生率。由于雷洛昔芬也是一种抗雌激素类药物，因此也要密切监测其对乳腺和子宫内膜的影响。研究者发现，雷洛昔芬治疗 3 年后乳腺癌发生率明显降低，同时对子宫内膜无致癌作用。

"他莫昔芬和雷洛昔芬比较研究（STAR）"，旨在比较两种药物对浸润性乳腺癌高危（按 Gail 模型评定）的绝经后女性的预防作用。尽管两者在降低乳腺癌发生率上相近似，但考虑到子宫癌和血栓栓塞事件，雷洛昔芬的安全性较高。因此，雷洛昔芬是高危乳腺癌绝经后女性的首选化学预防药物。由于 STAR 试验未纳入绝经前女性，故他莫昔芬是经批准用于降低年轻患者乳腺癌风险的惟一用药。

芳香化酶抑制药用于辅助治疗的数据令人惊叹，同时也为其作为乳腺癌化学预防药物的可行性研究提供了理论基础及研究动力。研究第三代芳香化酶抑制药用于乳腺癌化学预防的临床试验已经开始。

乳腺癌早期发现的理论基于乳腺癌诊断时的分期与其治愈概率间的明确关系。因此，如果所有的乳腺癌均能在发病极早期被发现的话（例如小的原发肿瘤和淋巴结阴性），那么更多的患者就能够被治愈。美国癌症协会、美国预防服务工作组和国立癌症研究院均就乳腺癌早期发现提出筛查指南（表7-2）。所有这些筛查指南均包括对中危女性所做的推荐，关于高危女性的筛查也进行一些一般说明。全部乳腺癌中有将近75%发生于 50 岁以上女性，常规应用乳房钼靶摄片筛查可降低该年龄组乳腺癌病死率 20%～40%。关于乳房钼靶摄片筛查的争议主要局限于 50 岁以下女性。经过多年争论之后，上述三个指南均推荐对该年龄组女性每 1～2 年进行 1 次乳房钼靶摄片检查。

表 7-2　乳腺癌早期发现指南

	美国癌症协会	美国预防服务工作组	国立癌症研究院
BSE	20岁以上女性：风险/获益讨论	年龄不限：±	NA
CBE	20～30岁：每3年1次 40岁以上：每年1次	年龄不限±（推荐乳房钼靶摄片）	年龄不限，每年1次
乳房钼靶摄片	40岁以上：未指定检查时间间隔	40岁以上：每1～2年1次（用或不用CBE）	40～49岁：每1～2年1次 50岁以上：每1～3年1次

注：BSE. 乳房自我检查；CBE. 临床乳房检查；NA. 不推荐；±. 无充分资料推荐或反对

（二）诊断

对有症状或病变提示为乳腺癌的女性进行的初始检查包括详细的病史、乳房体格检查、三维乳房钼靶摄片检查及其他乳房影像学检查技术，例如超声。大多数乳腺癌（80%～85%）在乳房钼靶摄片检查上表现为肿块、成簇钙化或二者皆有。乳房钼靶摄片检查发现有异常，提示恶性可能或体格检查有可触及的肿块时需要进行乳腺活检。

（三）临床分期

根据原发肿瘤的大小（T1～4）、有无淋巴结侵犯及其范围（N1～3 或 pN1～3（如果进行淋巴结病理学检查）和有无远处转移（M0～1）对疾病进行分期（疾病侵犯的解剖范围）（表 7-3）。对于分期系统更为完整的描述，请参阅指南。在指定分期中可以有多种可能的 T、N 组合，但最简单是：0 期，代表原位癌（Tis），即疾病尚未侵及基底膜。Ⅰ期代表原发肿瘤较小且无淋巴结侵犯，大多数Ⅱ期疾病侵及区域淋巴结。Ⅰ期和Ⅱ期常被称为早期乳腺癌。早期乳腺癌可以治愈。Ⅲ期也称为局部晚期乳腺癌，通常是指有广泛淋巴结侵犯、淋巴结或肿瘤固定于胸壁的大肿瘤。Ⅳ期是指肿瘤从原发部位转移至远处器官，常称为晚期或转移性乳腺癌。今天所发现的大多数乳腺癌为早期疾病，预后较好（表 7-4）。

表 7-3　乳腺癌 TNM 分期

分期			
0	T_{is}	N_0	M_0
I	T_1 [a]	N_0	M_0
II A	T_0	N_1	M_0
	T_1 [a]	N_1	M_0
	T_2	N_0	M_0
II B	T_2	N_1	M_0
	T_3	N_0	M_0
III A	T_0	N_2	M_0
	T_1 [a]	N_2	M_0
	T_2	N_2	M_0
	T_3	N_1	M_0
	T_3	N_2	M_0
III B	T_4	N_0	M_0
	T_4	N_1	M_0
	T_4	N_2	M_0
III C	任何 T	N_3	M_0
IV	任何 T	任何 N	M_1

注：T_0. 无原发肿瘤证据；T_{is}. 原位癌或无肿块的乳头 Paget 病；T_1. 肿瘤 ≤2 cm；T_2. 肿瘤 >2 cm，但 ≤5 cm；T_3. 肿瘤 >5 cm；T_4. 肿瘤不论大小，直接侵犯胸壁（不包括胸肌）或皮肤；区域淋巴结（N）：N_x. 区域淋巴结无法评估（如已被切除）；N_0. 无区域淋巴结转移；pN_1. 1～3 个区域淋巴结转移；pN_2. 4～9 个区域淋巴结转移；pN_3. 10 个以上区域淋巴结转移；转移（M）；M_0. 无远处转移；M_1. 有远处转移 [a] T_1 包括 T_1 mic 肿瘤（T）

［经许可摘自美国癌症联合委员会（AJCC，Chicago，IL）。本文采用的原始文献来自 AJCC 癌症分期手册.第 6 版（2002），由纽约 Springer-Verlag 出版，网址www.springer.ny.com］

表 7-4　乳腺癌疾病预估分期与 5 年无病生存率（DFS）

	总例数百分比	5年DFS[a]（%）
I 期	40	70～90
II 期	40	50～70
III 期	15	20～30
IV 期	5	0～10[b]

注：a. 应用目前的常规局部与全身治疗；b. IV 期患者罕见无病生存，然而，这些患者中有 10%～20% 可在存有最小疾病情况下存活 5～10 年。

（四）预后因素

现已发现乳腺癌的多种可能预后因素。预后因素是用于诊断或手术时的一些检测指标，在无辅助治疗的情况下，与复发率、病死率及其他临床预后有关。

1. 患者年龄　诊断时年龄<35岁患者预后不佳。

2. 肿瘤大小　肿瘤较大患者通常预后不佳。

3. 核分级　是指肿瘤细胞核的大小、形态及分裂肿瘤细胞的百分比。核分级高意味着肿瘤生长迅速，提示预后不良。

4. 淋巴结转移数　淋巴结阳性患者预后不良。

5. 激素受体状态　ER和孕激素受体（PR）阴性肿瘤患者预后不良。

6. HER-2/neu蛋白表达　HER-2/neu过表达患者预后较差。

四、早期乳腺癌

治疗

1. 预期转归　目前，大多数乳腺癌患者为原位癌，一种淋巴结阴性小肿瘤（Ⅰ期），或肿瘤较小的Ⅱ期癌。早期乳腺癌的治疗目标是治愈疾病。单独应用手术治疗能治愈大多数原位癌患者和大约半数Ⅱ期肿瘤，但并非全部。

2. 非药物局部区域治疗　过去的50年来，手术治疗方式发生了显著变化。当前早期浸润性癌的手术治疗方式包括改良根治术（也称为全乳房切除联合同侧腋窝淋巴结清扫术）和保乳手术。改良根治术时胸小肌可能被切除、切断或予以保留。更为重要的是，腋窝淋巴结的清扫范围可能存在不同，从淋巴结活检至全部清扫不等。尤其需要注意的是，对合并有多种疾病，肿瘤预后类型特别好，以及辅助治疗不因淋巴结状态而改变的老年患者，应考虑选用腋窝淋巴结清扫。保乳手术包括肿块切除术（也称为乳腺区段切除术或部分乳腺切除术，即切除原发肿瘤及邻近乳腺组织）及后续的放疗，以降低局部复发风险。Ⅰ/Ⅱ组腋淋巴结切除术推荐用于疾病分期及提供预后信息。国立卫生研究院（NCI）早期乳腺癌治疗共识会议评价了改良根治术与保乳手术的效果，认为Ⅰ期和Ⅱ期乳腺癌的首选治疗为保乳手术。支持保乳手术的原因在于，保乳手术可取得与大范围手术操作相类似的结果，且其美容效果更佳。

病例分析（第 2 部分：病史与体格检查）

过去史：高血压史 15 年，目前控制良好。

内分泌史：10 岁月经来潮；55 岁自然绝期；第一次生产年龄 25 岁；妊娠 2 次，生产 2 次，流产 0 次。上一次阴道宫颈涂片检查在 10 年前。55 岁开始服用 Prempro 行激素替代治疗（10 年）。无其他外源性激素接触史。

药物史：缬沙坦 160mg 每天口服；prempro 每天 1 片口服。

系统回顾：（＋）右乳肿块；其他（－）。

体格检查：

一般情况：65 岁白人女性，肥胖，外观与所述年龄相符，无明显疾病特征。

生命体征：血压 135/76mmHg，脉搏 78/min，呼吸频率 18/min，体温 38.1℃（100.6℉）；身高 5′4″，体重 100kg（220lb）。

乳腺：右乳外上象限有一 2.4cm×3 cm 质硬肿块，无红肿、凹陷及皮肤改变，不与皮肤固定，无溃疡。腋窝淋巴结未触及。左乳无肿块及肿大淋巴结。

实验室检查：均在正常参考范围内。

胸透检查：双肺正常。

哪些征象提示有乳腺癌？

你认为还需进行何种检查以明确诊断及制定治疗方案？

在多数情况下，保乳手术时所用的外照射治疗为 4~6 周针对乳腺组织的放疗，目的是根除残余病变。与乳腺组织放疗相关的并发症较少，有乳腺组织红肿、在乳腺组织切除基础之上预计的后期乳房总容积缩小。还有一些临床情形也需要乳房切除术后的放射治疗（参见局部晚期乳腺癌部分）。

选择病人进行保乳手术时，必须对其禁忌证加以考虑：

①乳腺内多个部位存在癌症；

②妊娠（病人不能接受照射）；

③乳腺切除标本未能取得阴性病理切缘；

④既往有胶原血管疾病（例如硬皮病和系统性红斑狼疮）；

⑤乳房钼靶片示弥漫性恶性表现微钙化；

⑥乳房或胸壁以前接受过照射治疗；

⑦乳房体积小而肿瘤体积大的女性（乳房切除与重建常可获得较好的美容效果）。

Ⅰ/Ⅱ组腋窝淋巴结清扫的重要性正受到质疑。尽管其高度准确，但其合并症也很明显，急性并发症发生率高达 20%~30%，慢性淋巴水肿发生率也达 20%~30%。淋巴管成像和前哨淋巴结活检新方法已得到美国多家学术中心的认可。前哨淋巴结是引流癌症的第一个淋巴结。在原发乳腺肿瘤周围注射染料可以发现大多数病人的前哨淋巴结，此淋巴结状态可以预测该淋巴结流域内的其余淋巴结状况。90%的病人前哨淋巴结可精确预测 95%的其余淋巴结状况。

3. **药物全身辅助治疗** 不幸的是，乳腺癌细胞经常通过直接蔓延、淋巴管和血液播散到远处。常发生于乳腺癌生长的早期，在远处形成的肿瘤细胞种植用目前的诊断方法与设备无法检出（微转移）。全身辅助治疗是指在无转移性病变证据但疾病复发可能性高的情形下，于明确的局部治疗（例如手术、放疗及两者联合治疗）后给予全身治疗。大多数发表的结果证实，化疗（用于所有病人）、激素治疗（用于激素受体阳性病人），或两者联合，可改善早期乳腺癌病人的 DFS 和（或）总生存（OS）。

国立卫生研究院 2000 年乳腺癌辅助治疗共识发展会议制订了标准治疗方法。与会专家组推荐，无论年龄、月经状态、腋淋巴结有无侵犯和肿瘤大小，对肿瘤表达激素受体蛋白的女性考虑应用辅助激素治疗。他们还推荐对有淋巴结转移及乳腺肿瘤大小在 1cm 以上的所有患者都给予辅助化疗。

另一组织——St. Gallen 专家组，每 2 年召开 1 次会议，评价有关早期乳腺癌治疗的最新信息并基于证据做出推荐。2007 年，专家组接受并定义了 "激素反应性" 肿瘤的概念，同时还有 2005 年提出的将病人分为三个风险组的概念。简单地讲，肿瘤被分为内分泌治疗反应型（10%以上 ER 阳性肿瘤细胞）、内分泌治疗不反应型（0%ER 阳性肿瘤细胞和内分泌治疗反应不确定型（1%～9%ER 阳性肿瘤细胞）。危险分类以肿瘤数量和病人区域淋巴结状态特征为主要标准。2007 年最重要的更新推荐是增加对所有HER-2/neu 过表达肿瘤患者的辅助曲妥珠单抗治疗。危险分类和治疗推荐总结见表 7-5。

表 7-5　St. Gallen 危险分类与治疗推荐（2007）

危险分类	低危	中危	高危
肿瘤和病人标准	淋巴结阴性（及以下所有） ER/PR阳性；HER2阴性； 肿瘤≤2cm；组织学分级Ⅰ级；无脉管侵犯；35岁以上	1～3个淋巴结转移，HER2阴性或淋巴结阴性（及以下至少1项）：HER2过表达；肿瘤＞2cm；组织学分级大于Ⅰ级；有脉管侵犯；＜35岁	4个以上淋巴结转移或1～3个淋巴结转移且HER2阳性

（续 表）

危险分类	低危	中危	高危
辅助治疗	内分泌治疗或不用治疗	内分泌治疗反应型：内分泌治疗或化疗后行内分泌治疗，如果HER2阳性，加用曲妥珠单抗治疗 内分泌治疗不确定型：化疗后行内分泌治疗；如果ER2阳性，加用曲妥珠单抗治疗 内分泌不反应型：化疗；如果HER2阳性，加用曲妥珠单抗治疗	内分泌治疗反应型或不确定型：化疗后行内分泌治疗；如果HER2阳性，加用曲妥珠单抗治疗 内分泌治疗不反应型： 化疗；如果HER2阳性，加用曲妥珠单抗治疗

国家综合癌症网（NCCN）也制订了早期乳腺癌治疗实践指南。2008 年指南也将曲妥珠单抗的使用包括进来，2009 年版增加了对有关 HER-2/neu 过表达肿瘤的进一步推荐。首先，肿瘤大小在 1cm 以下和淋巴结阴性或微转移的病人通常被认为预后良好，因此，此类病人使用曲妥珠单抗必需考虑到相对临床获益和药物相关毒性。其次，在无治疗限制性毒性的情况下，辅助曲妥珠单抗使用应至少 1 年。第三，术前（新辅助）全身治疗在早期和局部晚期乳腺癌的治疗中正获得越来越多的支持。曲妥珠单抗用于术前时，其在手术前的使用时间应至少为 9 周。

尽管新辅助治疗最常使用细胞毒性化疗，但激素药物应是有明显合并疾病患者的首选治疗。还有，这一治疗可用于确定体内肿瘤反应（一项重要的预后指标），以及减少所切除乳腺组织的数量。该治疗方法通常用于不可手术的肿瘤患者（局部晚期）和除肿瘤大小外符合保乳治疗标准的早期乳腺癌患者（考虑术前全身治疗）。

（1）辅助化疗：单用或联合使用的乳腺癌辅助治疗可选用细胞毒性药物包括多柔比星、表柔比星、环磷酰胺、甲氨蝶呤、氟尿嘧啶、紫杉醇、多西他赛、美法仑、泼尼松和长春新碱。最常用于辅助和转移情况下的联合化疗方案见表 7-6。各种化疗药物的剂量限制性毒性及其他明显毒性反应见表 7-7。

表 7-6 乳腺癌常用化疗方案

辅助化疗方案

AC
多柔比星 60mg/m² ，Ⅳ，第1天
环磷酰胺600mg/m² ，Ⅳ，第1天
每21d 1周期，共4个周期[a]

FAC[w]
氟尿嘧啶 500mg/m² ，Ⅳ，第1天和第4天
多柔比星 50mg/m² 持续Ⅳ输注72h[w]
环磷酰胺500mg/m² Ⅳ，第1天
每21～28d 1周期，共6个周期[c]

CAF
环磷酰胺600mg/m² ，Ⅳ，第1天
多柔比星 60mg/m² Ⅳ 推注，第1天
氟尿嘧啶 600mg/m² ，Ⅳ，第1天
每21～28d 1周期，共6个周期[e]

FEC
氟尿嘧啶 500mg/m² ，Ⅳ，第1天
表柔比星 100mg/m² Ⅳ推注，第1天
环磷酰胺500mg/m² ，Ⅳ，第1天
每21d 1周期，共6个周期[g]

TAC（BCIRG 001）
多西他赛 75mg/m² ，Ⅳ，第1天
多柔比星 50mg/m² Ⅳ推注，第1天
环磷酰胺500mg/m² ，Ⅳ，第1天
（多柔比星应首先给药）
每21～28d 1周期，共6个周期[d]

紫杉醇 → FAC[f, w]
紫杉醇80mg/m² 缓慢Ⅳ 1h，每周1次，
共12周
然后给予：
　氟尿嘧啶 500mg/m² ，Ⅳ，第1～4天
　多柔比星 50mg/m² 持续Ⅳ 输注72h
　环磷酰胺500mg/m² ，Ⅳ，第1天
每21～28d 1周期，共4个周期[n]

CMF
环磷酰胺100mg/（m²·d） 口服，第1～
14天
甲氨蝶呤40mg/m² ，Ⅳ，第1天和第8天
氟尿嘧啶600mg/m² ，Ⅳ，第1天和第8天
每28d 1周期，共6个周期[h, j]
或
环磷酰胺600mg/m² ，Ⅳ，第1天
甲氨蝶呤40mg/m² ，Ⅳ，第1天
氟尿嘧啶600mg/m² ，Ⅳ，第1天和第8天
每28d 1周期，共6个周期[i]

（续　表）

辅助化疗方案	
CEF 环磷酰胺75mg/（m^2·d）　口服，第1~14天 表柔比星60mg/m^2　Ⅳ，第1天和第8天 氟尿嘧啶500mg/m^2　Ⅳ，第1天和第8天 每28d 1周期，共4个周期（需要预防性应用抗生素或生长因子支持）[i, j] **AC → 紫杉醇（CALGB 9344）** 多柔比星　60mg/m^2　Ⅳ，第1天 环磷酰胺600mg/m^2　Ⅳ，第1天 每21d 1周期，共4个周期	**剂量密集AC→紫杉醇** 多柔比星60mg/m^2　Ⅳ推注，第1天 环磷酰胺600mg/m^2　Ⅳ，第1天 每14d 1周期，共4个周期（必须给予生长因子支持） 然后给予： 紫杉醇175mg/m^2　Ⅳ 3h 每14d 1周期，共4个周期（必须给予生长因子支持）[k] 然后给予： 紫杉醇175mg/m^2　Ⅳ，3h 每21d 1周期，共4个周期[b]

转移性乳腺癌单药化疗	
紫杉醇 紫杉醇175mg/m^2　Ⅳ，3h 每21d 1周期[f] 或 紫杉醇80mg/m^2　缓慢Ⅳ，1h 每7d 1周期[m] **多西他赛** 多西他赛60~100mg/m^2　Ⅳ，1h 每21d 1周期[o] 或 多西他赛30~35mg/m^2　缓慢Ⅳ，30min 每7d 1周期[p] **卡培他滨** 卡培他滨2000~2500mg/m^2　口服，每天2次，共14d 每21d 1周期[q, r]	**长春新碱** 长春新碱30mg/m^2　Ⅳ，第1天和第8天 每21d 1周期 或 长春新碱25~30mg/m^2　缓慢Ⅳ 每7d 1周期（根据嗜中性粒细胞数绝对值调整剂量；参见产品信息）[n] **吉西他滨** 多西他赛600~1000mg/m^2　缓慢Ⅳ，第1、8、15d 每28d 1周期（根据血细胞数量，可能需要推迟第15天的给药）[q] **脂质体多柔比星** 脂质体多柔比星30~50mg/m^2　Ⅳ，90min 每21~28d 1周期[s]

转移性乳腺癌联合化疗方案	
多西他赛＋卡培他滨 多西他赛75mg/m^2　Ⅳ　1h，第1天 卡培他滨2000~2500mg/m^2　口服　每天2次，共14d 每21d 1周期[t]	**多柔比星＋多西他赛**[x] 多柔比星50mg/m^2　Ⅳ推注，第1天 然后给予： 多西他赛75mg/m^2　Ⅳ　1h，第1天 每21d 1周期[u]

（续　表）

转移性乳腺癌联合化疗方案

表柔比星＋多西他赛[x]

表柔比星70～90mg/m^2　IV推注

然后给予：

多西他赛　70～90mg/m^2　IV，1h

每21d 1周期[v]

注：a. Fisher B，et al. J Clin Onclo. 1990，8：1483. b. Henderson CI，et al. J Clin Onclo. 2003，21：976. c. Buzdar AU，et al. //Salmon S，ed. Adjuvant Therapy of Cancer，Ⅷ. Philadelphia：Lippincott-Raven，1997：93-100；d. Martin，et al. San Antonio Breast Cancer Symposiun，2003：A43；e. Wood WC，et al. N Engl J Med，1994，330：1253；f. Green et al. Proc Am Soc Clin Oncol，2002：A135；g. French Ajuvant Study Group. J Clin Onclo，2001，19：62；h. Bonadonna G，et al. N Engl J Med，1976，294：405；i. Fisher B，et al. N Engl J Med，1989，32：43；j. Levine MN，et al. J Clin Onclo，1998，16：2651；k. Citron et al. J Clin Onclo，2003，21：1431；l. Taxol（Paclitaxel）product information.

Bristol-Myers Squibb，2003；m. Perez EA，et al. Clin Onclo，2001，19：4216. n. Zelek L，et al. Cancer，2001，92：2267；o. Taxotere（Docetaxel）product information. Aventis Pharmaceuticals Inc.，2003；p. Hainsworth JD，et al. J Clin Onclo，1998，16：2164. q. Carmichael J，et al. J Clin Onclo，1995，13：2731. r. Michaud，et al. Proc Am Soc Clin，Oncol，2000：A402.and Xeloda product information；s. Ranson MR，et al. J Clin Onclo，1997，15：3185；t. O'Shaughnessy，et al. J Clin Onclo，2002，20：2812；u. Nabholtz JM，et al. J Clin Onclo，2003，21：968；v. Levin MN，et al. J Clin Onclo，1998，61：2651；w. FAC 方案中也可以推注给予多柔比星，然后于第 1 天和第 8 天给予氟尿嘧啶；x. 紫杉醇也可以与多柔比星或表柔比星作为联合方案同时给药，药动学的相互作用使得这些方案的给予变得更加困难

表7-7　乳腺癌常用化疗药物毒性

分类	药物	剂量限制性毒性	其他毒性
蒽环类	多柔比星 表柔比星	骨髓抑制 心肌病	脱发、恶心、呕吐、黏膜炎、溃疡和药物外渗坏死，尿色发红、放射治疗的回忆反应性皮炎
	脂质体多柔比星	骨髓抑制，掌足红肿疼痛（手足综合征）	脱发、输液反应、黏膜炎、乏力、恶心、呕吐

（续　表）

分类	药物	剂量限制性毒性	其他毒性
紫杉烷类	紫杉醇	嗜中性粒细胞减少、周围神经病变、过敏性反应	脱发、液体潴留、肌痛、皮肤反应、溃疡、药物外渗坏死、心动过缓、黏膜炎
	多西他赛	骨髓抑制、严重输液反应	脱发、乏力、黏膜炎、恶心、呕吐、腹泻、周围神经病变、甲病、皮肤反应、过敏反应
抗代谢类	卡培他滨	腹泻、掌足红肿疼痛（手足综合征）	骨髓抑制、黏膜炎、恶心、呕吐
	吉西他滨	骨髓抑制（尤其是血小板减少症）	流感样综合征（发热、寒战、肌痛、关节痛）
	氟尿嘧啶	骨髓抑制	恶心
	甲氨蝶呤	骨髓抑制、黏膜炎	黏膜炎、腹泻、脱发
			腹泻、恶心、呕吐、肾脏毒性
长春碱类	长春新碱	嗜中性粒细胞减少	乏力、恶心、呕吐、溃疡和药物外渗坏死
烷化剂	环磷酰胺	骨髓抑制、出血性膀胱炎	脱发、黏膜炎、闭经、无精

对任一类型癌症辅助化疗的基本原则是用最优的辅助治疗方案取得最大的进展期疾病缓解率。早期给予有效联合化疗后，肿瘤负荷会有所降低，从而增加治愈的可能性，使耐药肿瘤细胞克隆的发生降至最低。蒽环类药物（例如多柔比星和表柔比星）曾为史上最为有效的转移性乳腺癌治疗药物。这自然使得人们认为在辅助治疗条件下，含蒽环类药物方案的治愈率高于含非蒽环类药物的治疗方案。

紫杉类（例如紫杉醇和多西他赛）是一类新型药物，在治疗转移性乳腺癌活性上可与蒽环类药物相匹敌，正成为治疗此类疾病最有效的化疗药物（存在争议）。

尽管辅助化疗的最佳持续时间尚不清楚，但 12～24 周似乎合理，这取决于所用的化疗方案。化疗通常于手术切除原发肿瘤后 3 周内开始。剂量强度和剂量密度是辅助乳腺癌治疗取得最佳效果的关键因素，剂量强度是指单位时间内的给药数量，通常用每周每剂量强度用平方米体表面积所使用的药物毫克数来表示 [mg/（m²·周）]。增加剂量、减少用药间隔或二者联用可增加剂量强度。剂量密度等同于增加剂量强度的概念，但不是通过增加给药数量，即剂量递增来实现，而是通过减少治疗周期的时间间隔来实现。除非发现严重的毒性反应，否则应尽量避免减少标准治疗方案剂量。另一方面，超出标准治疗方案的给药剂量似乎并不能增加获益，这是由于辅助化疗给药剂量有一阈值，超出该值仅能引起毒性的增加，对病人的预后无任何改善。

辅助治疗情况下所用的化疗毒性作用持续较短，通常耐受良好。尽管有一些研究者证实辅助化疗会降低病人的生活质量，但大多数病人在治疗期间能维持适当程度的功能、情感及社交健康。一般来讲，接受全身辅助化疗病人的支持治疗在过去的十年间有了很大程度的改善。人们对于症状对生活质量的影响的关注增加可以解释这一改善。此外，阻断 5-羟色胺和 P 物质的止吐药问世有助于治疗化疗引起的恶心和呕吐，集落刺激因子在防止发热性嗜中性粒细胞减少上帮助很大，尤其是对接受大剂量和剂量密集化疗方案的老年人。化疗方案有多种常见的不良反应，应适当地向病人告知有关脱发、体重增加和乏力的可能性。有月经的病人常常会出现停经，有可能恢复，但也有可能不再恢复。停经常伴有绝经的症状和体征。报道称接受联合化疗方案的女性可能出现深静脉血栓。最近的一项研究估计，接受含环磷酰胺方案治疗 6 个月的每万名病人中有 1 至 10 人可能会在乳腺癌诊断后十年内发生白血病。多柔比星引起的心肌病在其应用总剂量 < 320mg/m² 的女性中发生率不到 1%。应记住的是，表柔比星作为辅助化疗药的使用剂量为 100~120mg/m²。这一剂量下，表柔比星引发心

肌病的概率与标准剂量的多柔比星相当，两种药物均可静推或短时间静注给药。紫杉烷类药物在输注几天内常发生过敏反应、周围神经病变和（或）肌痛、关节痛。

需要知道，化疗生存获益的程度似乎较小，腋淋巴结阴性和阳性病人 10 年病死率的绝对减少仅为 5% 和 10%。尽管如此，有报道称，大多数早期乳腺癌病人愿意为获得微不足道的总获益而接受化疗相关的毒性反应。由于化疗风险并非无关紧要，研究者正在寻找方法来识别不进行化疗而不会改变疾病预后的患者。最近，有三项可能解决这一问题的基因表达检测法（Oncotype DX、MammaPrint 和 H/I）已投放市场。在这三种检测方法中，Oncotype DX 提供的证据最为有力。一组病人，尤其是 ER 阳性、淋巴结阴性患者，与单用激素治疗相比，很少或不能从辅助化疗中获益。一些新公布的数据也支持淋巴结阳性病人很少或不能从辅助化疗中获益这一结论。实际上，基因组分析在改善风险分层及确定化疗获益上可能起重要作用。

（2）辅助生物学治疗：曲妥珠单抗是一种针对 HER-2/neu 受体的单克隆抗体。HER-2/neu 是 erbB（或 HER）生长因子受体家族成员之一，在正常乳腺组织上皮细胞中低水平表达。HER-2/neu 过表达增加调控细胞生长和分裂的生长信号通路传递。大多数专家认为，肿瘤过表达 HER-2/neu 的女性似乎对含烷化剂的辅助治疗方案相对耐药，而可能从含蒽环类辅助治疗方案中获益较大。

HER-2/neu 阳性可预测曲妥珠单抗治疗反应（但不是绝对），而受体过表达则被考虑为阴性预后因素。目前，曲妥珠单抗适用于肿瘤过表达 HER-2/neu 患者的辅助和转移性乳腺癌治疗。需要记住的是，曲妥珠单抗不能与蒽环类药物同时给药，因为会增加心脏毒性发生风险（参见转移性乳腺癌部分）。曲妥珠单抗的剂量与常见毒性反应见表 7-8。

表 7-8 乳腺癌药物基因组学

基因/基因产物	药物	对药物作用	评价
CYP2D6	他莫昔芬	负责他莫昔芬代谢活化的酶	有较低代谢活性的CYP2D6遗传突变体或同时服用的药物可抑制 CYP2D6（例如氟西汀和帕罗西汀），增加疾病复发风险并缩短 DFS
HER-2/neu	含蒽环类药物化疗方案	对药物治疗的确切作用机制尚不清楚	临床试验数据提示对蒽环类药物的获益存在差异。这些数据也支持蒽环类药物是有效的乳腺癌治疗用药之一。
	曲妥珠单抗	基因扩增和蛋白过表达有预测价值	预测价值与对曲妥珠单抗的治疗反应有关（与之相反，药物对 HER-2 阴性病人无用）
	拉帕替尼	基因扩增和蛋白过表达有预测价值	曲妥珠单抗耐药病人获益；对脑转移可能有益
二氢嘧啶脱氢酶（DPD）	5-氟尿嘧啶（5-FU）	使5-FU灭活	DPD 活性低可增加正常组织毒性
胸苷磷酸酶（TP）	卡培他滨	将药物转化为5-FU	口服 TP/PDP 比值可测定肿瘤组织中的 5-FU 浓度

（3）辅助内分泌治疗：原发或早期乳腺癌的激素治疗包括抗雌激素类药物、卵巢切除术、卵巢照射、促黄体素释放素（LHRH）激动药和芳香化酶抑制药。

激素受体在临床上可作为预后指标，用于预测激素治疗反应。激素 受体为胞质蛋白，负责将信号传递至细胞核，调控细胞生长与增殖。临床有用的乳腺癌激素受体有 ER 和 PR。常规使用酶联免疫化学法和放免法（酶联免疫吸附测定法）检测原发肿瘤（或少见于转移灶）中是否存在这些蛋白。50%～70%的原发或转移性乳腺癌病人为激素受体阳性肿瘤。激素受体阳性对激素治疗的反应较好,原发和以后发生转移性疾病间的无病间期较长,总体预后较好。与绝经前病人相比,激素受体阳性肿瘤常见于绝经后病人。许多专家认为,绝经后女性乳腺癌明显不同于绝经前女性。

他莫昔芬传统上被认为是辅助激素治疗的"金标准",用于辅助治疗已有 30 年。他莫昔芬对乳腺癌细胞有抗雌激素作用,但在其他组织和器官中则表现为雌激素样作用。最新的消息证实,他莫昔芬及其类似药物有多种雌激素样和抗雌激素样作用,这取决于所涉及的组织与基因,所以它们更为恰当的称谓为选择性雌激素受体调节药(SERMs)。与未接受辅助他莫昔芬治疗的女性相比,接受辅助他莫昔芬治疗女性的复发和死亡减少。这一结果,包括对脂质代谢和骨密度有益的雌激素样作用,以及耐受性方面的证据,使得他莫昔芬成为激素治疗的首选药物。

辅助他莫昔芬治疗常在手术或已知病理结果,决定以他莫昔芬作为辅助治疗后即开始进行。根据将病人随机分配接受 6 个周期化疗同时服用他莫昔芬,之后继续服用他莫昔芬治疗共 5 年,或化疗后序贯他莫昔芬 5 年的研究结果,应在化疗完成后给予他莫昔芬治疗。中位随访 8.5 年后,与化疗同时应用他莫昔芬治疗相比,序贯他莫昔芬治疗的预计 DFS 优势为 18%〔风险比(HR)1.18〕。据认为是他莫昔芬的生长抑制效应可能会降低化疗的细胞毒作用,从而使得同时应用两种药物的女性复发。

辅助他莫昔芬治疗的最佳治疗时间(20mg/d)目前定义为 5 年。延长给药(例如 10 年)的研究未证实有任何好处,实际上还会导致稍微较差的生存。由于他莫昔芬可能存在的严重不良反应,故应向所有病人如实告之子宫内膜癌(例如阴道出血或腹股沟疼痛/压迫)和血栓栓塞(例如胸痛、呼吸困难、视野改变、一侧肢体无力或腿部疼痛/肿胀)的有关征象。

辅助他莫昔芬治疗试验最吸引人的发现是药物基因组学在病人个体化靶向治疗中的作用（表 7-9）。例如，来自多项研究令人信服的证据表明，携带有 CYP2D6 种系突变体的女性，其活性他莫昔芬代谢产物的浓度显著下降，疾病复发和 DFS 缩短明显多见。与这一结果相一致的其他数据有，同时服用抑制 CYP2D6 的药物可降低血浆 4-羟-N-去甲基他莫昔芬浓度，而这一产物是服用他莫昔芬治疗乳腺癌病人的一项独立预测指标。

表 7-9 转移性乳腺癌的内分泌治疗

分类	药物	剂量	副作用
芳香化酶抑制药			
非甾体类	阿那曲唑	1mg 口服 每天1次	潮热、关节痛、肌痛、头痛、腹泻、轻度恶心
	来曲唑	2.5mg 口服 每天1次	
甾体类	依西美坦	25mg 口服 每天1次	
抗雌激素类药物			
SERMs	他莫昔芬	20mg 口服 每天1次	潮热、阴道分泌物、轻度恶心、血栓栓塞、子宫内膜癌
	托瑞米芬	60mg 口服 每天1次	
SERDs	氟维司群	250mg IM 每28d 1次	潮热、注射部位反应、可能有血栓栓塞
LHRH类似物	戈舍瑞林	3.6mg SC 每28d 1次	潮热、闭经、绝期症状、注射部位反应
	亮丙瑞林	7.5mg IM 每28d 1次	
	曲普瑞林	3.75mg IM 每28d 1次	
孕激素	醋酸甲地孕酮	40mg 口服 每天4次	体重增加、潮热、阴道出血、水肿、血栓栓塞
	甲羟孕酮	400～1000mg IM 每周1次	
雄激素	氟甲睾酮	10mg 口服 每天2次	声音低沉、脱发、多毛、面部/躯干痤疮、液体潴留、月经不规则、胆汁郁积性黄疸
雌激素	己烯雌酚	5mg 口服 每天3次	恶心/呕吐、液体潴留、厌食、血栓栓塞、肝功能异常
	炔雌醇	1mg 口服 每天2次	
	结合雌激素	2.5mg 口服 每天2次	

注：IM. 肌内注射；LHRH. 促黄体生成素释放激素；SERD. 选择性雌激素受体下调药；SERM. 选择性雌激素受体调节药

近期上市的抗雌激素类药托瑞米芬的主要优势在于，与他莫昔芬相比，有较低的雌激素/抗雌激素比值（基于实验室数据）。托瑞米芬（60mg 每天一次口服）对转移性疾病的疗效与他莫昔芬相类似，且不良反应通常也类似。目前，托瑞米芬用于转移性乳腺癌病人他莫昔芬的替代治疗，评估其在辅助治疗中疗效与安全性的研究正在进行之中。

绝经前女性在辅助治疗情况下使用 LHRH 激动药或其他卵巢去势方法可获益。有研究将戈舍瑞林（一种 LHRH 激动药）单用或联合他莫昔芬与标准 6 个周期化疗（CMF）进行比较。对于淋巴结阳性、ER 阳性的绝经前乳腺癌病人，戈舍瑞林单药治疗与 6 个周期 CMF 化疗有类似的获益。另一项试验将戈舍瑞林联合他莫昔芬与 6 个周期 CMF 化疗进行比较。中位随访 6 年后证实，内分泌治疗的 DFS 优势明显好于单用化疗。回顾性分析发现，化疗后闭经的绝经前女性，其生存好于化疗后仍有月经的女性。因此，目前正在对 LHRH 激动药在化疗后仍有月经女性治疗中的作用进行研究。

最近报道的证据支持绝经后女性应用芳香化酶抑制药辅助治疗，前景诱人，有可能取代他莫昔芬的地位。已经对有关这些新药的三种不同治疗策略展开研究：①直接与他莫昔芬进行辅助激素治疗的比较；②5 年辅助他莫昔芬治疗后的序贯使用；③2～3 年辅助他莫昔芬治疗后的序贯使用。基于几项研究结果得出的结论是，ER 阳性绝经后乳腺癌女性应使用一种芳香化酶抑制药。尚不清楚在服用他莫昔芬 2～5 年后，能否应用芳香化酶抑制药替代或序贯他莫昔芬治疗。不过，2009 年 NCCN 实践指南推荐"开始应用芳香化酶抑制药时及之后的治疗期间要定期进行骨密度检测"。对血脂变化和与心血管疾病有关的其他担心还需进一步加以研究。已对许多转移病人成功应用双磷酸盐与芳香化酶抑制药联合治疗。三种可用的芳香化酶抑制药为依西美坦、阿那曲唑和来曲唑。

五、局部晚期乳腺癌（Ⅲ期）

治疗

1. 预期结果　局部晚期乳腺癌通常是指原发肿瘤和淋巴结侵犯明显，但尚无远处转移证据的乳腺癌。该组病人的临床表现多种多样，包括已发生局部播散但易被忽略的肿瘤，以及一种特殊临床类型的炎性乳腺癌。许多局部晚期乳腺癌患者诊断时已有症状数月至数年而未就诊。炎性乳腺癌患者常因错误诊断为蜂窝织炎而接受几周至几个月的抗生素治疗。

Ⅲ期乳腺癌的治疗通常采取包括手术、放疗、化疗在内的积极联合治疗。局部晚期乳腺癌的自然史提示，即使成功取得了区域控制，大多数病人最终会发生全身复发与死亡。因此，如前所述，局部晚期乳腺癌的新辅助化疗或初始化疗引起了人们的兴趣。该种治疗方法可使不可手术的肿瘤变得可以切除并增加保乳治疗率。理论上的优势还包括早期开始全身治疗可能带来的获益，可经完整的血管系统给予药物，治疗反应的体内评估，以及有机会研究全身治疗的生物学效应。不过，此种治疗方法也会导致公认的标准病理预后标记物，例如初始肿瘤大小和受侵腋窝淋巴结数量的改变。还有前面所提及的，辅助化疗与新辅助化疗的 OS 类似，这对于一个可手术的乳腺癌病人来讲，两种治疗方法均是合理的。

2. 药物治疗　对于包括炎性乳腺癌在内的不可手术乳腺癌病人来讲，初始治疗应为化疗，目的是使肿瘤变得可以切除。新辅助化疗后，大多数肿瘤的大小会减少 50% 以上；大约 70% 的病人取得降期。新辅助化疗所用的化疗方案与辅助治疗相类似。支持各种方案的证据不尽相同，但大多数资料支持使用含有蒽环类药物的化疗方案，包括在一些情况下联合紫杉类药物使用，以及其他改进剂量密度或剂量强度的方案。有关特殊化疗方案的详情，请参阅近期发表的综述。新辅助内分泌治疗可能是不能接受化疗的不可切除激素受体阳性肿瘤病人（例如合并有多种疾病）的一种治疗选择。局部治疗常在化疗后进行，手术范围由化疗反应、病人意愿以及可能取得美容效果来决定。如果化疗效果许可，许多病人可能会选择保乳手术。无论手术类型如何（例如乳房全切术或区段切除术），所有局部晚期乳腺癌病人都应接受辅助放疗，目的是使局部复发降至最低。对全身化疗无反应的不可手术肿瘤可能需要放疗以取得局部控制，放疗后可能适合也可能不适合手术切除。此类病人并不常见，但其预后非常不好。对于大多数病人来讲，治愈仍是治疗的首要目标，在采用各种治疗方法后，多数病人可以治愈。

六、转移性乳腺癌（Ⅳ期）

治疗

1. 预期结果　早期和局部晚期乳腺癌的治疗目标是治愈疾病。目前，乳腺癌进展超出局部区域疾病后不可治愈。转移性乳腺癌治疗目标是改善症状、维持生活质量和延长生命。因此，选择能保持良好体力而毒性最低的治疗尤为重要。转移性乳腺癌的治疗，无论是细胞毒性化疗还是内分泌治疗，常常会使疾病消退，并使生活质量得到改善。

2. 常用治疗方法　转移性乳腺癌的治疗选择基于疾病侵及的部位及有无某些病理特征（例如原发肿瘤的激素和 HER-2 受体状态）。例如，局部区域治疗后有长期 DFS，或病变主要位于骨及软组织的病人，可能会对内分泌治疗有反应。无症状的内脏（例如肝或肺）转移病人根据其临床表现可能适合激素治疗（通常来讲，激素起效慢于化疗）。激素受体阳性病人一般会接受初始内分泌治疗，在内分泌失效后进行联合化疗。对初始内分泌治疗有反应的病人通常对二线（甚至三线）激素治疗也有反应。二线（和三线）激素治疗的有效率较低，反应持续时间较短。连续应用内分泌治疗，直至病人肿瘤对其无反应，然后给予细胞毒性化疗。50%～60%的 ER 阳性病人和 75%～80%的 ER 及 PR 阳性病人对激素治疗有反应，而 ER 和 PR 阴性病人的反应率不到 10%。因此，决定内分泌治疗还是细胞毒性化疗的最关键因素在于原发乳腺肿瘤有无激素受体。

　　快速进展或有侵及肝、肺或中枢神经系统症状的激素受体阴性病人以及初始内分泌治疗后进展的病人，通常开始采用细胞毒性化疗。化疗可使 50%～60%以前未接受过化疗的患者取得客观缓解。大多数病人可获得部分缓解，不到 20%的病人其病变可完全消失。尽管有些病人对首次化疗有非常好的反应，可无病存活 5～10 年，但大多数人的中位缓解持续时间为 5～12 个月。一般来讲，转移性乳腺癌病人使用常用药物联合治疗后的中位生存期为 14～33 个月。对二线和三线联合化疗的有效率在 20%～40%，这取决于病人以前所用的化疗方案。由于缺少疗效增加以及毒性增加的证据，不同激素治疗的联合使用或化疗联合激素目前不用于转移性乳腺癌的治疗。应对 HER-2 过表达肿瘤病人考虑应用曲妥珠单抗单药或联合化疗治疗。

　　3.　药物全身治疗

　　（1）内分泌治疗：乳腺癌内分泌药物治疗目的是减少循环雌激素水平和（或）通过阻断或下调激素受体来阻止雌激素对乳腺癌细胞的作用（靶向治疗）。第一个目标的实现取决于病人的月经状态，但第二个目标的实现则与月经状态无关。目前有多种内分泌治疗可以实现两个治疗目标中的一个，试图联合不同作用机制来改善预后的联合内分泌治疗研究也正在进行当中。不幸的是，联合疗法尚未显示出任何疗效优势，但毒性却有所增加。因此，在临床试验之外不推荐乳腺癌内分泌治疗药物的联合应用。在考虑使用化疗前，病人常常接受数年一系列的内分泌药物治疗。

直至最近，仍很少有证据表明，一种内分泌治疗的反应或生存获益明显优于其他疗法。由于疗效相同，故选择何种内分泌治疗主要是基于毒性的考虑（表 7-9）。基于这些标准，治疗转移性疾病首选药物为他莫昔芬，除非病人正在接受辅助他莫昔芬治疗或转移性疾病在 1 年内复发。

过去的 10 年间，发表了有关新一代芳香化酶抑制药的使用资料。这些资料改变了转移性乳腺癌的治疗方式，同时也改变了早期乳腺癌的治疗（如前所述）。绝经后和去势女性雌激素的主要来源为肾上腺生成的雄烯二酮经外周转化而来的雌酮和雌二醇。这种转化需要芳香化酶。芳香化酶还能催化绝经前女性卵巢及包括乳腺自身在内的腺外组织中的雄激素转化为雌激素。因此，芳香化酶抑制药（例如阿那曲唑、来曲唑和依西美坦）可有效降低循环以及靶器官中的雌激素水平。其毒性反应主要有恶心、潮热、关节痛/肌痛和轻度疲乏。阿那曲唑和来曲唑为非甾体类化合物，竞争性抑制芳香化酶，作用可逆。依西美坦是一种甾体类化合物，以共价键形式与芳香化酶不可逆性结合。目前尚无临床证据表明依西美坦疗效优于同类中的其他药物。

芳香化酶抑制药用于绝经后晚期乳腺癌的一线治疗。比较该类药物与他莫昔芬的大型试验结果发现，应用选择性芳香化酶抑制药治疗患者的有效率与他莫昔芬类似，但中位疾病进展时间长。这些临床试验的一致结果是，接受选择性芳香化酶抑制药治疗患者血栓栓塞事件和阴道出血发生率较低的同时还有疾病进展时间上的优势，研究结论认为新型芳香化酶抑制药一线治疗绝经后晚期乳腺癌优于他莫昔芬。病人应用一种非甾体类芳香化酶抑制药（阿那曲唑或来曲唑）发生疾病进展后，使用甾体类芳香化酶抑制药（依西美坦）可能会有些获益，根据研究序贯治疗的小型临床试验来看，这是一种常见做法。相反的用药顺序也有一些获益。因此，患者可能会应用两种芳香化酶抑制药治疗（一线和二线序贯），尤其是辅助他莫昔芬治疗进展的病人。

前面已提及几次，芳香化酶抑制药仅适于绝经后女性。绝经前或围绝经期女性因其卵巢还有功能，至少依据现有证据来看，不适合应用此种治疗。目前正在研究芳香化酶抑制药与卵巢去势（例如卵巢切除术或应用 LHRH 激动药）的联合应用。此外，男性晚期乳腺癌应避免应用芳香化酶抑制药辅治疗。现有证据表明，男性应用这类药物增加循环睾酮水平，从而抵消药物的治疗作用。

抗雌激素类药物与雌激素受体相结合可阻止受体介导的基因转录，因此可阻断雌激素对最终靶点的作用。目前这类药物分为两类，SERMs 和纯抗雌激素类药物。如前所述，SERMs 包括他莫昔芬和托瑞米芬，已证实其有组织特异性活性，有雌激素样作用和抗雌激素样作用。激动药样活性被认为与该类药物的多种不良反应有关，例如可增加子宫内膜癌发生风险。如何使这一激动药样活性降至最低的研究促使人们研发出缺少雌激素激动药样活性的纯雌激素受体拮抗药。纯抗雌激素类药物是一类新药，也称为选择性雌激素受体下调药（SERDs）。其分子与 ER 相结合，抑制雌激素的结合，导致药物-ER 复合物降解，从而减少肿瘤细胞表面的 ER 数量，美国目前有一种可用的商品化纯抗雌激素类药物，即氟维司群。

他莫昔芬可用于肿瘤雌激素受体阳性的绝经前后转移性乳腺癌女性的治疗。他莫昔芬的毒性反应在辅助内分泌治疗部分已有叙述。转移性乳腺癌（尤其是骨转移）治疗情况下可能发生的惟一额外毒性为肿瘤暴发或高钙血症，开始任一种 SERM 治疗的病人中有大约 5%会发生，这并不是中断 SERM 治疗的指征。普遍接受的看法是，这是病人对内分泌治疗有反应的积极迹象。

托瑞米芬是市场上销售的另外一种乳腺癌治疗用 SERM 药物。其治疗转移性乳腺癌的疗效与耐受性类似于他莫昔芬。已证实他莫昔芬难治性病人存在托瑞米芬交叉耐药现象。因此，托瑞米芬可用于激素受体阳性或未知的绝经后转移性乳腺癌病人的他莫昔芬替代治疗。

氟维司群是一种新药，批准用于肿瘤激素受体阳性绝经后转移性乳腺癌病人的二线治疗。有研究将该药与阿那曲唑进行比较，调查氟维司群在转移性乳腺癌治疗中的作用。考虑到阿那曲唑的作用机制，仅将绝经后女性纳入到这些试验中来。没有生物学原因提示氟维司群在绝经前女性中不能产生类似的治疗结果，但尚无资料证实其在绝经前女性治疗中的疗效与安全性。比较氟维司群与阿那曲唑的试验显示，在病人应用他莫昔芬治疗出现疾病进展后，应用两药有类似的疗效与安全性。与氟维司群有关的不良反应有注射部位反应、潮热、无力和头痛。该药每 28d 经肌内注射给药，故适合不能口服用药的患者使用。

抗肿瘤治疗的另一个目标是减少手术、放疗或药物治疗的绝经前女性的雌激素生成。有关他莫昔芬和卵巢切除术用于绝经前女性的两项随机试验的总体有效率未见差异。但是，他莫昔芬治疗后行卵巢切除术的次要有效率要稍高于卵巢切除术后的他莫昔芬治疗（33%∶11%）。一些专家将这一结果解释为他莫昔芬不能完全对抗已有的雌激素，尤其是对于绝经前的女性。卵巢去势（手术或化疗）在美国的某些地方仍普遍采用，但许多专家认为内分泌治疗是绝经前女性的首选。手术切除卵巢病死率低，在适当选择的病人中通常为 2%～3%。卵巢照射是多年前所使用的一种去势方法，并发症多，现已不再因此而采用。绝经前女性应用 LHRH 类似物药物去势已越来越多地取代卵巢切除术。

　　LHRH 类似物药物去势已用于绝经前转移性乳腺癌病人的治疗，可使大约 1/3 未加选择的病人病情缓解。LHRH 类似物用于乳腺癌的作用机制被认为是下调垂体 LHRH 受体的结果。其后发生的黄体生成素（LH）水平的降低可使雌激素降至去势水平。美国目前有三种 LHRH 类似物，分别为亮丙瑞林、戈舍瑞林和曲普瑞林，但仅有戈舍瑞林被批准用于转移性乳腺癌的治疗。这些药物经注射给药，不良反应较小，有闭经、潮热和偶尔恶性。近期的一项荟萃分析报道了他莫昔芬联合 LHRH 激动药与单用 LHRH 激动药用于绝经前转移性乳腺癌病人的研究结果。中位随访 6.8 年，联合治疗有明显较好的生存获益和无进展生存（PFS）获益。联合内分泌治疗的总体反应率明显较高。不过该分析并未对他莫昔芬单用与 LHRH 激动药和他莫昔芬联合治疗进行比较。由于最初的 2～4 周 LH 和雌激素会出现生成高峰，故 LHRH 激动药也可能产生暴发反应。这种暴发反应类似于他莫昔芬，在开始治疗阶段应注意监测病人有无疼痛增加和（或）高钙血症发生。

　　有随机试验对孕激素（例如醋酸甲地孕酮和醋酸甲羟孕酮）和他莫昔芬进行比较研究，发现二者的治疗有效率相同。尽管未直接比较这两种形式的孕激素治疗，但二者似乎同样有效。醋酸甲羟孕酮常用于欧洲，醋酸甲地孕酮常用于美国。基于药物疗效与耐受性的考虑，这些药物通常用于已使用过芳香化酶抑制药和 SERM（例如他莫昔芬和托瑞米芬）患者的三线治疗。最常见的不良反应是体重增加，发生于 20%～50% 的病人当中。体重增加的病人可能会有液体潴留，但液体潴留并不总是体重增加的原因。恶病质癌症病人的体重增加可能是人们所愿意见到的，但这对于转移性乳腺癌病人来讲并不都是好事。孕激素的其他不良反应有阴道出血（5%～10%病人），无论是正在服用孕激素还是已中断用药的病人都会出现，以及不到10%的潮热发生率。这类药物的血栓栓塞并发症也很明显。

大剂量雌激素和雄激素治疗现在已很少见，这是因为这些药物的毒性明显高于以上所讨论的其他激素类药物。大约1/3应用大剂量雌激素治疗的病人会因最为重要的血栓栓塞事件、呕吐和液体潴留不良反应而中断治疗。由于最近有芳香化酶抑制药可用，雄激素和雌激素的使用已然罕见。

（2）细胞毒性化疗：大多数转移性乳腺癌病人最终需要细胞毒性化疗。化疗为激素受体阴性肿瘤病人出现症状性转移时的初始治疗。开始对激素治疗有反应的病人最终会无反应，转而需要化疗。化疗中位缓解持续时间为5～12个月，但有些病人会对初始化疗反应出色，可能会无病存活5～10年以上。一般来讲，应用常用药物联合治疗的转移性乳腺癌病人的中位生存期为14～33个月。多数研究的中位缓解时间为2～3个月，但该期长短在很大程度大取决于可测量病变的部位。病变主要位于皮肤和淋巴结的病人出现缓解的中位时间为3～6周，转移性肺部病变者为6～9周，肝脏侵犯者为15周，而骨转移者接近18周。因此，对治疗发生立即反应的病例并不是很常见，一旦开始应用一种化疗方案，应持续用至出现明确的疾病进展证据。

尚无明确定义的临床特征或公认的检测来识别可能从化疗中获益的病人。目前业已发现的与增加治疗反应概率有关的因素包括病人体力状况良好、病变部位数量有限（1～2个）、对化疗或激素治疗有反应且无病生存期长。化疗期间疾病进展的病人对应用另外一种类型化疗发生反应的概率较低。不过，对一段时间以来未用过化疗的病人给予化疗情况并非总是如此。对内分泌治疗无反应的病人首次应用化疗时很可能对治疗有所反应。年龄、月经和受体状态与对化疗反应的获益与否无关。

现已证实包括多柔比星、表柔比星、紫杉醇、白蛋白结合紫杉醇、多西他赛、卡培他滨、氟尿嘧啶、环磷酰胺、甲氨蝶呤、长春新碱、长春瑞滨、伊沙匹隆、吉西他滨、米托蒽醌、丝裂霉素-C、塞替派和美法仑在内的多种化疗药物对乳腺癌有治疗作用。对转移性乳腺癌最有活性的化疗药物为蒽环类和紫杉类，对以前未接受过化疗的转移性乳腺癌病人有高达 50%～60% 的有效率。紫杉醇在转移性乳腺癌治疗中最常用的剂量为连续每周 $80mg/(m^2 \cdot 周)$。应用该治疗方法较少发生紫杉醇的骨髓抑制及延迟周围神经病变，但液体潴留以及皮肤和指甲病变轻度增加。应在病人治疗前提前给予皮质类固醇（地塞米松）、H_1 受体拮抗药（苯海拉明）、H_2 受体拮抗药（雷尼替丁或法莫替丁），以使过敏反应降至最低。近期发表了一项比较 60、75 和 $100mg/m^2$ 多西他赛剂量的随机研究，证实有效率仅表现为剂量-反应关系。所有三种剂量水平的疾病进展时间和 OS 均类似。因此，剂量仍旧是有症状病人需要取得快速治疗反应的重要因素。对于需要多西他赛治疗的无症状病人，较低剂量可能适宜。一项随机对照试验结果显示，与紫杉醇每 3 周应用方案相比，多西他赛较少发生神经病变、肌痛和过敏反应，但发热性中性粒细胞减少、液体潴留和皮肤反应更常见于新问世的紫杉烷类药物。多西他赛在无预防性用药病人中发生液体潴留的中位累积剂量为 $400mg/m^2$。在开始应用多西他赛之前预防性使用皮质类固醇（地塞米松）持续 3d，有助于防止过敏反应和液体潴留的发生。

尽管一种老药的新剂型是否应被看做"新药"还存在小的争议，但纳米颗粒清蛋白结合紫杉醇和清蛋白结合紫杉醇较普通紫杉醇的确显示出独特的优势。一项旨在比较清蛋白结合紫杉醇与其老剂型的关键性临床研究将转移性乳腺癌病人纳入该随机试验。病人接受 260mg/m² 清蛋白结合紫杉醇或 175mg/m² 普通紫杉醇治疗。由于清蛋白结合紫杉醇无需溶剂，故防止药物急性反应的标准预防性用药无需用于随机接受新剂型产品的病人。试验结果表明，接受清蛋白结合紫杉醇治疗病人的预后要好于接受标准紫杉醇治疗的病人。两组总体有效率分别为 33% 和 19%，有利于清蛋白结合紫杉醇治疗组病人；$P=0.001$；清蛋白结合紫杉醇组与普通紫杉醇组中位疾病进展时间分别为 23 周和 16.9 周，$P=0.006$。虽然清蛋白结合紫杉醇的使用剂量较大，但其严重嗜中性粒减少症的发生率明显低于普通紫杉醇，二者分别为 9% 和 22%；$P<0.001$。此外，即使在无预防性用药的情况下，清蛋白结合紫杉醇给药组也未见有急性过敏反应发生。清蛋白结合紫杉醇目前适用于对常规化疗耐药或接受含蒽环类辅助化疗方案 6 个月内疾病进展的转移性乳腺癌病人。

伊沙匹隆是一种作用于微管类药物——埃博霉素类的特殊家族成员之一。体内研究表明，该药的抗肿瘤活性类似于紫杉烷类，主要是通过阻断解聚在动力学上来"稳定"微管结构。一项国际Ⅲ期临床试验结果证实，与单用卡培他滨相比，伊沙匹隆联合卡培他滨治疗能明显延长 PFS 约 1.6 个月（中位 PFS 分别为 5.5 个月和 4.2 个月；$P=0.003$）。这一相对不多的改善导致 PFS 总体增加 38%。联合治疗组的客观有效率（ORR）为单用卡培他滨组的 2 倍多，分别为 35% 和 14%。尤其值得一提的是，以前对紫杉烷类治疗真正耐药的病人也取得了近乎相同的 ORRs（分别为 33% 和 14%）。该临床前研究结果可能支持伊沙匹隆和卡培他滨联用抗肿瘤活性至少相加，事实上可能有协同作用。

但是，伊沙匹隆和卡培他滨联用病人的骨髓和周围神经系统不良反应发生率明显升高。5 例感染相关死亡与入组时肝功能异常有关。还有 2/3 的病人出现不同程度的感觉神经病变；全部病人的 21%因此不良反应而中断治疗。

伊沙匹隆被批准与卡培他滨联合治疗以前应用蒽环类药物和紫杉类药物耐药或疾病进展，以及有蒽环类药物使用禁忌的晚期乳腺癌病人。伊沙匹隆单药被批准用于对卡培他滨以及蒽环类和紫杉类药物耐药的病人。

卡培他滨是 20 世纪 90 年代批准上市的口服新药，对含蒽环类和紫杉类化疗药物耐药的转移性乳腺癌病人有明显活性。该药为氟尿嘧啶的前体药物，对恶性肿瘤细胞有一定的靶向性。母体药物在靶细胞经过三步酶解转化为氟尿嘧啶（表 7-9）。由于恶性组织中存在较高水平的关键酶，故转化的第三步即最后一步较正常细胞相比更易发生于恶性细胞之中。大约 85%的氟尿嘧啶经双氢嘧啶脱氢酶降解（表 7-9）。在应用过蒽环类和紫杉类药物的病人中，卡培他滨的有效率约为 25%，与其他的化疗药物相比效果显著。

长春瑞滨，一种微管相互作用药物，在转移性乳腺癌的治疗中也表现出显著的有效率。该药于 1994 年被 FDA 批准用于非小细胞肺癌的治疗。未被批准用于乳腺癌，但在晚期乳腺癌病人的Ⅰ、Ⅱ期研究中，其缓解率为 30%～50%，总体完全缓解率为 5%。尤其重要的是，紫杉醇、多西他赛和长春瑞滨与被认为是转移性乳腺癌一线治疗用药的蒽环类药物无交叉耐药。

吉西他滨是应用过以上所提及化疗药物病人、仍有良好体力状况者以及可能从其他化疗中获益病人相当常用的另外一种药物。该药为一种核苷酸类物，可抑制 DNA 的合成。据多项Ⅱ期试验报道，其缓解率为 13%～42%。对于曾应用过蒽环类和紫杉类药物的病人来讲，吉西他滨的疗效类似于卡培他滨。与以前所述的其他化疗药物相比，此药常对血小板产生影响，因此需要对应用该药病人的血小板进行密切监测。

联合化疗方案与单药治疗转移性乳腺癌相比有较高的治疗反应率，但较高的治疗有效率通常不能转化为疾病进展时间和OS上的明显差异。序贯单药化疗与联合化疗治疗转移性乳腺癌的争论已久。目前的共识是一线化疗包括序贯单药和联合化疗。对于姑息性转移性乳腺癌的治疗，在认为疗效相当的情况下，首选毒性最小的化疗方案。在临床实践中，对化疗有快速反应需要的病人（例如有症状的大块转移灶）常常接受联合治疗，尽管这样应用会增加毒性。决策复杂，应基于病人的个体情况加以考虑。

由于大多数病人为辅助化疗，故转移性乳腺癌一线化疗方案的选择常常与辅助治疗所用方案有所不同。如果病人在完成辅助化疗1年内肿瘤复发，那么辅助化疗用药被认为对治疗转移性病变无效。不过，如果病人在结束辅助化疗1年后复发，那么相同的药物也可能对转移性病变有效。

（3）生物治疗：曲妥珠单抗是一种与HER-2/neu蛋白特定表位相结合的人源化单克隆抗体。曲妥珠单抗单药治疗的有效率为15%～20%，HER-2/neu过表达肿瘤病人的临床获益率接近40%。曲妥珠单抗与其他化疗药物联用时有相加及可能的协同作用。一项关键性试验研究发现，联合应用多柔比星-曲妥珠单抗治疗病人的心脏毒性发生率非常高（27%），因此在曲妥珠单抗产品说明中增加了关于这一联合应用的黑框警告。许多研究者联合应用这两种药物（例如脂质体多柔比星或持续输注多柔比星）时尝试防止这一毒性的发生。在进一步取得有关两药联合使用的安全性信息之前，这一联合用药应禁止在临床试验之外给予。与曲妥珠单抗联合使用的其他化疗药物，包括多西他赛、长春瑞滨、吉西他滨、卡培他滨和铂类（例如顺铂和卡铂），正在研究之中。

曲妥珠单抗耐受相当良好。最常见的不良反应与输注有关，主要有发热和寒战，大约 40%的病人于首次治疗时会发生。应用对乙酰氨基酚和苯海拉明和（或）减慢输注速度有助于缓解与之相关的症状。据报道更为严重的不良反应有严重的过敏反应和（或）肺部反应，但极为罕见。重要的是向病人告之有关的肺部反应，因为该不良反应可能出现于给药后最长 24h 之内，如果不迅速治疗可能致死。曲妥珠单抗与化疗同时使用时可增加感染、腹泻和（或）其他不良事件的发生。如前所述，当其与蒽环类药一起使用时，心衰发生率高的难以让人接受，即使单药使用，也有约 5%的心衰发生率。幸运的是，曲妥珠单抗所发生的心衰应用药物治疗可以在一定程度上有所恢复，一些病人持续应用曲妥珠单抗治疗后，其左室射血分数会恢复至正常。为了给予恰当的心脏治疗，密切监测心衰的症状与体征尤其重要。

应知道仅有 20%～30%的转移性乳腺癌病人过表达 HER-2/neu，市售免疫组织化学（IHC）检测报告 HER-2/neu 为 2＋时，经更为敏感和特异的荧光原位杂交（FISH）方法检测常为阴性。迄今为止，尚无 HER-2/neu 阴性亚组病人应用曲妥珠单抗和对单用 IHC 法染色 HER-2/neu 为 2＋的病人给予曲妥珠单抗获益的报道。从曲妥珠单抗治疗中获益最大的病人有肿瘤表达 3＋ HER-2 蛋白和（或）经 FISH 检测证实有基因扩增。

拉帕替尼是 HER-2/neu 和表皮生长因子受体（EGFR）双重抑制药。与曲妥珠单抗胞外识别位点不同，拉帕替尼的特异靶点为受体的胞内激酶域。有一项重要的Ⅲ期试验对拉帕替尼联合卡培他滨与单用卡培他滨治疗曲妥珠单抗难治性晚期乳腺癌病人的疗效与安全性进行了研究。值得注意的是，由于预先计划的中期分析提示疾病进展风险有明显减少［疾病进展时间（TTP），$P <$ 0.001］，与单用卡培他滨相比有利于联合治疗，试验予以提前终

止。4 个月后对整个病人队列的疗效数据进行再次分析。独立审核发现，拉帕替尼联合治疗组与卡培他滨单药治疗组的中位 TTP 分别为 27.1 周和 18.6 周（$P = 0.000\ 13$，HR 0.57），缓解率分别为 23.7% 和 13.9%。令人感兴趣的是，表达 EGFR 的肿瘤细胞并不是试验入选标准。值得注意的原因在于，一项拉帕替尼的早期研究结果提示，共表达 EGFR 和 HER2 的乳腺肿瘤可能有较高的临床缓解。另一相关结果是与单用卡培他滨相比，拉帕替尼治疗组的脑转移发生率明显降低，分别为 2% 和 11%，$P = 0.044\ 5$。

拉帕替尼临床试验显示，最常报道的不良反应谱十分类似，包括非治疗限制性腹泻、皮疹、恶心和乏力。拉帕替尼联合卡培他滨组的腹泻、消化不良和皮疹发生率较高。由于以前报道有阻断 HER-2/neu 信号传导通路导致严重毒性事件的发生，故也需对心脏事件进行监测。尽管联合应用拉帕替尼并不增加导致受试者退出研究的任何心脏事件的发生，但关于这一问题的解答并非存在选择偏倚的概率和相对较短的观察期所能最终解决。

基于这些资料，拉帕替尼联合卡培他滨于 2007 年 3 月被批准用于 HER-2/neu 过表达转移性乳腺癌进展或以前曾应用蒽环类、紫杉烷类和曲妥珠单抗治疗过的病人。

有临床试验研究另一种单克隆抗体——贝伐珠单抗，联合紫杉醇用于转移性乳腺癌病人的一线化疗。联合用药组的 PFS 改善优于单用紫杉醇。贝伐珠单抗以血管内皮生长因子（VEGF）为靶点来阻止血管生成，而血管生成是支撑肿瘤生长与转移的必要过程。贝伐珠单抗最初是由 FDA 批准用于结直肠癌的，2008 年 2 月，FDA 批准其联合紫杉醇用于转移性 HER-2 阴性乳腺癌的一线治疗。其他试图阐明贝伐珠单抗（包括与曲妥珠单抗联用）在乳腺癌治疗中的作用的研究也在进行当中。

病例分析（第 3 部分：制订治疗计划）

BB 被诊断为 ER＋　HER-2/neu＋　Ⅳ期乳腺癌，转移至骨。
治疗目标是什么？
你所推荐的针对该病人的治疗方案是什么？
如何监测病人的疗效与毒性反应？

（4）双膦酸盐：双膦酸盐推荐用于乳腺癌骨转移病人，可与化疗或内分泌治疗联合使用，目的是减少骨痛与骨折。帕米膦酸（90mg）和唑来膦酸（4mg）经Ⅳ给药，每个月 1 次。双膦酸盐可与钙和维生素 D 联合给药。

4. 局部区域控制

放射治疗：放疗是治疗症状性转移病变的一种重要方法。放疗最常见的适应证为疼痛性骨转移及对全身治疗耐药的其他局部病位。放疗可使大约 90%痛性骨转移病人的疼痛明显缓。放疗也是转移性脑和脊髓病变、眼和眼眶病变以及有明显肿瘤细胞积聚的其他部位的一种重要姑息性治疗方法。限于胸壁的皮肤和（或）淋巴结转移也可进行姑息性放疗（例如伤口裂开或疼痛性病灶）。

七、预后评价

早期乳腺癌经彻底切除可治愈，辅助化疗和激素治疗目的是防止复发。在辅助化疗期间，于每个化疗周期前进行实验室检测，根据测定结果监测化疗毒性。完成辅助治疗后，在诊断的最初几年内，每 3 个月对病人进行监测 1 次，以后酌情延长两次检查之间的时间间隔。

①体格检查，发现有无乳腺癌复发；

②每年行乳房钼靶摄片检查；

③针对症状进行检查。

局部晚期乳腺癌常采用新辅助治疗，以使肿瘤缩小可以手术切除。

在新辅助化疗期间，于每个化疗周期前根据实验室检测值监测化疗毒性。完成新辅助治疗周期后，应用体格检查和超声检查确定肿瘤大小变化。在彻底手术切除之后，按以前所述的早期乳腺癌监测方法进行监测。

病人治疗与监测

1. 根据病人诊断信息确定疾病分期、总体预后及治疗目标。

2. 获取处方药、非处方药和天然药物的详细服用史。询问病人是否服用了有可能促进乳腺癌发生的药物，能否中断应用该种药物。

3. 根据病人过去用药史确定与任何可能的治疗和（或）手术和（或）放疗相关的危险。

4. 根据病人所选用的化疗或内分泌治疗方案进行患者教育，重点是使其知晓可能发生的不良事件是什么，何时发生及如何治疗。同时，还应将包括治疗持续时间、后续其他治疗方法（例如放疗、手术、内分泌治疗）及何时接受治疗在内的整体治疗计划纳入初次患者教育当中。

5. 基于不良事件、所用化疗/内分泌治疗用药与给药剂量、途径和时间的危险因素制订病人所选用化疗或内分泌治疗前后的用药方案。

6. 制订计划评估总体治疗方案效果，重点教育病人在治疗期间如何进行监测及追踪不良事件和（或）疾病相关症状。

7. 通过获取详细的既往化疗/内分泌治疗期间所发生的不良事件及疗效客观检指标史确定总体治疗方案的成功与否。评估治疗对生活质量检测指标（例如体力、心理、社会功能及幸福感）

的影响。

8. 解决病人所发生的任何不良事件，相应地改变下次治疗时的用药前后方案。

9. 对随访病人进行有关不良反应管理方面的教育。

10. 强调报告药物服用不良事件与依从性的重要性。制订病人易于完成的治疗方案。

转移性乳腺癌不可治愈，治疗目的是缓解症状。大多数病例的主要治疗手段是激素治疗。治疗期间应每月对患者的疾病进展及常见部位转移（例如骨、脑、肝）征象进行监测：

①疼痛；

②精神状况及其他神经系统检查结果；

③实验室检查；

④肝功能检查；

⑤全血细胞计数；

⑥钙，电解质。

本章所使用的英文缩略语

BSE	乳腺自我检查
CBE	临床乳腺检查
CMF	环磷酰胺、甲氨蝶呤、氟尿嘧啶（化疗方案）
DCIS	导管原位癌
ER	雌激素受体
FISH	荧光原位杂交
IHC	免疫组织化学
IM	肌内注射
LCIS	小叶原位癌
LHRH	促黄体生成素释放激素

NCI 　　　　国立癌症研究院

NIH 　　　　国立卫生研究院

NCCN 　　　国家综合癌症网

OS 　　　　　总生存

PFS 　　　　无进展生存

PR 　　　　　孕激素受体

SERD 　　　选择性雌激素受体下调药

SERM 　　　选择性雌激素受体调节药

TNM 　　　　肿瘤－淋巴结－转移分期系统

VEGF 　　　血管内皮源性生长因子

自我评估问题与答案见：

http://www.mhpharmacotherapy.com/pp.html

（译 者 李 涛；审 校 蔡存良）

第 8 章　结直肠癌

Patrick J. Medina

学习目标

学习本章后，读者将能够：

1．明确结肠癌的高危因素。

2．识别结直肠癌的症状和体征。

3．依据患者自身因素诸如：疾病状态、患者年龄、遗传特点及既往治疗史向结直肠癌患者说明可选治疗方案。

4．概述过去用于治疗结直肠癌的药物治疗原则。

5．制定监测计划评价治疗结直肠癌药物的有效性和毒性。

6．对患者进行化疗不良反应的宣教，给予个体化的咨询指导。

7．向结直肠癌一般或高风险的人群说明预防和筛查策略。

主要概念

1．尽管发生结直肠癌有很多高危因素，但年龄仍然是偶发结直肠癌最危险因素。

2．高脂低纤维饮食与结直肠癌风险增加相关，相反，正规服用阿司匹林［及非甾体抗炎药、（NSAIDs）］及补充钙剂可以降低结直肠癌风险。

3. 医疗服务工作者应向一般高危人群建议，从 50 岁开始进行有效的结直肠癌筛查：项目包括每年的粪便隐血检查联合规范的全结肠检查。

4. 大多数结直肠癌患者早期无症状，但会出现排便或进食习惯、疲乏感、腹痛及便血等改变。

5. 结直肠癌根据临床病理进行分期（TNM），是判断患者生存最重要的预后因素。Ⅰ～Ⅲ期是可以治疗的，但Ⅳ期治疗目标是减轻症状。

6. Ⅰ期结直肠癌患者不需要辅助化疗，Ⅱ期选择性高危结直肠癌患者辅助化疗是有益的，Ⅲ期结直肠癌患者辅助化疗是标准治疗。

7. 5-氟尿嘧啶、甲酰四氢叶酸及奥沙利铂是结肠癌辅助化疗的标准方案，通常用药 6 个月。

8. 三种药物联合化疗：包括 5-氟尿嘧啶、甲酰四氢叶酸及奥沙利铂或伊立替康，与 5-氟尿嘧啶加用甲酰四氢叶酸相比可以提高生存率，是目前治疗转移癌的标准一线治疗。以提高总体生存率为依据，推荐 5-氟尿嘧啶为基础的方案中加用贝伐单抗。

9. 一线治疗方案没有提供治疗复发或难治性癌转移的药物。

10. 对Ⅱ期或Ⅲ期的直肠癌患者，应予以 5-氟尿嘧啶为基础的辅助化疗，并联合放疗进行治疗。

一、引言

在美国，结直肠癌是三种最常见的癌症之一，包括结肠和直肠癌。2008 年初步估计新增诊断病例 148810 例，死亡病例 49960 例，在美国结直肠癌成为与癌症相关导致死亡的第二位疾病。预后主要由多数患者早期（Ⅰ期或Ⅱ期）的治疗分级决定，结直肠癌的治疗选择包括外科、放疗、化疗及新兴的分子生物靶向治疗。

二、流行病学和病原学

世界范围内，结直肠癌在工业化地区有很高的发生率，如北美和欧洲，然而在欠发达地区发生率较低，提示环境和饮食因素会影响结直肠癌的发生。此外除了环境因素，众所周知结直肠癌更多发生于特定家庭中，并且具有遗传倾向。

结直肠癌在男性中发病率更高，是女性发病率的 1.5 倍。总的来说，在美国男女人群中，结肠和直肠癌大约占确诊癌症的 10%。诊断的中位数年龄为 72 岁，低于 45 岁很少发病。超过 65 岁的成年人 70%确诊结直肠癌，年龄是最重要的高危因素。

尽管结直肠癌仍是引起死亡的第三位癌症，但是随着更好更多筛查方法的应用及更有效的治疗，近 30 年来的病死率已经下降。

三、高危因素

包括年龄在内，结直肠癌的发生可能与饮食多变或环境因素、炎症性肠病及遗传易感性有关，表 8-1 列出了熟知的引发结直肠癌高危因素。世界范围流行病学研究显示，饮食习惯显著影响结直肠癌的发生。

通常高脂低纤维饮食是共有的，会增加结直肠癌风险。进食红肉与发生结直肠癌关系很密切，可能与烹饪时杂环有机胺形成或与红肉中存在特殊脂肪酸如花生四烯酸有关。虽然数据显示动物肉及饱和酸的吸收增加结直肠癌的风险，但确切的因素还不清楚。低纤维饮食是引起结直肠癌的高危因素，做出这一论断是基于以下事实：进食大量膳食纤维，可降低结直肠癌的发生率和不稳定性。富含高纤维的食物包括：蔬菜、水果、谷类及谷类食品、

纤维的保护作用可能与减少肠道致癌物的吸收、减少肠运送时间
或减少饮食中与高纤维食物相关的脂肪吸收。

结直肠癌高危程度的减低与摄入蔬菜量的增加及水果的多样
性有关，但是总的说来是轻度减低，前瞻性研究已发现癌症风险
降低程度从无差别至 25%。对 13 组前瞻性研究合并分析发现，食
物中摄入纤维与结直肠癌风险性成反比，然而对其他食物的风险因
素进行多元分析，未显示对降低结直肠癌有益。这项分析不能说明
富含高纤维食物对非癌性疾病如糖尿病及冠状动脉疾病的益处。

表 8-1　结直肠癌的高危因素

一般情况
年龄是主要危险因素
食物
高脂低纤维饮食
生活方式
酒精
吸烟
肥胖/不爱运动
并存疾病
炎症性肠病（溃疡性结肠炎及克罗恩病）
遗传/基因
FAP 和 HNPCC
家族史

结直肠癌的风险与钙和叶酸的的吸收成负相关，流行病学研
究显示更多的摄入钙和维生素 D 可以降低结直肠癌的风险，息肉
预防试验也显示钙和维生素 D 可以降低息肉的复发，然而，对
18 106 名妇女随机研究发现，绝经后妇女每日补充钙（1000mg）
和维生素 D_3（400U）与安慰剂组相比，结直肠癌发生率没有差异。
补充钙和维生素 D 对预防结肠癌的益处还需要更长期的随访。

钙的保护作用与降低黏膜细胞增生速度或通过与肠道内胆

盐结合有关，另一方面食物中的叶酸可以帮助维护正常的肠黏膜。基于叶酸在 DNA 甲基化过程中的作用，叶酸吸收与改善结直肠癌的风险有关系。流行病学证据显示多量叶酸的吸收，将会降低进展为结直肠癌的风险。然而，研究结果却不一致，叶酸是否限于对特定人群有益需要深一步的研究。另外，叶酸吸收时机的选择或许很重要，早期吸收可以预防结直肠癌，晚期会加快疾病的进展。另外已经通过多项研究证实，微量元素缺乏增加结直肠癌的风险，包括硒、维生素 C、维生素 D、维生素 E 及 β 胡萝卜素。然而食物补充的益处并不多。

已经显示长期应用一些药物影响结直肠癌进展的风险。研究一致认为正规（至少每周 2 次）服用非甾体类抗炎性药物（NSAID）及阿司匹林与降低结直肠癌的风险相关。另外有研究支持正规应用阿司匹林或 NSAID 降低 50%以上结直肠癌风险。这些药物发挥保护性作用可能机制主要与抑制环氧化酶-2（COX-2）有关，并且保护作用可能仅限于对 COX-2 过度表达的癌前患者。由于 COX-2 长期抑制，对 COX-2 不表达或弱表达的结直肠癌患者不会获得同样的保护作用。外源性激素的应用，特别是绝经后激素的替代治疗，很多研究显示当前应用激素替代治疗的妇女受益最多，与显著降低结直肠癌的风险相关。可惜的是已知激素替代治疗的风险远大于这种益处，预防结直肠癌，不推荐常规应用激素替代治疗。

个人特点如不爱运动及高体重指数（BMI）可以双重增加结直肠癌的风险。肠转运时间的减少及锻炼可以改变体内糖、胰岛素水平，并且其他激素可能会减慢肿瘤细胞的生长。非胰岛素依赖型糖尿病、个人体格质量指标及身体活动水平也与增加妇女结直肠癌风险有关，并且支持高胰岛素血症将肥胖、习惯久坐、糖尿病及结直肠癌联系在一起。此外生活方式的选择增加结直肠的风险，包括喝酒、吸烟产生的致癌物或对肠组织直接毒性会增加结直肠癌的风险。

炎症性肠病诸如慢性溃疡性结肠炎，特别是涉及整个大肠及较轻的克罗恩病会增加结直肠癌的风险。总的来说，有两者之一诊断的患者约占每年新增诊断结直肠癌病例的 1%～2%。

最后，多达 10%病例被认为与遗传有关，是基因突变的结果。遗传性结直肠癌两种最常见的形式是家族性腺瘤样息肉病（FAP）及遗传性非息肉样结直肠癌（HNPCC）。FAP 是少见的常染色体显性遗传，由结肠腺瘤样息肉基因（APC）变异引起，占所有结直肠癌的 1%。经证实这种疾病在青春期会出现成百上千的息肉。未经治疗的 FAP 患者进展为结直肠癌的风险实际上是 100%，需要对该病进行早期筛查从而避免全结肠切除术。HNPCC 是一种常染色体显性综合征，占结直肠癌患者的 5%。与 FAP 相比，青少年息肉很少见，并且这些结直肠癌患者的平均年龄更接近于平均的高危患者，多数患者 40 岁时诊断该病。可以检测 HNPCC 基因突变，但是对这些患者的筛选需要严格的诊断标准。

25%结直肠癌患者有结直肠癌家族史，但与上面提到的突变无关。一级亲属中具有确诊结直肠癌患者，增加的患病风险至少是无家族史人群的 2～4 倍。

高危因素总结　总之，大部分饮食因素及结直肠癌风险之间的真实联系还不明确。目前纤维、钙及低脂饮食的保护作用还不完全清楚。服用 NSAID 和激素会降低结直肠癌风险，而缺乏活动、喝酒、吸烟会增加结直肠癌风险。临床高危因素及基因突变也是众所周知的结直肠癌风险。

四、筛查

医疗服务工作者必须意识到并且应倡导患者做适宜的结直

肠癌筛查。有效的筛查项目包括粪便隐血检查（FOBT$_s$）及定期检查，正常及结直肠癌高风险患者做适宜的筛查，可以发现较小的局灶病变并且治愈率较高。筛查技术包括数字直肠检查、FOBT$_s$ 及结肠成像。每年一次 FOBT$_s$ 联合数字直肠检查，在疾病的早期阶段可以更早诊断并且降低结直肠癌 1/3 的病死率。2 种主要方法可以发现粪便中的隐血：愈创木脂染色及免疫化学方法。在美国 Hemoccult Ⅱ 最常用于 FOBT 检查，是以愈创木脂为基础的检测。卫生工作者需要获得准确的检测结果，才能提供正确的咨询。表 8-2 列出愈创木脂染色结果不准确的常见原因，在应用这种检测方法时需要适当咨询。粪便免疫化学检查（FIT）（InSure 及其他）是应用抗体检测血红蛋白，也可以应用。免疫化学检查的一个优点是不与饮食或药物反应。免疫化学检查与FOBT$_s$ 都可作为筛查项目向患者推荐。

病例分析（第 1 部分）

　　患者 GW，61 岁男性，主诉腹部不适及压榨痛近 3 周，经OTC 药物治疗没有缓解。在获得病史的同时，还诉粪便中有血时断时续已经 4 个月。有高血压和肥胖史。近 40 年来，他每天吸一包烟，每隔 2d 饮 4～6 瓶啤酒。

　　GW 具有哪些结肠癌的高危因素？

　　他具有提示结肠癌的临床表现吗？

　　需要哪些检查来诊断结肠癌？

表 8-2　愈创木脂染色结果不准确的常见原因

假阳性	假阴性
红肉、肉汤、肉肠 [a]	维生素 C [a]
含过氧化物酶活性铁的蔬菜 [a]	脱水样本
胃部刺激（NSAID$_s$）[a]	

注：a. 检测前 3 天避免这些食物和药物

此外，大多数患者每隔 5～10 年需要进行乙状结肠镜、结肠镜或双重对比钡剂灌肠检查。首选结肠镜检查，它可以最大程度将全结肠成像，并且检查过程中可以切除发现的病灶。乙状结肠镜检查只限于下半结肠，在筛查过程中发现并清除病灶，需要双重对比钡剂灌肠检查作为补充。结直肠癌的筛查指南已经修订，目的是提高筛查指南的依从性。筛查方法包括应用计算机结肠层析成像（CTC）及粪便 DNA 检测。CTC 也称为"虚拟结肠镜"，通过应用完整的 3D 和 2D 图像发现并描绘息肉。尽管与结肠镜检查相比属非侵入性检查，仍然需要足够的肠道准备，这一点也是通常被引证的依从性差的原因，此外发现的任何病灶需要继续做结肠镜检查。

粪便 DNA 检测分子标记物与晚期结肠癌相联系，因为这项检查并不依赖于发现不定时的出血，仅需要收集一定量的粪便。多久及何种分子标记用于检测，需要做进一步的评估。表 8-3 列出目前美国癌症协会对于早期发现及监控结直肠息肉及癌症的筛查指南。

五、结直肠癌的预防

通过药物或外科干预可以预防结直肠癌，一方面防止早期结直肠癌继续进展（主要预防），另一方面对于出现结直肠癌症状的患者，预防癌症的发生（次要预防）。

预防结直肠癌最广泛应用的化学预防药物是抑制 COX-2 药物（阿司匹林、非甾体抗炎药及选择性 COX-2 抑制药）及钙剂。COX-2 促进息肉生成，COX-2 抑制药可以抑制息肉的增长。1999年，FDA 批准应用塞来昔布，可以减少 FAP 患者结直肠息肉的数量，并作为常规治疗的辅助治疗，应用这种药物可以延迟 FAP 患者的外科干预，但尚不能推广到普通人群。塞来昔布的剂量为

400mg，2/d 口服，COX-2 抑制药对于这些患者心血管的损害需要做进一步深入评估。阿司匹林作为主要和次要化学预防的药物也已经开始进行研究。一项随机的前瞻性研究显示，对于既往至少有一个结肠息肉病史患者，小剂量（81mg/d）阿司匹林可以降低患者 19%新发息肉发生率。

表 8-3　结直肠癌筛查指南

一般风险	50 岁以上每年做 DRE，并且 DRE 同时每年做 FOBT 或 FIT。粪便 DNA 检测可以作为替代检查。50 岁以上做下述检查之一：每隔 5 年行乙状结肠镜检查
	每隔 10 年行结肠镜检查
	每隔 5 年行钡剂灌肠检查
	每隔 5 年行 CTC 检查
家族史	35～40 岁开始筛查
HNPCC	30 岁开始筛查
FAP	10～12 岁开始筛查

注：FIT. 粪便免疫化学检查；FOBT. 粪便隐血检查；CTC. 计算机结肠层析成像；DRE. 数字直肠检查

在前瞻性研究中显示补充钙剂在一定程度上与降低复发性结直肠腺瘤风险相关，但没有统计学意义。作为化学预防的药物，钙剂的作用有待进一步研究。

其他的药物包括硒、叶酸及 HMG-CoA 还原酶抑制药（他汀类）有望作为用于结直肠癌化学预防的药物，证实这些药物有效性的初步及深入研究已经完成，部分还在进行中。

对于具有极高危风险进展为结直肠癌的人群诸如确诊 FAP 患者，应当选择外科切除术。确诊 FAP 患者，如果在筛查中已经发现息肉，需要做全腹结肠切除术。此外，在结肠镜筛查中，切除非癌性的息肉对于预防息肉癌前病变，是标准化治疗。

六、病理生理

（一）解剖和肠功能

大肠由盲肠、升、降结肠及乙状结肠组成（图 8-1）。大肠的功能是接收来自回肠的内容物、吸收水分及成形固体排泄物，在结肠近端和横结肠进行物质吸收，在左侧结肠和末端结肠转运和储存粪便。

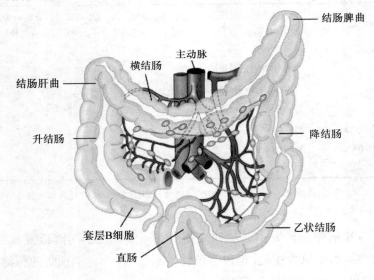

图 8-1　结肠和直肠解剖

（From DiPiro JT，Talbert RL，Yee GC，et al．Pharmacotherapy：A Patholphysiologic Approach．第 6 版．New York：MCGraw-Hill，2005，Fig 127-2.）

大肠由肠腔向外的 4 层组织构成：黏膜、黏膜下层、肌层、浆膜层（图 8-2）。表层上皮组织每 7～10d 发生完整更新，同时正常结肠组织中表层细胞的总数保持不变。随着年龄增长，表层上皮组织非正常细胞增生，突出到肠腔与排泄物接触，排泄物中的诱变因素导致细胞进一步突变，最终形成腺瘤。

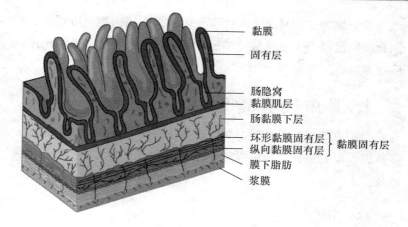

图 8-2　肠壁横截面

（From DiPiro JT，Talbert RL，Yee GC，et al．Pharmacotherapy：A Patholphysiologic Approach．第6版．New York：MCGraw-Hill，2005，Fig 127-3．）

（二）结直肠肿瘤生成

结直肠赘生物的生长是一个多阶梯过程：一些正常的上皮组织基因表型的改变导致细胞不规则生长、增生及肿瘤形成。用于研究结直肠癌形成的基因模型已经建立，可以描述由腺瘤转变为癌的过程，这一模型显示了结肠上皮组织内突变增加，癌细胞呈选择性优势生长。基因改变包括致癌基因的突变激活、抑癌基因的突变及 DNA 错配修复基因的缺陷。

此外，基因和蛋白受体对于结直肠肿瘤形成很重要。COX-2，可以被结直肠癌细胞诱导，从而影响细胞凋亡及其他结直肠细胞功能和表皮生长因子受体的过度表达（EGFR），EGFR 是一种与信号传导通路有关的跨膜糖蛋白，影响细胞生长、分化、增生及血管生成，这些进程发生于多数结肠癌中。因为靶向药物治疗抑制这些进程的有效性，这些机制可能很重要。

超过 90%结直肠癌为腺癌，依据与正常结直肠细胞对比的相似程度分级为Ⅰ～Ⅲ级。Ⅰ级癌与正常细胞结构相似度很高，然而Ⅲ级癌已经丧失正常成熟细胞的特点。Ⅲ级癌与Ⅰ级癌相比预后更差。

七、临床表现和诊断

与结直肠癌相关的症状体征非常多变、细微且没有特异性。多数患者没有症状，但可以有排便及饮食习惯的改变、疲劳、腹痛及便血。

八、治疗

（一）理想结果

对肿瘤进行分期可以判定疾病的程度，对于进展期患者选择治疗及判断患者的预后是必需的。肿瘤分级体系根据 T（肿瘤侵袭的大小及深度）、N（涉及的淋巴结）、M（有无转移），将患者分为Ⅰ～Ⅳ期。在外科切除术期间，CT 扫描及对涉及淋巴结的正确评估对疾病分期及后期治疗的选择是必要的。在此期间，不推荐初期进行常规 MRI 和 PET 扫描。图 8-3 描述联合应用 3 种方法进行疾病的分期。以诊断结直肠癌的分期为依据，是判断生存时间和复发最重要的预后因素。Ⅰ、Ⅱ和Ⅲ期可以治疗，这些治疗方法是侵入性治疗。Ⅳ期患者通过治疗可以减轻症状、避免疾病相关的并发症及延长生存时间。

结直肠癌临床表现和诊断

一般情况：患者早期通常没有症状。

症状：排便习惯的改变、腹痛、厌食、恶心呕吐、虚弱（如果贫血严重）及里急后重。

体征：便血及体重减轻。

实验室检查

- 因为失血，患者血红蛋白较低。

- FOBT 阳性。

- 如果疾病转移到肝脏，肝功能检查（国际化标准比例，部分凝血活酶激活时间及胆红素）可能不正常。

- 癌胚抗原（CEA）增高，不吸烟者正常值小于 2.5ng/ml（2.5μg/L），吸烟者小于 5ng/ml。

影像学检查：如果肿瘤已经扩散到肺、肝或腹腔，X 线、CT 扫描或断层成像扫描（PET）可能会有阳性结果。

病例分析（第 2 部分：病史、体格检查及诊断检查）

既往史：47 岁时患高血压，一直控制不理想；肥胖，患者超过标准体重 65% 以上。

家族史：父母双亡。父亲 62 岁时死于心肌梗死，母亲 64 岁时死于结肠癌，患者诉家族中很多亲戚患癌症。

个人史：职业：汽车修理工。经常饮酒每天吸 1 包烟。患者也不爱活动并且每天吃快餐，已婚，有两个年龄 29 岁双胞胎男孩。

现用药物：阿替洛尔 50mg/d 口服。

系统回顾：腹痛，轻度恶心及食欲下降，便血及疲劳。

体格检查：

生命体征：153/90mmHg，P 78/min，RR 16/min，T 37.2℃（99℉），ht 183cm（72in），wt 128kg（282lb）。

腹部：触诊腹胀腹软，肠鸣音及粪便隐血阳性。

实验室检查：血红蛋白 11.3g/dl，（113g/L or 7mmol/L）［去年血红蛋白 14.8g/dl（148 g/L or 9.2mmol/L）较去年下降］。

影像学诊断

- 结肠镜显示横结肠多发息肉
- 活检显示 3 个息肉呈结肠腺癌
- 分期 CT 扫描显示肝脏、肺及骨转移
- 其他检查结果阴性

因为 GW 患Ⅳ期结肠癌，与Ⅰ～Ⅲ期相比，这将如何影响你的治疗计划？

你为 GW 制定的治疗目标是什么？

GW 的药物和非药物治疗方法是什么？

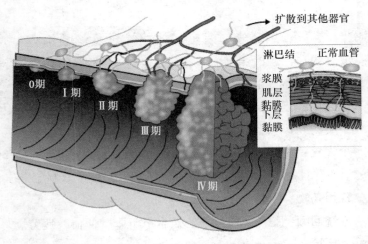

图 8-3 结直肠癌分期的组织学依据

Ⅰ期肿瘤局限于结肠内层。

Ⅱ期：肿瘤由结肠壁浸润到腹腔，但是未引起局部淋巴结转移。

Ⅲ期肿瘤侵犯一个或多个淋巴结，但没有播散到远处器官。

Ⅳ期：肿瘤已经侵犯至远处脏器，包括肝脏、肺或其他器官。

（From http：//www.cancer.gov/cancertopics/pdq/treatment/colon/Patient/page2. ）

（二）一般治疗

结直肠癌治疗有 2 个主要目标：根治局部病灶（Ⅰ～Ⅲ期），对转移癌姑息治疗（Ⅳ期）。外科切除原发病灶对于有治疗疑似患者是最重要的治疗方法。根据疾病分期及肿瘤是否起源于结肠或直肠，经外科治疗后患者需要辅助化疗或联合化疗放疗。如果肿瘤已经转移，药物干预是主要治疗方法。

（三）非药物治疗

1. 可手术期（Ⅰ～Ⅲ期）

①手术：Ⅰ～Ⅲ期结直肠癌需外科治疗的患者，应当接受彻底的外科肿瘤切除术及局部淋巴结清除术。直肠癌外科治疗时应根据肿瘤的部位，将尝试保留直肠功能作为治疗目标。总之，手术治疗结直肠癌与低发病率及死亡率相关。结直肠癌术后常见并发症包括感染、吻合口瘘、梗阻、粘连及吸收障碍综合征。

②放疗：目前辅助放疗对于结肠癌没有作用。然而接受直肠癌手术的患者，放疗可以降低局部肿瘤的复发。对于Ⅱ期或Ⅲ期直肠癌经彻底外科手术治疗后，应当采用辅助放疗联合化疗作为标准治疗。术前放疗可以缩小直肠肿瘤的尺寸，从而使外科手术操作更容易。

2. 癌转移（Ⅳ期）

①手术：不像Ⅰ～Ⅲ期，外科手术治疗癌转移患者仅限于改善症状。筛选肝脏、肺脏或腹部仅有 1～3 个孤立小肿物的患者，尽管治疗方法很少，仍然可以提高生存率。接受肝孤立转移灶手术切除术的患者，5 年生存率大约为 33%，是未接受手术治疗患者的 2 倍。外科手术的替代治疗包括通过冷冻消融、高温射频或酒精注射破坏肿瘤，尽管这些治疗较外科治疗成功率较低。许多医疗工作者选择有手术治疗可能性的患者并且向患者提供辅助化疗，因为这些患者大多数会复发，但仍需要深入研究理想的治

疗方法。此外，对于仅有肝转移患者新辅助化疗方法，将在后面的章节进行讨论。

②放疗：对于晚期或癌转移的结直肠癌，放疗的主要目的是减轻症状。

（四）药物治疗

表8-4列出结直肠癌常用的化疗药物及文献中常用的缩略语。

1. 可手术期（Ⅰ～Ⅲ期）　结肠癌患者在肿瘤切除后，联合化疗可以清除影像学未发现的微小转移灶，从而降低复发率提高生存率。Ⅰ期结肠或直肠癌通常可以经外科手术切除，这些患者不需要联合化疗。Ⅱ期结肠癌联合化疗的作用仍存在争议，但对高风险患者是有益的。表8-5依据肿瘤分期及患者状态列出了辅助治疗方法。除了高风险患者，Ⅱ期患者进行联合化疗并不优于单独手术治疗。对于高风险患者联合化疗是有益的，包括进行肿瘤分期样本取材不足的患者、确诊后肠穿孔、T₄期及组织学不乐观的患者。肿瘤基因分析可以预测Ⅱ期患者是否会受益于辅助化疗，但需要深一步前瞻性研究证实。因此，美国临床肿瘤协会并不推荐辅助化疗用于普通患者，除非用于部分临床实验。Ⅱ期结肠癌患者应当认真登记纳入可控临床实验，以便评估新方法的影响及预后状态。辅助化疗是Ⅲ期结肠癌患者标准治疗。Ⅲ期结肠癌在肿瘤切除部位发现淋巴结转移，复发风险很高，仅行外科切除术后5年的病死率高达70%。这部分人群联合化疗是标准治疗，可以显著降低复发的风险及病死率。

5-氟尿嘧啶、甲酰四氢叶酸及奥沙利铂（FOLFOX）是结肠癌辅助化疗的标准用药。通常给药6个月。单独应用5-氟尿嘧啶可以小幅度改善生存率，并且根据给药方法不同发生变化。研究认为连续静脉滴注5-氟尿嘧啶用于辅助化疗方案更有效。

表 8-4 结肠癌化疗方案的剂量表 [a]

药 物	剂 量
氟尿嘧啶	300mg/（m² · d）弹丸式静脉注射或 250～1000mg/（m² · d）静脉注射超过 24h，连用 5d
氟尿嘧啶＋甲酰四氢叶酸（弹丸式静脉注射）	甲酰四氢叶酸 500mg/m² 静脉注射 氟尿嘧啶 500mg/m² 静脉注射，1/周，连用 6 周，继而休息 2 周
氟尿嘧啶＋甲酰四氢叶酸（静脉持续输注）	甲酰四氢叶酸 200mg/m² 静脉注射 氟尿嘧啶 400mg/m² 弹丸式静脉注射，继而 $d_{1,2}$ 静脉注射氟尿嘧啶 600mg/m² 持续输注 22h；每 2 周重复 1 次
FOLFIRI	d_1，在输注甲酰四氢叶酸后，静脉注射伊立替康 180mg/m² 和甲酰四氢叶酸 400mg/m² 氟尿嘧啶 400～500mg/m² 弹丸式静脉注射，继而静脉注射氟尿嘧啶 2400～3000mg/m² 46h 以上，每 14d 重复 1 次
FOLFOX4	d_1 在弹丸式静脉注射氟尿嘧啶 400mg/m² 后，静脉注射奥沙利铂 85mg/m²＋甲酰四氢叶酸 200mg/m²。继而静脉注射氟尿嘧啶 600mg/m² 22h 以上 d_2 在弹丸式静脉注射氟尿嘧啶 400mg/m² 后，静脉注射甲酰四氢叶酸 200mg/m²，继而氟尿嘧啶 600mg/m² 22h 以上 每 2 周重复 1 次
贝伐单抗＋氟尿嘧啶方案	贝伐单抗 5mg/kg 每 2 周 1 次＋包含 5-氟尿嘧啶方案（FOLFOX，FOLFIRI 或 5-氟尿嘧啶＋甲酰四氢叶酸） 贝伐单抗 7.5mg/kg 每 3 周 1 次，与 CAPOX 连用
西妥昔单抗±伊立替康	首先输注西妥昔单抗 400mg/m²，继而 250mg/m² 1/周±伊立替康 125mg/m² 每周 1 次，连用 4 周 伊立替康每 6 周重复应用（间歇 2 周后）
帕尼单抗	6mg/kg 每 2 周 1 次
卡培他滨	1250mg/m² 2/d 口服，连用 14d，每 3 周重复 1 次
CAPOX	卡培他滨 1000mg/m² 2/d 口服，连用 14d d_1 静脉注射奥沙利铂 130mg/m²，每 3 周重复 1 次
CAPIRI	卡培他滨 1000mg/m²，2/d 口服，连用 14d d_1 和 d_8 静脉注射伊立替康 100mg/m² 每 22d 重复 1 次

注：CAPIRI. 卡培他滨和伊立替康；CAPOX. 卡培他滨和奥沙利铂

注意：因为存在很多变化，在使用任何化疗方案之前都需要检查当前文献

表 8-5 结肠癌辅助治疗方案

Ⅱ 期 [a]	Ⅲ 期
高风险	一般状况良好
● FOLFOX	● FOLFOX
● 卡培他滨或 5-氟尿嘧啶＋甲酰四氢叶酸	● 卡培他滨或 5-氟尿嘧啶＋甲酰四氢叶酸
低风险 [b]	
● 观察或临床实验	一般状况差
	● 卡培他滨

注：a. 有必要对患者进行个体化风险评估可以确定患者是否需要治疗。临床试验或观察可能是恰当的选择；

b. 一些临床医师将 T_3 损害判定为高风险

通常氟尿嘧啶是联合化疗药物之一。最常应用的是氟尿嘧啶、奥沙利铂及甲酰四氢叶酸。经过深入的研究证实：联合应用 5-氟尿嘧啶和甲酰四氢叶酸与单独手术治疗相比可以降低复发率，提高生存率。联合分析证明，以氟尿嘧啶为基础的化疗使 5 年无病生存率及总生存率分别提高 12%和 7%。氟尿嘧啶和甲酰四氢叶酸可以应用于多种治疗方案，但是在患者总生存率方面并未证实其优越性。过去在美国为方便患者喜欢应用弹丸式静脉注射。然而便携式输液泵改进的实用性及舒适度，已经使通常在欧洲倡导的持续静脉输注氟尿嘧啶方案应用增加。治疗方案为 6 个月，再长的时间对患者的预后没有改善。尽管与弹丸式静脉注射相比，持续输注可以减少毒性及提高反应率（尽管没有生存优势），但仍没有应用氟尿嘧啶和甲酰四氢叶酸最优方案。

辅助治疗中，氟尿嘧啶和甲酰四氢叶酸联合方案加入奥沙利铂可以进一步提高反应率。超过 2200 名患者的 MOSAIC 试验证明，5-氟尿嘧啶和甲酰四氢叶酸联合方案加入奥沙利铂，对于Ⅲ期患者，可以降低复发率，提高无病生存率及总生存率。这些结果支持 FOLFOX4 方案，给药 6 个月作为结肠癌的辅助治疗。这一方案是Ⅲ期患者的标准治疗，除非患者一般情况很差医生认为他们不能耐受强烈化疗。不论患者是否接受联合化疗，年龄因素都不是决定因素，因为已经发现老年人同样可以通过这种治疗方法获益，并且副作用最少。任何尝试都试图使副作用最小，Ⅲ期结肠癌患者应用这些药物是因为这些药物是唯一得到证实的可以全面改善患者生存率的方案。

卡培他滨是氟尿嘧啶的口服前体药物，在辅助化疗中也是有效的，目前因为使用的方便性及可能的经济及安全因素，正在进行评估能否作为氟尿嘧啶的替代药物。数据显示至少在功效方面，卡培他滨等同于氟尿嘧啶和甲酰四氢叶酸弹丸式静脉注射，并且患者的耐受性更好。与氟尿嘧啶弹丸式静脉注射相比，卡培他滨会增加手-足综合征，减少黏膜炎及中性粒细胞减少的发生。因此，更多的医疗工作者认为卡培他滨可以作为氟尿嘧啶联合甲酰四氢叶酸方案的替代治疗。然而，卡培他滨作为辅助化疗的作用，诸如奥沙利铂或与更常使用的静脉注射 5-氟尿嘧啶方案相比，需要进一步深入研究。

2. 癌转移（Ⅳ期） 传统的化疗和生物靶向治疗是结肠癌或直肠癌转移的主要治疗，这些患者的中位生存率已经提高 20 个月。这些患者更多应用化疗和生物靶向联合治疗。目前，结直肠癌转移尚不能治愈，治疗目标是减轻症状、改善生活质量延长生存时间。已经证实联合化疗可以延长生存时间，并且副作用是可以耐受的。同辅助治疗相似，氟尿嘧啶联合甲酰四氢叶酸是结直肠癌转移最一线的化疗方案。可以持续性静脉注射氟尿嘧啶及弹丸式静脉注射，然而与 5-氟尿嘧啶弹丸式静脉注射相比，持续静脉注射氟尿嘧啶的反应程度差不多是前者的 2 倍。对 6 项超过 1200 例患者随机试验的 meta 分析显示，持续静脉注射氟尿嘧啶与弹丸式静脉注射对比，肿瘤反应程度更高，生存率小幅度增加，骨髓抑制、腹泻及黏膜炎发生率较低。

与单独应用 2 种药物相比，在氟尿嘧啶联合甲酰四氢叶酸方案中加入其他药物，具有更好的反应率和生存率。在氟尿嘧啶联合甲酰四氢叶酸方案中加入伊立替康，大大改善反应率和生存率，而不发生影响生活质量的副作用。一项标志性的实验表明，在氟尿嘧啶联合甲酰四氢叶酸方案中加入伊立替康，在反应率、生存率及改善生活质量方面优于氟尿嘧啶联合甲酰四氢叶酸方案。因此，2000 年 FDA 批准伊立替康作为一线药物与氟尿嘧啶及甲酰四氢叶酸联合应用治疗结直肠癌转移。此后不久发现奥沙利铂与氟尿嘧啶及甲酰四氢叶酸（FOLFOX4）联合应用与上面的 IFL 方案相比可以提高中位生存率。奥沙利铂加氟尿嘧啶及甲酰四氢叶酸（FOLFOX4）方案与每周 1 次 IFL 方案对比反应率及生存率功效更好。一些研究设计问题包括交叉设计及氟尿嘧啶不同给药方法，引导医疗工作者对这些结果的重要性进行讨论。IFL 组患者接受每周一次静脉注射氟尿嘧啶弹丸式静脉注射，然而 FOLFOX4 组患者接受氟尿嘧啶弹丸式静脉注射后继而静脉持续输注，可以促进反应速率。一项欧洲较大的研究将联合应用 5-氟尿嘧啶弹丸式静脉注射及输注并加用伊立替康（FOLFIRI）的患者分为一组，将使用 FOLFOX 方案者分为一组（使用稍有不同的计划），对两组病例与复发对照组进行交叉研究，结果每组患者生存率及毒性反应并未出现预期的差异。神经病变及中性粒细胞减少在 FOLFOX 组更多见，腹泻、恶心、呕吐、脱水及发热性中性粒细胞减少在 FOLFIRI 组更常见。依据 FOLFOX 和 FOLFIRI 方案改善的生存数据，伊立替康以弹丸式静脉注射形式给药就像 IFL 方案描述的一样，不再推荐常规使用。当伊立替康基础联合化疗治疗转移性结肠癌，应当参照表 8-4 描述的 FOLFIRI 方案。

已经批准靶向或生物治疗结直肠癌转移，FDA 已经批准贝伐单抗联合静脉注射 5-氟尿嘧啶基础化疗,用于结肠癌转移初始治疗。随机实验结果显示与单独化疗相比优点更多。一项贝伐单抗联合 IFLI 作为结直肠癌转移一线治疗的 II 期试验已经完成,加用贝伐单抗中位生存率增加 5 个月,同时不良反应是可以控制的。这项研究的结果显示治疗结直肠癌转移相关的血管生成是重要目标。与不使用贝伐单抗相似,FOLFIRI 方案优于联用贝伐单抗的 IFL 方案。与 IFL 加用贝伐单抗相比,FOLFIRI 加用贝伐单抗生存时间提高近 9 个月。

当增加贝伐单抗到奥沙利铂基础化疗的一线治疗方案中,已经证实改善生存率无进展,但对改善反应率或总生存率还不确定。

依据这些结果,除非有禁忌,推荐贝伐单抗作为氟尿嘧啶基础化疗方案治疗结直肠癌转移的一部分。贝伐单抗不能用于出现或进展为下述情况的患者,直到患者病情稳定或已经治疗:包括胃肠道穿孔或重要器官瘘管的患者;近期(28d 内)大手术或开放性伤口;伤口裂开需要医疗干预;高血压危象或控制不佳的严重高血压,高血压脑病——严重的出血,严重的动脉血栓栓塞;中重度蛋白尿(2g 或高于 2g/24h);肾病综合征及可逆的脑白质病变综合征。

总之,多数医师从当前批准的三重治疗方案中选择,作为治疗结直肠癌转移的一线治疗:奥沙利铂加氟尿嘧啶加甲酰四氢叶酸(FOLFOX);伊立替康加氟尿嘧啶加甲酰四氢叶酸(FOLFIRI);贝伐单抗加氟尿嘧啶基础化疗(FOLFIRI 或 FOLFOX)。

除可控的临床试验外,不推荐卡培他滨常规替代 5-氟尿嘧啶的生物治疗方案。在一项 III 期试验,卡培他滨联合伊立替康和贝伐单抗疗效比 FOLFIRI 加贝伐单抗差,并且安全性没有改善。这种差疗效,可能是卡培他滨与伊立替康一起应用的特殊性。当与奥沙利铂及贝伐单抗联用时，如（CAPOX）方案，已经证实有助于控制病情。依据这些结果，多数情况下 CAPOX 是可接受的 FOLFOX 的替代治疗，所有方案可以给予或不给贝伐单抗。

只有当三种药物联合方案对个体毒性太大时，5-氟尿嘧啶加甲酰四氢叶酸或单独应用卡培他滨才是合适的一线治疗。肿瘤位置，以前的化疗史及患者特有因素可以帮助确定适宜的治疗策略。患者生存最重要的因素不是初始治疗方案，而是患者在治疗过程中，在某时间点是否接受三种化疗药物（氟尿嘧啶、伊立替康及奥沙利铂）。

3. 二线治疗　一线方案中没有复发性或难治性癌转移的治疗。因为大多数患者将接受 5-氟尿嘧啶与伊立替康或奥沙利铂之一联用的方案，应当考虑二线治疗可以替代的药物。如果贝伐单抗靶治疗不是初始治疗的一部分，应当强烈建议在二线治疗中应用。

另外的选择包括单独应用西妥昔单抗或与伊立替康基础化疗联合应用。西妥昔单抗是 FDA 批准用于 EGFR 表达的结直肠癌转移，可以与伊立替康联用，但对于不能耐受伊立替康基础化疗的患者可以单独应用。因为两药之间的协同作用，当伊立替康继续应用时结果是最好的。

近期证据认为西妥昔单抗仅仅在 KRAS 野毒株结肠癌有效。选择使用西妥昔单抗治疗的患者应当进行 KRAS 突变检测，并且西乏昔单抗仅能用于没有突变的患者。

西妥昔单抗负荷量 Ⅳ 400mg/m^2，继而每周静脉注射量 250mg/m^2，直到疾病进展为止。依据以前的试验，3 或 4 级不良反应是预期的，通常在单独应用西妥昔单抗时更容易发生乏力及皮疹。将西妥昔单抗加入奥沙利铂基础化疗方案或者作为结直肠癌转移初始治疗的一部分是否有益，是目前正积极研究的领域。

原来的证据提示西妥昔单抗在这些方案中增加反应率，并且支持它在结直肠癌转移初始治疗中应用。然而，没有同贝伐单抗基础治疗直接对比，复发患者或贝伐单抗禁忌患者使用西妥昔单抗应当保守。尽管在 EGFR 阴性肿瘤中显示临床活性，产品说明中推荐肿瘤 EGFR 染色阳性免疫组化（IHC）证据，IHC 确定的 EGFR 状态不应该限制它的应用。

4. 补救治疗　结直肠癌转移患者三线治疗选择是有限的。被批准的帕尼单抗作为另一种 EGFR 抑制药，是继 5-氟尿嘧啶、奥沙利铂及伊立替康之后的进展。与最优的支持治疗相比，它可以改善疾病的进展。与西妥昔单抗一样，帕尼单抗仅仅用于没有 KRAS 变异的患者。当前不推荐与化疗药物或其他的生物制品联用。

结直肠癌转移经标准治疗失败的患者，应当鼓励他们参加临床试验来评估针对这种不能治愈疾病新的治疗方法。表 8-6 列出了治疗结直肠癌转移一、二线治疗方案。相比那些一般状态差的患者，状态好的患者更应该积极治疗，因为他们能更好地耐受化疗。

5. 只有肝转移的患者　肝转移已经不能行切除术的患者预后不好，长期生存的机会很有限，治疗这些患者的一种办法是切除病灶然后行辅助化疗。不幸的是大部分肝转移的患者诊断时已经不能行切除术了。对于这些患者应当考虑进行化疗，尝试将不能切除的肿瘤变成可以切除的肿瘤。

病例分析（第 3 部分：制定治疗计划）

依据提供的病史，为结肠癌患者制定治疗计划，计划应当包括以下几方面。

①患者药物和非药物相关需要及问题；

②治疗目标；

③GW 具体治疗计划应当包括预防化疗不良反应的对策；

④制定随访计划明确目标是否实现以及化疗不良反应是否已经最小化；

⑤初始治疗没有达到治疗目标时治疗方案的选择。

表 8-6　结直肠癌转移的治疗方案 [a]

一线治疗	二线治疗
一般状态好	如果一线治疗是伊立替康
● FOLFOX 联用或不联用贝伐单抗	● FOLFOX 联用或不联用贝伐单抗 [b]
● FOLFIRI 联用或不联用贝伐单抗	● 伊立替康联用或不联用西妥昔单抗
● 5-氟尿嘧啶＋甲酰四氢叶酸和贝伐单抗	● 卡培他滨或 5-氟尿嘧啶联用甲酰四氢叶酸
一般状态差	如果一线治疗是奥沙利铂
● 卡培他滨或 5-氟尿嘧啶联用甲酰四氢叶酸，联用或不联用贝伐单抗	● FOLFIRI 联用或不联用贝伐单抗 [b]
	● 伊立替康联用或不联用西妥昔单抗

注：a. 有选择性的患者 CAPOX 可以替代 FOLFOX；

　　b. 如果贝伐单抗不是一线治疗的一部分，可以给予

已经证实 FOLFOX 和 FOLFIRI 可以使外科切除术机会增加，并提高长期存活率。最近的研究已经将贝伐单抗与其他化疗药物联用，并且取得成功。不超过 8～10 周的化疗，可以避免与之有关的肝脏并发症，并且医疗工作者应当注意并确保治疗方案中，外科手术 6 周内不能应用贝伐单抗。

肝动脉灌注泵已经用于治疗孤立肝转移灶，但是像射频消融、冷冻消融及化疗栓塞一样，对于改善局部治疗没有益处。

九、结肠癌专用药物

表 8-7 列出 FDA 批准用于治疗结直肠癌的药物以及作用机制和常见毒性。

表 8-7 FDA 批准用于结直肠癌的药物

通用名（商品名）	作用机制	一般毒性	肾功能或肝功能障碍剂量调整或遗传药理学考虑
5-氟尿嘧啶	抑制胸苷酸合成酶，胸腺嘧啶合成是限速过程	剂量限制性 弹丸式静脉注射给药：骨髓抑制和黏膜炎 持续输注给药：腹泻和手–足综合征 其他毒性 皮肤变色，指甲变化，光敏性及神经毒性	如果胆红素高于 5mg/dl（86μmol/L）不能应用
卡培他滨（希罗达）	5-氟尿嘧啶口服活性前体药物，一旦激活作用机制一样	与持续输注 5-氟尿嘧啶一样	CrCI30 ～ 50ml/min 减少剂量为初始剂量的 75%，如果 CrCl 低于 30ml/min，不能应用
伊立替康（坎普土沙）	拓扑异构酶抑制药，与 DNA 拓扑异构酶共价结合形成复合物，干扰 DNA 断裂重组过程	剂量限制性 早期和晚期腹泻 其他毒性 中性粒细胞减少，恶心，呕吐	纯合子 UGT1A1 等位基因*28 患者减少一个剂量水平。纯合子 UGT1A1 等位基因*28 降低肝脏对伊立替康的代谢增加毒性
奥沙利铂（乐沙定）	其他铂类似物（顺铂）相似，与鸟嘌呤 N-7 位点结合，使交叉连接 DNA 及双链 DNA 断裂。	剂量限制性 急性（在最初 2d 内）及持续性（超过 14d）神经毒性 其他毒性 过敏样反应，呼吸困难，恶心，呕吐	轻、中度肾功能障碍患者慎用，没有剂量调整
贝伐单抗（阿瓦斯丁）	单克隆抗体，与 VEGF 结合，抑制血管生成	剂量限制性 高血压，发作性出血，血栓形成 其他毒性 罕见肠穿孔，蛋白尿	无

（续　表）

通用名 （商品名）	作用机制	一般毒性	肾功能或肝功能 障碍剂量调整或 遗传药学考虑
西妥昔单抗 （艾比特思）	与细胞表面 EGFR 结合，抑制 EGF 及 TGF-α 结合，从而减少癌细胞增殖	剂量限制性 输液相关反应，痤疮样皮疹 其他毒性 腹泻，低镁血症，低钙血症，间质性肺病	仅 KRAS 野毒株型
帕尼单抗 （维克替比）	机制同西妥昔单抗	剂量限制性 痤疮样皮疹 其他毒性 输液相关反应，腹泻，低镁血症，低钙血症，间质性肺病	仅 KRAS 野毒株型

（一）5-氟尿嘧啶

5-氟尿嘧啶作为假嘧啶抑制 DNA 胸苷酸形成。完成这一作用的主要机制是通过抑制胸苷酸合成酶，胸腺嘧啶合成是限速过程。5-氟尿嘧啶首先必须代谢为活性代谢产物（F-dUMP），此外，5-氟尿嘧啶的活性代谢物可能与 RNA 结合，抑制其合成。

5-氟尿嘧啶通常用于结直肠癌转移的辅助治疗。5-氟尿嘧啶有多种剂量及方案，包括：每隔 3～4 周Ⅳ弹丸式静脉注射；Ⅳ持续输注；每周Ⅳ弹丸式静脉注射及在Ⅳ弹丸式静脉注射后静脉连续输注 5-氟尿嘧啶。对比弹丸式静脉注射和持续输注方案有效性的临床研究显示，通常更赞成持续输注 5-氟尿嘧啶。一致的证据显示持续输注对于 5-氟尿嘧啶的生物活性是重要决定因素，特别是因为其血浆半衰期短，S 相特异性及结肠肿瘤增长慢。

依据剂量、途径及 5-氟尿嘧啶给药方案，毒性方面也存在临床差异。白细胞减少和黏膜炎是 5-氟尿嘧啶弹丸式静脉注射主要剂量限制性毒性，然而手掌-足底红触痛（"手-足综合征"）及腹泻在持续输注 5-氟尿嘧啶时更易发生。医疗工作者能够为患者提供有价值的建议从而减少上述不良反应的影响。应当告知患者在 5-氟尿嘧啶弹丸式静脉注射前及使用后 30min 内，进食冰薯条，减少黏膜炎的发生。手-足综合征特点是足底手掌肿胀发红，可以通过穿宽松服装及保持皮肤湿润以减轻症状。其他的毒性包括中度恶心及呕吐，皮肤变色，指甲变化，光敏性及神经毒性。

不论给予何种给药方法，另外决定 5-氟尿嘧啶毒性的因素与它的分解代谢及药物相关基因有关。二氢嘧啶脱氢酶（DPD）是将 5-氟尿嘧啶分解代谢为无活性物的主要酶。目前已经发现 DPD 的多态性，患者这种酶完全或近似缺乏。因此，在给予 5-氟尿嘧啶后会引起严重毒性，包括死亡。接近 3%患者 DPD 活性完全缺乏，其他患者酶活性部分缺乏。尽管患者可以检测 DPD 水平，但并不是常规检测，在给 5-氟尿嘧啶后患者会出现严重毒性反应。

甲酰四氢叶酸通常与 5-氟尿嘧啶一起使用。甲酰四氢叶酸增强 5-氟尿嘧啶与胸苷合成酶的亲和力，因此增强 5-氟尿嘧啶药理活性。甲酰四氢叶酸在 5-氟尿嘧啶给使用前给予最有效，可以通过弹丸式静脉注射或持续输注给药。医疗工作者也预计甲酰四氢叶酸与 5-氟尿嘧啶联合应用，会增强 5-氟尿嘧啶的细胞毒性作用（白细胞减少、黏膜炎和腹泻）。

（二）卡培他滨

卡培他滨是 5-氟尿嘧啶口服前体药物，可以选择性激活肿瘤细胞。卡培他滨经过 3 步转化成 5-氟尿嘧啶，最后是经过胸腺嘧啶磷酸化酶（TP）的作用磷酸化。报告显示肿瘤细胞 TP 水平高于正常组织，因此活性药物暴露于全身的量是最小的，活性药物在肿瘤组织中的浓度是最理想的。药物一旦转化成 5-氟尿嘧啶，作用机制是一样的。尽管卡培他滨已经作为替代 5-氟尿嘧啶的药物治疗结直肠癌，当需要单一治疗时，目前 FDA 已经批准卡培他滨用于结直肠癌转移辅助治疗。已经证实卡培他滨至少在治疗结直肠癌转移及辅助治疗改善患者耐受性方面等同于弹丸式静脉注射 5-氟尿嘧啶。卡培他滨常见毒性有手-足综合征及腹泻（药物活性），与持续滴注 5-氟尿嘧啶相似。伊立替康和奥沙利铂已经与卡培他滨联用。卡培他滨与奥沙利铂联用治疗结直肠癌的安全和有效性，同静脉注射 5-氟尿嘧啶基础方案一样。与伊立替康联用的效果多种多样，不常规推荐。

卡培他滨单独应用剂量 $1000\sim1250mg/m^2$，2/d。当与伊立替康或奥沙利铂联用时及患者肾功能不全时，使用较低剂量。药物应当在早餐及正餐后饱腹使用。卡培他滨与华法林一起应用时，导致患者国际标准比率（INR）增加，需要严密监测。卡培他滨口服给药的便利，可以减少临床回访及改善毒性，使该药物在治疗结直肠癌时，无论单独使用还是与其他药物联用，都成为 5-氟尿嘧啶静脉给药的有效的替代药物。

（三）伊立替康

伊立替康（坎普土沙）是一种拓扑异构酶 I 抑制药，与 DNA 拓扑异构酶 I 共价结合形成复合物，干扰 DNA 断裂重组过程。与 DNA 结合后可以使双链多股 DNA 伸展，但继而阻止 DNA 的重组，导致双链多股 DNA 断裂。伊立替康是前体药物可以经 carboxlyesterases 转化成活性状态 SN-38。伊立替康与 5-氟尿嘧啶及甲酰四氢叶酸联用作为治疗结直肠癌转移的一线药物或者单独应用于一线治疗失败的患者。这一期间不推荐伊立替康作为结肠癌辅助治疗的一部分。

伊立替康的主要毒性是腹泻，在治疗的早期和晚期都会发生。早期腹泻是胆碱能反应，发生于 24h 内（通常在静脉注射期间），10% 以上的患者会出现，并且对静脉注射 $0.25\sim1mg$ 阿托品有反应。晚期腹泻见于大部分患者，发生于静脉注射伊立替康后 7～14d。医疗工作者已经勤于指导患者有关药物不良反应知识，并指导正确使用伊立替康。最初出现大便习惯改变的时候，应该使用强效洛哌丁胺（开始 4mg，每隔 2h 2mg，直到 12h 腹泻停止）。如果腹泻不停止或加重，应当指导患者立即就医。晚发腹泻需要住院治疗，也有死亡病例的报道。伊立替康其他毒性包括白细胞减少（包括粒细胞减少性发热）及中度恶心呕吐。与其他治疗方案比较，当伊立替康每周给药时，毒性会更重。

　　与 5-氟尿嘧啶相似，伊立替康毒性与药物基因异常有关。UDP 葡糖醛酸转移酶（UGT1A1）是一种酶，可以酸化 SN-38 成无活性代谢物，伊立替康引起的腹泻和中性粒细胞减少与这种酶的减少或缺陷有关。最近，FDA 批准通过血液检测这种基因的变异。这种检测可以帮助医疗工作者预测哪些患者使用正常剂量伊立替康会出现严重毒性反应，可以在患者使用伊立替康之前指导。对于 UGT1A1 纯合子变异的患者，包装推荐剂量应降低一个水平。伊立替康各种剂量方案中，弹丸式静脉注射推荐时间需超过 60～90min。

（四）奥沙利铂

　　奥沙利铂（乐沙定）与其他铂类似物（顺铂）相似，它可以与鸟嘌呤 N-7 位点结合，使交叉连接 DNA 及双链 DNA 断裂。奥沙利铂不同于顺铂之处在于奥沙利铂诱导的 DNA 断裂不容易被 DNA 修复基因识别，常见于结肠癌。奥沙利铂与 5-氟尿嘧啶为基础的化疗方案联用，与结肠癌的辅助治疗一样，是结直肠癌转移的一线和二线治疗。

　　奥沙利铂的剂量限制性毒性是急性和慢性神经病变。急性神经毒性发生于用药 1～2d 内，2 周内缓解，通常发生于周围组织。差不多所有患者会出现一定程度急性神经病变，暴露于低温或寒冷物体后病情会加重。医疗工作者应当指导患者避免喝冷饮、使用冰块、暴露于低温或寒冷物体之前保护皮肤。此外，已经使用卡马西平、加巴喷丁、安林丁等预防并治疗奥沙利铂诱导的神经病变，尽管这些药物并没有得到广泛接受。持续的神经病变通常发生于使用奥沙利铂8个周期后，并且以影响日常活动为特征（例如写、扣、吞咽、走路）。患者可以按预先制定方案中断奥沙利铂治疗，来减轻再次治疗的毒性。这一方案是可变的，但应完成一定数量预先制定的奥沙利铂治疗周期，继而再停用。通常使用其他药物维持治疗，依据方案以奥沙利铂为基础的治疗重新开始。接受奥沙利铂治疗近半数的患者会出现神经病变，但是通常会随剂量减少或停用奥沙利铂缓解。奥沙利铂与其他铂类药物相比，肾脏、骨髓抑制及恶心呕吐不良反应最小。奥沙利铂给药的标准剂量为 $85mg/m^2$ 静脉注射，每隔 2 周应用。

（五）贝伐单抗

贝伐单抗（阿瓦斯丁）是人源化重组单克隆抗体，抑制血管内皮生长因子（VEGF）。很多癌症包括结直肠癌都已发现 VEGF，是一种前血管源性生长因子，可以促进血管生成，并通过与肿瘤上的 VEGF 受体结合促进肿瘤转移。贝伐单抗抑制循环的 VEGF，通过抑制与受体结合及减少新血管生成发挥作用。此外，贝伐单抗可以增加传统化疗药物诸如伊立替康的浓度，作用于肿瘤发挥药理作用。贝伐单抗单独应用治疗结直肠癌效果不好，必须与其他有效药物联合应用。贝伐单抗与静脉注射 5-氟尿嘧啶为基础的化疗方案联合应用是治疗结直肠癌转移患者的一线治疗。已经显示贝伐单抗与 FOLFOX 联合应用的二线组合，可以提高从未接受过贝伐单抗治疗患者的生存率。

与贝伐单抗相关的不良反应包括高血压，虽然很常见但可以通过口服抗高血压药物控制。具有心血管危险因素的老年患者更容易发生血栓事件（包括心肌梗死、肺栓塞及深静脉血栓）需要常规监测。因为贝伐单抗影响正常伤口愈合，在外科手术前及术后短时间内不应该使用。考虑到伤口的正常愈合及减少出血的风险，不推荐手术 28d 内初始给药。现在还不确定停用贝伐单抗多久实施选择性外科治疗，但是当医疗工作者做临床决策时，应当考虑到贝伐单抗的半衰期为近 20d。患者在应用每剂贝伐单抗之前应当检查尿蛋白，以便发现潜在的肾脏损害。尿检蛋白 2＋患者在接受治疗前，需要增加检测项目。收集这些患者 24h 尿液进行蛋白检测。当 24h 尿蛋白为 2g 或更多时应终止治疗，24h 尿蛋白小于 2g 时恢复。最后，胃肠道穿孔的风险虽然很少见却是致命的。当患者主诉腹痛伴有呕吐或便秘时，应当建议他们立即去看内科医生。贝伐单抗静脉常规剂量为 5mg/kg，每隔 14d 给药，直到病情发展。一旦病情进展，开始补救化疗，持续应用贝伐单抗疗效尚不明确。

（六）西妥昔单抗和帕尼单抗

西妥昔单抗（艾比特思）及帕尼单抗（维克替比）都是拮抗 EGFR 的单克隆抗体。西妥昔单抗是嵌合子抗体，然而帕尼单抗是完全人单克隆抗体。结直肠癌患者 EGFR 受体过度表达，导致肿瘤增生和生长。FDA 已经批准西妥昔单抗用于表达 EGFR 的结直肠癌转移，伊立替康治疗失败或复发患者。西妥昔单抗应当与伊立替康联合应用，但是对于患者不能耐受以伊立替康为基础的化疗时，可以单独使用。已经批准帕尼单抗单一疗法，除了临床试验外不应当与其他药物联用。

这些药物静脉注射相关反应耐受性好，因为西妥昔单抗毒性有剂量相关性，皮疹更常见于帕尼单抗。接受西妥昔单抗治疗的患者需要前驱给药，同时给予对乙酰氨基酚和苯海拉明，如果发生严重的过敏反应，需要修改给药计划或永久停用。这些药物引起皮疹和腹泻也很常见，医疗工作者应当就这些不良反应向患者提供咨询指导。治疗方法包括普通药物治疗痤疮，局部和全身类固醇及常规皮肤护理。皮疹的进展可能是反应的标志，临床医师应当在终止治疗之前尝试减轻皮疹等并发症。这些药物常见的其他毒性包括低镁，低钙、低钾需要检查并依据临床指标替代治疗。抑制 EGFR 的所有药物罕见间质性肺病（少于 1%），应当指导患者报告任何新发的呼吸短促。西妥昔单抗静脉注射初始负荷剂量为 $400mg/m^2$，以后每周给药剂量 $250mg/m^2$。帕尼单抗每 2 周给药剂量为 6mg/kg。

病例分析（第 4 部分：结肠癌的筛查及预防）

GW 诉其双胞胎兄弟患结肠癌，并提供了他的病史及家族的癌症史。他寻求预防结肠癌的方法和途径，以期在他的孩子中更早的发现疾病。

对 GW 孩子们进行化学预防的药物是什么？

筛查结肠癌的建议是什么？

这些改变适用于 GW 的孩子吗？

最近有资料显示肿瘤专有特征，可以帮助临床医师预测哪些人更易对这些特征有反应。早期表皮生长因子受体（EGFR）IHC 染色对预测反应没有作用，因为无论阳性还是阴性的患者反应率一样。近期已经证实 EGFR 原位杂交荧光（FISH）复制数及 KRAS 基因变异状态具有预测价值。具有 EGFR 基因高拷贝数及野生型（非变异）KRAS 的患者更可能受益于西妥昔单抗或帕尼单抗治疗。特别是对 KRAS 突变状态的检测现在成为病情检查的一部分，从而确定可能受益于西妥昔单抗或帕尼单抗治疗的患者。目前正在进行的很多临床试验依据 KRAS 状态将患者分组，进一步帮助临床医师为这些患者制定恰当的治疗方案。

十、直肠癌

尽管直肠癌与结肠癌治疗相似，但两者仍有重要的不同点，特别是辅助治疗。直肠癌包括发生于大肠末端 15cm 处的肿瘤，距离结肠较远，容易引起局部和远处复发。因为外科技术的局限性，直肠癌局部治疗失败率较高，总体预后较差。因此，联合化疗、放疗及外科等多途径是直肠癌最重要的治疗，主要目的是提高生存率，并通过保留肛门括约肌的功能维持生活质量。此外，肿瘤复发时外科、放疗或系统化疗通常是次优选择，因此肿瘤切除后辅助治疗是治疗原发肿瘤的重要方法。同结肠癌的辅助治疗相似，5-氟尿嘧啶是直肠癌的基础化疗药物。

应当建议 Ⅱ 或 Ⅲ 期直肠癌的患者，5-氟尿嘧啶为基础的辅助化疗与放疗联合应用。放疗减少了局部复发，然而 5-氟尿嘧啶也和放疗增敏剂一样可以减少远处肿瘤的复发。联合治疗的毒性包括严重的血液学毒性、肠炎及腹泻。同时放疗及 5-氟尿嘧啶的实验研究已经开展，从而确定理想的联合治疗。同结肠癌相似，持续静脉注射 5-氟尿嘧啶效果优于弹丸式静脉注射。然而，甲酰四氢叶酸没有提高直肠癌辅助治疗的效果。应用 5-氟尿嘧啶口服替代药物如卡培他滨同样可以提高放疗的效果，初步数据显示卡培他滨联合放疗将是安全有效的。此外，参照结肠癌的疗效，FOLFOX 方案已经在辅助治疗中开展临床试验。

直肠癌另一不同点在于应用非辅助治疗。前期给予术前放疗（有无化疗），在保留括约肌功能方面优于外科切除。在美国术前和术后放疗也在争议和研究中，需要进一步数据来确定具体的非辅助方案的优越性。

最后，一旦直肠癌发生转移，和结肠癌列举的方案相似，旨在改善症状。

十一、预后评价

监测目的是评估患者在疾病管理方面、发现复发及减少治疗不良反应等方面是否受益。在治疗疾病的过程中，应该监测患者明显的肿瘤反应、进展或新的转移灶，每隔 3 个月依据需评估治疗反应的病变部位，检查胸部 CT 或 X 线，腹部或盆腔 CT 或 X 线；如果癌胚抗原（CEA）现在或以前升高过，则每隔 3 个月检测癌胚抗原（CEA）。当升高的 CEA 提示癌转移时，但 CT 扫描和其他影像学检查是阴性的，PET 扫描能够发现转移病灶。低于 50% 的患者会出现复发表现如：疼痛、排便习惯的改变、直肠出血、盆腔包块、厌食及体重下降。接受外科手术的患者有无辅助治疗，都需要密切随访，因为早期发现治疗复发灶仍然能够治愈。此外早期治疗无症状结直肠癌转移优于延迟治疗。美国临床肿瘤协会公布的结直肠癌监测指南推荐：无症状患者常规监测肝功能、CBC、FOBT、CT 扫描、每年胸部 X 线或盆腔影像学检查。

此外，每次化疗前需要做全血细胞计数检查，以确保血液学指标足以接受化疗。特别是接受如伊立替康及 5-氟尿嘧啶化疗的患者，白细胞及绝对中性粒细胞会减少。治疗中基础肝功能及肾功能应当优先并定期进行评估。其他选择性实验室检查包括：接受贝伐单抗治疗的患者应当监测尿蛋白；接受西妥昔单抗或帕尼单抗治疗的患者应当监测镁、钙及钾离子。

每次治疗回访，医疗工作者都应当评估治疗中预期的不良反应，应当预期这些不良反应并且积极治疗避免发生。通常包括伊立替康、5-氟尿嘧啶及卡培他滨会引起稀便或腹泻；5-氟尿嘧啶及卡培他滨引起手-足综合征；伊立替康、5-氟尿嘧啶及奥沙利铂引起恶心或呕吐；5-氟尿嘧啶引起口腔溃疡；奥沙利铂引起神经病变；贝伐单抗引起出血和高血压；西妥昔单抗和帕尼单抗引起皮疹。

十二、总结

治疗结直肠癌近期发展提供了改善患者生存的可能性，但是对大多数患者来说，无疾病及进展、生存的改善是同样重要的治疗效果。在缺乏特异治疗证实改善生存率的情况下，判断预后重要的方法包括：患者症状的治疗效果，每天的活动、机体状态及其他生活质量指标。个体化治疗是必要的，可以平衡治疗相关的风险及具体治疗方案的益处，使患者转归最理想。

患者护理和监测

1. 回顾所有可能的诊断资料，判断结肠癌的状态。

2. 获得患者全面的病史包括应用的处方、非处方及天然药物。

3. 评估可能决定治疗方案的患者特有的因素，患者是否有已知的药物基因缺陷？什么生活方式对于患者很重要？

4. 判断处方的化疗方案是否需要做剂量调整？患者是否有足够的细胞数接受化疗？

5. 向患者提供有关药物治疗及与治疗相关的不良作用方面的教育，提供相关建议指导患者避免及减少这些不良作用。治疗癌症的药物是什么？什么药物可以避免化疗不良作用？

6. 制定计划避免治疗相关的不良作用。止吐药是否适宜？当患者指导治疗适宜时，患者能否承受可能的不良作用及何时请内科医师会诊？

7. 依据使用的药物方案向内科医师报告警示症状包括：发

热、腹泻黏膜炎及手-足综合征。

8．评估患者出现的药物不良反应、药物过敏及药物相互作用。

本章所提到的英文缩略语

APC	结肠腺瘤样息肉
CAPOX	卡培他滨和奥沙利铂
CBC	全血细胞计数
CEA	肿瘤癌胚抗原
COX-2	环氧化酶-2
CTC	计算机结肠层析成像
DPD	二氢嘧啶脱氢酶
EGFR	表皮生长因子受体
FAP	家族性腺瘤息肉病
F-dUMP	氟代脱氧单磷酸尿苷
FISH	荧光原位杂交
FIT	粪便免疫组化检测
FOBT	粪便隐血检测
FOLFIRI	甲酰四氢叶酸、氟尿嘧啶及注射伊立替康
FOLFOX	甲酰四氢叶酸、氟尿嘧啶及奥沙利铂
HNPCC	遗传性非息肉样结直肠癌
IFL	伊立替康、氟尿嘧啶、甲酰四氢叶酸
IHC	免疫组化
INR	国际标准化比率
NSAIDs	非甾体类抗炎药
PET	正电子发射计算机断层摄影
TNM	肿瘤，淋巴结，远处转移

TP　　　　　　　　　胸苷磷酸化酶

UGT UDP　　　　　　葡萄糖醛酸转移酶

VEGF　　　　　　　　血管内皮生长因子

自我评估的问题与答案在如下网址获得：

http：//www.mhpharmacotherapy.com/pp.html.

（译　者　殷爱国；审　校　李晓辉）

第9章　卵巢癌

Judith A. Smith

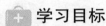 学习目标

学习本章后读者将能够：

1. 认识卵巢癌发生、发展的病因及风险因素。

2. 找到手术和化疗可降低卵巢癌进展潜在风险的依据。

3. 阐明筛查实验和血清标记物在卵巢癌诊断中的作用。

4. 辨别卵巢癌非特异性的体征和症状。

5. 向初诊和复发卵巢癌患者推荐恰当的手术和化疗方案。

6. 对复发的铂类耐药卵巢癌患者的化疗方案进行对比和斟酌。

7. 比较不同手术方式对控制卵巢癌患者潮热的影响。

8. 设计一个针对晚期及复发卵巢癌患者常见并发症的控制计划。

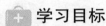 主要概念

1. 卵巢癌是一种偶发病，低于 10% 的卵巢癌与遗传相关。

2. 由于 CA-125 是一种非特异性肿瘤标记物，所以没有针对卵巢癌的预防进行例行筛查的标准建议。

3．因为没有特异性的体征和症状，卵巢癌被认为是"无声杀手"。

4．外科手术是卵巢癌首选的治疗方案。

5．依据国际妇产科联盟（FIGO）的分期不同，采取不同的手术治疗卵巢癌。

6．初次手术后，进行 6 个疗程的含紫杉醇与铂类的化疗是标准治疗方案。

7．尽管大多数患者一开始会得到完全缓解（CR），但是超过50%将在最初的两年内复发。

8．由于药物的疗效相似，所以对复发的铂类耐药的卵巢癌患者的治疗，应依据残留毒性、医生偏好和患者有益的原则选择药物。

9．由于腹水快速丢失存在潜在并发症，在抽取腹水时要注意防范。

10．小肠梗阻（SBO）是进展（PD）卵巢癌患者的常见并发症，但通常，小肠梗阻的患者不应使用泻药。

卵巢癌是较罕见但最致命的妇科肿瘤。卵巢癌患者病死率高的主要原因是无特异性症状，不易早期发现或筛查，因此一旦发现就是晚期。多数卵巢癌是上皮来源。每次排卵时，卵巢上皮破裂，随后进行细胞修复。不断排卵假说提出，卵巢上皮经历细胞修复的次数越多越增加细胞突变的风险，并最终诱发卵巢癌。卵巢癌经常被指为"无声杀手"，是因为尽管大多数患者进行初次手术和化疗后可得到完全缓解（CR），但是超过 50%的患者会在第一年复发。卵巢癌常常通过淋巴及血液系统向肝脏和（或）肺部转移。晚期和进行性卵巢癌的常见并发症包括腹水和小肠梗阻（SBO），其常导致患者死亡。

病例分析 1（第 1 部分）

女性，67 岁，有冠心病、糖尿病和胃酸反流病史，其临床表现是，持续性胃肠胀气、腹胀，并感觉自己"正在发胖"。了解病史后知道其反流症状是新近发生的，且正在服用质子泵抑制药，但是，近 3～4 个月，她还出现不规则出血和偶发性痉挛，她很困惑，因为她几年前已经绝经。她描述说，她 9 岁时月经开始，一直持续到 61 岁。她有两个身体健康的姐妹和一个患有糖尿病的兄弟。她已经结婚 25 年了，且没有孩子。医生对她进行了 CA-125 检测和 CT 扫描，结果是阳性并提示为卵巢癌。

什么症状与卵巢癌有关？她有任何已知的危险因素吗？

外科手术之后，应选择什么治疗方案呢？

一、流行病学和病原学

在 2009 年，大约有 21 550 个新发卵巢癌患者，其中 14 600 人死亡。卵巢癌是头号妇科杀手，且是女性癌症相关死亡的第五大原因。尽管医学家们已经做出极大的努力和广泛研究，但在过去的 30 年，卵巢癌的病死率变化极小。卵巢癌的高病死率归因于其早期无特异性症状，直到癌症发展到 Ⅲ～Ⅳ 期才能被发现。

像其他一些疾病一样，与卵巢癌相关的重大风险因素是年龄。随着女性年龄从 40 岁到 79 岁的增长，其发病风险也增加，平均年龄是 63 岁，大多数女性在 55 岁到 64 岁期间诊断出卵巢癌。

卵巢癌发病率较低，与遗传相关的不足 10%。多数卵巢癌病例偶然发生，因此很难筛查和预防。虽然遗传的占不到所有卵巢癌病例的 10%，但患者有家族史仍是卵巢癌发生、发展的重要危险因素。如果家庭中有一人患卵巢癌，相关风险大约为 9%，但如果一级亲属中有两个或两个以上的患病，也就是母亲和姐妹患卵巢癌或其他卵巢疾病以及乳腺癌，此风险会增加至超过50%。BRCA1 和 BRCA2 基因突变均与卵巢癌有关。大约 90%的遗传病例和 10%的散发病例与 BRCA1 有关。遗传性乳腺癌综合征（HBOC）是遗传性卵巢癌的两种形式之一，且与 BRCA1和 BRCA2 基因突变有关。遗传性非息肉性大肠癌（HNPCC）或林奇综合征是基因突变的家族综合征，导致修复 DNA 错配（MMR）的酶的缺陷，高达 12%的遗传性卵巢癌与此相关。

尽管没有明确，但卵巢癌的风险与荷尔蒙和生育史有关，未产、不孕不育、月经初潮早或绝经较晚均使患卵巢癌的风险增加。

卵巢癌也与饮食和环境因素有关，半乳糖、动物脂肪和肉类较多的饮食增加患卵巢癌的风险，然而蔬菜丰富的饮食可降低患卵巢癌的风险。还有一些有争议的外在因素，例如肛周区使用石棉和滑石粉，也被认为会增加患卵巢癌的风险。

筛查和预防

1. 筛查 目前没有标准的有效筛查工具对早期诊断卵巢癌具有足够的敏感性。

盆腔检查对诊断明显的肿瘤很有效，其敏感性为 67%；但极小的或肉眼不可见的疾病不能通过物理检查发现。盆腔检查为无创性的，且易于被患者接受，但只有在卵巢癌晚期时，才能被发现。因此，常规盆腔检查不能提高早期诊断率或降低总病死率。

血清癌胚抗原 125（CA-125）是卵巢癌最常用的肿瘤标记物。遗憾的是，CA-125 是非特异性的，其水平的升高可能与其他妇科和胃肠道疾病有关。一个没有患卵巢癌的女性，其 CA-125 水平是不变的或随着时间的推移逐渐降低，若为恶性则会持续升高，因为 CA-125 是非特异性肿瘤标记物，所以目前仍没有关于卵巢癌例行筛查标准。

经阴道超声（TVUS）是当前筛查方法的一种。通常与 CA-125 联合使用或作为单一形式使用。经阴道超声释放出声波，并产生卵巢的图像，以评估其大小和形状，并确定囊性或实体性的肿块。这种技术的局限性是缺乏特异性，且无法识别腹膜癌及正常大小的卵巢癌。多数诊所推荐，对于高危女性，每年做一次超声检测，每 6 个月抽血查 CA-125。

2. 预防　排卵被认为是对卵巢上皮不利的事件，它使卵巢上皮更易受损害，而患癌症。限制女性在生育期内的排卵数量（包括多产）将起到保护作用。

（1）药物预防措施：目前研究的用于预防卵巢癌的药物，包括口服避孕药、阿司匹林和非类固醇类抗炎药及类维生素，都不可作为预防卵巢癌的标准药物，口服避孕药其原理是可减少排卵，从而起到保护作用。近期各项研究已表明，口服避孕药可致孕激素诱导的卵巢上皮的细胞凋亡。该学说指出，避孕药可使已有遗传性损伤但还没形成肿瘤的细胞发生凋亡的机会增加。口服避孕药 10 年以上的女性的相对风险减少到低于 0.4%。然而，据报道，口服避孕药对有 BRCA 基因突变女性的最大保护作用为 3～5 年，同时还增加其患乳腺癌的风险，因此，具有乳腺癌家史的女性不应首选该预防措施。

建议在不同癌症的预防中使用非类固醇消炎药、阿司匹林和对乙酰氨基酚，特别是遗传性非息肉性结肠癌。虽然已有研究证明这样可减少卵巢癌的发生风险，但仍缺乏足够证据。其可能的机制是影响正常排卵或抑制排卵。其他已建议使用但仍在评价中的干预药物，包括维生素 A、黄体酮和其他类胡萝卜素。这些药剂的保护作用不仅与抑制细胞生长相关，还与促进细胞分化相关。

（2）手术预防措施：外科手术也可用于卵巢癌的预防，其目标是切除健康但处于危险状态的器官，最终降低患上癌症的风险。手术包括预防性双侧输卵管卵巢切除术（BSO）或输卵管结扎。任何具有卵巢癌高危因素的女性均应考虑预防性卵巢切除。定义高风险的标准包括，一级亲属中有两个或两个以上的上皮性卵巢癌患者，家族中有多个非息肉性结肠癌、子宫内膜癌、卵巢癌患者，以及家族中有多个乳腺癌和卵巢癌的患者。接受预防性卵巢切除术的患者也并不是完全不再复发。其风险可减少 67%，但仍有 2%～5% 的患者有腹膜复发的潜在风险。

输卵管结扎也是预防性手术的一种，但目前不推荐单独使用。其作用机制可能是阻挡环境致癌物对卵巢的影响。一项由 Narod 及其同事们进行的病例对照研究发现：BRCA 基因阳性女性中有输卵管结扎史的其发病风险可降低 63%。

（3）遗传筛查：遗传筛查是为高危患者提供另一种选择。患者可对 BRCA1、BRCA 2 以及与遗传性非息肉性结直肠癌或遗传性乳腺癌卵巢癌综合征相关联的其他基因进行筛选。在决定选择预防措施之前，进行个人或家庭的遗传咨询及检测是必要的。进行预防性双侧输卵管卵巢切除，还是行全子宫切除应进行讨论。尤其是 BRCA1、BRCA2 阳性的患者还应考虑乳房切除。患癌症的风险和病人的健康应均衡考虑，因此预防性外科手术可推迟到生育年龄之后。

二、病理生理学

目前有三个假说，分别是不断排卵假说、脑垂体促性腺激素假说和长期慢性炎症假说。不断排卵假说提出卵巢癌的发病机制与持续排卵有关，或许是因为排卵后不能完善的修复，排卵被认为是一个对卵巢"不友善的"行为。每次排卵，卵巢上皮会出现分裂且发生细胞损伤，因此，反复排卵、不断修复就增加了异常修复、突变及癌变的可能性。脑垂体促性腺激素假说，是指促性腺激素及雌激素水平的升高可导致卵泡数量增加，从而造成了恶变的风险增加。最后，慢性炎症过程会涉及致癌的各种环境物质。

卵巢肿瘤的主要病理类型有三类：性索间质、生殖细胞和上皮来源。85%～90%的卵巢癌源自上皮。上皮来源卵巢肿瘤由浆液性、黏液性、子宫内膜样、透明细胞以及低分化腺癌组成。由原始性生殖细胞组成的肿瘤称作无性细胞瘤，常见于40岁以下的女性，且通常预后较好。性索间质肿瘤属于惰性肿瘤，能产生大量雌激素和雄激素，但总体预后较好。肿瘤的组织类型不是重要的预后因素，组织病理学分级对判断预后更重要。与那些分化良好或中度分化的病变相比，未分化的肿瘤往往预后更差。

卵巢癌的临床表现及诊断

概述

卵巢癌通常被称为"无声杀手"，因其没有特异性体征和症状。当症状明显困扰患者时，往往已是晚期。

症状

患者可能会突发或持续出现一些症状，如腹痛、便秘或腹泻、胃肠胀气、尿频或尿失禁。

体征

不同程度的腹水，像"孕妇腹"，也可有不规则阴道出血。

实验室检查

①癌胚抗原125（CA-125）：正常值<35U/ml（35 000U/L）。注：该测试缺乏特异性。CA-125在许多情况下也可以升高，如月经周期的不同时期、子宫内膜异位症以及一些非妇科的癌症；

②注：排除与腹腔有关的其他癌症是非常重要的；

③癌胚抗原（CEA）：CEA是结肠癌的一个标志物。正常值<3ng/ml（3μg／L）；

④CA19-9是胆管癌等许多胃肠肿瘤的一个标志物。

肝功能化验（LFTs）

肝功能试验和血肌酐可能会提示病变范围。若患者要行手术治疗，需做这些检测，并确定在正常范围内。

CBC

全部血细胞计数情况与卵巢癌无关，但如果患者是手术候选人，则需要这些信息必须在正常范围内。

其他诊断试验

为分辨局部病变，要完成下列中的一项或两项：

①经阴道超声；

②腹部超声。

为评估病变范围，只需完成下列三项中的一项：

①CT扫描；

②MRI；

③正电子成像术（PET）扫描；

作为术前准备的一部分，也应经常进行胸透。

卵巢癌病变通常只局限于腹腔内，但也会发生肺、肝转移，转移到骨骼或大脑较少见。卵巢癌可通过直接传播、腹膜播散、淋巴转移或血液系统转移，其中主要是淋巴转移，多引起腹水。

耐药机制：卵巢癌耐药的常见机制包括：①某些物质，如谷胱甘肽 s-转移酶，可改变药物活性；②DNA 修复增强；③通过激活致癌基因或抑制抑癌基因影响肿瘤细胞凋亡；④p-糖蛋白参与多药耐药，导致细胞内药物蓄积减少；⑤类固醇外源性受体（SXR）导致药物代谢增强。以往，我们对卵巢癌的耐药机制理解不完全，也很有限，多由体外研究得来。现代技术的改进使活体内耐药机制的研究得以发展。多药耐药基因（MDR）是主要耐药因素之一，对其研究也是能否成功治疗复发性、持续性卵巢癌的一个主要挑战。

三、治疗

（一）预期结果

医生在卵巢癌的初始治疗中通常使用包括外科手术和化疗的综合治疗方式，以治疗疾病或恢复正常寿命为目的。尽管大多数患者在开始治疗时达到 CR，但 50%以上的患者将会在两年内复发。CR 的定义是，经治疗后，物理检查及诊断试验检测不到疾病，且 CA-125 水平正常。

疾病分期是影响卵巢癌患者整体存活率最重要的预后因素。局灶性、区域化、有远处转移及无法分期的卵巢癌患者，其 5 年生存率分别是 92.7%、71.1%、30.6%和 26%。组织类型是影响治疗结果的另一个主要因素，透明细胞癌和未分化肿瘤对化疗敏感性差。残存肿瘤大小及肿瘤分级也可预测化疗敏感性和整体存活率，还有其他一些因素也能预测患者对辅助性化疗的敏感性。

年轻患者通常比年长患者能更好地耐受化疗，白种人女性对治疗的反应不如其他种族女性。

对于复发性卵巢癌，治疗目的则不一样。其治疗主要目的是缓减症状（如疼痛及腹水所致不适等），减缓疾病发展进程及预防小肠梗阻等严重并发症。对于复发患者，除了化疗完成后复发时间外，其预后因素与初次手术时相似。耐药是决定因素，与铂类耐药患者相比，铂类敏感的卵巢癌复发患者预后较好。

（二）非药物治疗

外科手术是卵巢癌的主要治疗措施。经腹全子宫加双附件切除（图9-1）、大网膜切除及淋巴结清扫术是卵巢癌初次手术的标准术式。外科手术应尽量使残存肿瘤＜1cm。与残存肿瘤较大（＞1cm）的患者相比，＜1cm 的患者对化疗反应好，有更好的 CR 率及整体存活率。因此，外科手术后残存肿瘤的大小是晚期卵巢癌患者的另一个重要预后因素。

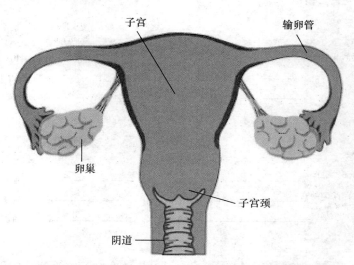

图9-1 女性生殖道图（子宫、输卵管、卵巢和阴道）

注：虚线框画出经腹子宫全切除术和双侧输卵管卵巢切除术中被切除的部分

全面的剖腹探查对患者的准确分期是必要的。依据国际妇产科联盟分期规则将卵巢癌按外科手术分为不同阶段（图 9-2）。对于某些期别较早的患者，外科手术可能是有疗效的。另外一些患者手术目的旨在提高整体存活率，大块肿瘤切除术意在缓减肠梗阻等与并发症相关的症状，提高患者的生活质量。2～3 个化疗周期后进行的中间手术并不能提高的生存率。化疗完成之后二次剖腹探查的好处是评估残存肿瘤，但这一点目前仍有争议，因为这对患者整体存活率影响不大。二探的益处有待研究，因为约 40%

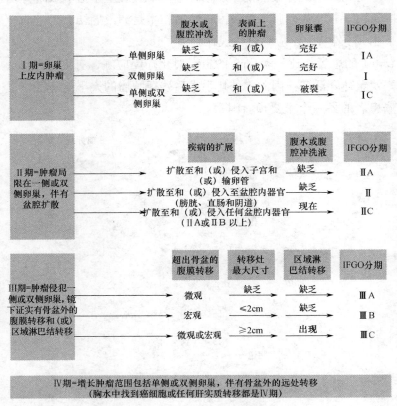

图 9-2　国际妇产科联盟卵巢癌分期流程

患者二探阴性，但其中 50% 的患者仍会复发。腹腔镜用于初次手术在一定程度上有争议，但对于复发或晚期患者，目的为减缓而非治愈时，可考虑使用腹腔镜手术。

（三）药物治疗

1. 一线化疗 卵巢癌患者初次手术后，化疗金标准是 6 个周期的含紫杉醇/铂类方案。患有限制性疾病的患者应在外科手术之后进行单独观察（图 9-3）。通常首选紫杉醇和卡铂联合治疗。基

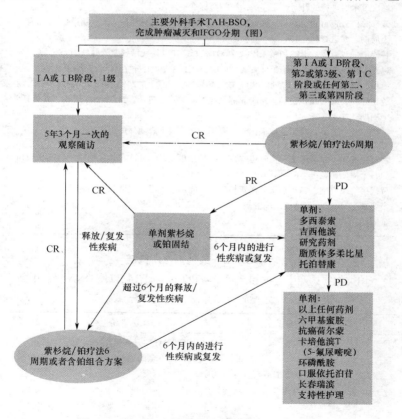

图 9-3 针对上皮性卵巢癌的化疗疗算法的总结

注：CR. 完全缓解；PR. 部分缓解；PD. 进展

于患者存在的合并症及患者对化疗的耐受程度，可考虑用多西紫杉醇或顺铂进行代替。最经常使用静脉注射给药途径，但某些患者腹腔内（IP）用药或许更好（表 9-1）。所有紫杉醇/铂类方案都需要对器官功能、恶心或呕吐、骨髓抑制和神经系统症状密切监测（表 9-2）。

表 9-1　针对晚期卵巢癌的一线化疗方案的总结

初次手术后进行的针对卵巢癌的治疗的金标准一线化疗：

紫杉醇175 mg/m² 静脉注射，输液超过3h；卡铂AUC=5静脉注射，输液超过1h。21d为一个周期，共进行6个周期。

替代第一线方案：卡铂和顺铂IP以及添加紫杉醇IP以替代紫杉醇静脉注射。

患者选择是关键的：必须有最佳减瘤（少于1cm），无明显合并症，年轻患者耐受性更好

第1天：紫杉醇135mg/m² 静脉注射，输液超过24h；第2天的顺铂100mg/m² 静脉注射，输液超过1h；第8天的紫杉醇60mg/m² 静脉注射，输液超过1h。21d为一个周期，共进行6个周期。

替代第一线方案：顺铂替代卡铂。主要用于血小板下降明显的患者。

紫杉醇135mg/m² 静脉注射输液超过24h，第2天的顺铂75 mg/m² 静脉注射输液超过4h。21d为一个周期，共进行6个周期。

替代第一线方案：多西泰索替代紫杉醇，主要用于神经毒性明显的患者。

多西泰索75mg/m² 静脉注射输液超过1h，卡铂AUC=5静脉注射，输液超过1h。21d为一个周期，共进行6个周期。

表 9-2　第一线药剂作用机制

铂类似物：产生链内和链间交联和 DNA 加合物以使 DNA 复制中断

紫杉烷类药剂：稳定微管且防止微管蛋白聚合

药剂	常见的不良反应	监测/评价
紫杉醇	周围神经病变（DLT），恶心或呕吐，脱发和过敏性反应	1. AST（SGOT）任何升高慎用 2. 供给对肝功能不全的适当用药。通常推荐至少减少50%用量 3. 如果总胆红素>5 mg/dl（86 μmol/L），不要供给 4. 过敏性反应的术前用药：地塞米松、苯海拉明和西咪替丁

（续　表）

药剂	常见的不良反应	监测/评价
多西泰索	嗜中性粒细胞减少症（DLT）、过度流泪、水肿、指甲疾病和骨髓抑制	1. 肝功能不全慎用。患者胆红素＞正常上限（ULN）和（或）肝转氨酶＞1.5倍，且ULN时不应接受多西泰索 2. 如果胆管阻塞，不供给 3. 过敏性反应的术前用药：地塞米松
卡铂	骨髓抑制（DLT）、肾毒性、恶心或呕吐、电解质流失、腹泻、口腔炎和过敏性反应	1. 无需预水化 2. 如果使用牛血清蛋白剂量，则给予对肾功能不全的适当用药 $CrCl \geq 60$ ml/min：无需调整用量 $CrCl\ 41 \sim 59$ ml/min：给定250 mg/m² $CrCl\ 16 \sim 40$ ml/min：给定200 mg/m² $CrCl \leq 15$ ml/min：不给定 注：Calvert公式（AUC剂量）是依据肾功能的，所以无需额外调整用量 3. 过敏性反应的术前用药：地塞米松、苯海拉明和西咪替丁 4. 预防敏锐性和延迟性恶心的适当止吐方案
顺铂	神经毒性（DLT）、恶心或呕吐、耳毒性、肾毒性、骨髓抑制、电解质流失和腹泻	1. 需要随着电解质替换进行的预水化和后水化（例如，氯化钾10 eEq和镁表面16 mEq） 2. 如果SrCr＞1.5mg/dl（133 μmol/L）或BUN＞25mg/dl（8.9mmol/L），不使用。 3. 供给对肾功能不全的适当用药CrCl46～60 ml/min：用量减少50%。CrCl31～5 lml/min：用量减少75%。CrCl≤30 ml/min：不使用 4. 预防敏锐性和延迟性恶心的适当止吐方案

注：DLT. 用量限制性毒性

2. IP 化疗　近 30 多年来，众多的研究者已充分评估了关于 IP 化疗路径的优劣；然而，直到腹腔化疗可改进患者整体存活率的第三次报告出来，才将其列为一线方案。支持 IP 用药的主要理论是其可以增加病变区域特别是腹腔内的药物浓度。患者特征可以影响 IP 化疗的反应和耐受性，作为卵巢癌的一线治疗，选择接受 IP 化疗的患者应理想减瘤，无肠切除的初次外科手术后，具有正常的肝肾功能，年轻并无明显合并症。

如果考虑进行 IP 疗法，IP 端口设置应在外科手术时进行，有禁忌除外。在实施 IP 化疗时，先将 1L 温生理盐水灌入腹腔，再将药物及另外 1L 盐水输入，使药物充分分布于腹腔中。另外，建议在用药后第一个小时内的每 15min 改变患者的体位，确保药物分布均匀。目前标准的 IP 疗法包括第 1 天紫杉醇静脉注射，第 2 天顺铂 IP，第 8 天紫杉醇 IP（表 9-2），21d 为一个周期，共 6 个周期。与 IP 用药有关的最常见的毒性包括腹痛、骨髓抑制、神经毒性和导管相关性感染。

3. 新辅助化疗 新辅助化疗是对那些无法实施手术或者肿瘤体积较大无法理想减瘤的患者实施的先期化疗。由于有明显合并症而无法手术的患者，可用紫杉烷和铂类联合化疗，每 3~4 周一次，可以达到缓解症状并减缓疾病进展的目的。在有些情况下，特别是老年患者，单剂卡铂可用作姑息疗法。当然，单纯化疗是无法治愈晚期卵巢癌患者的。

对于肿瘤体积或前负荷较大的患者，新辅助化疗可减少肿瘤前负荷，以增加手术最佳减瘤的可能性。通常，标准的新辅助化疗时，紫杉烷/铂疗法 3 周期，每 3 周进行一次。外科手术之后，再进行 3~6 个周期的化疗。

4. 巩固性化疗 巩固性化疗是指在完成一线化疗后，为巩固疗效而增加的紫杉醇联合铂类或者单剂铂类或单剂紫杉醇化疗。如果肿瘤在一线化疗后有部分缓解，且表现在 CA-125 与术前相比有超过 50% 的大幅度下降和（或）肿瘤在大小上的消退或减小，则认为癌症依然对紫杉烷/铂反应敏感。可给予巩固性化疗直到完全缓解（图 9-3）。

5. 第一线使用的药剂和卵巢癌巩固性化疗

（1）紫杉烷类

①紫杉醇：

紫杉醇是源自红豆杉树皮的紫杉烷。紫杉醇是细胞毒素，其通过稳定微管，以防止在 M 期微管蛋白聚合引起细胞周期遏止。治疗卵巢癌两个最常见的方案是 3h 175mg/m^2 输液或 24h 135mg/m^2 输液。

紫杉醇是一种非水溶性药物，所以醇基稀释液和聚氧乙烯蓖麻油应用于制剂中，这与过敏性反应相关。可使用 H$_2$ 受体阻断药、苯海拉明和类固醇对患者进行预先处理。紫杉醇的用量限制性毒性（DLT）取决于输液。对于较短时间的输液，例如 3h，DLT 可减少神经毒性；对较长时间的输液，DLT 可减少骨髓抑制。另外的常见不良反应可在表 9-2 中查到。

②多西泰索：

多西泰索是紫杉烷类中另外一种作用机制类似紫杉醇的药剂，但在 α 微管蛋白结合位点的亲和有差异，因此更有效。

由于使用多西泰索治疗卵巢癌的经验有限，所以经常将其当作二线选择。但是有些正在进行的临床试验在比较与铂类药物联合下多西泰索和紫杉醇对卵巢癌的第一线治疗的疗效和毒性。多西泰索的用量通常为每 21d 75mg/m^2，其用量合理且可以接受。为了避免严重水肿或者过敏性反应，患者应在前期使用皮质类固醇。与多西泰索相关的 DLT 是中性粒细胞减少症。另外的常见不良反应可在表 9-2 中查到。

（2）铂类药物

①顺铂：

顺铂形成插入 DNA 以阻止 DNA 合成的 Pt-DNA 加合物。

当通过静脉注射途径用药时，治疗卵巢癌的顺铂的常规用量为 75mg/m^2，通过 IP 途径用药时为 100 mg/m^2。由于无论用药途径如何，顺铂都对肾脏有害，因此需要使用 1～3L NS 的水化，并需要病人住院。顺铂的 DLT 是在许多患者体内不可逆的神经毒性。顺铂是高致吐的，但可以通过 $5HT_3$ 受体拮抗药使其致吐性降到最低。另外的常见不良反应可在表 9-2 中查到。

②卡铂：

卡铂和顺铂有类似的作用机制，能形成 PLT-DNA 加合物插入 DNA 以影响 DNA 合成，并最终导致细胞坏死。

卡铂用量通过 Calvert 公式确定：卡铂用量（mg）=目标 AUC × （CrCl＋25）。Calvert 公式把计算的血管小球的滤过率（GFR）作为方程中的估计肌酐清除率（CrCl），以此用量个体化并最大限度地减少剂量相关毒性。对于卵巢癌的第一线治疗，曲线下目标区域（AUC）为 5～7。与顺铂相比，个体化用药降低了与卡铂相关的肾毒性的发生率和程度，且不用水化，因此使患者门诊用药成为可能。骨髓抑制、血小板减少症是卡铂的 DLT。另外的常见不良反应可在表 9-2 中查到。

（四）复发化疗

在复发患者的治疗中，首先评估铂类敏感与否。如果复发在 6 个月之内发生，或当接受含铂方案时疾病进展，则认定癌症是耐铂的（图 9-3）这些参数也用以确定紫杉烷类的敏感性或抵抗性。然而，耐紫杉醇的患者也许仍对多西泰索有反应。如果该治疗目标是姑息治疗，则经常使用单一疗法，然而治疗护理通常是积极的联合方案（图 9-3）。通常，调查研究可以比较目前用于复发性卵巢癌治疗的药剂，哪个具有更多的可能性，或达到同样或更好的反应。

1. **铂敏感** 对于经历了从 CR 到一线化疗和具有＞6 个月无铂间隔的患者，适合含铂疗法的重复处治。对于具有治疗目的的铂类敏感复发性卵巢癌的治疗，目前的美国国家综合癌症网络（NCCN）指导方针推荐卡铂和吉西他滨的联合或卡铂和紫杉醇的联合。然而，对不能忍受另外的联合化疗方案的患者，可选择单独卡铂或任何二线药剂（表 9-2）。

2. 耐铂　在含铂方案之后的复发性或持续性卵巢癌有令人沮丧的预后。二线药剂到目前为止还不成功，但任何在初始治疗期没有使用的活性剂是可用的。单剂化疗是对铂类耐药的复发性卵巢癌的常规作法。活性药剂包括六甲基蜜胺（以前称六甲三聚氰胺）、阿纳托唑、卡培他滨（5-氟尿嘧啶）、环磷酰胺、多西泰索、吉西他滨、脂质体多柔比星、口服依托泊苷、长春瑞滨、托泊替康或正在研究的药剂。众多正在进行的调查研究评估生物性药剂的添加好处，例如用于细胞毒素药剂方案的贝伐单抗改善复发性卵巢癌预期的结果（图 9-3）。由于药剂的疗效很相似，所以应根据残留毒性、医生偏好和病人方便对复发性铂耐药卵巢癌的治疗进行药剂的选择。表 9-3 提供不良影响的简短总结和普遍用于复发性卵巢癌治疗的化疗药剂的监测参数。

病例分析 1（第 2 部分：初步诊断后 1 年）

该患者经历了理想减瘤，并在外科手术后完成 6 个周期的紫杉醇/卡铂化疗。治疗后 CT 扫描为阴性，CA-125 水平正常（12U/ml）。该患者回到你的诊所进行她第一个 3 个月的后续随访治疗。她的 CA-125 为 45U/ml，并有轻度腹胀。CT 扫描显示在盆腔里有少量的积液。

为该患者列出可能的化疗治疗方案？

讨论每一种药剂的不良反应、用药时间表和该信息如何在她下一次化疗方案的选择中有所帮助？

该患者的治疗目标是什么？

表 9-3　进行性和复发性铂耐药卵巢癌的二线治疗所用的化疗药剂的总结

药剂	用量	反应率（%）	常见的不良反应	监测/评价
多西他赛	75mg/m² ，超过 1h 的静脉注射，每第21～28天重复，与30～40mg/m² ，超过 1h 的静脉注射，每周一次相比	22 NR	嗜中性粒细胞减少症（DLT）、过度流泪、水肿、指甲疾病、骨髓抑制	1. 为应用地塞米松受到的过敏性反应而采用的术前用药 2. 肝功能不全慎用。患者胆红素＞正常上限（ULN）和或肝转氨酶＞正常上限 1.5倍时不应使用多西泰素 3. 如果胆管阻塞，不供给
吉西他滨	800 mg/m² 1周一次超过30min 的静脉注射，第 1天、第8天和第15天，休息1周	13.9～27	骨髓抑制（DLT）、类似流感的症状、头痛、嗜睡、恶心或呕吐、口腔炎、腹泻、便秘和皮疹	1. 肾脏或肝功能障碍者谨慎使用。无可用的具体指导方针
脂质体多柔比星	在第一个周期和第二个周期静脉注射 40mg/m²超过 3h，然后注入超过1h，以后每 28d重复一次。	12.3～18	骨髓抑制、口腔炎、黏膜炎、脱发、脸红、气短、低血压、头痛、心脏、手足综合征	1. 供给对肝功能不全的适当用药。总胆红素1.2～3mg/dl。（21～51μmol/L）：减少50%的用量。总胆红素≥3mg/dl（51μmol/L）：减少75%的用量。 2. 如果总胆红素＞5mg/dl（86μmol/L），不供给
托泊替康	1.5mg/m² ，静脉注射超过 30min，第1, 2, 3, 4和第5天，每21天重复 OR 4mg/m² ，超过 30min 的静脉注射，1周1次，连续3周后休息1周	6.5～17 31	骨髓抑制（DLT）和恶心。呕吐、腹泻、口腔炎、腹痛、脱发和 SGOT/SGPT 的升高	1. 对肾功能不全应供给适当药量CrCl 40～60ml/min：无需调整用量。CrCl 20～39ml/min：减少50%的用量 2. CrCl＜20ml/min：不供给

（续　表）

药剂	用量	反应率（%）	常见的不良反应	监测/评价
六甲基蜜胺（六甲蜜胺 TM）	260mg/m^2，第14～21天每天口服，28d后重复治疗	9.7	恶心或呕吐，腹泻，腹部抽筋，骨髓抑制	1. 监测潜在的CYP450药物相互作用
卡培他滨	根据分剂量，口服1800～2500mg/m^2，每天两次，连续服用14d，之后休息1周	29	骨髓抑制、手足综合征、恶心或呕吐、水肿、口腔炎、腹泻、心脏、皮疹	1. 监测手和脚使用的PPE和建议定期使用的外用药水 2. 肾功能不全谨慎使用。用量≥51ml/min的CrCl：无用量调整30～50ml/min的CrCl：用量减少25%。CrCl＜30 ml/min：不供给 3. 肝功能不全慎用。无可用的具体指导方针
环磷酰胺	环磷酰胺750mg/m^2，IV静脉注射超过30min	NR	恶心或呕吐、肾、骨髓抑制、心脏、脱发和出血性膀胱炎	1. 监测潜在的CYP450药物 2. 监测在尿液中的任何血迹
依托泊苷	连续3周每日分次口服50 mg/（m^2·d），休息1周	18	骨髓抑制、恶心/呕吐、厌食、脱发、头痛、发热和低血压	1. 供给肝功能障碍的适当用药。总胆红素 1.5～3mg/dl（26～51μmol/L）：减少50%的用量。总胆红素3～5mg/dl（51～86μmol/L）：减少75%的用量 2. 如果总胆红素＞5mg/dl（86μmol/L），不要供给 3. 供给对肾功能不全的适当用药。CrCl 60～45ml/min减少20%的用量。CrCl＜30ml/min：减少25%的用量

（续　表）

药剂	用量	反应率（%）	常见的不良反应	监测/评论
来曲唑	2.5 mg/（次·d）	15	头痛、恶心、腹泻和皮肤皮疹	1. 无骨骼保护作用，建议补钙
他莫昔芬	20 mg，口服，每2d，持续到进行性疾病为止	10	血小板减少症、贫血、血栓栓塞、热潮红、性欲降低和恶心或呕吐	1. 骨骼保护作用和脂质类 2. 增加子宫内膜癌的风险
长春瑞滨	30 mg/m²，静脉注射超过15min，第1天和第8天，每21天重复	29	便秘、嗜中性粒细胞减少症、贫血、血小板减少症和neuroxiity	1. 考虑肠道方案以防止便秘

注：Dlt. 和用量限制性毒性；NR. 没有描述

四、预后评价

整体存活率与初次手术是否理想（肿瘤＜1cm）以及肿瘤对一线化疗是否有反应有关。每一周期都应监测 CA-125 水平，在紫杉烷/铂化疗 4 个周期之后，CA-125 降低至少 50%，则提示预后良好。达到 CR 的患者每 3 个月应进行一次检查，包括 CA-125、常规体检和盆腔检查，以及适当诊断扫描（例如 CT 扫描、磁共振成像或 PET 扫描）。化疗的远期不良反应包括神经毒性、肾毒性、耳毒性、骨髓抑制或恶心/呕吐。在外科手术之前月经正常的年轻患者，将遭遇"手术绝经"及经历强烈的潮热。由于考虑到卵巢癌的发病机制与激素有关，所以激素替代疗法的使用是有争议的。植物雌激素补充药的使用，例如干的升麻根或大豆，也是有争议的。一种有效的替代物是 5-羟色胺再摄取抑制药，例如，每日一次的文拉法辛控制释放。

对于进展或复发患者，CA-125 水平仍应每个周期都进行检测，在至少三个周期的化疗结束前，不建议改变方案。另外，应每三个周期对适当的诊断扫描（例如 CT 扫描、磁共振成像或 PET 扫描）进行评估。患者也应在每个化疗周期中进行例行的身体检查，以评估与化疗相关的任何物理毒性（例如神经病、水肿、手掌脚掌红肿感觉异常、骨髓抑制或者恶心或呕吐）。

如果患者不幸经过所有化疗方案治疗后疾病仍然进展，那么，应提供支持性护理措施以维持患者的舒适度和生活质量。在制定一项晚期或进行性卵巢癌治疗计划时，常见并发症包括腹水、无法控制的疼痛及小肠梗阻。与迅速体液转移相关的潜在并发症，在去除腹水时应使用预防措施。当卵巢癌患者在疾病进展以及生命即将结束时，通过按需使用阿片类药物来控制疼痛是恰当的。适当的使用泻药和大便软化药用于预防便秘。但是，如果一个有良好控制的肠道方案的患者开始出现便秘，则需在改变肠道方案之前进行另外的病情检查。对于卵巢癌患者，小肠梗阻是疾病进展的常见并发症。通常，小肠梗阻的患者不应使用泻药。在治疗便秘之前，患者应先做一个身体检查及腹部的 X 射线以排除小肠梗阻。通常，姑息性手术需要解决小肠梗阻并减轻患者的疼痛。患者不应在小肠梗阻分解前进食任何固体或液体。如果存在不能进行手术治疗的小肠梗阻，可考虑肠外营养治疗，但必须权衡最终治疗目标。总体而言，提供一切必要措施以保持患者的舒适度对于进行性卵巢癌患者是重点。

患者护理和监测

1. 了解病史，对患者出现的非特异性症状进行评估以确定是否应通过妇科医生进行评估。

2. 判定患者是否处于卵巢癌发展的高风险期，对筛查和预防给出适当的建议。

3. 评估患者的合并症和药物治疗，以确定是否须在减瘤术前进行另外的病情检查。外科手术前须停止或改变任何药物治疗（即阿司匹林、华法林和非类固醇消炎药）吗？

4. 制定计划，以预防并治疗患者因化疗而出现的恶心和呕吐。

5. 监测患者对紫杉烷或铂化疗方案产生过敏反应的标志。

6. 适当的实验室检查，以确定

①器官功能的改变——根据指标，调整化疗用量

②电解质变化——根据指标，替换并补充电解质，静脉注射或口服。

7. 针对不同的化疗药物，提供适当的病人教育。

（1）什么是化疗及该药剂如何起效？

阐释如何监测治疗反应。

（2）在化疗期间可能会产生什么不良反应？

①采取防止中性白细胞减少而致感染的预防措施。

②感染迹象及症状的监测。

（3）在化疗之间，何时去看医生？

（4）如何避免化疗药物或食物的相互影响。

本章所使用的英文缩略语

AUC	曲线下区域
BRCA1	乳腺癌激活基因 1
BRCA2	乳腺癌激活基因 2
BSO	双侧输卵管卵巢切除术
CA-125	癌抗原 125
CA-19	癌抗原 19
CEA	癌胚抗原
CR	完全反应
CrCl	肌酸酐廓清率

DLT	用量限制性毒性
FIGO	国际妇产科联盟
GFR	肾小球滤过率
GST	谷胱甘肽 S-转移酶
HBOC	遗传性乳腺癌和卵巢癌
HNPCC	遗传性非息肉病性大肠癌
IP	腹腔内
LFTs	肝功能试验
MMR	错配修复
MDR	多药耐药
NCCN	美国国家综合癌症网络
NS	生理盐水
OC	口服避孕药
Pgp	P-糖蛋白类
PPE	手掌脚掌红肿感觉异常
PD	进行性疾病
PET	正电子成像术
PR	部分缓解
SBO	小肠梗阻
SXR	类固醇外源性受体
TAH	经腹子宫全切除术
TVUS	经阴道超声

自我评估问题和答案在该网址可得：

http：//www.mhpharmacotherapy.com/pp.html

（译 者 李 涛；审 校 张 欣）

第 10 章　前列腺癌

Trevor Mckibbin and Jill M. Kolesar

学习目标

完成本章后，读者将能够：

1．列出与前列腺癌发生相关的危险因素。

2．比较安慰剂与非那雄胺预防前列腺癌的效果。

3．根据年龄和危险因素，为一位男性推荐前列腺癌筛选方案。

4．根据患者前列腺癌的分期、Gleason 评分、年龄以及症状，推荐相应的前列腺癌的初步治疗方案。

5．了解化疗在治疗转移性、激素非依赖性前列腺癌的作用。

重要概念

1．前列腺癌是美国男性最常见的癌症类型，美国非洲裔血统、家族史和老龄是前列腺癌的主要危险因素。

2．前列腺特异性抗原（PSA）是检测早期前列腺癌、预测局限性前列腺癌后果、确定无病状态、监测雄激素阻断或化疗治疗晚期前列腺癌效果的一个有用的指标。

3．前列腺癌患者的预后取决于组织分级、肿瘤大小和分期。超过 85% 的 A_1 期及小于 1% 的 A_2 期患者可以治愈。

4．局限性晚期前列腺癌患者，在放疗前应该使用黄体生成素释放激素激动剂加雄激素受体拮抗剂的雄激素阻断治疗方案，以便于改善单独放疗的效果。

5．雄激素阻断治疗，包括睾丸切除、黄体生成素释放激素（LHRH）激动剂单独或加雄激素受体拮抗剂（激素联合阻断），可以用作对晚期前列腺癌（D_2 期）的姑息治疗。诊断时病灶小的患者，雄激素阻断治疗的效果最明显。

6．接受 LHRH 激动剂加雄激素受体拮抗剂激素联合阻断治疗的患者，如果病情出现进展，可停用雄激素受体拮抗剂，这样可以使症状得到缓解。文献报道雄激素受体的突变可以使雄激素受体拮抗剂成为受体激动剂。

7．使用多西紫杉醇和泼尼松化疗可以延长激素非依赖性前列腺癌患者的生存期。

一、前言

前列腺癌是美国男性最常见的癌症类型。对于大多数男性来说，前列腺癌病程缓慢。早期疾病的治疗方案包括临床观察、手术或放疗。临床观察是对患者疾病症状的恶化或发展进行监测。局限性前列腺癌通过手术或放疗是可以治愈的。晚期前列腺癌目前还不能治愈，但晚期前列腺癌的治疗可以使许多患者得到多年的疾病缓解期。文献已经证明前列腺癌是激素依赖性的，通过内分泌治疗减少血液循环中的雄激素，仍然是晚期前列腺癌初始治疗的基础。

二、流行病学和病因学

前列腺癌是美国男子最常见的癌症类型，占美国男性癌症死亡相关因素的第二位。据估计，2009 年仅在美国就有 192 280 例前列腺癌新发病例，超过 27 360 男性将死于这种疾病。由于前列腺特异性抗原（PSA）筛查的广泛使用，在 20 世纪 80 年代后期和 90 年代早期，前列腺癌的发病率在不断增加，但从 1995 年起，前列腺癌的死亡人数开始下降。

　　表 10-1 总结了前列腺癌的影响因素。得到广泛认可的前列腺癌的危险因素有：年龄、种族和民族、前列癌家族史。40 岁前该疾病很少见，但其后每增加 10 年，发病率会大幅增加，造成这种情况最可能的原因是男性一生都产生雄激素，而雄激素是前列腺的生长信号。

表 10-1　前列腺癌的危险因素

因素	可能的关系
很可能的危险因素	
年龄	70%的病例被确诊时大于65岁
种族	非裔美国人有较高的发病率和死亡率
遗传	家族性前列腺癌以常染色体显性方式遗传
	p53，Rb，E-cahedrin，α-catenin， androgen receptor，KAI1
	基因突变，微卫星不稳定，1，2q，12p，15q，16p，和 16q
	杂合体丢失，BRCA1 和 BRCA2基因突变
	在1号染色体上鉴定出候选前列腺癌基因位点
可能的危险因素	
环境	全球各地临床前列腺癌的发病率不相同
	地区之间潜伏癌发生率类似
	入美国国籍男性的发病率和原国家发病率类似
职业	与镉暴露有关的风险增加
饮食	与高肉类及高脂肪饮食相关的风险增加
激素	太监不会发生
	肝硬化患者发病率低
	高达80%的是激素依赖性的
	15%的非裔美国人睾酮增加
	日本人5-α-还原酶活性降低
	雄激素受体的表达多态性

（一）种族和民族

地域不同，前列腺癌的临床发病率也各不相同。北欧国家和美国报告的前列腺癌发病率最高，而日本和其他亚洲国家该病相对少见。非洲裔美国人的前列腺癌发病率在全世界最高。在美国，非洲裔人群前列腺癌的病死率是高加索人群的两倍。激素、饮食、遗传以及获得医疗保健的差异，可能是造成这些人群对前列腺癌易感性不同的原因。睾酮是常见的前列腺癌致病因素，非洲裔美国人的睾酮水平高出白人男性 15%。与美国和高加索男性相比，日本男性 5-α-还原酶的活性较低，而 5-α-还原酶可以将睾酮转化为活性更强的双氢睾酮（DHT）。此外，雄激素受体存在遗传变异。雄激素受体的活性与三核苷酸（CAG）重复序列的长度呈负相关，非洲裔美国人的 CAG 重复序列较短。因此，睾酮以及雄激素受体活性的增加可以解释为什么非洲裔美国人患前列腺癌的危险性较高。亚洲人的饮食一般是低脂肪、高纤维以及高植物雌激素浓度，这是其前列腺癌危险性较低的原因。

（二）家族史

兄弟或父亲患有前列腺癌的男性，比其他男性患前列腺癌的风险高两倍。前列腺癌似乎有家族聚集性，全基因组扫描已经确定了潜在的前列腺癌易感基因。生殖细胞中携带有 *BRCA1* 和 *BRCA2* 突变基因的男性发展为前列腺癌的危险性增高。如果患者的直系亲属中有前列腺癌患者，暴露于共同环境和其他危险因素中，也可导致患前列腺癌的危险性增加。

与前列腺癌发生、发展密切相关的基因的多态性，是前列癌家族聚集性的另一种解释。前列腺癌候选基因的多态性包括：雄激素受体基因多态性，包括两个不同核苷酸重复序列，即 CAG 和 GCC 的变异。在健康个体中，CAG 重复序列重复次数在 11 次到 31 次之间，CAG 重复序列的重复次数与雄激素受体活性成负相关。一些研究表明，短的 CAG 重复序列与高前列腺癌危险性相关。另一个具有多态性的候选基因是 SRD5A2，该基因编码 5-α-还原酶，该酶将睾酮转化为活性更高的 DHT。SRD5A2 的一个变异是 Ala49Thr，这可以增强该酶的活性，造成前列腺癌的危险性增加。

（三）饮食

流行病学研究表明，脂肪摄入量高和前列腺癌的危险性之间有相关性。据文献报道，国家人均脂肪消耗量与国家前列腺癌的死亡率之间有很强的相关性。前瞻性病例对照性研究表明，高脂肪饮食可使前列腺癌的危险性增加一倍。高脂肪摄入量和前列腺癌之间的关系可以由胰岛素样生长因子 1 的差异（IGF-1）来解释。高热量和高脂肪的饮食刺激肝脏产生 IGF-1，而这个因子参与癌细胞增殖的调控，且阻止癌细胞的凋亡。高 IGF-1 水平与前列腺癌危险性的增加相关。

与前列腺癌有关的其他饮食因素包括：维生素 A、胡萝卜素、番茄红素和维生素 D。视黄醇或维生素 A 的摄入，尤其是超过 70 岁的男性，与前列腺癌危险性的增加相关。而其前体 β-胡萝卜素的摄入，具有保护性或中性作用。番茄红素主要从西红柿中获得，几个小队列研究表明，番茄红素可以降低前列腺癌的危险性。在一个队列研究中发现，与对照组比较，发生前列腺癌的男性 1, 25（OH）$_2$-维生素 D 水平较低。但一项前瞻性研究却不支持这个结论。显然，需要进一步评估膳食危险性因素。因为脂肪和维生素是可以改变的危险性因素，因此通过膳食干预预防前列腺癌是很有前途的。硒和维生素 E 的作用将在化学预防部分讨论。

（四）其他因素

良性前列腺增生（BPH）是一种常见病，会影响超过 40% 的 70 岁以上的老年男性。良性前列腺增生会导致排尿踌躇和尿频等泌尿系统症状。由于前列腺癌也会影响类似的年龄组，往往也有类似的症状，因此，虽然前列腺增生症不会增加前列腺癌的危险性，但其存在经常会导致前列腺癌诊断的复杂化。

尚未表明吸烟可以增加前列腺癌的危险性。与不吸烟的前列腺癌患者相比，吸烟的前列腺癌患者死亡率增加（相对危险度1.5～2）。此外，一项前瞻性队列分析表明，饮酒与前列腺癌的发生不相关。

（五）化学预防

目前，最有前途的预防前列腺癌的药物是 5-α-还原酶抑制药，包括非那雄胺和度他雄胺。这些药物的工作机制是抑制 5-α-还原酶，该酶可将睾酮转化为活性更高的 DHT，DHT 与前列腺上皮细胞增殖有关。有两种类型的 5-α-还原酶同工酶，Ⅰ型和Ⅱ型，都与前列腺癌的发生有关。非那雄胺选择性抑制 5-α-还原酶Ⅱ型同工酶，而度他雄胺对两种同工酶都有抑制作用。非那雄胺和度他雄胺可以造成患者 PSA 的假性降低，服用这些药物的患者检测 PSA 的值需要调整。

前列腺癌预防试验（PCPT）用非那雄胺 5mg/d，治疗 7 年，观察预防前列腺癌的效果。结果表明，与使用安慰剂相比较，使用非那雄胺的前列腺癌患者的时点患病率减少了 24.8%［95%可信区间（CI）18.6%～30.6%］（危险比 0.75）。然而，对于非那雄胺组没有发生前列腺癌的人，活检检测到高级别肿瘤（Gleason7～10）的数量增加。总体而言，非那雄胺的确降低了前列腺癌的发生率，但非那雄胺组中确诊的前列腺癌具有更强的浸润性。

使用非那雄胺预防前列腺癌是最近一个联合共识声明的主题。美国临床肿瘤协会（ASCO）和美国泌尿协会（AUA）用系统性文献回顾结果作为证据基础，建议使用 5-α-还原酶抑制药作为前列腺癌的化学预防药物。5-α-还原酶抑制药可以使前列腺癌期间患病率降低约 26%（相对危险性 0.74；95%CI0.67～0.83）。绝对危险性降低约 1.4%（对照组 4.9%，治疗组 3.5%），尽管这可能会随着治疗组患者年龄的不同而有所变化。在这些结果的基础上，ASCO 和 AUA 认为，PSA≤3ng/ml 的、定期检测 PSA 的无症状男性，将会受益于使用 5-α-还原酶抑制药预防前列腺癌 7 年的益处和潜在危险（发展为高级别前列腺癌的可能）的讨论。为缓解良性病变造成的下尿路症状而服用 5-α-还原酶抑制药的男性，也同样需要了解这个讨论，即应权衡改善症状和潜在高级别前列腺癌的风险。

硒和维生素 E 预防前列腺癌实验（SELECT）对单独或联合使用硒和维生素 E 预防前列腺癌的效果进行了评估，这个临床实验研究了它们对前列腺癌发生率的影响。数据和安全性监测委员会发现，单独或联合使用维生素 E 和硒 5 年后，不能预防前列腺癌。以这些数据为根据以及安全性考虑，这个临床实验被停止。其他药物包括：维生素 D、番茄红素、绿茶、非甾体抗炎药物、异黄酮和他汀类药物对前列腺癌的预防作用正在研究中，而且有一些理想的结果。但是除了在临床实验中使用，目前还没有任何其中一种药物被推荐常规使用。

（六）筛查

早期发现潜在的、可以治愈的前列腺癌是前列腺癌筛查的目标。能早期可靠地检测到肿瘤，及时处理，从而降低死亡率，这种癌症筛查才是有益的。对于前列腺癌的筛查是否符合这个标准，有很大的争议。自 1900 年初以来，直肠指诊（DRE）已被建议作为为前列腺癌的检测手段。DRE 的主要优势是具有诊断前列腺癌的特异性，报道为大于 85%。DRE 的其他优点包括成本低、安全、方便。然而，DRE 的敏感性相对低，并会因检查者不同而结果有所不同。一个大型病例对照研究表明，DRE 作为单一的筛查方法，依从性差，对预防前列腺癌转移几乎没有意义。

前列腺特异性抗原（PSA）是早期检测前列腺癌、预测局限性前列腺癌的后果、确定无病状态、监测雄激素阻断或化疗治疗晚期前列腺癌反应的一种有价值的分子标记物。在美国 PSA 被广泛用于前列腺癌的筛查，其主要优点是简单易行，主要局限性是特异性低。在有前列腺癌危险的男性中，普遍存在一些症状，如男性急性尿潴留、急性前列腺炎、前列腺缺血或梗死、前列腺增生，这些症状都会造成 PSA 升高。PSA 在 4.1ng/ml（4.1μg/L）～10ng/ml（10μg/L）的升高不能区分良性前列腺增生和前列腺癌，这限制了单独使用 PSA 对前列腺癌的早期诊断。此外，只有38%～48%的有临床症状的前列腺癌患者，血清 PSA 会超过参考值。

无论是 DRE 还是 PSA，都没有足够的敏感性或特异性可单独作为前列腺癌的筛查实验。虽然 DRE 和 PSA 的相对可检测性是相似的，但每种方法检测到的肿瘤是不同的。Catalona 和同事证实，联合应用 DRE 和 PSA 是比仅用 DRE 更好的检测前列腺癌的方法。

目前，常用的前列腺癌的筛查方法是，在 40 岁时确定一个 PSA 和 DRE 基准。然后从 50 岁开始，对有正常危险性和 10 年或更高生命预期的所有男性每年进行评估。对于有前列腺癌高危险性的男子，包括非洲裔和有前列腺癌家族史男子，应该提前到40～45 岁就开始筛查。

尽管这是通行的做法，但前列腺癌筛查的优势仍然没有被证明。PSA 检测可以发现小的、亚临床的、不需要临床处理的前列腺癌。检测不需要治疗的前列腺癌，不仅增加了不必要的检查成本，而且使那些不必要治疗的患者增加了治疗毒性。目前美国医师学院建议，不应该对所有的男性进行前列腺癌常规筛查，医生应该讲述筛查、诊断和治疗前列腺癌的潜在益处和已知的风险，在听取患者的意见后再决定个体化的筛查方法。

三、病理生理学

前列腺是一个实性的、圆形或心脏形的器官。位于膀胱颈和尿生殖膈之间（图 10-1）。正常前列腺由放射状排列的腺泡分泌细胞和周围的支持组织组成。前列腺癌浸润后，腺泡的大小、形状、是否存在都会发生改变。腺癌是主要的病理组织类型，占前列腺癌病例的95%以上。非常罕见的肿瘤类型包括小细胞神经内分泌癌、肉瘤、移行细胞癌。

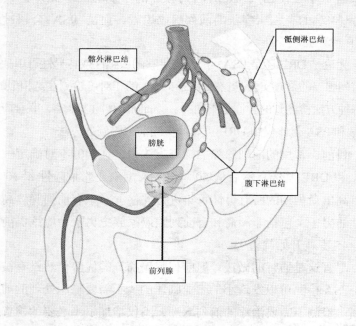

图 10-1　前列腺

（引自：DiPiro JT, Talbert RL, Yee GC, et al. Pharmacotherapy: A Pathophysiologic Approach. 6th ed. New York: McGraw-Hill, 2005: 1856）

根据恶性细胞的组织病理形态，可对前列腺癌进行系统化分级，可分为分化良好、中等或很差。通过观察腺体的整体结构，评出 1 级（分化好）到 5 级（分化差）。检测两个不同的标本，将每个标本的得分加在一起得出总的 Gleason 评分。Gleason 评分 2～4 为分化良好，5～6 为中度分化，7～10 为低分化肿瘤。低分化肿瘤生长迅速（预后差），而分化好的肿瘤生长缓慢（预后较好）。

　　前列腺癌可以通过局部扩散、淋巴、血源途径转移。大的、未分化的、侵犯精囊的肿瘤患者发生淋巴结转移的情况常见。盆腔及腹腔淋巴结组是最常见的淋巴结受累部位（图 10-1）。血源性播散的骨转移是远处扩散的最常见部位。通常情况下，骨病变是成骨性的，或成骨性和溶骨性都有的。最常累及的骨病变是腰椎。其他累及的病变骨包括近端股骨、骨盆、胸椎、肋骨、胸骨、颅骨和肱骨。肺、肝、脑、肾上腺是最常见的内脏受累部位，尽管病变初期并不累及这些器官。尸检有 25%～35% 的患者有淋巴管炎或结节性肺浸润的证据。前列腺是其他实体肿瘤很少见的转移部位。

　　前列腺的正常生长和分化依赖于雄激素，特别是 DHT 的存在。睾丸和肾上腺是循环雄激素的主要来源。雄激素合成的调节是通过下丘脑、垂体、肾上腺、睾丸之间一系列生化作用介导的（图 10-2）。下丘脑分泌的促黄体素释放激素（LHRH）刺激垂体前叶释放促黄体素（LH）和卵泡刺激素（FSH）。LH 与睾丸间质细胞膜上的受体结合，刺激睾酮和少量雌激素的产生。FSH 作用于睾丸 Sertoli 细胞，促进 LH 受体的成熟和产生雄激素结合蛋白。循环睾酮和雌激素影响 LHRH 的合成。在下丘脑和垂体水平，LH 和 FSH 受负反馈调节。催乳素、生长激素、雌二醇是前列腺组织通透性、受体结合、睾酮合成的重要辅助调节因子。

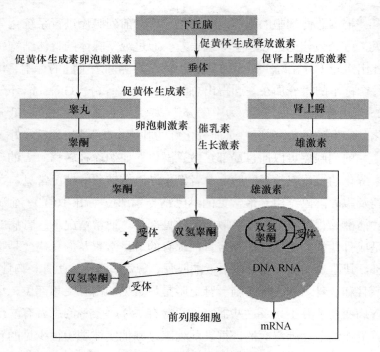

图 10-2　前列腺的激素调节

（引自：DiPiro JT，Talbert RL，Yee GC，et al. Pharmacotherapy: A Pathophysiologic Approach，6th ed. New York: McGraw-Hill，2005: 1856）

　　睾酮是主要的雄性激素，占雄激素浓度的 95%。睾酮的主要来源是睾丸。然而，有 3%～5% 的睾酮来自于肾上腺皮质直接分泌的睾酮或 C19 类固醇，如雄烯二酮。

　　前列腺癌的早期，雄激素可以促进肿瘤细胞的增殖。在大多数患者，阻断雄激素可以诱导这些肿瘤组织萎缩。可以通过几种机制阻断或减少循环雄激素而进行内分泌治疗（表 10-2）。产生雄激素的器官可以通过手术切除（睾丸切除术、垂体切除术或肾上腺切除术）。调节前列腺生长的激素途径可以在几个环节被打断（图 10-2）。对 LHRH 或 LH 分泌的干扰（使用雌激素、LHRH 激动剂、黄体酮、醋酸环丙孕酮）可减少睾丸睾酮的分泌。服用雌激素可以通过直接抑制 LH 的释放、直接作用于前列腺细胞、增加类固醇结合球蛋白水平减少游离雄激素，来降低雄激素水平。

表 10-2　前列腺癌的激素治疗

雄激素源阻断	雄激素受体阻滞剂
睾丸切除	氟他胺
肾上腺切除	比卡鲁胺
垂体切除	尼鲁米特
LHRH或LH抑制	醋酸环丙孕酮[b]
雌激素	孕酮
LHRH激动剂	5-α-还原酶抑制剂
孕酮[a]	非那雄胺[b]
醋酸环丙孕酮[b]	度他雄胺[b]
促性腺激素受体拮抗剂	
Abarelix	
Degarelix	
雄激素合成抑制剂	
鲁米特	
酮康唑	
孕酮[a]	

注：LH. 促黄体生成素；LHRH. 促黄体素释放激素；a. 作用机制小；b. 研究性药物或使用

通过分离下丘脑产生的十肽激素 LHRH，提供了另一种治疗晚期前列腺癌的有效药物。LHRH 的生理作用依赖于剂量和服药方式。模仿内源性 LHRH 的释放形式，间歇性的脉冲 LHRH 给药，可以引起 LH 和 FSH 的缓释。而高剂量或持续静脉 LHRH 给药，可造成受体下调而抑制促性腺激素的释放。

通过对自然产生的 LHRH 的结构修饰和给药途径的创新，产生了一系列的 LHRH 激动剂，引起垂体受体的下调，由此减少睾酮的产生。

睾丸或肾上腺的雄激素合成也可以被抑制。在肾上腺，氨鲁米特抑制碳链分解酶复合物，从而阻止胆固醇转化为孕烯醇酮。孕烯醇酮是所有肾上腺源类固醇激素，包括雄激素，糖皮质激素和盐皮质激素的前体。酮康唑、咪唑类抗真菌药，通过抑制肾上腺和睾丸激素合成，导致剂量相关的血清皮质醇和睾酮浓度的可逆性降低。甲地孕酮是人工合成的孕激素衍生物，通过继发机制抑制雄激素的合成。这种抑制发生在肾上腺水平，但循环睾酮水平也降低，提示机制也可能发生在睾丸水平。

雄激素受体阻滞药阻止双氢睾酮-受体复合物的形成，从而在细胞水平干扰雄激素介导的作用。醋酸甲地孕酮，一种促孕剂，也可用做雄激素受体阻滞药。最后，睾酮向 DHT 的转换可以被 5-α-还原酶抑制。

在疾病的晚期阶段，即使没有循环雄激素产生的信号转导调控，前列腺癌细胞仍然可以继续生存和增殖。当这种情况发生时，肿瘤对雄激素阻断疗法不再敏感，这些通常被认为是激素难治性的或雄激素非依赖性的肿瘤。

四、临床表现及诊断

在没有筛查技术之前，前列腺癌经常是通过患者的症状发现的，包括排尿踌躇、尿潴留、尿痛、尿频、血尿、勃起功能障碍等。随着筛查技术的使用，现在大多数前列腺癌是在没有症状时就被发现。

从诊断检查得到的信息可用于对患者进行分期。有两种常用的、公认的分期系统（表 10-3）。格式化的国际分类系统（肿瘤、淋巴结、转移，TNM 分期），于 1974 年由国际抗癌联盟提出，在 2002 年得到更新。在美国，AUA 分类是最常用的分期系统（表 10-4）。根据肿瘤的大小（T）、局部或区域扩散，累及的淋巴结组（N）和转移（M）的存在，将患者分为 A 至 D 期以及相应的次级分期。有些研究将激素治疗后进展的患者分类为 D_3 期。从 1988 年到 1998 年，沃尔特里德陆军医学中心诊断前列腺癌 2042 余例，比较 1998 和 1988 年的发病率，局限性前列腺癌（T_1 与 T_2 期）较常见（89% 和 68%），晚期病变（T_3、T_4 和 D 期）较少见（11% 和 32%）。

表 10-3　前列腺癌诊断、分期和分类系统的应用

初步检查	直肠指检（DRE）
	前列腺特异抗原（PSA）
	如果DRE阳性，或PSA升高，经直肠超声（TRUS）
	活检
分期检查	活检标本Gleason评分
	骨扫描
	全血细胞计数CBC
	肝功能检测
	血清磷酸酶（酸性/碱性）
	排泄性尿路造影
	胸部X线
其他分期检查 （取决于肿瘤分类、PSA 以及Gleason评分）	全身骨骼X线
	淋巴结评价
	盆腔CT
	[111]铟 标记的-抗前列腺肿瘤单抗（capromab pendetide）扫描
	双足淋巴造影
	经直肠磁共振成像

表 10-4　前列腺癌的分期系统

AUA[a]分期（A至D）	AJCC-UICC[b]分期（TNM分期）
A（隐匿性，不可触及）	TxNxMx（无法评估）
	$T_0N_0M_0$（不可触及）
A_1：局灶	T_0：局灶性或弥漫性
A_2：弥漫性	
B（局限于前列腺）	$T_1N_0M_0$，$T_2N_0M_0$
B_1：一叶单发结节，小于1.5cm	T_1（临床隐性肿瘤，不能触及或影像学未见）
	T_{1a}：在5%或更少的切除组织中病理偶然发现肿瘤
	T_{1b}：在5%或更多的切除组织中病理偶然发现肿瘤
	T_{1c}期：通过穿刺活检确定肿瘤（例如由于PSA升高）
B_2：弥漫整个腺体，大于1.5cm	T_2：（肿瘤局限在前列腺内）
	T_{2a}：肿瘤涉及半叶或更少
	T_{2b}：肿瘤超过半叶，但未达到两叶
	T_{2c}：肿瘤涉及两叶
C（局限在前列腺周围区域）	$T_3N_0M_0$，$T_4N_0M_0$
C_1精囊无累及，小于70g	T_3（肿瘤穿透前列腺包膜）
	T_{3a}：单侧穿透前列腺包膜
	T_{3b}：双侧穿透前列腺包膜
	T_{3c}：肿瘤侵及精囊（S）
C_2：累及精囊，大于70g	T_4：肿瘤固定或侵及精囊以外的邻近组织
	T_{4a}：肿瘤侵犯膀胱颈，外括约肌或直肠
	T_{4b}：肿瘤侵犯提肛肌肉和（或）固定在盆壁
D（转移性疾病）	任何T，$N_{1\sim4}$，M_0，或$N_{0\sim4}$，M_1
D_1：盆腔淋巴结或输尿管梗阻	N_1：单一淋巴结转移，最大直径2cm以内
	N_2：单个淋巴结转移，最大直径超过2cm，不超过5cm；或多个淋巴结转移，但都不大于5cm
D_2：骨，远处淋巴结，器官，或软组织转移	N_3：淋巴结转移，最大直径超过5cm
	M_{1a}：非区域淋巴结（S）
	M_{1b}：骨（S）
	M_{1c}：其他部位

　　注：a. 美国泌尿协会；b. 美国癌症联合委员会–国际抗癌联盟；c. 穿刺活检发现前列腺一叶或两叶肿瘤，但不能触及或影像学不可见，分为T_{1c}；d. 侵犯前列腺尖部或到侵入（但不超过）前列腺包膜，不能分为T_3而是T_2

前列腺癌患者的预后取决于组织学分级、肿瘤大小以及原发肿瘤的局部扩散。最重要预后指标是组织学分级，因为分化程度最终决定疾病分期。低分化肿瘤与区域淋巴结和远处转移高度相关。

在 1996—2003 年，5 年总生存率白人估计为 99%，非洲裔美国人为 95%。同一时期，美国白人男性的局部或区域性疾病生存率（100%）和远处转移疾病生存率（31%），与非洲裔美国人的局部或区域性疾病生存率（100%）和远处转移疾病生存率（26%）相近。文献记载，在 1994—2004 年，年龄调整后的死亡率下降 4.1%。10 年肿瘤特异性生存率，A_1 期高达 95%，$A_2\sim B_2$ 期为 80%，C 期为 60%，D_1 期为 40%，D_2 期为 10%。据估计，85%以上的 A_1 期患者是可以治愈的，而只有不到 1%的 D_2 期患者会被治愈。

五、治疗

（一）理想治疗效果

治疗早期前列腺癌的理想结果是最大限度地减少患病率和病死率。哪种治疗方法最适合于早期前列腺癌是一个有争议的问题。治疗早期前列腺癌的方法有手术、放疗和观察性等待。虽然手术和放射可以治疗早期前列腺癌，但它们可以造成显著的患病率和病死率。由于总体目标是最大限度地减少患病率和病死率，所以选择合适的病例进行观察性等待是最好的。晚期前列腺癌（D 期）目前是不可以治愈的，治疗应侧重于缓解症状和提高生活质量。

（二）一般治疗方法

前列腺癌的初始治疗方案主要取决于疾病的分期、Gleason 评分、存在的症状和患者的预期寿命。前列腺癌通常是由 PSA 和 DRE 初步诊断的，由穿刺活检进一步证实和得出 Gleason 评分。

对于低复发风险无症状、T_1 或 T_{2a} 期、Gleason 评分 2～6、PSA 小于 10ng/ml（10μg/L）的患者可以进行观察性等待、放疗或前列腺癌根治术（表 10-5）。无症状早期前列腺癌患者具有良好的 10 年生存率，治疗会给患者即刻造成疾病状态，而患者死于前列腺癌的可能性较小，所以必需权衡这两种情况的利弊。一般情况下，较年轻男性的早期前列腺癌应该采取更积极的治疗方法。病人的意愿是所有治疗决定应该考虑的一个主要因素。对于预期寿命＜10 年的患者，可以给予观察性等待和放疗。对于预期寿命≥10 年的患者，可以给予观察性等待、放疗（外照射或近距离放疗）或盆腔淋巴结清扫的前列腺癌根治术。虽然没有证明疗效比观察性等待好，对于局限性前列腺癌通常采取前列腺癌根治术和放疗。前列腺癌根治术的并发症包括失血、尿道狭窄、尿失禁、淋巴囊肿、瘘管形成、麻醉风险和阳痿。许多患者可以行保留神经的前列腺癌根治术，50%～80%患者在术后 1 年可以恢复性功能。放疗的急性并发症包括膀胱炎、直肠炎、血尿、尿潴留、阴茎阴囊水肿、阳痿（30%发病率）。慢性并发症包括直肠炎、腹泻、膀胱炎、肠炎、阳痿、尿道狭窄和尿失禁。与观察性等待相比，放疗和前列腺癌根治有较高的病死率，所以许多患者可能选择推迟治疗，直到出现症状。

表 10-5　低度和中度复发危险性的前列腺癌的治疗

复发危险性	预计生存期（年）	初始治疗
低度		
T_1～T_{2a} Gleason评分2～6	＜10	观察或放疗
PSA＜10ng/ml （10μg/L） 标本中肿瘤＜5%		
	≥10	观察，或前列腺癌根治术进行或不进行盆腔淋巴结清扫，或放疗

（续　表）

复发危险性	预计生存期（年）	初始治疗
中度		
T_{2b}～T_{2c}	＜10	观察，或前列腺癌根治术进行或不进行
Gleason7		盆腔淋巴结清扫，或放疗进行或不进行
PSA 10～20ng/ml		4～6个月的雄激素阻断治疗
（10～20+μg/L）		
	≥10	前列腺癌根治术进行或不进行盆腔淋
		巴结清扫，或放疗进行或不进行4～6个
		月的雄激素阻断治疗

表 10-6　有高和很高复发危险性的前列腺癌的治疗

复发风险	初始治疗
高	
T_{3a}，Gleason评分8～10	雄激素阻断（2～3年）和放疗，或放疗，或前列腺癌根
PSA＞20ng/ml（20μg/L）	治术，进行或不进行盆腔淋巴结清扫
局部晚期，非常高	
T_{3b}～T_4	雄激素阻断（2～3年）或放疗＋雄激素阻断（2～3年）
非常高	
任何T、N_1	雄激素阻断或放疗＋雄激素阻断
任何T，任何N，M_1	激素治疗

T_{2b} 和 T_{2c} 期、Gleason 评分 7、PSA10～20ng/ml（10～20μg/L）的前列腺癌患者，被认为有中等复发的风险。预期寿命＜10 年的患者可以给予观察性等待、放疗、带或不带盆腔淋巴结清扫的前列腺癌根治术。对那些预期寿命≥10 年的患者，可给予带或不带盆腔淋巴结清扫的前列腺癌根治术或放疗（表 10-5）。对于高复发风险的患者（T_3 期、Gleason 评分 8～10、PSA＞20ng/ml）应给予雄激素阻断治疗加放疗，治疗 2～3 年表 10-6。可以选择肿瘤体积小的患者给予带或不带盆腔淋巴结清扫的前列腺癌根治术。

T_{3b} 和 T_4 期患者有非常高的复发风险，由于局部广泛浸润，所以不应做前列腺癌根治术。

对局限性晚期前列腺癌患者，为了获得比单独使用放疗更好的效果，应在放疗前使用促黄体素释放激素激动剂（LHRH）加雄激素受体阻滞药的雄激素阻断治疗。最近的证据表明，一旦诊断明确，就应该开始雄激素阻断治疗，而不是等待症状出现或疾病进展。在一项有 500 名局限性晚期前列腺癌患者参与的随机临床试验中，随机分为两组，一组即刻给予睾丸切除或药物雄激素阻断治疗，另外一组延迟给予药物雄激素阻断治疗。统计结果表明，即刻治疗组的因别生存期中位数为 7.5 年，而延迟治疗组的因别生存期中位数为 5.8 年。

雄激素阻断治疗，无论是睾丸切除、单独 LHRH 激动剂或 LHRH 激动剂加雄激素受体阻滞药（联合雄激素阻断），都可用于晚期前列腺癌（D_2 期）患者的姑息性治疗。雌激素曾经被广泛使用，但是主要的雌激素己烯雌酚（DES）由于可能增加心血管疾病的危险，于 1997 年退出美国市场。二线激素治疗、细胞毒性化疗以及支持治疗可用于初始治疗后继续进展的病人。

（三）非药物疗法

1. **期待性处理**　期待性处理又称观察或观察性等待，是指监测病情发展过程，一旦发现肿瘤进展或患者出现症状就开始治疗。每 6 个月做一次 PSA 和 DRE 检查，如果病情有进展的迹象，要重复穿刺活检。期待性处理的优点在于可以避免由于放疗、前列腺癌根治术等治疗引起的副作用，尽量降低不必要的治疗风险。期待性处理的主要缺点是肿瘤有进展的风险，需要更复杂的治疗。

2. **睾丸切除术**　双侧睾丸切除术可以迅速减少血液循环中的雄激素，达到去势水平［即血清睾酮水平低于 50ng/dl（1.74nmol/L）］。然而，许多患者由于年龄大不能进行手术，而另外一些患者在心理上不接受此手术。睾丸切除术是有脊髓压迫和输尿管梗阻患者初始治疗的首选方法。

3. 放疗　两种常用的放疗方法为外照射和近距离照射。对于低级别前列腺癌，外照射的剂量为 70～75Gy，以 35～41 分剂量照射。对于中等或高级别前列癌，外照射的剂量 75-80Gy。近距离放射治疗一般是在低危险性的患者前列腺中，永久性植入 ^{145}Gy 的放射性 ^{125} 碘或 ^{124}Gy 的 ^{103} 钯粒子。

4. 前列腺癌根治术　前列腺癌根治术的并发症包括血液丢失、尿道狭窄、尿失禁、淋巴囊肿、瘘管形成、麻醉风险、阳痿。许多患者可以进行保留神经的前列腺根治性切除术，术后 1 年有 50%～80%的患者恢复性能力。前列腺癌根治术和放疗的急性并发症包括膀胱炎、直肠炎、血尿、尿潴留、阴茎阴囊水肿、阳痿（30%发病率）。慢性并发症包括直肠炎、腹泻、膀胱炎、肠炎、阳痿、尿道狭窄。放疗和前列腺癌根治有较高的病死率，所以许多患者可能选择推迟治疗，直到出现症状。

（四）药物治疗

1. LHRH 激动剂　LHRH 激动剂是一个可逆的雄激素阻断方法，治疗前列腺癌的效果与睾丸切除术相似。目前可用的 LHRH 激动剂包括亮丙瑞林、亮丙瑞林混悬剂、亮丙瑞林植入剂、曲普瑞林混悬剂、曲普瑞林植入剂和醋酸戈舍瑞林植入剂。醋酸亮丙瑞林每天一次，亮丙瑞林混悬剂和醋酸戈舍瑞林植入剂可每月一次、每 12 周一次或每 16 周一次（亮丙瑞林混悬剂，每 4 个月一次）。亮丙瑞林混悬剂是有包衣的醋酸亮丙瑞林微球。经肌内注射后，微球包衣以不同的速率溶解，使得亮丙瑞林在整个给药间期可以保持一定的血药浓度水平。醋酸戈舍瑞林植入剂是将醋酸戈舍瑞林分散在用 D，L-乳酸和乙醇酸共聚物制成的塑料基质上，注入皮下。共聚物材料的水解使得戈舍瑞林在给药间期能保持连续释放。最近获得批准上市的亮丙瑞林植入剂是一个微渗透泵，每天可释放 120μg 的亮丙瑞林，持续 12 个月。12 个月后，植入剂被清除，可放入另一个植入剂。曲普瑞林可以 11.25mg，每 84d 肌内注射一次，曲普瑞林混悬剂可以 3.75mg，每 28d 一次。

几个随机实验表明，单独使用亮丙瑞林、戈舍瑞林和曲普瑞林对晚期前列腺患者是有效的。报道显示，治疗反应率在 80% 左右，与雌激素相比，副作用的发生率较低。目前，对可已经上市的不同 LHRH 激动剂和剂量配方没有直接的比较研究，但最近的一个 Meta 分析报告指出，亮丙瑞林和戈舍瑞林的疗效和毒性没有差异。曲普瑞林虽然是一个较新的药物，但普遍认为其疗效与别的药物相似。因此，三种药物的选择通常是由成本、病人及医师偏好决定的。

LHRH 激动剂治疗最常见的副作用包括：第 1 周治疗期间疾病的突然恶化、潮热、勃起障碍、性欲减退、注射部位反应。治疗初始阶段疾病的突然恶化是由于 LHRH 激动剂诱导 LH 和 FSH 分泌，导致睾酮分泌增加造成的。临床表现为骨骼疼痛或尿路症状加重。这种反应通常在治疗 2 周后缓解。LHRH 混悬剂产品也有类似的发作和持续时间模式。在使用 LHRH 激动剂前使用雄激素受体阻滞药 2～4 周，是常用的、最大限度地减少这种初始不良反应的方法。

LHRH 激动剂单药治疗可以用作初始治疗，治疗反应率与睾丸切除相似。与雌激素相比，LHRH 治疗的心血管相关疾病的不良反应发生率较低。应告知患者，在治疗的第 1 周症状会出现恶化的现象，在此期间应给与适当的疼痛和症状处理。在开始 LHRH 激动剂治疗前，应该考虑给予短期的雄激素受体阻滞药治疗。对有广泛转移性病变，累及脊髓或有输尿管梗阻可能的患者进行 LHRH 激动剂治疗时，应该格外谨慎，因为可能发生不可逆的并发症。雄激素阻断的另一个可能的严重并发症是骨矿物密度减少，使骨质疏松症的风险增加，而骨质疏松导致骨折的风险增加。大多数医生建议，男性开始长期雄激素阻断治疗时，应该测定骨矿物密度的基准线，以此决定治疗期间何时开始补充钙和维生素 D。

2. 促性腺激素释放激素（GnRH）拮抗剂　促性腺激素释放激素（GnRH）拮抗剂 degralix，是最近批准的，可替代 LHRH 激动剂的另一种治疗方法。degralix 的工作原理是通过可逆性地结合垂体中的 GnRH 受体细胞，减少睾酮的分泌达到去势水平。与 LHRH 激动剂相比，degralix 的主要优点是起效快，可以在 7d 内使睾酮下降到去势水平，而亮丙瑞林需 28d，而且不会出现用药初始阶段疾病的突然恶化以及不需要使用雄激素受体阻滞药。

在一个有 610 名晚期前列腺癌患者参与的临床试验中，证明 degralix 可在长达 1 年的时间里降低睾酮水平，与亮丙瑞林的疗效相当，被 FDA 批准用于治疗晚期前列腺癌。degralix 的规格有 40mg/ml 和 20mg/ml，皮下注射。起始剂量为 240mg，以后每 28 天再给 80mg。起始剂量应分为两个 120mg 进行注射。

报道的最常见的不良反应是注射部位反应，包括疼痛（28%）、红斑（17%）、肿胀（6%）、硬化（4%）、结节（3%）。大多数是一过性的，轻度至中度，导致停药的不到研究对象的 1%。其他的副作用包括：肝功能指标升高，发生率约为 10%。与其他雄激素阻断治疗方法一样，可能导致骨质疏松症，应考虑补充钙和维生素 D。

degralix 和雄激素受体阻滞药联合应用尚未研究，因此不推荐常规联合应用 degralix 和雄激素受体阻滞药。

和 degralix 一样，abarelix 也是 GnRH 拮抗药，具有同样的优点，能快速减少睾酮到去势水平和避免初始阶段疾病的突然恶化。不幸的是，abarelix 有严重的过敏反应，包括晕厥、低血压。初始用药过敏反应的发生率大约在 1%，重复用药过敏反应发生率增加，接近 5%。因此，abarelix 只通过限制性分配方案（Plenaxis PLUS 方案）供药，仅限用于：晚期前列腺癌患者，无法耐受 LHRH 激动剂治疗，拒绝手术去势，有一个或多个下列因素：①存在由于转移造成神经系统受压的风险；②由于局部浸润或转移造成输尿管或膀胱出口梗阻；③骨转移造成的严重骨痛，需要持续麻醉镇痛。推荐剂量：abarelix 100mg，在第 1d，第 15d，第 29d（4 周）臀部肌内注射，以后每 4 周 1 次。

3. 雄激素受体阻滞药 目前上市的三个雄激素受体阻滞药是氟他胺、比卡鲁胺和尼鲁米特（表 10-8）。环丙孕酮是另一种具有抗雄激素活性的药物，但在美国没有上市。雄激素受体阻滞药曾被用作单一疗法来治疗未曾接受过治疗的患者，但最近的 Meta 分析认为，单一雄激素受体阻滞药的疗效差于 LHRH 激动剂。因此，对于晚期前列腺癌，所有目前可用的雄激素受体阻滞药都应该联合用于雄激素阻断治疗：氟他胺和比卡鲁胺应与 LHRH 激动剂联合使用，尼鲁米特应与睾丸切除联合使用。与雄激素受体阻滞药相关的最常见的不良反应见表 10-7。在比卡鲁胺联合 LHRH 激动剂与氟他胺联合 LHRH 激动剂的随机对比研究中发现，用氟他胺治疗的患者腹泻更常见。雄激素受体阻滞药可以减少与 LHRH 激动剂治疗相关的、病情突然恶化的症状。

表 10-7 促黄体素释放激素激动药

促黄体素释放激素激动药	常用剂量	（副作用，所有药物都相似）
亮丙瑞林混悬药	7.5mg，每28d 22.5mg，每12周 30mg，每16周	乳房发育、潮热、性欲减退、阳痿，疲劳
戈舍瑞林植入药	每28d 3.6mg 10.8mg每12周	在治疗开始后前2周肿瘤恶化；长期使用造成骨质疏松
曲普瑞林混悬药	3.75mg每28d 11.25mg，每84d	

表 10-8 雄激素受体阻滞药

雄激素受体阻滞药	常用剂量	不良反应
氟他胺	750mg/d	乳房发育、潮热、胃肠功能紊乱（腹泻）、肝功能检测异常、乳房胀痛高铁血红蛋白血症
比卡鲁胺	50mg/d	乳房发育、潮热、胃肠功能紊乱（腹泻）、肝功能检测异常、乳房胀痛
尼鲁米特	300mg/d，1个月，然后150mg/d	乳房发育、潮热、胃肠功能紊乱（恶心或便秘）、肝功能检测异常乳房胀痛、视力障碍（暗适应受损）酒精不耐受、间质性肺炎

4. 联合雄激素阻断　虽然内分泌治疗对 80%的晚期前列腺癌患者有效，但在 2～4 年或以后，几乎所有患者的病情都会开始进展。已提出两种机制被提出来解释这种肿瘤耐药现象。肿瘤是由激素依赖和激素非依赖的异质性细胞组成的；睾丸外雄激素在细胞内转化为 DHT，从而刺激肿瘤生长。联合抗雄激素治疗的基本原理是干扰多条内分泌途径，以彻底消除雄激素。在临床实验中，联合抗雄激素治疗有时也被称为最大雄激素剥夺，或全雄激素阻断，或联合雄激素阻断（CAB），LHRH 激动剂或睾丸切除术联合雄激素受体阻滞药是研究最广泛的 CAB 方法。

已经有许多研究就传统药物或手术去势与 CAB 的疗效进行比较。在有 LHRH 激动剂的研究中，结果各异，没有得出使用 CAB 有益的一致结论。国家癌症研究所（NCI）最近完成的，一个有 1387 名 D_2 期前列腺癌患者参与的临床实验研究表明，睾丸切除联合氟他胺与单独睾丸切除的生存率比较，没有显著性差异。与其他 CAB 研究一样，病灶越小的病人生存期越长。腹泻、肝功能指标升高、贫血是氟他胺治疗最常见的副作用。

在有 8275 名患者参与的 27 个随机临床实验的 Meta 分析中（4803 人用氟他胺治疗，1683 人用尼鲁米特治疗，1784 人用环丙孕酮治疗），比较传统药物或手术去势与 CAB 的疗效。治疗 5 年后，应用氟他胺或尼鲁米特比单独去势的生存率稍有提高（24.7%，$P = 0.0005$）。

一个全雄激素阻断实验对两个不同的雄激素受体阻滞药（比卡鲁胺与氟他胺）进行了比较性研究，发现两者的治疗失败时间（主要研究终点）、病情进展时间（出现新的或恶化的骨或骨外病变）、死亡时间是相似的，这表明这两种治疗方法的疗效是一样的。

虽然目前一些研究人员认为，CAB 应该是初诊晚期前列腺癌患者初始内分泌治疗的最佳选择，但由于随机临床实验的矛盾结果和 Meta 分析中显示的中等受益，因此临床医生要权衡联合激素阻断治疗的费用和收益比。那些表明 CAB 有优势的临床实验研究，并没有说明这些效果是否是睾酮阻断方法所特有的（睾丸切除 vs 亮丙瑞林 vs 戈舍瑞林），使用的雄激素受体阻滞药、疗程、病人的选择标准也不明确。只有进一步仔细设计的研究，用生存期、疾病进展时间、生活质量、病人偏好和成本作为终点进行临床研究，才能得出单独 LHRH 还是 CAB 更适合作为转移性前列腺癌初始治疗的结论。CAB 可能最有利于改善微小病变患者的生存期和防止出现症状突然恶化现象，特别是对那些晚期转移性前列腺癌的患者。其他的患者可以从 LHRH 单药治疗开始，治疗几个月后如果雄激素阻断不完全，可以加用雄激素受体阻滞药。

对于晚期前列腺癌患者何时开始雄激素阻断治疗有相当大的争论。以前是以 VACURG 临床试验结果为基础，建议症状出现时开始治疗，但并没有表明症状出现后，开始己烯雌酚或直接积极治疗的整体生存期有什么不同；把病死率过高的原因归为雌激素的使用。由于 LHRH 激动剂和雄激素受体阻滞药的心血管毒性较小，因此目前尚不清楚推迟使用这些药物治疗是否是合理的。对原 VACURG 数据进行再分析和近期的联合雄激素阻断临床试验表明：对年轻的、一般情况良好的、病变小的患者初始就给予联合雄激素阻断治疗，可以延长他们的生存期。这意味着在症状出现前进行早期干预是合理的。什么时候开始内分泌治疗最佳是几个正在进行的临床试验的主题。

5. 二次治疗　对初始治疗后疾病进展的患者进行二次或挽救性治疗，要根据开始治疗时用的方法。对于初诊为局限性前列腺癌的患者，根治性前列腺癌切除术失败后可以进行放疗。放疗或根治性前列腺癌切除术后疾病进展，可以用雄激素阻断治疗。

最初用一种内分泌治疗的患者可以尝试用第二种内分泌治疗。这包括：对 LHRH 激动剂抑制睾酮分泌不完全的患者加用雄激素受体阻滞药；接受 CAB 治疗，疾病进展的患者，停用雄激素受体阻滞药，尝试使用抑制雄激素合成的药物。支持治疗、化疗或局部放疗可以用于所有雄激素阻断治疗失败的患者，这些患者属于雄激素非依赖性前列腺癌。

对于最初使用单独 LHRH 激动剂治疗的患者，睾酮应该达到去势水平。睾酮水平抑制不足的患者（＞20mμg/L，0.7nmol/L）可以加用雄激素受体阻滞药，或行睾丸切除术。如果睾酮没有达到去势水平，怀疑患者为雄激素非依赖性，可以给予姑息性或挽救性治疗。

对于接受 LHRH 激动剂和雄激素受体阻滞药联合内分泌治疗的患者，当疾病进展时，停用雄激素受体阻滞药可以进一步使症状缓解。研究证明，雄激素受体的突变可使雄激素受体阻滞药成为雄激素受体激动药。

如果病人最初是 LHRH 激动剂和雄激素受体阻滞药的 CAB 治疗，停用雄激素受体阻滞药是首选的挽救性治疗方案。已经观察到氟他胺、比卡鲁胺或尼鲁米特停药后的客观和主观反应。雄激素受体的突变使雄激素受体阻滞药，如氟他胺、比卡鲁胺或尼鲁米特（或他们的代谢物）成为雄激素受体激动药，激活雄激素受体。患者的雄激素撤退反应表现为 PSA 的显著降低，临床症状改善。35%的患者雄激素撤退反应持续 3～14 个月，预期的反应与较长的雄激素暴露时间密切相关。已观察到，接受氟他胺治疗后疾病进展，再接受比卡鲁胺治疗，出现不完全交叉耐药性，这表明一种雄激素受体阻滞药治疗失败后，另一个仍然有效。在停用雄激素受体阻滞药时加用肾上腺雄激素合成阻滞药，如氨鲁米特（氨基导眠能），比单独停用雄激素受体阻滞剂效果好。由于存在雄激素撤退效应，所以在评估一种治疗晚期前列腺癌的新药或新疗法的临床试验中，患者入选前必须观察足够的时间，通常为4～6 周。

雄激素合成酶抑制药，如氨鲁米特 250mg 口服，每 6 小时 1次，或酮康唑 400mg 口服，每日 3 次，可以使大约 50%疾病进展的患者获得短期的症状缓解，不论该患者以前是否接受过雄激素阻断治疗。氨鲁米特治疗期间，会有大约 50%的患者发生副作用。包括嗜睡、共济失调、头晕等中枢神经系统效应是主要的不良反应。30%患者有弥漫性麻疹样、瘙痒性皮疹，皮疹通常有自限性，继续治疗 5～8d 后缓解。酮康唑的副作用包括胃肠道不耐受、一过性肝功和肾功升高、肾上腺功能减退。此外，酮康唑是 CYP1A2和 CYP3A4 的强抑制剂，是前列腺癌患者常用的药物，包括西沙必利、洛伐他汀、咪达唑仑、三唑仑有配伍禁忌，因为酮康唑可抑制它们的新陈代谢，导致毒性增加。据报道，联合用西沙必利和酮康唑会导致致命的心律失常。酮康唑的吸收需要胃液酸度，对使用 H_2-受体阻滞药、质子泵抑制剂或抗酸剂的患者不应使用酮康唑。此外，酮康唑不应与 CYP3A4 的强诱导剂一起使用，如利福平,因为这可能会降低酮康唑的有效性,因为它也是 CYP3A4 的底物。酮康唑联合氢化可的松可以防止肾上腺功能减退综合征。

当所有内分泌治疗失败后,认为病人属于雄激素非依赖性前列腺癌,又称激素难治性前列腺癌。此时,无论是化疗还是姑息支持疗法都是合适的。姑息治疗主要是进行疼痛对症处理,可使用放射性同位素如锶-89 或来昔决南钐-153、镇痛药、糖皮质激素、双膦酸盐,或局部放疗治疗骨痛。

前列腺癌远处扩散的最常见的部位是血行播散的骨转移。通常情况下,骨病变是成骨性的或联合成骨性和溶骨性的。双膦酸盐可以避免骨骼相关病变的发生,提高骨矿物质密度。随机对照研究表明,与安慰剂相比,4mg 唑来膦酸,每 3 周 1 次,可以使骨骼相关病变减少 25%($P = 0.021$)。帕米膦酸每个月的常用剂量是 90mg,唑来膦酸是 4mg 每 3~4 周 1 次。对于骨痛的前列腺癌患者可以给予帕米膦酸或唑来膦酸,如果效果差,应该停药。

多西紫杉醇联合泼尼松化疗可延长激素难治性前列腺癌患者的生存期。

多西紫杉醇 75 mg/m²,每 3 周 1 次,联合泼尼松 5mg,1 天 2 次,可以延长激素难治性、转移性前列腺癌患者的生存期。此方案最常见的副作用是:恶心、脱发、骨髓抑制。此外,多西紫杉醇已知的效应还有体液潴留、周围神经病变。多西紫杉醇在肝脏代谢,肝功能损害的患者可能不适合用多西紫杉醇治疗,因为肝毒性的风险增加。

雌莫司汀(280mg 3/d,1~5d)联合多西紫杉醇 60 mg/m²,每 3 周的第 2d,也可延长激素难治性、转移性前列腺癌患者的生存期。雌莫司汀导致睾酮减少和相应的雌激素增加。因此,雌莫司汀的副作用包括血栓发生概率增加、男性乳房发育、性欲下降

（表 10-9）。雌莫司汀是一种口服胶囊，应冷藏。钙抑制雌莫司汀的吸收。虽然多西紫杉醇/泼尼松和多西紫杉醇/雌莫司汀方案对激素难治性前列腺癌患者都有效，但由于雌莫司汀对心血管的副作用以及多西紫杉醇/泼尼松对生存期的延长，大多数临床医生更喜欢多西紫杉醇/泼尼松方案，此外，化疗开始后，通常继续进行雄激素阻断治疗。

表 10-9　转移性激素非依赖性前列腺癌的一线化疗方案

化疗药	常用剂量	不良反应	剂量调整
多西紫杉醇	75 mg/m² 每3周	体液潴留，脱发，口腔黏膜炎，骨髓抑制，过敏症状	肝脏 如果AST/ALT大于正常值上限的1.5倍和碱性磷酸酶大于正常上限2.5，停用 血液 确保全面细胞计数完全恢复
雌莫司汀	280mg 每天3次，1～5d	水肿，男性乳腺发育，白细胞减少，血栓事件风险增加	血液的 确保全血细胞计数完全恢复

在发展出多西紫杉醇和泼尼松方案之前，米托蒽醌加泼尼松是一个标准方案，能有效地减轻骨转移引起的疼痛。多西紫杉醇为基础的方案治疗失败后，再用米托蒽醌治疗的效果还没有得到科学评估。在多西紫杉醇为基础的治疗失败后，许多医生通过放疗来缓解患者的症状。

六、疗效评价

前列腺癌的监测取决于肿瘤分期。用某种方法治疗后，评估肿瘤对治疗反应的客观参数包括：评估原发肿瘤的大小、估算所累及的淋巴结、肿瘤标记物的反应，如 PSA。治疗后，前 5 年每

6 个月检查一次 PSA，然后每年 1 次。在有转移病灶的情况下，应该记录治疗后的临床表现，包括评估一般状态的变化、体重变化、生活质量、镇痛需求，另外每隔 3 个月做一次 PSA 或 DRE。

病例分析 1：预防和筛选

患者 OC，66 岁，男性，白种人，因购买一些有利于前列腺健康的"维生素"进药店。他对番茄红素、锌、硒、非那雄胺感兴趣。无前列腺癌家族史，无前列腺增生症的症状。从未筛查过前列腺癌。

你对前列腺癌筛查有什么建议？

你对化学预防前列腺癌有什么建议？

前列腺癌临床表现

局部病变

无症状

局部侵袭性疾变

输尿管功能紊乱，尿频、排尿踌躇、滴沥

阳痿

晚期病变

背部疼痛

脊髓压迫

下肢水肿

病理性骨折

贫血

体重减轻

病例分析 2：初始表现和治疗

患者 FF，66 岁，男性，因近 1~2 个月出现阳萎就诊。要求开处方药 Cialis。6 个月前开始出现疲劳、逐渐消瘦 10lb 和排尿困难。体检发现前列腺有 1cm 的结节。实验室检查显示：PSA 12ng/L（12μg/L），1 年前 PSA 是 2ng/L（2μg/L）。经直肠超声引导前列腺穿刺活检显示：前列腺腺癌，Gleason 评分 8。CT 扫描和骨扫描显示：

骨转移。确诊 T_4 期（转移性）前列腺癌。

该患者临床表现的病理生理基础是什么？

基于他的分期，该病人的治疗方案是什么？

病例分析 3：进展性疾病

患者 AX，62 岁，男性，5 年前被初步诊断为转移性前列腺癌。最初以亮丙瑞林治疗，通过下面的治疗总结可以发现其病情在进展。

治疗总结		
日期	PSA	干预
04年9月2日	25ng/ml（25μg/L）	开始亮丙瑞林7.5mg肌内注射，1个月1次
04年12月2日	2ng/ml（2μg/L）	继续亮丙瑞林
06年6月2日	22ng/ml（22μg/L）	加入比卡鲁胺50mg/d口服
06年9月2日	5ng/ml（5μg/L）	继续亮丙瑞林和比卡鲁胺
07年10月2日	32ng/ml（32μg/L）	继续亮丙瑞林，停止比卡鲁胺
08年1月1日	7ng/ml（7μg/L）	继续亮丙瑞林
09年1月1日	67ng/ml（67μg/L）	

今天前来就诊，诉骨骼疼痛和血清 PSA 67ng/ml（67μg/L）。

为什么在 2007 年 10 月 2 日停止比卡鲁胺？

你认为该患者病情的特点是什么？

他的治疗选择是什么？

从他慢性雄激素抑制来预测有什么远期并发症？

病人治疗和监测

1. 获得完整的既往史、家族史和社会史。

2. 获得完整的处方和非处方用药清单，一定要包括中药、维生素和矿物质补充剂。

3. 验证前列腺癌诊断和分期的完整性。

4. 利用获得的信息，鉴定所选治疗方案的适当性。

5. 与医护人员和患者讨论所选适当治疗方案的优点和风险。

6. 如果选择药物治疗，审查病人的药物与药物、中药与西药间相互作用史。

7. 开始治疗，如果病人无症状，监测 PSA 和循环雄激素，使睾酮达去势水平。如果病人有症状，监测症状改善或恶化。

8. 监测治疗中出现的任何新的症状和不良事件。

本章所提到的英文缩写

ASCO	美国临床肿瘤协会
AUA	美国泌尿外科协会
BPH	良性前列腺增生症
CAB	雄激素联合阻断
CI	置信区间
DES	己烯雌酚
DHT	双氢睾酮
DRE	前列腺直肠指检
FSH	卵泡刺激素
GnRH	促性激素释放激素
IGF-1	胰岛素样生长因子-1
IM	肌内
LH	促黄体生成素

LHRH	促黄体素释放激素
NCI	国家癌症研究院
PCPT	预防前列腺癌临床试验
PSA	前列腺特异抗原
SELECT	硒和维生素 E 预防癌症的临床试验
TRUS	经直肠超声
VACURG	退伍军人管理局与泌尿外科研究联合会

（译 者　买铁军；审　校　彭国忱）

第 11 章　造血干细胞移植

Amber P. Lawson

➕ 学习目标

学习本章后读者将能够：

1. 解释造血干细胞移植（Hematopoietic stem cell，HSCT）治疗肿瘤的原理。

2. 比较不同类型的造血干细胞移植，特别是：①供者类型（即自体和异基因移植）；②造血干细胞来源［即脐带血、外周血干细胞（peripheral blood progenitor cell，PBPCs）和骨髓］；③预处理方案类型（即清髓和非清髓）。

3. 列出清髓预处理方案所用大剂量化疗的非血液学毒性内容，特别是白消安诱导的癫痫、出血性膀胱炎、胃肠毒性和肝窦阻塞综合征。

4. 制订计划监测和管理血细胞移植物的植入。

5. 解释移植物抗宿主病（graft-versus-host disease，GVHD）。

6. 提出移植物抗宿主病的预防和治疗方案。

7. 选择合适治疗方案，最大限度减少造血干细胞移植患者感染性并发症。

8. 评估造血干细胞移植存活者的长期健康保健工作。

主要概念

1. 造血干细胞移植（hematopoietic stem cell transplantation，HSCT）是通过大剂量化疗和（或）移植物抗肿瘤效应治疗恶性血液病。

2. 自体造血干细胞移植包括通过大剂量化疗、放疗或放化疗及患者自身造血干细胞的输入来治疗恶性肿瘤。输入异体造血干细胞便是异基因造血干细胞移植，这些干细胞可以来自于受者有亲缘或非亲缘关系的供者。

3. 脐带血、外周血干细胞（peripheral blood progenitor cells，PBPCs）和骨髓可充当造血干细胞源。最佳细胞来源视供者和受者特点不同而不同。

4. 清髓预处理方案涉及为受者实施亚致死量化学疗法，以消灭残余恶性病灶。受者将无法恢复自己的造血功能，有发生严重致命性非血液学毒性的危险。

5. 非清髓性预处理方案毒性较清髓预处理方案低，可望为更多患者带来异基因造血干细胞移植的好处。非清髓造血干细胞移植是基于供者免疫应答具有移植物抗肿瘤效应这一概念。

6. 不同预处理方案的非血液学毒性也各不相同。

7. 移植物植入是指功能性造血作用的重建，常用的定义是，患者能够持久保持绝对中性白细胞计数（absolute neutrophil count，ANC）＞500/mm^3（0.5×10^9/L）和血小板计数＞20 000/mm^3（20×10^9/L），且在无输血情况下可连续维持 3d 以上。

8. 移植物抗宿主病（graft-versus-host，GVHD）由供者淋巴细胞活化引起，导致受者皮肤、肠和肝的免疫破坏。采用免疫抑制疗法预防异基因移植受者发生移植物抗宿主病。该疗法以预处理方案类型和移植物来源为基础。

9. 造血干细胞移植受者的细菌、病毒和真菌感染风险更高，通常通过预防性或抢先治疗疗法能最大限度地降低感染性并发症的发病率和病死率。

10. 应密切监测造血干细胞移植的长期存活者，特别要监测感染和继发性恶性肿瘤的发生。

造血干细胞移植（HSCT）是通过大剂量化疗和（或）移植物抗肿瘤效应治疗恶性血液病。该治疗的主要内容是将造血干细胞输入受者体内，促进针对残余恶性肿瘤的免疫应答和（或）恢复正常的血细胞生成。首例造血干细胞移植采用的是异基因骨髓，即实施以消灭残余恶性病为目标的大剂量化疗和（或）放疗，将供者骨髓移植到受者体内，"挽救"受者因治疗中骨髓毒效应而影响的免疫系统。骨髓含有多能干细胞和胸腺淋巴细胞，它们负责长期造血功能的重建、免疫恢复，并与移植物抗宿主病（graft-versus-host disease，GVHD）相关。治疗癌症的高剂量强度概念用于自体造血干细胞移植后的清髓预处理方案。

采用何种造血干细胞移植由多种因素决定，包括疾病类型及状态、供者匹配程度、患者年龄、体能状态和器官功能。除骨髓外，造血干细胞也可以从外周血干细胞（peripheral blood progenitor cells，PBPCs）和脐带血中获得。造血干细胞的关键特性是他们的植入能力、移植物植入速度和移植物植入的耐久性。

造血干细胞移植治疗疾病举例见表 11-1。自体造血干细胞移植，或是输入患者自己的造血干细胞，使患者可以通过更大剂量的化疗、放疗或放化疗治疗恶性肿瘤或自体免疫障碍。此时，可以拯救受者因大剂量化疗导致的造血毒性。自体造血干细胞移植用于治疗中、高级的非霍奇金淋巴瘤（non-Hodgking's lymphoma，

NHL）、多发性骨髓瘤（multiple myeloma，MM）、自身免疫性疾病和复发性或顽固性霍奇金淋巴瘤。

异基因造血干细胞移植就是将他人（供者）骨髓、外周血干细胞或脐带血中采集的造血干细胞移植到受者体内。除供者和受者为单卵双生（被称为同基因造血干细胞移植）者外，其他均属异基因移植。异基因造血干细胞移植用于治疗非恶性病和恶性血液病，如急性和慢性白血病。

造血干细胞输入前应先行化疗和（或）放疗，这被称为条件处理或预处理。

清髓预处理方案包括为受者实施亚致死量化疗，以消灭残余的恶性细胞。受者不会恢复其自身的造血作用，将有发生重大致命性非血液学毒性的危险。对进行自体造血干细胞移植的患者来说，必须在其实施清髓预处理方案前采集并保存造血干细胞。清髓预处理方案实施后，这些造血干细胞将发挥挽救造血功能的作用，重建骨髓功能，避免长期的威胁生命的骨髓再生障碍。在异基因造血干细胞移植环境里，预处理方案的设计目的是抑制受者的免疫性，消灭残余的恶性肿瘤，或在髓腔创造空间。恶性血液病完全缓解时进行造血干细胞移植，可以看到自体和异基因造血干细胞移植能改善生存结果。在多数造血干细胞移植中心，人们将年龄＜65岁、肾肝肺心功能正常看做是进行清髓异基因造血干细胞移植的入选条件。清髓或非清髓预处理方案均可用于异基因造血干细胞移植，自体造血干细胞移植只能采用清髓预处理方案。异基因造血干细胞移植提供了潜在的移植物抗肿瘤效应，供者免疫效应细胞能够识别和消灭受者体内的残余肿瘤。

表 11-1　常适于造血干细胞移植治疗的疾病

	自体移植	异基因移植
恶性肿瘤	多发性骨髓瘤	急性髓性白血病
	非霍奇金淋巴瘤	急性淋巴母细胞白血病
	霍奇金淋巴瘤	慢性髓性白血病
	神经母细胞瘤	骨髓增生异常综合征
	胚胎细胞瘤	骨髓增殖性疾病
		非霍奇金淋巴瘤
		霍奇金淋巴瘤
		慢性淋巴细胞白血病
		多发性骨髓瘤
其他疾病	自体免疫性疾病	再生障碍性贫血
	淀粉样变性	阵发性睡眠性血红蛋白尿
		Fanconi贫血
		重型珠蛋白生成障碍性贫血
		镰状细胞性贫血
		严重混合性免疫缺陷
		先天性代谢紊乱

移植物抗肿瘤效应可能由供者干细胞中的细胞毒性 T 淋巴细胞引起，它的确认引起了人们对非清髓移植的研究，这些研究采用毒性较小的预处理方案，有希望使造血干细胞移植的应用扩展到因医疗条件或年龄限制而被禁止使用清髓方案的受者

一、流行病学和病因学

每年的异基因造血干细胞移植数均少于自体造血干细胞移植。全世界每年实施的自体造血干细胞移植和异基因造血干细胞移植分别约为 35 000 和 20 000 例，其中 40% 的异基因造血干细胞移植采用减低强度的预处理方案。20 世纪 90 年代后期，异基因造血干细胞移植数达到一个平台期，这可能与在新诊断的慢性期慢性髓性白血病（chronic myelogenous leukemia，CML）中使用伊马替尼（格列卫）有关。而且，合适的供者有限，这也助长了该平台效应的出现。不过最近，异基因移植在治疗除 CML 外的恶性血液病的例数似乎在增加。

自体外周血干细胞的使用增加，已基本取代骨髓，成为很多移植中心的移植物来源。从 2002 年到 2006 年，95%以上的成人自体造血干细胞移植和80%的儿童自体造血干细胞移植都将外周血干细胞作为造血干细胞来源。在施行自体移植时，患者并没有从免疫学移植物抗肿瘤效应中得到好处，相反，对化疗敏感的恶性肿瘤先使用大剂量化疗后实施自体干细胞移植，只能依靠预处理方案来消灭恶性肿瘤。自体造血干细胞移植用于治疗多种恶性肿瘤，其中霍奇金淋巴瘤、非霍奇金淋巴瘤和多发性骨髓瘤是最常见的适应证，占所有自体造血干细胞移植总数的 50%以上。对组织相容供者而言，自体造血干细胞移植供大于求，这与其低病死率和不仅限于年轻的患者有关。异基因外周血干细胞的应用正在增加，从 2002 年至 2006 年，全世界 75%的成人异基因造血干细胞移植采用外周血干细胞而非骨髓作为造血干细胞来源。

二、病理生理学

作为异基因造血干细胞移植，受者和供者的遗传基因并不相同，除非他们是单卵孪生（孪生者之间的移植被称为同源造血干细胞移植）。移植组织具有免疫活性，这样，就具有移植物双向排异的潜力。在第一种情况下，宿主（受者）细胞毒性 T 细胞和自然杀伤（natural killer，NK）细胞识别移植物（供者造血干细胞）的次要组织相容性（minor histocompatibility，MHC）抗原，引起排异反应。在第二种情况下，移植物免疫活性细胞识别宿主 MHC 抗原，诱导免疫应答。前者被称为宿主抗移植物病，后者被称为移植物抗宿主病（GVHD）。宿主抗移植物效应在实体器官移植中较常见。异基因造血干细胞移植产生宿主抗移植物效应时，即被称为移植物失效或排异，导致无效造血（即未获得足够的 ANC 和（或）血小板计数）。

移植物成功植入的定义是，患者能够保持持久的绝对嗜中性粒细胞计数（absolute neutrophil count，ANC）＞500/mm³（0.5×10⁹/L）及持久的血小板计数≥20 000/mm³（20×10⁹/L），并在未输血情况下连续保持 3d 或 3d 以上。因此，患者适合进行造血干细胞移植的关键第一步，就是找到与其人白细胞抗原（human leukocyte antigen，HLA）相容的，移植失败和移植物抗宿主病风险尚可接受的移植物。

（一）组织相容性

因为相当的发病率和病死率都与移植失败和移植物抗宿主病相关，所以在异基因造血干细胞移植后，供者和受者之间的组织相容性差异必须通过免疫抑制途径解决。同源供者发生排异的可能性最小，即受者和供者是同卵双生（单卵生的）。缺少同源供者的患者，必须先对其家庭成员进行初始 HLA 分型，因为非亲属个体间的组织完全相容的可能性微乎其微。兄弟姐妹是家庭内最可能具备组织相容性的个体。兄弟姐妹有一个个体的组织完全相容概率是 25%。在有一个以上兄弟姐妹的患者中，约 40% 的患者会有一个 HLA 一致的匹配对象。拥有一个匹配同胞供者已不再是异基因造血干细胞移植的必需条件，因为免疫抑制疗法的改善和国家骨髓捐赠者计划均使非亲属或亲属匹配或不匹配的造血干细胞移植大大增加。人们已经对异基因造血干细胞替代源的使用进行了评价，如一个或多个 HLA 位点或表型（即血清学）不匹配的亲属供者或完全匹配的非亲属供者。国家骨髓捐赠者计划的建立有助于增加异基因造血干细胞移植潜在供者库。通过这一计划，可以识别 HLA 匹配的非亲属骨髓志愿捐赠者。与匹配同胞供体受者相比，非亲属移植物受者更可能经历移植失败和急性移植物抗宿主病。在异基因造血干细胞移植前，必须完成潜在供者与受者间的组织相容性测定。最初的 HLA 分型采用血液样本，

Ⅰ类 MHC 抗原相容性通过血清和 DNA 试验方法测定。在体外，可以通过混合淋巴细胞培养评估供者和受者之间的反应，测定Ⅱ类 MHC 抗原（即 HLA-DR、HLA-DP 和 HLA-DQ）的相容性。目前，多数临床及研究实验室也在进行分子 DNA 分型，采用聚合酶链反应技术测定 HLA 等位基因序列。

根据供者和受者间匹配不同对预处理方案和 GVHD 预防作出调整。匹配越好，移植失败风险越小，Ⅰ类（即 HLA-A、B 或 C）抗原不匹配者排异风险最高，只有一个Ⅰ类等位基因不匹配的风险最低。移植失败似乎与单一Ⅱ类抗原或等位基因不匹配无相关性。移植物抗宿主病及存活与Ⅰ、Ⅱ类抗原和等位基因差异存在相关性。

（二）干细胞来源

自体造血干细胞采自骨髓或外周血。使用何种自体造血干细胞采集技术取决于解剖来源（即骨髓或外周血）。采集骨髓必须通过外科手术。从前、后髂嵴经过多点穿刺抽吸获得骨髓，直到所采容量有足够的造血干细胞数量为止（即 600～1200ml 骨髓）。接着，对骨髓进行处理，除去脂肪或骨髓栓子，并通过静脉如输血般输入患者体内。

自体造血干细胞移植使用外周血干细胞替代骨髓，主要是因为这种情况下移植更容易成功，并可减少健康保健资源。因为采集是在预处理方案实施前进行，所以，自体造血干细胞必须进行冷藏保存备用。

外周血干细胞移植已基本取代骨髓移植（bone marrow transplantation，BMT），成为清髓预处理方案后的自体移植方式。采集自体外周血干细胞时，要先给予动员剂，然后进行成分采血，这些都可以在门诊进行，与血液透析相似。自体外周血干细胞动员既可单独使用造血细胞生长因子（hematopoietic growth factors，

HGFs），也可与骨髓抑制化疗联用，两者结果类似。HGFs 粒-巨
噬细胞集落刺激因子（沙格司亭，重组 GM-CSF）和粒细胞集落
刺激因子（非格司亭，非格司亭）均可作动员剂。用聚乙二醇粒
细胞集落刺激因子（培非司亭，聚乙二醇化非格司亭）动员外周
血干细胞似乎更方便，作为动员剂也有前景，不过，在推荐广泛
使用这种动员剂之前，仍需要进一步明确移植物成分、HSCT 结
果及异基因供者安全性资料。

　　与 HGF 单用相比，化疗与 HGF 联合可增强外周血干细胞动
员。除治疗潜在的恶性肿瘤外，这种方式还可以降低肿瘤细胞沾
染风险，减少成分输血，但是，中性粒细胞减少和血小板减少风
险更大。HGF 在完成化疗后启动，并一直持续到成分输血完成。
很多医疗中心通过监测表达 CD34 抗原（即 CD34＋细胞）的数
量来确定何时开始成分输血。CD34 抗原可表达于几乎所有的单
能和多能造血干细胞及集落生成细胞前体，但不表达于发育成熟
的外周血细胞。成分输血每天进行，直到达到患者每千克体重所
需的外周血干细胞数。对成人受者而言，CD34＋细胞数量与移植
物植入时间相关。CD34＋细胞低产则与使用干细胞毒性药物（如
卡莫司汀和美法仑）及先前大量的化疗或放疗有关。

　　动员失败后，如果患者未能获得足够的每千克体重所需的
CD34＋细胞产量，那么，就可能要考虑用异基因移植替代了。2008
年，FDA 批准将普乐沙福（Mobozil）与粒细胞集落刺激因子联
用，动员外周血干细胞，供 NHL 和 MM 患者的采集和后续自体
移植使用。普乐沙福是 CXCR4 趋化因子受体抑制药，抑制 CXCR4
协助造血干细胞在骨髓基质的锚定，从而增加外周血中的循环
PBPCs。与粒细胞集落刺激因子单用相比，普乐沙福与粒细胞集
落刺激因子联用可导致每千克 CD34＋细胞产量的增加，因此，
这种联用方法可以作为有常规动员失败风险患者的动员策略。

三、治疗

（一）预期结果

HSCT 的预期结果是，在最大限制降低短期、长期 HSCT 相关发病率的同时，治愈患者的潜在疾病。

（二）非药理学治疗

1. 异基因造血干细胞的采集、准备和移植　骨髓、外周血干细胞和脐带血均可作为造血干细胞的来源。最佳细胞来源的选择要视供者和受者特点而定。

（1）骨髓：异基因供者骨髓的采集过程与自体造血干细胞采集过程相同。采集在 HSCT 当天进行，这样就可以在处理后立即输入受者体内。如果供者和受者血型不相容，骨髓就可能需要进行额外处理，这种情况在 HSCT 的发生率可达 30%。输入受者体内前，要先除去骨髓中的红细胞（red blood cells，RBCs），以防止免疫介导的溶血性贫血和血栓性微血管病综合征。

（2）外周血干细胞：异基因供者首先进行 HGF 动员，增加循环于外周血中的造血干细胞数量。异基因供者动员最常用的方法是非格司亭治疗，4～5d 为 1 个疗程，每天 10～16 μg/kg，皮下注射，第 4 或第 5 天外周血中的 CD34＋细胞浓度达到峰值时行白细胞分离术。通常，要经过一到两次成分血采集才能获得足够的造血干细胞数量，最理想的 CD34＋采集数量，至少达到每 10g 受者体重 5×10^6。CD34＋细胞数量越大，中性粒细胞和血小板越容易快速植入，接受 CD34＋细胞低于 2×10^6/kg 的患者，他们的病死率高于接受 CD34＋细胞至少为 2×10^6/kg 的患者，而且总存活率下降。从外周血获得的造血干细胞经过与骨髓干细胞相同方法的处理后，被立即输入受者体内或冷冻备用。与骨髓相比，异基因 PBPC 的血细胞生成功能恢复更快。与骨髓移植相比，采用外周血干细胞移植时，中性粒细胞生长可提前 2～6d，血小板生长大约提前 6d。供者可能会有与非格司亭注射相关的肌肉骨骼痛、头痛、肝酶或乳酸脱氢酶水平轻微升高。也可能因柠檬酸盐积累而引起低钙血症，从而降低成分输血期间的离子钙浓度。

异基因外周血干细胞移植所含 T、B 细胞数约比骨髓移植多出 10 倍。曾有人担心外周血干细胞中 T、B 细胞含量增多可能增加急性和（或）慢性移植物抗宿主病风险。有 HLA 匹配同胞供者的恶性血液病患者，其外周血干细胞移植要比骨髓移植更理想，因为外周血干细胞移植后中性粒细胞和血小板能够更快生长，并具有潜在的改善患者无病存活率的作用。外周血干细胞移植者有相似的急性移植物抗宿主病发生率，但其进展期事件和总慢性移植物抗宿主病发生率约增加 20%。在非亲属供者中同样发现类似规律的移植物成功植入和移植物抗宿主病。

（3）脐带血：脐带血为缺乏可接受的匹配亲属或非亲属供者的患者提供了干细胞源选择。从脐带血中采集异基因造血干细胞时，脐带血取自产房里已同意在出生和胎盘分娩后捐赠脐带血的供者。经过处理，脐带血样本被送去作 HLA 分型，并将脐带血冷冻后冷藏，以供后用。目前有很多脐带血注册公司，其目的就是提供另外的异基因干细胞源。脐带血移植物使用的一个潜在限制是，一旦疾病复发，就无法进行供者淋巴细胞输注。脐带血移植的移植物植入速度慢，与 BMT 相比，其潜在的移植物抗宿主病风险较小，存活率接近。在接受非亲属供者脐带血移植的儿童中，移植细胞量（如有核细胞）与移植物成功植入、移植相关发病率和存活率相关。虽然开始时有人担心，脐带血移植能否提供足够的在成人体内充分生长的有核细胞，但越来越多的经验表明，当受者每千克体重所获得的有核细胞最低达到 1×10^7 时，脐带血移植便是可行的。目前正在探讨未来通过使用双份脐带血和脐带血离体增殖来实现移植物成功生长。

（4）T-细胞去除：在输入受者体内前离体去除供者骨髓中的免疫活性 T 淋巴细胞（被称为去 T-细胞造血干细胞），以此作为防止移植物抗宿主病的一种手段。供者造血干细胞中 T 淋巴细胞的去除采用物理法（如密度-梯度分离法）和（或）免疫法［如抗胸腺细胞球蛋白（antithymocyte globulin，ATG）和 CAMPATH-1 抗体］体外完成。使用去 T-细胞骨髓时，受者 T 细胞功能恢复将延迟，与 EB 病毒相关的淋巴增殖性疾病风险更高。使用去 T-细胞移植减少移植物抗宿主病的发病率，但移植物植入失败和疾病复发也更常见。目前正在研究对接受去 T-细胞 HSCT 的复发患者采用供者淋巴细胞输入法治疗。

（5）移植物植入：经过化疗和放疗，全血细胞减少症会一直持续到输注的干细胞重建其造血功能为止。移植物成功植入中位时间是多因素作用的结果，包括干细胞来源，如外周血干细胞，它的移植物成功植入时间要比骨髓早。清髓预处理方案有显著的方案相关毒性和发病率，因此，通常只限于健康、年轻患者使用（即年龄通常＜50 岁）。另外，非清髓移植希望通过增加 HSCT 利用率，减少方案相关毒性及利用移植物抗肿瘤效应，来治愈更多的肿瘤患者。

在骨髓环境中，宿主和供者效应细胞之间存在一种巧妙的平衡。宿主抗移植物残余效应可能导致移植失败，也就是所谓的移植排斥。移植失败的定义是，HSCT 后缺乏功能性造血作用，它既可以早发（即最初血细胞生成功能恢复缺乏）也可以迟发（即最初供者细胞成功生长后疾病复发或宿主细胞再现）。HSCT 患者在最初 30d 内通常会有明显的移植物生长，不过，最初的移植物植入后就可能发生排斥反应。治疗移植排斥的方案不多，最明确的治疗是进行二次 HSCT，但其毒性巨大。

2. 移植物抗肿瘤效应　移植物抗肿瘤效应的发生要归因于供者淋巴细胞，这一点已经得到清髓异基因 HSCT 后三项观察结果的支持，即：①移植物抗宿主病患者的复发率低于无移植物抗宿主病患者；②去 T-细胞、自体或同源 HSCT 后，白血病复发率高；③供者淋巴细胞输注对再次缓解异基因 HSCT 后疾病复发患者的病情有效。残留病患者免疫抑制的快速减弱可能诱导移植物抗肿瘤效应。在供者淋巴细胞输注中，淋巴细胞采自供者外周血，并输入受者体内。清除复发性恶性肿瘤，通过肿瘤抗原的特异性靶向治疗或移植物抗宿主病，他们可能优先影响肿瘤细胞。恶性血液病（如 CML 和 AML）和某些实体肿瘤（如肾细胞癌）患者似乎都可以从移植物抗肿瘤效应中受益。这些资料促成了非清髓预处理方案的诞生。

（三）药物疗法

1. HSCT 预处理方案　常用预处理方案举例见表 11-2。非血液学毒性因所实施的预处理方案而有所不同。

（1）清髓预处理方案：在自体和异基因 HSCT 中，干细胞输注防止剂量限制性骨髓抑制的发生，可以实现烷化剂和放疗潜在的剂量-反应曲线的最大化，抑制宿主免疫系统，为移植物在髓腔内的成功生长创造空间。预处理方案的设计目的是根除免疫活性宿主组织（淋巴样组织和巨噬细胞），预防或减少宿主抗移植物反应的发生。用于治疗恶性血液病的多数异基因预处理方案含环磷酰胺或放疗，或两者皆含。环磷酰胺与全身照射（total-body irradiation，TBI）联用是首批研制的预处理方案之一，今天仍被广泛使用。该方案为免疫抑制性，具有对付恶性血液病（如白血病和淋巴瘤）的内在活力。TBI 具有无活性代谢物的额外优势，可以干扰供者造血干细胞的活性。此外，TBI 还可以根除"避难所"——如中枢神经系统的残余恶性细胞。环磷酰胺-TBI预处理方案的改进包括用其他药物替代TBI（如白消安），或在现有方案中加入化疗或单克隆药物，以期最大限度地减少长期毒性。在移植排斥概率大幅增加的不相配异基因 HSCT 案例中，也可以在预处理方案中加入 ATG，对受者进行进一步的免疫抑制。

表 11-2　HSCT[a]常用预处理方案

HSCT 类型	预处理方案	成人剂量/计划	儿童剂量/计划
异基因	清髓 CY-TBI	CY 60mg/（kg·d），IV，连续2d，先于TBI 1000～1575rads，1～7d，分次服用	CY 60mg/（kg·d），IV，连续2d，先于TBI 1000～1575rads，1～7d，分次服用
异基因，自体	清髓 BU-CY	BU每剂1mg/kg，PO，或每剂0.8mg/kg，IV，每6h×16； CY 60mg/（kg·d）IV每日，共2d，BU后服用	BU每剂1mg/kg，PO；或每剂0.8mg/kg，IV，每6h×16剂；CY 120～200mg/kg，IV，2～4d，BU后服用
自体	清髓 BEAM（卡莫司汀/依托泊苷/阿糖胞苷/美法仑）	卡莫司汀300mg/m²，IV 依托泊苷400～800mg/m²，IV，4d 阿糖胞苷400～1600mg/m²，IV，4d 美法仑140mg/m²，IV	卡莫司汀300mg/m²，IV 依托泊苷400～800mg/m²，IV，4d 阿糖胞苷400～1600 mg/m²，IV，4d 美法仑140mg/m²，IV
异基因	非清髓 BU-FLU	氟达拉滨 30mg/（m²·d），IV，倒数第10至倒数第5天；后接白消安 每剂1mg/kg，PO，每6h×8剂，倒数第6天和倒数第5天	氟达拉滨 30mg/（m²·d），IV，倒数第10至倒数第5天；后接白消安 每剂1mg/kg，PO，每6h×8剂，倒数第6天和倒数第5天

注：BU. 白消安；CY. 环磷酰胺；FLU. 氟达拉滨；TBI. 全身照射；a. 要求 HSCT 患者进行移植前筛查，以保证预处理前器官功能正常。因此，无法为所列的预处理方案推荐基于肾或肝功能异常的标准剂量。基于肾或肝功能异常的任何剂量减少均应根据机构方针作个案考虑

仍难找到最佳的清髓预处理方案。白消安-环磷酰胺
（busulfancyclophosphamide，BU-CY）和环磷酰胺-TBI
（cyclophosphamide-TBI，CY-TBI）治疗 AML 和 CML 患者是异
基因 HSCT 的较常用适应证，已在四项临床试验的荟萃分析作过
比较。两种预处理方案的长期并发症发生率相当，但 CY-TBI 的
白内障风险更高，BU-CY 的脱发风险更高。在 CML 的患者中二
者无病生存及总存活率相似，但在 AML 患者中 CY-TBI 方案的无
病存活率有改善趋势。因此，该预处理方案可以根据原发病及
HLA 相容性程度作调整。

（2）非清髓预处理方案：非骨髓预处理方案比清髓预处理方
案毒性小，有望使更多患者得到异基因 HSCT 所带来的好处。非
清髓 HSCT 是基于供者免疫应答具有移植物抗肿瘤效应这一概念
提出的。

由于清髓预处理方案严重的相关毒性，传统的 HSCT 使用
仅限于并存病最少的年轻患者。被诊断出肿瘤的多数患者为老
年人，因此，清髓 HSCT 就无法应用于相当一部分肿瘤患者。
供者免疫应答具有移植物抗肿瘤效应这一概念促成下面的理
论，即强烈的免疫抑制性方案而不是清髓预处理方案（即非清
髓移植）形成供者和受者可以嵌合共存状态。目前正评估不适
合进行清髓 HSCT 的恶性和非恶性疾病患者非清髓移植的毒性
和效应。

非清髓预处理方案为宿主和受者间混合嵌合状态（规定为
5%～95%的供者外周血 T 细胞）的发展做好了准备，移植物抗肿
瘤效应成为主要的治疗方式（图 11-1）。采用常规（如异性供者
采用性染色体）和分子（如多种衔接重复）方式对同性供者外周
血 T 细胞和粒细胞及骨髓的嵌合状态进行评估。

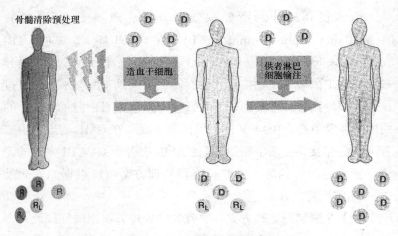

图 11-1 非清髓移植概略图

注：受者（R）接受非清髓预处理方案和异基因 HSCT。开始时，存在混合嵌合现象，供者（D）细胞和受者衍生的正常及白血病/淋巴瘤（R_L）细胞共存。供者衍生 T 细胞介导移植物抗宿主血细胞生成效应，清除残余的受者衍生正常和恶性造血细胞。输入供者淋巴细胞增强移植物抗宿主效应

　　非清髓预处理方案并不完全消灭受者的正常和恶性细胞。供者细胞根除残余的受者造血作用，移植物抗肿瘤效应一般发生在全供者 T-细胞嵌合状态发生后。移植物成功生长后，出现混合嵌合状态，并以供者和受者衍生细胞共同存在的方式表现出来。如果移植物受到排斥，自体恢复很快就会发生。移植物成功生长所需的免疫抑制强度取决于受者的免疫活性和 HSCT 的组织相容性和成分。非亲属供者或 HLA 不匹配亲属 HSCT 环境下移植物成功生长所需的更为广泛的条件处理方案最近已被称作减低强度清髓移植。嵌合状态出现后，就可以安全地对无 GVHD 患者实施供者淋巴细胞输入，根除恶性细胞。

　　典型的非清髓预处理方案由一个嘌呤类似物（如氟达拉滨）联合一个烷化剂或小剂量 TBI 组成。低强度预处理方案降低了早

期的移植后不利效应，使得过去那些因健康或年龄原因而无法接受清髓预处理方案的患者也能够进行 HSCT 治疗。非清髓预处理方案移植后 GVHD 风险依然存在。GVHD 预防方案见下文的 GVHD 部分。虽然研究正在进行，但目前非清髓移植并未成为任何恶性或非恶性疾病的一线疗法。对非清髓移植在其他方面的应用情况也在进行评价，如对移植物抗肿瘤效应敏感的癌症（如 CML 和 AML）、老年患者以及无法耐受清髓 HSCT 的并发症患者等。

（3）预处理方案的毒性和处理：骨髓抑制是抗肿瘤药按常规剂量治疗癌症时的常见剂量限制性毒性。然而，在接受 HSCT 的患者中，造血干细胞的治疗作用可避免骨髓抑制，清髓预处理方案的剂量限制性毒性呈非血液学性，根据所用预处理方案的不同而不同。多数 HSCT 患者都会经历与化疗相关的毒性症状（如脱发、黏膜炎、恶心呕吐和不育），而且这些毒性症状在 HSCT 患者中被放大。

（4）白消安癫痫：接受大剂量白消安作为 HSCT 预处理方案的成人和儿童患者都有癫痫发作的报道。抗惊厥药最大限度降低癫痫风险。抗惊厥药的使用稍早于白消安，至少要在首次使用白消安 6h 前完成负荷剂量。一般只要口服负荷及维持治疗就够，因为到癫痫危险高峰时，就可以达到 $10\sim20\mu g/ml$（$40\sim79\mu mol/L$）的苯妥英靶浓度。如果患者出现明显呕吐或难以维持苯妥英的治疗浓度，就应替换静脉苯妥英。苯二氮䓬类药，如劳拉西泮或氯硝西泮，也已被用于预防 HSCT 前大剂量白消安治疗期间的癫痫发作。在服用最后一剂白消安 24～48h 后，通常要停用抗癫痫药。尽管使用了预防性抗惊厥药，癫痫仍会发生，但通常不会导致永久性神经缺损。

（5）白消安的适当剂量：患者间口服和静脉应用白消安清除

率的大不相同，再加上公认的浓度-效应关系，导致了白消安合适剂量的出现。调整白消安口服剂量以达到靶浓度，最大限度降低BU-CY治疗毒性，特别是肝窦状隙梗阻综合征（以前称为静脉闭塞病），同时提高植入率和降低疾病复发率。对口服白消安后各种关系的完整回顾参见其他章节。白舒非是白消安的静脉注射剂，于1999年2月FDA批准其与环磷酰胺联用，作为CML患者异基因HSCT前的预处理方案。白舒非与环磷酰胺或氟达拉滨联用的最新资料提示，依然要对这种治疗药物进行监测。

（6）出血性膀胱炎：大剂量环磷酰胺引起中至重度出血性膀胱炎，环磷酰胺代谢物丙烯醛是可疑的膀胱毒素。降低出血性膀胱炎风险的预防性措施包括水化、持续膀胱冲洗和（或）同时使用泌尿系统保护药美司钠。美国临床肿瘤协会（The American Society of Clinical Oncology，ASCO）《化疗和放疗保护剂应用指南》建议使用美司钠＋生理盐水利尿法或强力生理盐水利尿法，降低HSCT情况下的大剂量环磷酰胺引起的泌尿道上皮毒性发生率。尚不知道改善清髓预处理的HSCT时大剂量环磷酰胺毒性的最佳美司钠剂量是多少。

（7）化疗诱导的胃肠反应：清髓HSCT的预处理方案导致其他终末器官毒性，如肾衰和特发性肺炎综合征。此外，清髓预处理方案受者还有严重的胃肠毒性风险，特别是化疗诱导的恶心呕吐（chemotherapy-induced nausea and vomiting，CINV）、腹泻和黏膜炎。CINV可能是因为连续几天进行高致吐性化学疗法、TBI及HSCT前CINV控制不良的缘故。因此，实施清髓HSCT的患者应接受含5-羟色胺拮抗药的预防性皮质类固醇治疗，该患者群可能需要更大剂量的5-羟色胺拮抗药。此外，这些患者在移植后初期会出现延迟性CINV高危期，应根据出版的临床操作指南对这些问题作出相应处理。

腹泻也是多数 HSCT 患者经历的一种不良反应。化疗诱导的腹泻由预处理方案引起，导致胃肠道黏膜细胞的炎症和损坏。预处理方案引起的腹泻通常在启动化疗和（或）照射后第一周就很明显。化疗诱导性腹泻的治疗策略包括在排除腹泻的感染性因素后服用止泻药，并预防脱水。

事实上，接受清髓预处理方案的所有患者均会有严重的黏膜炎，这要归因于它对口腔上皮快速分裂细胞的影响及后续的口咽腔炎症。需要通过常规的口腔保健减轻黏膜炎的严重性，并在 HSCT 第一周内就开始进行，一直持续约 2 周。最近，FDA 已经批准使用帕利夫明（凯望斯），这是一种特异性作用于上皮细胞的重组人角化细胞生长因子。在自体 HSCT 受者中，帕利夫明降低严重口腔黏膜炎的发病率和平均发病时间及阿片类药物的使用率和使用时间。患者仍可能因其黏膜炎而需要肠道外阿片类止痛药止痛，为防止出现营养不足，还须进行完全肠道外营养补充。

（8）窦状隙梗阻综合征：肝窦状隙梗阻综合征是一种威胁生命的并发症，可能继发于预处理方案或照射。虽然人们已经提出了一些发病机制，但窦状隙梗阻综合征确切的发病机制尚未完全了解。主要的机制可能是预处理方案引起的内皮破坏。中毒性损伤的原始位点就是窦状隙上皮细胞，内皮破坏启动连锁的凝血机制，诱导肝小静脉血栓形成，最终导致受累小静脉的纤维性梗阻。

窦状隙梗阻综合征的临床表现有，高胆红素血症、黄疸、液体潴留、体重增加和右上腹痛。要作出窦状隙梗阻综合征的临床诊断，必须除外移植后导致肝功能衰竭的其他原因，包括 GVHD、病毒性肝炎、真菌性脓肿或药物反应等。多数窦状隙梗阻综合征病例发生在 HSCT 3 周内，临床上可以通过肝组织活检作出组织学确诊。

轻度窦状隙梗阻综合征患者预后极佳，疾病较为严重〔即胆红素超过20mg/dl（342μmol/L）或体重增加超过15%〕的患者病死率高。窦状隙梗阻综合征的移植前危险因素包括不匹配或非亲属移植、高龄、此前有腹腔照射或干细胞移植及HSCT前转氨酶升高。患者间预处理方案期内所用化疗（即白消安和环磷酰胺）的代谢率和清除率也是不同的，也可能与预后不良有关，即使在多种预处理方案内部，他们的关系也不相同。窦状隙梗阻综合征与白消安浓度的相关性讨论见白消安合适的剂量一节。初步资料提示，静脉用白消安可能与窦状隙梗阻综合征风险降低存在相关性，虽然这个结论仍需要更多资料的证实。在为数不多的小型随机研究中，熊去氧胆酸、普通肝素或低分子肝素的使用可降低窦状隙梗阻综合征发生率，推荐用于窦状隙梗阻综合征的预防。

业已确立的窦状隙梗阻综合征的治疗包括限钠，增加血管内容量，减少细胞外液和最大限度减少导致或加剧肝毒性、脑病因素为目的的支持性保健。人们已经研究过用重组组织型纤维蛋白溶酶原活化药加或不加肝素治疗窦状隙梗阻综合征，但是，致命性出血危险预先排除了它的任何潜在好处。去纤苷是一种具有抗血栓形成，抗局部缺血及抗炎作用的寡聚核苷酸，临床研究显示，它对窦状隙梗阻综合征治疗很有前景。

（9）骨髓抑制和造血生长因子使用：为了在HSCT前动员PBPCs，加快自体HSCT后再生障碍期的造血功能恢复，刺激未能进行移植的患者的造血功能恢复，可以使用造血生长因子（hematopoietic growth factors，HGFs）。

清髓预处理方案，自体HSCT与重度再生障碍存在相关性。自体PBPC移植后，典型的再生障碍要持续7～14d。再生障碍期间，病人出现并发症（如出血和感染）危险高。非格司亭和沙格司亭通过刺激定向祖细胞增殖和加速血细胞功能恢复而发挥作用。一旦移植物成功生长，HGFs就可停止。造血细胞解剖源预测受益程度，用骨髓作移植物来源时好处最大。至于自体 PBPC 移植，HGF 对嗜中性粒细胞恢复的影响各不相同。

异基因 HSCT（不管是骨髓或 PBPC）后是否使用 HGF 存在争议。这方面沙格司亭资料很有限。非格司亭资料显示，在接受骨髓或 PBPCs 移植的患者中，嗜中性粒细胞生长较快，血小板生长较慢。HSCT 后使用非格司亭对急性和慢性 GVHD 的影响结论不一致，有的认为对急性和慢性 GVHD 发病率及治疗相关病死率没有影响，有的则认为有所增加。因此，没有理由将非格司亭作为 HSCT 后的预防措施来治疗异基因 BMT。

（10）移植失败：骨髓中宿主和供者效应细胞间需存在微妙的平衡，以确保移植物成功植入，因为残余的宿主抗移植物效应会导致移植物排斥。再生障碍性贫血患者及组织不相容性骨髓或去 T-细胞骨髓的 HSCT 患者的移植物排斥发生率较高，接受组织相容性异基因供者清髓预处理方案的白血病患者的移植物排斥少见。

治疗移植物排斥或移植失败的方案不多。二次 HSCT 是最明确的疗法，虽然相关并发症和毒性可能限制其使用。移植物排斥用免疫抑制药处理最好，如 ATG。有时，HGFs 也可以成功地治疗原发性移植失败，尽管接受净化自体移植物的患者不大可能对这种治疗作出应答。

窦状隙梗阻综合征的临床表现与诊断

总则

①窦状隙梗阻综合征（sinusoidal obstructive syndrome，SOS）通常发生于 HSCT 后的 3 周内；

②白消安，环磷酰胺，移植前应用吉姆单抗，含 TBI 预处理方案及移植前肝功能异常等可增加 SOS 风险。

症状

患者可能主诉体重增加和腹痛。

体征

①液体潴留：与移植前体重相比，腹水所致体重增加超过2%；

②肝大：可导致右上腹痛；

③肝：高胆红素血症性黄疸，即胆红素超过 2mg/dl（34.2μmol/L）。

实验室检查

①肝：胆红素、碱性磷酸酶和 γ 谷氨酰转肽酶（γ-glutamyltransferase，GGT）升高；

②血液学：全血细胞计数＋分类可能提示血小板减少症，纤溶酶原激活物-1 水平升高，抗凝血酶Ⅲ、蛋白质 C 和蛋白质 S 减少。

其他诊断试验

①多普勒超声检查显示，肝门和肝静脉血流逆转；

②肝组织活检作病理学检查。

病例分析 1

LL，男，47 岁，12 个月前诊断出高危弥漫性大 B 细胞非霍奇金淋巴瘤（non-Hodgkin's Lymphoma，NHL）。LL 起始 6 个周期的 RCHOP（利妥昔单抗、环磷酰胺、多柔比星、长春新碱和泼尼松）治疗完全有效。LL 正参与一项临床试验，随机分组到接受清髓自体 HSCT：-8～-5d，TBI；-4d，依托泊苷；-3d，休息；-2d，环磷酰胺；-1d，休息；当天，输注自体 PBPC。

应监测何种非血液学毒性？毒性监测时间应多久？

预处理方案实施期间需行何种药理学管理？

移植＋1 天，LL WBC＋分类，0/mm³；ANCs，0/mm³（0×10⁹/L）；血小板，30 000/mm³（30×10³/μl）；血红蛋白，9g/dl（5.6mmol/L）。肾肌酐清除率和肝功能在正常范围。生命体征：血压，130/80mmHg；呼吸，18/min；体温，39℃（102.2℉）。用药：美罗培南 2 g，Ⅳ，每 8h；非格司亭 480μg/d，IH，每天 1 次。

为 LL 制订血液学功能监测计划。确认你的 LL 血液学功能治疗目标。

2. 移植物抗宿主病　GVHD 由供者淋巴细胞活化引起，导致受者皮肤、肠道和肝脏的免疫破坏。组织的免疫介导性破坏是 GVHD 的标志，它破坏保护性黏膜屏障的完整性，从而为机会性感染的定居提供了有利的环境。实施免疫抑制方案预防异基因移植受者的 GVHD，该方案以预处理方案类型和移植物来源为基础。GVHD 和感染性并发症是异基因 HSCT 患者死亡的主要原因。根据其临床表现，GVHD 可分为两种类型（即急性和慢性）。传统上，急性和慢性 GVHD 以 HSCT 后 100d 为分界。不过，更新的定义是，应按不同的临床症状进行分类，而非发作的时间。

（1）急性 GVHD：供者和受者之间的组织相容程度是最重要的急性 GVHD 发生相关因素，急性 GVHD 的病理生理学呈多级性，包括：①预处理方案诱发宿主组织损坏，炎症环境生成；②受者、供者抗原呈递细胞和炎症因子触发供者 T 细胞的活化；③活化的供者 T 细胞通过多种机制介导细胞毒性，导致急性 GVHD 特有的组织损坏。

临床上Ⅱ～Ⅳ级急性 GVHD 发生率，在 HLA 匹配同胞移植高达 30%，HLA 失配同胞或 HLA 匹配非亲属供者达 50%～80%。增加急性 GVHD 风险的其他因素包括：受者或供者年龄增加（＞20 岁），供者为女性受者为男性及 HLA 匹配移植中次要组织相容性抗原失配。去 T-细胞或接受脐带血移植可降低急性 GVHD 风险。

（2）急性 GVHD 的临床表现和分期：必须将急性 GVHD 与 HSCT 患者其他原因引起的皮肤、肝或胃肠道毒性区分开来。影响皮肤、肝或胃肠道的其他毒性因素包括药物反应或感染。急性 GVHD 分级采用基于临床标准的分期系统（表 11-3）。器官受累严重程度在顺序量表上用刻度表示，分 0（无症状）～Ⅳ级（严重症状），然后，根据受累器官数量及程度确定总的等级。

（3）急性 GVHD 的免疫抑制性预防：GVHD 是异基因 HSCT 后发病和死亡的主要原因，因此，预防急性 GVHD 是治疗工作的重点。供者移植物和预处理方案影响急性 GVHD 的预防治疗。临床医师一直采用的方式有两种：一种方式去除 T 细胞，前文 T 细胞去除部分已对这部分内容作过更详细的讨论。更常用的方法是使用双药免疫抑制疗法，其典型成分是清髓 HSCT 后的神经钙蛋白抑制药（即环孢素或他克莫司）加甲氨蝶呤和非清髓 HSCT 后的神经钙蛋白抑制药加吗替麦考酚酯。

表 11-3　急性 GVHD 临床分级

器官系统			总临床等级			
器官	发展程度	编号	Ⅰ	Ⅱ	Ⅲ	Ⅳ
皮肤	疹（身体表面%）＜25	1+				
	25～50	2+				
	＞50	3+				
	脱皮	4+				
肝	胆红素（mg%）　2～3	1+				
	3～6	2+				
	6～15	3+				
	＞15	4+				

（续　表）

器官系统			总临床等级			
器官	发展程度	编号	Ⅰ	Ⅱ	Ⅲ	Ⅳ
肠	腹泻（ml/d）　500～1000	1+				
	1000～1500	2+				
	＞1500	3+				
	疼痛/肠梗阻	4+				
—	功能受损	1+				
		2+				
		3+				

注：表格左边总结单个器官系统的分级情况，表格右边显示总的临床等级。Ⅰ级时，只有皮肤受累。当皮肤受累面积扩大，或累及肝、肠及临床功能受损时，不管是单独一种情况还是多种情况并存，其严重等级均由Ⅱ级升至Ⅳ级（来源：Perkins JB, Yee GC. Hematopoietic stem cell transplantation//DiPiro JT，Talbert RL，Yee GC，et al. Pharmacotherapy：A Pathophysiologic Approach. 6th ed. New York：McGraw-Hill；2005：2552）

　　经过清髓预处理，三药方案的急性 GVHD 发生率相似或降低，但感染性并发症较高，总存活率与双药方案类似。使用双药方案时，采用了短疗程小剂量甲氨蝶呤（如在＋1、＋3、＋6 和＋11d 服用），因此，推迟移植物成功生长，增加黏膜炎的发病率和严重性，引起 LFT 升高。肾或肝受损时应减少甲氨蝶呤剂量。用于 GVHD 预防时，应在供者细胞输注前（如-1d）启动神经钙蛋白抑制药（即环孢素和他克莫司）。鉴于环孢素众所周知的作用机制，通过抑制 T 辅助细胞衍生性白细胞介素 2（interleukin 2，IL-2）的产生阻断细胞毒性 T 细胞的增殖。在供者细胞输注前使用环孢素可以在排斥反应发生前抑制 IL-2 的分泌。环孢素和他克莫司与甲氨蝶呤联用比较研究显示，他克莫司可降低Ⅱ级到Ⅳ级急性 GVHD 发生率，与慢性 GVHD 发生率相似，对总存活率的影响不定。因为清髓预处理方案引起的黏膜毒性，静脉神经钙蛋白抑制药必须一直使用，直到清髓预处理引起的胃肠毒性缓解（如连续使用 7～21d）。采用新配方时，多数医疗中心所用的静脉与口服环孢素转换率比为 1∶2 到 1∶3，他克莫司静脉与口服转换率为 1∶4。当患者同时接受影响细胞色素 P-450 3A 或 P-糖蛋白的药品时，可采用不同的静脉—口服转换率。这些途径参与神经钙蛋白抑制药（如伏立康唑）的代谢和转运。

急性 GVHD 的临床表现和诊断

总则

①患者可呈现下列任何一种或全部症状：皮疹、胃肠不适或黄疸；

②症状和体征出现于移植物成功生长后，供者淋巴组织开始增殖。

症状

患者可主诉恶心、呕吐、血性腹泻或皮疹引起的发痒

体征

①皮肤：脸、躯干、四肢、手掌、足底和耳见斑丘样皮疹，并可能发展为全身性红皮病、大疱及皮肤脱落；

②胃肠：恶心、呕吐及腹泻引起功能性肠阻塞、营养不良、脱水及电解质紊乱；

③肝：高胆红素血症引起黄疸。

实验室检查

①肝：胆红素、碱性磷酸酶和肝转氨酶升高；

②胃肠：送大便做细菌、病毒和寄生虫培养，以排除感染原因。

其他诊断试验

受累部位组织活检，做病理学检查。

虽然非清髓预处理方案的急性 GVHD 预防各不相同，但都会

用到神经钙蛋白抑制药加甲氨蝶呤或吗替麦考酚酯。迄今为止，尚未进行最佳急性 GVHD 预防方案的评价试验。

（4）神经钙蛋白抑制药的标准剂量：多数 HSCT 中心均有自己的标准化神经钙蛋白抑制药环孢素和他克莫司剂量调整方式，以适应不同的靶浓度需要。环孢素谷浓度与急性 GVHD 和中毒性肾损害有关。异基因 HSCT 患者的环孢素谷浓度通常保持在 150～400ng/ml（125～333nmol/L）。他克莫司谷浓度范围设定为 10～20ng/ml（10～20μg/L）。不管其血清浓度是多少，任一种神经钙蛋白抑制药的剂量调整均导致血清肌酐（serum creatinie，SrCr）的提高。不管神经钙蛋白抑制药环孢素浓度低或是正常，中毒性肾损害都可能发生，这可能是已知其他药物或疾病影响肾毒性引起的后果（例如遗传因素，同时使用肾脏损害的其他药物，脓毒症）。必须通过细胞色素 P-450 3A4 和糖蛋白 P 对药物相互作用进行密切监测。神经钙蛋白抑制药剂量应根据血清药物浓度和所计算出的肌酸酐清除率进行调整。这些药物的常见不利效应包括：神经毒性，高血压，高钾血症，低镁血症，和（或）肾毒性（可能导致甲氨蝶呤清除率受损）。

清髓 HSCT 后的神经钙蛋白抑制药剂量减少调整相差很大。对无 GVHD 患者而言，神经钙蛋白抑制药剂量通常稳定到第 50 天，然后慢慢减少，HSCT 后 6 个月时便停用所有的免疫抑制药。届时，免疫耐受性已经生成，患者不再需要免疫抑制治疗。有关非清髓 HSCT 后 GVHD 预防最佳时间的信息不多，有资料建议，2 个月环孢素维持期加 4 个月逐渐减少期可降低严重急性 GVHD 发病率。

（5）急性 GVHD 的治疗：治疗 GVHD 的最有效办法是预防疾病发展。皮质类固醇通常与神经钙蛋白抑制药联用，是治疗已确诊的急性 GVHD 的一线疗法。皮质类固醇通过阻断巨噬细胞

IL-1 分泌，间接终止宿主组织免疫介导性破坏的进展。IL-1 是 IL-2T 辅助细胞诱导性分泌的主要刺激物，同时又负责刺激细胞毒性 T 淋巴细胞的增殖。本病例所推荐的甲泼尼龙剂量为 2mg/（kg·d），增加皮质类固醇剂量［即增加到 10mg/（kg·d）］并无好处。经皮质类固醇治疗，约 50%的患者为部分或完全有效。一经临床改善，人们在减少皮质类固醇的最佳方法问题上并无一致意见。类固醇抵抗性急性 GVHD 患者预后差，一些挽救治疗药物尚在研究中。

（6）慢性 GVHD：存活 100d 以上的 HSCT 受者中，慢性 GVHD 发生率为 20%～70%。慢性 GVHD 是异基因 HSCT 最常见、最严重的后期并发症，也是非复发性死亡和发病的主要原因。慢性 GVHD 的临床过程呈多面性，几乎累及机体的任何器官，其症状与自体免疫和免疫障碍（如硬皮病）相仿。异基因 HSCT 3 年内通常可见慢性 GVHD 症状，且经常发生于急性 GVHD 之后。传统上将急性和慢性 GVHD 的界限设为 HSCT 后 100d。然而，更新的定义是，应根据不同的临床症状进行诊断，而不是按发作时间。最近出版了一份慢性 GVHD 诊断和评分共识文件，该文件提出一个临床评分系统，对慢性 GVHD 进行说明，与历史上对慢性 GVHD 的描述有所不同，后者称，该现象的本质是"有限性"与"广泛性"之比。慢性 GVHD 的诊断要求：①与急性 GVHD 想鉴别；②至少存在慢性 GVHD 的一种诊断性临床症状或存在至少有一种经相关组织活检或其他相关试验确诊的特征性表现；③已经排除其他的可能诊断。

（7）慢性 GVHD 的预防和治疗：慢性 GVHD 并不是急性 GVHD 的延续，它的预防和处理需要通过不同的途径。通过延长免疫抑制性药物使用时间来预防慢性 GVHD 并不成功。因此，预防重点应是最大限度减少与慢性 GVHD 高发生率相关的各种因

素。有些受者、供者和移植因素是相关的，无法变更的受者风险
因素包括高龄、特定诊断（如慢性髓性白血病）及缺乏 HLA 匹
配的供者。可以降低慢性 GVHD 风险的可变因素包括选择年轻的
供者，避免多产女性供者，使用脐带血或骨髓移植而非 PBPCs
以及限制 CD34＋和 T 细胞大量输入。急性 GVHD 的发展是慢性
GVHD 的主要预测因子，70%～80%的 Ⅱ～Ⅳ 级急性 GVHD 患者
将发展成慢性 GVHD。

　　与不治疗相比，慢性 GVHD 患者的存活因延长皮质类固醇治
疗而得到改善，不过，多种长期不利效应均与皮质类固醇使用有
关。泼尼松的剂量是 1mg/（kg·d），口服分服，共 30d。随后，
通过增加"用药日"剂量，减少"停药日"剂量，慢慢转为隔天
一次治疗，直到隔天治疗日剂量达到 2mg/（kg·d）为止。治疗
一经启动，1～2 个月才可看到临床症状的改善。治疗通常要持续
9～12 个月。慢性 GVHD 症状和体征消退后，治疗就可以慢慢减
少。如果在实施减量计划期间或中断治疗后爆发慢性 GVHD，就
应重新开始免疫抑制治疗。抗拒初始治疗的患者可采取其他方法，
包括依那西普（Embrel）、英夫利昔单抗（类克）、吗替麦考酚酯
（骁悉）、利妥昔单抗（Rituxan）、延长使用神经钙蛋白抑制药或
体外光化学治疗等。如免疫抑制治疗实施时间较长，就必须密切
监测患者有无慢性中毒。类库欣效应、关节无菌性坏死及糖尿病
等都可能因长期使用皮质类固醇而发生。其他严重并发症包括高
发性芽孢菌和非典型性病原体感染，如耶氏肺囊虫、巨细胞病毒
（cytomegalovirus，CMV）和水痘带状疱疹病毒（varicella-zoster
virus，VZV）。

病例分析 2

　　AS，女，65 岁，复发性急性髓性白血病患者。PMH 是非胰

岛素依赖型糖尿病和肾性高血压的显著症状。患者是非清髓 HSCT 氟达拉滨[（30mg/（m² ·d），Ⅳ，共 3d）和全身照射（total-body irradiation，TBI）] 预处理方案及完全 HLA 匹配同胞移植第 1 天。

HSCT 并发症需要何种预防措施？

如何监测 AS 的 GVHD 症状？

对 GVHD 治疗你有何建议？

3. 感染性并发症 HSCT 受者的细菌、病毒和真菌感染风险较高，通常通过预防性或抢先治疗，最大限度降低感染性并发症引起的发病率和病死率。清髓或非清髓 HSCT 后，机会性感染成为发病率和病死率的主要来源。感染风险分为三期：早期（第 0～30 天）、中期（从移植物成功生长到第 100 天）和后期（第 100 天后）。HSCT 后第 0～30 天，特别是行清髓 HSCT 的患者，主要病原体是需氧菌、念珠菌和单纯疱疹病毒（herpes simplex virus，HSV）。呼吸道病毒，如呼吸道合胞病毒（respiratory syncytial virus，RSV）、流感、腺病毒及副流感病毒等，都是公认的肺炎病原体，特别是社区暴发这些细菌感染时。为减少 HSCT 受者与这些呼吸道病毒的潜在接触，有病毒性呼吸道症状体征的探病者和医护人员都不允许与病人发生直接接触。

感染风险第 2 期出现在移植物成功生长至移植后第 100 天。细菌性感染仍要担心，但 CMV、腺病毒和曲霉菌等病原体也很常见。感染的常见表现是间质性肺炎（interstitial pneumonitis，IP），巨细胞病毒、腺病毒、曲霉和耶氏肺囊虫等均可引起该病。急性 GVHD 和皮质类固醇引起的免疫系统抑制对该期感染风险有促进作用。因此，用皮质类固醇治疗 GVHD 的非清髓移植患者，其感染风险与清髓 HSCT 患者类似。HSCT 后第 1 年，与接受清髓预处理方案的病历对照组相比，非清髓移植的侵入式真菌感染率相似。

到了后期（第 100 天以后），优势细菌便是芽孢菌（如肺炎链球菌、流感嗜血菌和脑膜炎奈瑟球菌）、真菌和水痘带状疱疹病毒（VZV）。芽孢菌常常引起小叶肺感染。在这个时期，慢性 GVHD 患者的感染风险增加，原因是免疫抑制延长。

（1）细菌和真菌感染的预防和治疗：由于需要使用化疗、血液制品、抗生素及其他辅助药物，有必要在 HSCT 前放置半永久性双腔或三腔中心静脉导管。不过，内置式静脉中心导管可增加 HSCT 受者的葡萄球菌感染危险。

在实施预处理方案和移植物成功生长之间，异基因清髓 HSCT 患者会有一个全血细胞减少期，持续时间为 2～6 周。在此期间，需要多次进行血液和血小板制品的输入，支持患者渡过全血细胞减少期。多种血液制品的输入使患者处于血制品来源的感染（如 CMV 和肝炎）及对外来白细胞 HLA 抗原增敏（即异源免疫）的风险中，导致免疫介导的血小板减少症。因此，清髓异基因 HSCT 患者进行血制品支持治疗时，必须结合相应的策略，通过尽量减少移植前感染数量，使用单一供者（而非多个供者混合）的血液产品，血液产品照射以灭活产品中的 T 细胞，或用去白细胞过滤器过滤血液产品等方式，减少病毒感染和异源免疫风险。可以采用多种措施最大限度减少自体和异基因清髓 HSCT 患者的感染风险。配备正压 HEPA 过滤器的个人保护性隔离间和坚持严格的手卫生操作，都可以减少细菌和真菌性感染的发生率。为减少与外源性细胞源的接触，可使用免疫抑制患者（低微生物）饮食，不允许在患者房间摆放活的植物或鲜花。化疗诱导性黏膜损坏是多种微生物（如草绿色链球菌、需氧革兰阴性细菌和真菌）进入血流的门户。要经常（1d 4～6 次）用无菌水、生理盐水或碳酸氢钠清洗口腔，保持口腔清洁。中性粒细胞减少症和血小板减少症期间，可以使用软牙刷清洁口腔卫生。通过超常规使用抗细菌、抗真菌和抗病毒疗法预防或治疗已有感染，也可减少感染风险。各 HSCT 中心使用的抗菌预防方案相差很大。有些 HSCT 中心在入院做 HSCT 时先使用预防性氟喹诺酮（如左氧氟沙星），当病人发生首次中性白细胞减少性发热时再转用广谱静脉抗生素（如美罗培南）。虽然喹诺酮类抗生素可减少革兰阴性菌血症，但并未证实该药对病死率有何影响。使用氟喹诺酮时仍存在发生难辨梭菌相关性腹泻的可能。如果发生腹泻，就应排除感染原因。人们对 HSCT 期间预防性使用氟喹诺酮的担心包括出现耐药菌和链球菌感染风险增加。在中性粒细胞减少性发热首次出现时，应根据美国传染病协会关于嗜中性粒细胞减少症宿主不明原因发热管理的治疗指南，立即启动广谱静脉抗生素。

（2）HSV 和 VZV 的预防：HSCT 前 HSV 抗体血清阳性的患者，他们的 HSV 感染复发风险很高。阿昔洛韦对预防 HSV 复发非常有效，因此，HSV 血清阳性患者在接受异基因或自体 HSCT 时常常预防性使用阿昔洛韦。在进行 HSV 预防时，预防性阿昔洛韦的剂量变化也很大，多数中心在血细胞发生功能恢复时便停止使用阿昔洛韦。伐昔洛韦（维德思）是阿昔洛韦的前体药物，生物利用度更好，使用后可以获得更理想的血清浓度，预防 HSCT 患者的 HSV。

在有 VZV 感染史的患者中，30%的异基因 HSCT 受者会发生 VZV 病。对 VZV 的合适预防时间仍存在争议。虽然预防性阿昔洛韦使用一两个月直到 HSCT 后 1 年可以减少 VZV 感染，但在继续进行免疫抑制治疗的患者中，VZV 风险仍然存在。

（3）CMV 疾病的预防和抢先治疗：异基因 HSCT 后，CMV 疾病就很普遍，其发病率和病死率也很高。异基因移植患者的风险比自体受者更高，这主要是因为后者移植后免疫系统的重建更加迅速有效。不过，HSCT 前 CMV 血清阳性的自体 HSCT 受者有 CMV 感染风险，应考虑选择在少数患者中进行预防。CMV 引起的感染通常没有症状，在 CMV 复制出现时就会发生，主要发生在体液中，如血液（病毒血症）、支气管肺泡液或尿液（病毒尿症）。巨细胞病毒病是有症状的，病毒侵袭器官或组织时就会发病。肺炎和胃炎是最常见的异基因 HSCT 后 CMV 病。CMV 感染的存在大大增加发生侵袭性 CMV 疾病的风险。预防 CMV 感染的措施可大大减少 CMV 疾病的发病率。

原发性 CMV 可以通过 CMV 血清匹配预防，包括移植来自 CMV 血清阴性供者 PBPCs 或骨髓，将 CMV 阴性血液产品输入 CMV 阴性受者。抗病毒剂对 CMV 血清阳性或有 CMV 血清阳性移植物的患者至关重要，其中有两种可用途径可以最大限度减小 CMV 相关发病率。第一种是通用型预防法，采用该法时，要在移植物成功生长时开始使用更昔洛韦，并一直使用到约第 100 天。第二种途径被称为抢先治疗，采用这种疗法时，只是根据 CMV 复发的检测情况选择性使用更昔洛韦。

抢先治疗是最常用的异基因 HSCT 后 CMV 疾病预防策略，因为更昔洛韦只用于 CMV 疾病发生危险最高的患者。这种途径可以尽量减少使用更昔洛韦，从而降低更昔洛韦诱发的嗜中性粒细胞减少症的风险及后续增加的侵袭性细菌和真菌感染风险。随着更昔洛韦诱发的中性粒细胞减少症风险的降低，抢先治疗还可减少骨髓抑制引起的更昔洛韦治疗中断次数，使后续为维持足够的中性白细胞计数而使用的非格司亭也可以受到限制。抢先疗法要视其检测能力而定，如通过快速培养法检测 CMV 的早期活化，测定血液中的 CMV 抗原含量（如 pp65），或通过聚合酶链反应（polymerase chain reaction，PCR）检测病毒核酸等。基于抗原血症的抢先疗法的 CMV 疾病预防效果与通用的更昔洛韦预防类似，抢先疗法也与 CMV 病死率的明显下降存在相关性。典型抢先策略所用的更昔洛韦诱导疗程持续7～14d，接着是一个维持疗程，一直持续到末次阳性抗原血症结果出来后 2～3 周为止，或持续到 HSCT 后的第 100 天为止。口服缬更昔洛韦（万赛维）是更昔洛韦的一种口服型生物可用性前体药物，经小肠吸收后在体内转化成更昔洛韦，现已用于抢先疗法中。膦甲酸可以作为更昔洛韦的替换药，用于预防CMV 疾病，虽然这种药会并发肾毒性和电解质消耗。

（4）真菌感染

①真菌感染的预防：自从 20 世纪 90 年代初期以来，氟康唑预防法的广泛使用显著降低了 HSCT 受者侵袭性念珠菌病的相关发病率和病死率。然而，侵袭性曲霉菌病（IA）、接合菌和氟康唑耐药性念珠菌如克柔念珠菌（C.krusei）和光滑念珠菌（C.glabrata）等，他们的发病率却显著增加。伊曲康唑是另一种唑类抗真菌药，治疗氟康唑耐药性真菌（如曲霉菌属和某些念珠菌属）时，其体外活性更佳，对异基因 HSCT 后侵袭性真菌感染的长期预防效果也要好于氟康唑。不过，因为频繁的胃肠副作用及担心其潜在的药物相互作用，伊曲康唑用得较少。泊沙康唑（Noxafil）是一种三唑抗真菌药，最近刚刚获得 FDA 批准，用于发生 GVHD 的 HSCT 患者的 IA 预防，现在也是进行免疫抑制的HSCT 亚群患者的推荐预防用药。泊沙康唑应与食物同服，以保充分吸收。米卡芬净（米开民）是新一代抗真菌药，属棘白菌素类，FDA 已批准其用于预防 HSCT 患者的念珠菌感染。

②侵袭性真菌感染的风险因素：侵袭性真菌感染（如曲霉属、镰刀菌属、接合菌及丝孢菌属）逐渐成为异基因及自体 HSCT 后发病和死亡的原因。据估计，在抗生素治疗 1 周无效的发热性嗜中性白细胞减少症患者中，高达 1/3 的患者潜伏有真菌感染。在

HSCT 受者中，侵袭性真菌感染的风险因素包括：a. 既往 IA 史；b. 年龄大、CMV 血清阳性及干细胞移植类型等受者因素；c. 治疗因素（如基于氟达拉滨的预处理方案）；d. 移植并发症（如嗜中性粒细胞减少症延长、移植物失效和高级别 GVHD）；e. 宿主因素（如糖尿病、铁超负荷）。曲霉菌属感染仍然是 HSCT 人群中诊断出的最常见真菌感染，一旦需要，就须立即启动最佳治疗。

③侵袭性曲霉菌病的治疗：早期诊断和启动合适疗法可以降低 IA 的高病死率。治疗结果也取决于受者免疫系统的恢复程度和免疫抑制的降低程度。只凭 CT 扫描和培养难以作出诊断。人们正在研究评价使用非培养基方法的好处，如半乳甘露聚糖和（1,3）-β-d-葡聚糖抗原检测，这些都是真菌细胞壁的组成部分，可以通过现有的商用化验方法进行检测。

现在已经有了免疫系统受损患者侵袭性曲霉感染治疗的临床指南。可用的抗曲霉药物包括三唑抗真菌药（伊曲康唑、伏立康唑和泊沙康唑）、棘白菌素类（卡泊芬净、米卡芬净和阿尼芬净）和两性霉素 B。历史上，传统两性霉素 B（conventional amphotericin B，c-AmB）被认为是任何 IA 感染的"金标准"抗真菌疗法，尽管多数治疗有效患者最终死于感染。c-AmB 使用伴随显著毒性，以肾毒性、电解质消耗（如钾和镁）和输入相关反应为棘手。两性霉素 B 脂质体正处于研制阶段，目的是保留其治疗效果的同时，减少与传统两性霉素 B 相关的肾毒性，即便价格可能更高昂。这些产品包括两性霉素 B 脂质体复合物（Abelcet，两性霉素 B 脂质体复合物注射剂；amphotericin B lipid complex，ABLC）、溶酶体两性霉素 B（Ambisome，两性霉素 B 脂质体注射剂；liposomal amphotericin B，L-Amb）和两性霉素 B 胶态分散物（Amphotec，两性霉素 B 粉针剂；amphotericin B colloidal dispersion，ABCD）。

由于显著毒性限制了常规两性霉素 B 的总效用，伏立康唑（威凡）被比喻为治疗 IA 的 c-AmB。作为 IA 的启动疗法，伏立康唑所产生的效果和存活率均高于 c-AmB，目前被认为是 IA 患者的主要治疗选择。伏立康唑的一个优势是其96%的口服生物利用度，使该药口服制剂成为一个很吸引人的选择。业已报道的伏立康唑常见毒性包括输液相关反应、暂时性视觉障碍、皮肤反应、肝转氨酶及碱性磷酸酶升高、恶心和头痛。此外，伏立康唑增加由细胞色素 P-450 2C9、2C19、t3A4（如环磷酰胺和神经钙蛋白抑制药）清除的药物的血清浓度，伏立康唑和西罗莫司合用时应加以密切监测。由于药物代谢动力学和药效学关系，采用伏立康唑之类的三唑抗真菌药抗真菌疗法时，应通过对这些药物血清浓度的治疗性监测，使其效用和毒性达到最优化。

对初始治疗失败的患者（即补救），可以使用两性霉素产品的脂质配方制剂、伊曲康唑、泊沙康唑或棘白菌素类药剂。棘白菌素的抗真菌性具有独特的靶点，特别是对 β-1，3-葡聚糖合酶，真菌细胞壁的一个重要成分就是这种酶生产的。在棘白菌素类产品中，有三种药（卡泊芬净、米卡芬净和阿尼芬净）现已获得 FDA 批准，但只有静脉剂型。卡泊芬净（科赛斯）是棘白菌素类产品中惟一获准用于儿科患者、持续中性粒细胞减少症发热患者和可能或已证实抵抗或不耐受其他批准疗法的 IA 患者的药物。观察到的最常见不良效应包括肝转氨酶水平升高、轻至中度输液反应和头痛，少数患者会经历与组胺释放相关的血液学反应（如潮红、红斑和风团等）。

IA 合适抗真菌疗法的最佳治疗期因根据各患者免疫系统重构及其对抗真菌治疗的应答性而定。多数临床医师将继续进行超常抗真菌治疗，直到 X 线摄影显示感染已被稳定，或继续进行强度稍小的"维持"治疗（如口服伏立康唑）直到免疫抑制减轻或结束。一般说来，治疗 IA 需要几个月的抗真菌治疗，并不罕见。

④耶氏肺孢子菌：异基因 HSCT 后，就要进行耶氏肺孢子菌（以前称卡氏肺孢子虫）肺炎（P.jiroveci pneumonia，PCP）预防，因为如果不加治疗，肺孢子菌就是一种常见的具有高病死率的感染。该情况的最理想预防方案尚不清楚，多数中心都采用 HSCT 后连续 6～12 个月复方新诺明治疗。喷雾或Ⅳ喷他脒和口服氨苯砜是磺胺药物过敏或复方新诺明不耐受患者的可选方案。因为多数情况下，PCP 在移植物成功生长后发生，由于复方新诺明的骨髓抑制效果，这种药通常在中性粒细胞恢复后开始使用。接受预防性复方新诺明的患者，应密切监测其是否出现皮疹及无法解释的中性粒细胞减少症或血小板减少症。在使用甲氨蝶呤的日子，通常应避免使用复方新诺明，因为磺胺类药会导致甲氨蝶呤血浆结合位点的易位，降低肾脏的甲氨蝶呤清除率，致使甲氨蝶呤浓度升高。自体 HSCT 患者不接受移植后免疫抑制，故其 PCP 风险较低。因此，PCP 预防经常用于自体 HSCT 后的恶性血液病患者。

4. HSCT 后的存活率问题　随着 5 年无病存活率的改善，HSCT 长期存活者的数字也在增加。过去 10 年间，自从非清髓预处理方案研制以来，HSCT 存活者报告的晚期效应也说明了清髓预处理方案引起的存活问题。HSCT 受者（不管是自体移植抑或是异基因移植）的病死率高于一般人群。HSCT 的长期存活者应加以密切监测，特别要监测感染和继发性恶性肿瘤。

病例分析 3

JM，女，44 岁，因 AML 进行完全 HLA 匹配同胞 HSCT，现为 HSCT 后第 8 天，正处于首次完全缓解期。其预处理方案有白消安和环磷酰胺组成，GVHD 预防采用他克莫司和甲氨蝶呤。患者目前正接受每天 400mg 氟康唑和 400mg 阿昔洛韦、1 天 3 次的感染预防治疗。现为头孢吡肟（2g，Ⅳ，每 8h）和万古霉素

[1000mg（15mg/kg），IV，q12h] 治疗嗜中性白细胞减少症发热的第4天，全部培养均呈阴性。今日ANC为20/mm³（0.02×10⁹/L）。患者持续发热。最新生命体征显示，T，38.9℃（102℉）；BP，106/70mmHg；HR，112/min；RR，20/min；室内空气下氧饱和度95%。除现有Ⅱ级黏膜炎外，患者无其他主诉。

针对JM当前症状体征，患者需要采取何种诊断措施？

需要更改JM的抗感染方案吗？在药物管理方面可供选择的方案有哪些？每种药物需要哪些监测参数？

HSCT存活者的继发性恶性肿瘤风险较高。终末器官的长期受损，包括肾脏、肝脏和肺脏，可能是由于预处理方案、感染性并发症和（或）移植后免疫抑制的缘故。很多HSCT受者有内分泌功能异常，如TBI引起的甲状腺功能减退，长期使用皮质类固醇治疗GVHD引起的肾上腺功能减退及清髓预处理中照射和（或）大剂量烷化剂引起的不育症等。半数以上HSCT受者发现骨质减少，这极可能是由生殖腺功能障碍和（或）皮质类固醇使用引起。

即使是在没有进行免疫抑制的情况下，HSCT受者的免疫功能恢复也较缓慢，有时需要2年，所以，有必要密切监测HSCT受者的感染情况。发热应予评估并迅速治疗，以最大限度降低致命性感染的可能性。HSCT受者（包括自体和异基因）已经丧失对疫苗预防性疾病的保护性抗体，CDC（美国疾病控制和预防中心）和欧洲BMT集团已就HSCT受者的再免疫问题提出了建议。

HSCT存活者应进行复发症状的常规监测，若使用的是异基因移植，则还应进行GVHD的常规监测。应向HSCT存活者提出复诊建议，劝告他们及时治疗发热或感染症状。应对器官功能（即肾、肝、甲状腺和卵巢）和骨质减少进行常规评价，必要时，应及时启动适当的管理策略。

四、预后评价

监测经 HSCT 治疗的疾病的症状和体征，评估 HSCT 的有效性。例如，CML 患者的监测计划应包括监测 PCR 对 BCR-ABL 转录的疾病应答结果。实际临床结果的监测，以及监测频率，应视潜在疾病而定。

监测预处理方案实施期间的非血液学毒性。这些症状至少每天监测一次，如果患者正经历这些非血液学效应，就应增加监测次数，其目的是预防或最大限度减少这些不利效应，特别是：

①白消安：癫痫、白消安浓度（如与 BU-CY 预处理方案联用）、呕吐发作次数、恶心（患者自陈）、总胆红素和突然性体重变化[窦状隙梗阻综合征(sinusoidal obstruction syndrome，SOS)]。

②环磷酰胺：静脉注射期间 ECG、尿 RBCs、排尿频率、排尿时疼痛、尿量、呕吐发作次数、恶心（患者自陈）、总胆红素和突然性体重变化 [窦状隙梗阻综合征（ sinusoidal obstruction syndrome，SOS)]。

③依托泊苷：血压、呼吸频率、血清 pH、血清重碳酸盐＋动脉血气，必要时评价阴离子间隙。

④全身照射：呕吐发作次数、恶心（患者自陈）、突然性体重变化（SOS）、总胆红素，评估皮肤是否有发炎或水疱形成。

在患者移植物成功生长之前，监测患者的移植物生长情况及至少每天的白细胞计数及分类。若患者病重或以往血红蛋白低，则需要增加这些试验次数。如果血红蛋白和（或）血小板下降低于危险水平，患者就需要进行血液产品和血小板的输入支持，直到移植物生长发生。输血参数可因个体而不同，但典型地讲，当血红蛋白跌至低于 8g/dl（4.96 mmol/L）时，患者就要输血。血小板至少要保持在 10 000/mm^3（10×10^9/L）以上，以预防自发性出血。

直到移植物成功生长之前，均应每4～8h监测患者体温一次，看有无感染症状。还应根据临床症状，指导监测感染局灶位点症状。例如，如果患者出现呼吸短促，就应做肺部影像，以评估患者肺功能。监测细菌、真菌或病毒感染的预防和（或）治疗毒性。

患者保健和监测

1. 评估患者的 HSCT 指征、预处理方案类型和供者类型。确定预处理方案的非血液学毒性、移植注入后移植物成功生长的预期时间及是否需要进行 GVHD 预防。

2. 确定预处理方案实施期间的支持性保健需要，包括使用内置式中心静脉导管、血液产品支持及 CINV、黏膜炎和疼痛的药学管理。

3. 移植注入后，监测白细胞计数及分类，至少 1d 1 次，以评价移植物生长情况。异基因 HSCT 患者将先后经历初始期全血细胞减少症及随后更长的免疫抑制期，这将大大增加细菌、真菌、病毒和其他机会性感染风险。

4. 劝告患者坚持使用预防性抗生素、抗真菌和抗病毒治疗。评价患者的感染和对抗生素、抗真菌药和抗病毒药的不良药物反应，保证患者 HSCT 恢复后免疫适当。

5. 劝告患者坚持使用 GVHD 预防及治疗，监测并管理不良药物反应。

监测预处理方案的急性非血液学毒性，至少监测到第 30 天。特别是：

①监测口腔内部，评估患者口腔的黏膜炎症状和体征；

②每天监测体重和皮肤颜色，观察可提示窦状隙梗阻综合征的突然性体重变化。至少1周2次获取患者总胆红素测定，或根据体重变化怀疑有窦状隙梗阻综合征时，增加监测次数。

移植物生长期间，应至少每天一次监测急性GVHD症状，如怀疑或诊断出GVHD，则应增加监测次数。应教育患者及其护理人员了解GVHD的自我监测症状和体征，移植当天至第100天时出现的急性GVHD症状和体征有：皮疹、恶心、腹泻、黄疸、肝功能升高和胆红素升高。

本章所使用的英文缩略语

AML	急性髓性白血病
ANC	绝对中性粒细胞计数
ASCO	美国临床肿瘤学会
ATG	抗胸腺细胞球蛋白
BMT	骨髓移植
BU-CY	白消安-环磷酰胺
CINV	化疗诱导性恶心呕吐
CML	慢性髓性白血病
CMV	巨细胞病毒
CY-TBI	环磷酰胺-全身照射
GVHD	移植物抗宿主病
HGF	造血细胞生长因子
HAL	人白细胞抗原
HSCT	造血干细胞移植
IA	侵袭性曲霉菌病
IL-2	白细胞介素-2
MHC	次要组织相容性

MM	多发性骨髓瘤
HNL	非霍奇金淋巴瘤
NK	天然杀手
PBPC	外周血祖细胞
PCP	肺孢子虫性肺炎
SOS	窦状隙梗阻综合征
SrCr	血清肌酸酐
TBI	全身照射
VZV	水痘带状疱疹病毒

（译　者　李　涛；审　校　邹积艳）

第12章 癌症的化疗和其他治疗

Dianne Brundage

学习目标

学习本章后读者将能够：

1. 描述癌症的病因。

2. 定义癌症分期的肿瘤、淋巴结、转移（TNM）系统。

3. 对治疗癌症的每一种药物进行分类，并比较药物的作用机制、使用方法和不良反应。

4. 概述预防医疗保健人员在治疗癌症时应对错误用药的措施。

5. 阐述卫生保健人员在治疗癌症患者中的作用。

主要概念

1. 癌症这个单词包括各种各样的肿瘤类型，这些肿瘤影响着大量的美国人，是引起死亡的重要原因之一。

2. 癌症细胞中的基因物质改变导致许多细胞不发生程序性死亡或凋亡。肿瘤细胞的增殖处于失控状态。

3. 许多肿瘤根据肿瘤、淋巴结、转移（TNM）系统进行分期。转移指的是癌症细胞扩散至远离原发肿瘤的部位开始生长。实体瘤最常见的转移部位是脑、骨骼、肝和肺。

4. 化疗药物的每一种分类都有一些相似的不良反应，通常作用于身体生长最迅速的细胞。然而，各种各样的抗肿瘤药物都有其独特的毒性作用。蒽环类药物可引起心脏毒性，其发生与累积剂量相关。微管蛋白活性药物与神经病变和肠梗阻有关。烷化剂与继发恶性肿瘤有关。

5. 由于许多化疗药物存在严重的毒性作用，因此必须进行安全防护以防止错误化疗、意外化疗药物暴露和化疗药物剂量过大。

6. 临床医生应该在化疗安全、患者教育和监测患者对化疗的反应方面发挥一定作用。比如，需要监测因蒽环类的累积剂量引起的心衰的体征和症状。临床医师同时也需要监测化疗药物和其他药物合用时药物间的相互作用。

一、流行病学

癌症这个单词，包括各种各样的肿瘤类型，这些肿瘤影响着大量的美国人，是引起死亡的重要原因之一。癌症这个术语实际上包含着 100 多种疾病。所有癌症的共同之处在于癌症细胞出现不可控制地生长，以至于它侵犯邻近组织，扩散至身体的其他部位，可称为转移。在 2008 年，预计超过 1400 万美国人被诊断癌症，超过 565 000 美国人死于癌症。

图 12-1 根据性别、新发病例和死亡描述了各种癌症。

一位癌症患者可能会遇到许多不同的卫生保健专家：抽血者、病理学家、外科医生、内科医生和放疗肿瘤学家、医师助理、药剂师、护士、顾问、营养师、社工和牧师。药剂师的作用可能

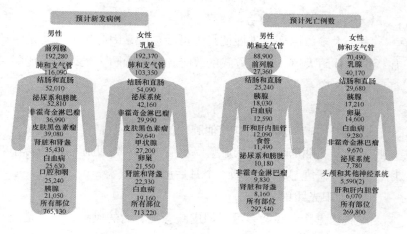

图 12-1　美国 2009 年男性和女性预计肿瘤发生率（左图）
和病死率（右图）

（再版获得美国肿瘤协会许可。癌症种类和例数-2009.亚特兰大：美国癌症协会；2009）

包括推荐各种药物，教育患者及其家庭成员，教育职工关于新药及其安全问题，准备治疗，解决退还问题，保持订单秩序及参加临床试验。每一名患者应该在他（或她）治疗期间，利用一个包含多学科的团队来协助治疗。

　　由于在过去的几十年中进展迅速，癌症治疗现处于爆炸状态。放疗领域、外科手术和药物已经经历了许多发展，所以患者正接受的不但是毒性更低的治疗，而且是那些超越 15 年前药物的发展成果。支持治疗也已经得到改进，所以现在的患者与 10～15 年前的患者相比，其治疗相关毒性风险可能更低，生活质量更佳。在 90 年代早期，大多数患者由于药物不良反应而在医院接受化疗。今天，大多数患者在诊所接受化疗和（或）在家服用口服药。

（一）癌症预防

由于大多数癌症在进展期是不可治愈的，因此癌症预防是癌症探索的林荫大道。生活方式的改善和化学预防，最终都可能降低肿瘤的风险。

（二）烟草

吸烟增加患肺癌，还有其他肿瘤的风险，包括发生于膀胱、口腔、喉部、咽部、食管的肿瘤。尽管戒烟对短期肺癌的预防作用很小，但研究显示，戒烟 6 个月后就出现获益。

（三）阳光照射

皮肤暴露紫外线增多可增加皮肤恶性肿瘤的风险，尤其是浅肤色人群。医护人员应建议尽量减少日光照射，并在暴露部位涂抹防晒霜。

二、致癌作用

癌症形成的确切病因尚不明确，可能由于大量疾病所致。目前认为，肿瘤来源于单个细胞，这个细胞的正常生长和分化的调控机制已经改变。某个正常细胞遇到致癌物质后，导致基因损伤或产生一个突变的细胞。环境或其他因素有利于这个突变的细胞生长。当突变的细胞变成恶性肿瘤，称为转化（Transformation）。当细胞继续分化，肿瘤开始播散或出现转移。根据肿瘤类型不同，肿瘤开始出现至最终发展为能被临床检测到的肿瘤，中间可能需要多年时间。致癌物质包括环境中的化学物质，例如苯胺和苯，分别和膀胱癌和白血病的发生有关。环境因素，如过多阳光暴露，也可导致肿瘤发生。病毒，包括人乳头状瘤病毒和乙肝病毒，也和肿瘤发生有关。一些化疗药物可以引起继发性肿瘤。很多因素都可能导致肿瘤发生。除了上述致癌物质，个体的年龄、性别、饮食和慢性炎症，都可能成为肿瘤发生的诱发因素。

（一）癌症基因

由于人类基因组已经测序，在基因技术方面有很大改进，关于癌症的基因改变有不断增长的知识体。当前，涉及癌症的基因有两大类：致癌基因和肿瘤抑制基因。原癌基因是正常基因，它可由于致癌物质发生改变，从而变成致癌基因。原癌基因存在于所有的正常细胞中，它调节细胞功能和复制。原癌基因可通过点突变、染色体重排或基因功能增加产生基因损害，变成致癌基因。致癌基因产生异常或过量的基因产物使正常细胞生长和增殖发生紊乱。这会使细胞拥有独特的生长优势，增加了成为癌症的可能性。表 12-1 提供了致癌基因的例子。

表 12-1 致癌基因和抑癌基因

基因	功能	相关人类肿瘤
致癌基因		
生长因子或它们的受体相关基因		
EGFR或ERB-B1	编码EGFR	恶性胶质瘤，乳腺癌，鳞癌
HER-2/neu或 ERB-B2	编码生长因子受体	乳腺、涎腺、前列腺、膀胱和卵巢癌
RET	编码生长因子受体	甲状腺癌
胞内信号转导通路相关基因		
KRAS	编码有GTP酶活性的鸟苷酸核苷酸~蛋白	肺癌，卵巢癌，结肠癌和胰腺癌
NRAS		神经母细胞瘤，急性白血病
转录因子相关基因（活化促进生长基因）		
c-MYC		白血病、乳腺癌、结肠癌、胃癌和肺癌
N-MYC		神经母细胞瘤、小细胞肺癌和多形性胶质母细胞瘤
胞浆激酶相关基因		
BCR-ABL	编码非酪氨酸激酶受体	慢性髓细胞性白血病

（续　表）

基因	功能	相关人类肿瘤
其他因子相关基因		
BCL-2	编码阻止凋亡的蛋白	惰性B细胞淋巴瘤
BCL-1或PRAD1	编码细胞周期调节因子cyclin D1	乳腺癌、头颈部肿瘤
MDM2	P53抑癌蛋白拮抗药	肉瘤
肿瘤抑制基因		
胞浆中蛋白相关基因		
APC	干预信号途径	结肠癌和胃癌
NF-1	编码抑制Ras蛋白的蛋白	神经母细胞瘤、白血病、嗜铬细胞瘤
NF-2	编码抑制Ras蛋白的蛋白	脑膜瘤、室管膜瘤、神经鞘瘤
核蛋白相关基因		
MTS1	编码p16蛋白（周期依赖激酶抑制药）	涉及一大类肿瘤
RB1	编码pRB蛋白（细胞周期抑制蛋白）	成视网膜细胞瘤、骨肉瘤、膀胱癌、小细胞肺癌、前列腺癌和乳腺癌
P53	编码p53蛋白（阻止细胞分化，诱导细胞凋亡）	涉及一大类肿瘤
在细胞中部位不清楚的蛋白相关基因		
BRCA1	DNA修复，转录调节	乳腺癌和卵巢癌
BRCA2	DNA修复	乳腺癌
VHL	蛋白稳定调节因子	肾细胞癌
MSH2，MSH1，PMS1，PMS2，MSH6	DNA错配修复酶	遗传性非息肉病性结直肠癌

注：EGFR. 表皮生长因子受体

　　肿瘤抑制基因通过基因缺失或突变，阻止不恰当的细胞生长和增殖。但肿瘤抑制基因不会控制正常细胞生长。p53 基因是最常见的肿瘤抑制基因之一，在所有恶性肿瘤中，多达 50% 发生 p53 基因突变。p53 基因能够阻断细胞周期以修复细胞。如果 p53 失活，细胞就允许突变发生。p53 基因突变发生于许多肿瘤中，如乳腺癌、结肠癌和肺癌，它通常也和肿瘤细胞的耐药相关。DNA修复基因能够修复由于环境因素或复制时发生的基因错误，有时被称为肿瘤抑制基因。在遗传性非息肉病性大肠癌和一些乳腺癌综合征中，有报道存在 DNA 修复基因发生突变。

癌症细胞中的基因物质改变，导致许多细胞不发生细胞程序性死亡或凋亡。肿瘤细胞的增殖处于失控状态。如果突变持续存在，细胞不能够修复或受到抑制，癌症可能发生。凋亡或程序性细胞死亡可能防止突变细胞变成肿瘤细胞。p53 缺失和 bcl-2 过表达是细胞内发生变化的 2 个例子，最终导致细胞持续生存。

细胞衰老指的是预设数量的细胞倍增后发生细胞死亡。端粒是染色体末端的 DNA 片段，它可随着每一次 DNA 复制而逐渐缩短，可激发细胞衰老。

如果一种特殊的药物有效或患者能够耐受化疗毒性，那么癌症基因可能由肿瘤自身决定。表 12-1 列出了目前对每一种肿瘤或患者推荐的基因检测。

表 12-2　RECIST 标准

定义	描述
完全缓解（CR）	所有的靶病灶消失
部分缓解（PR）	从基线开始，所有的靶病灶最长直径总和至少减少30%
疾病进展（PD）	从基线开始，所有的靶病灶最长直径总和增大20%以上，包括治疗期间出现新发病症
疾病稳定（SD）	靶病灶最长直径总和既没有达到PR也没有达到PD

（二）肿瘤生长原理

临床上通过触诊发现肿瘤需要 10^9 个癌症细胞。图 12-2 演示了经典的冈伯兹（Gompertzian）动力学肿瘤增长周期。从图上可以看到，当触诊到肿块之前，恶性细胞已经增长了许多倍。恶性细胞的数量可因为外科手术而大幅下降，或者因每一次化疗而逐步减少。一次化疗周期或循环并不能清除所有的恶性细胞，因此需要重复进行周期化疗以清除肿瘤细胞负荷。杀死肿瘤细胞 假说阐述了一定数量比例的肿瘤细胞会在每一个周期化疗中死亡。根据这个假说，肿瘤细胞的数量将永远达不到 0。就这个理论有三个假设：所有肿瘤有相同的反应率、药物耐药及转移不会发生。

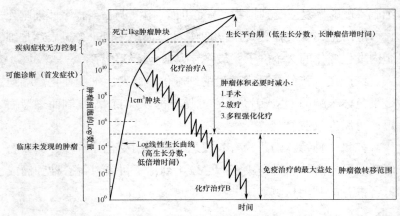

图 12-2　Gompertzian 生长曲线显示症状和治疗与肿瘤体积的关系

（三）转移

转移指的是远离原发肿瘤的某些部位找到相同的肿瘤。转移灶可以是大的，或者仅仅是一些细胞，只能通过聚合酶链反应（PCR）发现。然而，在临床分期方面，与没有已知转移灶的患者相比，患者存在转移灶，往往和预后差有关。随着发现恶性细胞的技术进展，对于如何根据现有的不依靠细胞检出技术的指南治疗患者，研究者处于进退两难境地。癌症转移通常通过两种途径进行：血源转移（通过血流）或淋巴道转移（通过相邻淋巴结引流）。脱离原发肿瘤的恶性细胞通过上述途径找到合适的环境生长。众所周知，恶性细胞能够分泌刺激血管形成的介质得以生长和获取氧气，这就是血管生成的过程。

实体瘤通常转移的部位是大脑、骨骼、肺和肝。教育患者认识到乳腺癌细胞可能转移到大脑很重要，所以一个人不是同时患颅内原发肿瘤和乳腺癌，而是乳腺癌转移到颅内。

三、病理生理

（一）肿瘤特点

肿瘤既可以是良性的，也可以是恶性的。良性肿瘤通常有包膜，局限性生长，且有惰性特点。它们很少发生转移，一旦切除后极少复发。组织学上，细胞与细胞之间相似。恶性肿瘤具有侵袭性，易转移至其他部位，即使原发肿瘤切除后也易出现转移。细胞不再出现它们常有的功能，细胞结构发生改变。这种细胞结构和功能的丧失叫做间变。尽管筛查技术的提高，许多患者诊断时已属于转移性疾病。通常，一旦出现肿瘤远处转移，癌症处于不可治愈状态。

（二）肿瘤起源

肿瘤可能起源于上皮组织、结缔组织（如肌肉、骨骼和软骨组织）、淋巴样组织或神经组织。如果肿瘤细胞是良性的，那么在细胞类型命名上会加上后缀——瘤。脂肪瘤与脂肪组织相似，呈良性生长。癌前细胞发生异常改变，但还不是恶性细胞，可能被描述成增生或发育不良。当刺激出现时会发生增生，一旦刺激去除，细胞可恢复正常。发育不良指的是细胞活组织的大小、性状或构成方面发生异常改变。恶性细胞根据细胞起源可分成几类。起源于上皮细胞的称为癌，起源于肌肉或结缔组织的为肉瘤，起源于腺样组织的为腺癌。原位癌指的是肿瘤局限于上皮尚未侵犯组织基底膜。骨髓或淋巴组织的恶性肿瘤，如白血病或淋巴瘤，命名上存在不同。

四、肿瘤诊断

癌症可表现为大量不同的症状和体征，如疼痛、食欲缺乏等。不幸的是，许多人由于害怕诊断癌症，当示警体征出现时，可能不寻求医疗帮助，而那时疾病可能处于可治愈阶段。当患者去看过医生后，可能会做各种各样的检查，这些检查从某种意义上讲依靠最初的鉴别诊断。恰当的血液学检查、影像学检查和组织学标本检查很必要。组织学标本可能通过活检、细针针吸活检或脱落细胞获得。在没有癌症病理诊断的情况下，不应该开始针对癌症的治疗。在病理检查过程中，需要进行细胞遗传学检查。根据癌症的类型，细胞遗传学能够提供关于恶性肿瘤预后以及某一个治疗是否合适的额外信息。一旦肿瘤的病理明确，接下来需做的是在开始治疗前确定肿瘤的分期。每一个肿瘤章节将会讨论肿瘤分期的特殊性。肿瘤根据原发肿瘤的大小、淋巴结累及范围和是否出现远处转移进行分期，有时候根据肿瘤、淋巴结、转移（TNM）系统进行分期（表 12-3）。肿瘤分期是对原发肿瘤大小、淋巴结累及范围及转移情况的编辑，通常分为 Ⅰ～Ⅳ期。并不是所有的肿瘤都能根据这个系统进行分期，但大多数实体瘤可通过这个系统进行分期。

表 12-3 结直肠癌的 TNM 分期分类系统

原发肿瘤（T）
T_x 原发肿瘤不能评估
T_0 没有原发肿瘤的证据
T_{is} 原位癌：上皮内或侵犯固有层
T_1 肿瘤侵犯黏膜下层
T_2 肿瘤侵犯固有肌层
T_3 肿瘤侵透固有肌层至浆膜下层
T_4 肿瘤透过脏腹膜，和（或）直接侵犯其他器官或结构

（续　表）

局部淋巴结（N）

N_x　局部淋巴结不能评估

N_0　没有局部淋巴结转移

N_1　直肠周围或结肠周围有 $1 \sim 3$ 个淋巴结转移

N_2　直肠周围或结肠周围有4个或以上淋巴结转移

远处转移（M）

M_x　不能评估是否存在远处转移

M_0　没有远处转移

M_1　存在远处转移

分期	分组			Dukes	改良的Astler-Collier
0期	T_{is}	N_0	M_0		
Ⅰ 期	T_1	N_0	M_0	A	A
	T_2	N_0	M_0	A	B_1
Ⅱ A期	T_3	N_0	M_0	B	B_2
Ⅱ B期	T_4	N_0	M_0	B	B_2，B_3
Ⅲ A期	$T_{1 \sim 2}$	N_1	M_0	C	$C_{1 \sim 3}$
Ⅲ B期	$T_{3 \sim 4}$	N_1	M_0	C	$C_{1 \sim 3}$
Ⅲ C期	任何T	N_2	M_0	C	$C_{1 \sim 3}$
Ⅳ期	任何T	任何N	M_1	D	D

　　肿瘤为什么要分期呢？首先，肿瘤分期是决定肿瘤预后的很重要的一部分。其次，肿瘤分期有助于分析临床试验数据时进行患者群体的比较。再者，临床医生根据分期指导治疗，许多人在治疗后进行重新分期以指导进一步治疗。

　　一些肿瘤能产生一些物质，这些物质可通过血液学检查发现，可能对于了解肿瘤对治疗的反应及监测肿瘤复发有用，这些物质被称为肿瘤标志物。不幸的是，一些肿瘤标记物是非特异性的，可能由于非肿瘤性原因而升高。一些肿瘤可能在某些患者中表达某一种标记物。而不在其他患者中表达。肿瘤标志物的所有作用尚没有完全阐明。

五、治疗

（一）预期结果

当外科手术时，外科医生能够切除所有肉眼可见的肿瘤组织，但显微镜下可见的肿瘤细胞可能存在于外科切缘附近，或已经转移至身体的其他部位。当恶性细胞转移至身体的其他部位，并能够在新环境生长时，它们被称为转移性肿瘤细胞。因此，对于化疗敏感的肿瘤，在手术后为了消除这些微转移的恶性细胞，需进行全身化疗，这种化疗称为辅助化疗。辅助化疗的目的是降低肿瘤复发以及延长生存。化疗也可以先于手术切除肿瘤前进行，这种化疗称为新辅助化疗。先于手术的化疗应该降低肿瘤负荷（可能导致手术过程缩短），肿瘤从主要器官或血管中消除而使手术更易进行。新辅助化疗也为临床医生提供了肿瘤对特定化疗反应的想法。

化疗可能用于治愈可治愈的肿瘤，或者用于帮助控制不可治愈肿瘤的症状，后者被称为姑息性治疗。

肿瘤的临床表现和诊断、化疗和其他治疗

症状和体征

肿瘤的七大警示体征是：

①排便或排尿习惯改变；

②不能治愈的溃疡；

③通常流血或便血；

④乳房或其他地方增厚或肿块；

⑤消化不良或不能吞咽；

⑥疣或痣明显变化；

⑦刺激性咳嗽或声嘶。

儿童中的八大警示体征是：

①持续的，难以解释的体重下降；

②晨起伴有呕吐的头痛；

③骨或关节不断肿胀或持续疼痛；

④腹部、颈部或其他地方出现肿物；

⑤眼睛的瞳孔处出现白色状；

⑥非感染引起的反复发热；

⑦极度擦伤或出血；

⑧显而易见的苍白或疲劳延长。

诊断过程

①实验室检查：全血细胞计数，乳酸脱氢酶（LDH），肾功能和肝功能检查；

②影像学检查：胸片、CT 扫描、核磁，正电子发射断层术（PET）；

③骨髓或组织活检进行病理学检查；

④细胞遗传学检查；

⑤肿瘤标记物检查；

⑥原发肿瘤大小、淋巴结受累范围、是否存在转移进行分期，或有时候根据 TNM 系统进行分期（表 12-3）。许多肿瘤根据 TNM 系统进行分期。转移指的是肿瘤细胞扩散至原理原发肿瘤部位的地方开始生长。最易转移的部位是大脑、骨骼、肝和肺。

（二）反应

对化疗的反应可分为完全反应（CR）、部分反应（PR）、疾病稳定（SD）或疾病进展（PD）。肿瘤治愈暗示着肿瘤完全消失，肿瘤患者将和非肿瘤患者一样拥有相同的预期寿命。世界卫生组织反应标准在 2000 年更新。实体瘤反应评价标准（RECIST）被认为是评价治疗反应的规范标准（表 12-2）。CR

指的是治疗后 1 个月，所有的肿瘤完全消失。PR 指的是肿瘤直径缩小 30%及以上而无新发肿瘤，持续时间为 1 个月。总体客观反应率指的是 PR＋CR。SD 指的是患者的肿瘤大小没有增大或缩小到超过上述标准。疾病进展指的是治疗时，肿瘤已经转移或原发肿瘤大小增大 20%。一些肿瘤，如白血病，不能通过大小衡量，因此骨髓活检能够提供肿瘤是否存在的细胞学标记。

　　肿瘤化疗和肿瘤治疗类似于抗感染和感染治疗。肿瘤细胞可能对一定的化疗药物敏感，但是当肿瘤细胞反复暴露于化疗药物时，可能对治疗发生抵抗。这些对治疗抵抗的细胞可能生长和繁殖。肿瘤可以进行化疗敏感性检测，这个领域尚在发展中。今天，肿瘤敏感性可显示肿瘤耐药性，所以不需要进行不充分的治疗，且毒性可以避免。

　　当细胞增殖时发生基因改变，肿瘤细胞可能对药物发生耐药。有 mdr-1 基因的耐药性肿瘤细胞可产生膜相关蛋白 p-糖蛋白，它能够促进化疗药物从细胞中流出。许多抑制这种流出泵的努力未能成功。

（三）非药物治疗

　　肿瘤的三大主要治疗模式是手术、放疗和药物治疗。手术对于获取组织、明确肿瘤诊断及肿瘤治疗很有用，特别是那些肿瘤为局限性疾病时。放疗不但是可能治愈肿瘤的重要手段，而且在姑息性治疗方面也发挥着重要作用。手术联合放疗可控制肿瘤局部症状。然而，当肿瘤广泛转移时，手术作用很小或几乎无作用，而放疗对特殊部位的局部治疗可能缓解症状。

（四）药物治疗

　　肿瘤的化疗开始于 19 世纪 40 年代早期，当时应用氮芥治疗淋巴瘤。从那时起，出现了大量化疗药用于治疗各种各样的肿瘤。

（五）化疗药物剂量

化疗药物有一个较窄的治疗指数。许多化疗药物有明显的器官毒性因而限制了不断加大剂量治疗肿瘤。化疗药物的剂量必须给患者留有一定的空间使得他能够从化疗毒性作用中恢复过来。每一个周期的化疗剂量被称为一个周期。每一个周期的化疗剂量可能为相同的剂量，也可能根据化疗药物毒性情况适当调整剂量，或者是一组化疗药物与另一组化疗药物交替使用，如一组在第 1、3、5 周期使用，另一组化疗药物在第 2、4、6 周期使用。化疗的剂量密度指的是调整化疗药物剂量以缩短治疗周期。这个方案可完成两件事：第一，肿瘤在调整化疗剂量时极少有时间生长；第二，患者在更短的时间内接受化疗，且有希望很快回到正常生活中。通常，剂量-密度化疗药物需要集落刺激因子辅助治疗，以缩短中性粒细胞减少时间。剂量-密度化疗药物倾向于辅助化疗药物，肿瘤负荷不可测量，肿瘤是可治愈的。当化疗药物作为姑息性治疗（控制症状）手段时，化疗药物剂量应该根据其毒性作用减量，或者延长给药间隔以维持好的生活质量。

患者和肿瘤生物学也影响如何治疗肿瘤。有尿苷二磷酸-葡萄糖醛酸酶 1A1 酶缺陷的患者，可能因依立替康而出现危及生命的腹泻和其他合并症。在决定依立替康治疗前，患者可能进行血液学检查以明确是否存在遗传性问题（表 12-4）。在一些存在单克隆抗体的患者中，流式细胞学检查将显示肿瘤是否有与药物结合和发挥药理学作用的受体。

表 12-4　有效基因生物标记物的肿瘤药物

生物标记物	药物	获批的标签内容
用于选择治疗的生物标记物		
C-kit	伊马替尼	伊马替尼适用于治疗 kit（CD117）阳性的不可切除或转移性恶性胃间质瘤

（续　表）

生物标记物	药物	获批的标签内容
染色体5缺失	来那度胺	来那度胺适用于治疗由于5q缺失的骨髓增生异常综合征，这些患者存在或不存在细胞遗传学异常，常需要输血纠正贫血
EGFR表达	厄罗替尼，帕尼单抗，吉非替尼，西妥昔单抗	厄罗替尼：需要应用EGFR pharmDx kit诊断试剂来判断EGFR表达。在pharmDx kit说明书中1%的定点相当于至少有10%细胞存在EGFR阳性表达。pharmDx kit不适用于胰腺癌。然而，在两种亚型患者中可看到药物的明显疗效：EGFR阳性肿瘤（HR0.68）和从不吸烟患者（HR0.42） 西妥昔单抗（结肠癌）：参加临床试验的患者必须经DakoCytomation　EGFR pharmDx kit证实肿瘤组织免疫组化EGFR阳性表达
HER-2/neu	曲妥珠单抗，拉帕替尼	存在HER-2蛋白过表达的患者适合曲妥珠单和拉帕替尼治疗
费城染色体	马利兰，达沙替尼	马利兰治疗缺乏费城（Ph1）染色体的慢性髓细胞性白血病疗效欠佳。 达沙替尼适用于治疗对先前治疗耐药或不能耐受的成人费城染色体阳性的急性淋巴细胞白血病（Ph＋ALL）
PML/RAR融合基因	维A酸	维A酸的起始治疗基于形态学诊断急性早幼粒白血病（APL）。APL的确诊需通过细胞遗传学研究发现t（15；17）基因标志。如果这些是阴性的，PML/RAR（α）融合需通过分子诊断技术证实。其他急性髓细胞性白血病对维A酸的反应率尚未显示。因此，缺乏基因标志的患者需考虑替代治疗

预防毒性的生物标记物

TPMT	咪唑巯嘌呤，6-巯嘌呤	由于突变所致的巯嘌呤甲基转移酶不足或活性低增加了骨髓毒性风险。对那些存在TPMT基因型或表型的患者推荐进行TPMT检测
UGT1A1	伊立替康	存在纯合子UGT1A*28等位基因的患者进行伊立替康治疗后发生中性粒细胞减少症的风险增加。因此，对于已知存在纯合子UGT1A*28等位基因的患者需考虑减少伊立替康的起始剂量。

（续　表）

生物标记物	药物	获批的标签内容
DPD缺乏	5-FU，卡培他滨	纯合子患者发生中性粒细胞减少症的风险增加，然而，临床结果存在差异，一些患者表现出能耐受伊立替康的正常起始剂量
		由于二氢嘧啶脱氢酶（DPD）活性不足，5-氟尿嘧啶可引起罕见的、不可预测的严重毒性（如口腔炎，腹泻，中性粒细胞减少症和神经毒性）。不能排除DPD水平下降与5-FU增加潜在致命性毒性的关联性

　　化疗的另一个考虑因素是患者。影响化疗选择和剂量的因素是年龄、伴随疾病状态和体能状态。体能状态可通过东部肿瘤协作组标准或卡氏评分标准测量（表 12-5）。患者可通过他（或她）是否每天的大多数时间卧床不起来衡量。对大多数类型的肿瘤而言，体能状态评分是一个重要的预后因子。如果患者有肾功能不全，化疗药物主要通过肾脏清除，那么必须调整化疗药物剂量。如果患者近期有心肌梗死，临床医生将会衡量应用蒽环类药物治疗的风险及其治疗肿瘤的获益。

表 12-5　体能状态量表

Karnofsky量表说明	Karnofsky标度（%）	Zubrod标度（ECOG）	ECOG量表说明
无主诉；没有疾病证据	100	0	完全活跃，能够从事疾病前所有活动
能够进行正常活动，有轻微症状或体征	90		
勉强可进行正常活动，有一些症状或体征	80	1	体力活动受限，能从事轻体力活动或静态工作
生活可自理，但不能维持正常生活和工作	70		
生活能大部分自理，但偶尔需要别人帮助	60	2	白天卧床时间不超过50%，生活自理，但不能从事任何工作

（续　表）

Karnofsky量表说明	Karnofsky标度（%）	Zubrod标度（ECOG）	ECOG量表说明
常需要人照顾，频繁需要医疗护理	50		
生活不能自理，需要特别照顾和帮助	40	3	白天卧床时间超过50%，部分生活自理
生活严重不能自理，适合住院，虽然不会马上死亡	30		
病重，需要住院和积极支持治疗	20	4	卧床，生活完全不能自理
病危，致命性过程进展迅速	10		
死亡	0		

　　肿瘤治疗另一个重要的考虑因素是由于化疗药物超适应证用药，第三方的高额赔偿。美国癌症协会中心（www.accc-cancer.org）每季度提供一本药物纲要，临床医生可参考这份纲要来核实基于 ICD-9 编码的医保报销覆盖范围。根据FDA 认可的适应证用药，几乎总能获得赔偿。如果有充分的文献支持，保险公司可能支付超适应证用药所产生的赔偿费用。在化疗期间，患者将承受化疗药物相关毒性。国家癌症研究所（NCI）已经提供了一个衡量和分级化疗毒性的标准系统，该系统提供了统一的毒性分级标准，可衡量新药和新的治疗方案（表 12-6）。

表 12-6　选择的 NCI 常见毒性标准

毒性一般	1级轻度	2级中度	3级严重	4级致命性	5级死亡
嗜中性粒细胞减少症	最低值：$1500/mm^3$（$1.5 \times 10^9/L$）	$1500 \sim 1000/mm^3$〔（$1.5 \sim 1$）× $10^9/L$〕	$1000 \sim 500/mm^3$〔（$1.0 \sim 0.5$）× $10^9/L$〕	$<500/mm^3$（$0.5 \times 10^9/L$）	
血小板减少症	最低值：$75000/mm^3$（$75 \times 10^9/L$）	$75000 \sim 50000/mm^3$〔（$75 \sim 50$）× $10^9/L$〕	$50000 \sim 25000/mm^3$〔（$50 \sim 25$）× $10^9/L$〕	$25000/mm^3$（$25 \times 10^9/L$）	死亡

（续　表）

毒性 一般	1级 轻度	2级 中度	3级 严重	4级 致命性	5级 死亡
腹泻	每天大便增加<4次，或造口口中的出量轻度增加	每天大便增加4～6次静脉输液时间<24h，造口口中出量中度增加，不影响ADL	每天大便增加≥7次，非持续性，输液时间≥24h；需住院；造口口中出量显著增加；影响ADL	致命性结果（如血流动力学衰竭）	死亡
食管炎	无症状，仅通过病理学、影像学或内镜下发现异常	进食/吞咽改变，有症状，输液时间<24h	进食/吞咽习惯严重改变；需静脉输液、胃管鼻饲或肠外营养超过24h及以上	致命性结果	死亡
恶心	食欲减退，但不改变饮食习惯	经口进食减少，但未出现明显体重下降、脱水或营养不良；静脉输液<24h	口服热量或液体摄入量不足；需静脉输液、胃管鼻饲或肠外营养超过24h及以上	致命性结果	死亡
呕吐	24h发作1次	24h发作2～5次，输液<24h	24h发作6次以上，静脉输液或肠外营养≥24h	致命性结果	死亡

（六）联合化疗

在决定采用单药还是联合化疗治疗肿瘤时，可类推至抗生素的治疗。使用联合化疗的根本原则是：①药物有不同的药物学作用；②药物有不同的器官毒性；③药物具有积极的抗肿瘤作用，联合应用时有协同作用；④药物之间不会引起明显的相互作用（尽管药物间的相互作用已被仔细研究并处理）。当两种或更多种药物一起使用时，耐药可能减缓，但药物毒性增加。每一类别的化疗药均有相似的不良反应。蒽环类药物可产生心脏毒性，这与蒽环类药物的累积剂量有关。微管蛋白活性药物与神经毒性和肠梗阻有关。烷化剂和继发恶性肿瘤有关。

目前，抗癌药物根据作用机制进行分类。正如图 12-3 所描述的，不同的药物在细胞的不同部位发挥作用。

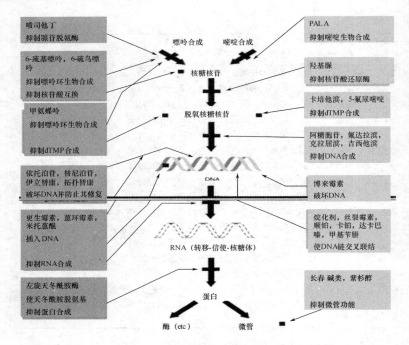

图 12-3　抗肿瘤药物的作用机制

（From Chabner BA，Ryan DP，Paz-Ares L，et al. Antineoplastic agents. //Hardman JG，Limbird LE，Gilman AG. Goodman & Gilman's The Pharmacologic Basis of Therapeutics. 10th ed. New York：McGraw-Hill，2001：1381）

（七）抗代谢药

1. **氟尿嘧啶**　即 5-氟尿嘧啶，通常简称为 5-FU，是尿嘧啶的类似物，它通过二氢嘧啶脱氢酶代谢。5-FU 最终代谢成氟脱氧尿苷单磷酸盐（FdUMP），此物能干扰合成胸苷的胸苷酸合成酶功能。5-FU 的三磷酸盐代谢物能结合 RNA，从而产生 5-FU 的附加细胞毒作用。当 5-FU 持续输注时，它能够抑制胸苷酸合成，而三磷酸盐形式与大剂量给药有关。二氢嘧啶脱氢酶活性低的患者，应用 5-FU 时存在致命性毒性风险。叶酸能提高 FdUMP 抑制胸苷酸合成酶的稳定性，从而加强药物在一定的肿瘤中的活性。5-FU 治疗结肠癌、直肠癌、胃癌、头颈部肿瘤及乳腺癌等肿瘤有效。5-FU 大多数通过肝脏代谢，而最多 15%的药物剂量以原形通过尿液排泄。5-FU 的清除率在女性中为 155L/（m^2·h）［范围 56～466L/（m^2·h）］，男性中则为 179L/（m^2·h）［范围 29～739L/（m^2·hr）］。年龄并没有改变 5-FU 的药代动力学。5-FU 在治疗结直肠癌、乳腺癌、食道癌、胰腺癌、胃癌、直肠癌和头颈部肿瘤时显示出临床活性。5-FU 的不良反应包括口腔炎、腹泻、心脏异常，极少发生小脑毒性。食管炎和胃溃疡也可能出现。一些患者可能出现脱发，但随后用药时头发可再生。近期的一项研究显示，患者接受大剂量 5-FU 治疗时，口中吸允冰棍 30min 可能显著减少黏膜炎发生。神经毒性可包括头痛、视觉障碍和小脑共济失调。心脏毒性可包括 ST 段抬高，这种情况更多见于既往有冠状动脉疾病的患者。

2. 卡培他滨　卡培他滨是 5-FU 的前体，常作为口服药一日二次和餐同服。卡培他滨在结肠癌、直肠癌和乳腺癌显示出药物活性。卡培他滨的毒副作用和 5-FU 相似，包括腹泻、黏膜炎、手足综合征、恶心和骨髓抑制。手足综合征指的是手掌和足底发红、发痒以及起疱。需要教育患者出现手足综合征时通知开药者。国际化标准比值（INR）和凝血酶原时间显著升高，可能发生于正口服华法林的患者最初服用卡培他滨的几天内，患者应该严密监测 INR，或者改华法林为低分子肝素抗凝治疗。苯妥英钠水平可能由于卡培他滨抑制 CYP2C9 而升高。应该教育患者进餐 30min 内口服卡培他滨。

3. 阿糖胞苷　阿糖胞苷常简称为 Ara-C，它是胞嘧啶的类似物，常在细胞内磷酸化成有活性的三磷酸盐形式，能够抑制 DNA 聚合酶。三磷酸盐形式的阿糖胞苷也可能和 DNA 合成一体，导致 DNA 链合成终止，以防止 DNA 延长。这种药物可低剂量持续输注，高剂量间歇性输注或硬膜下腔注射及心室内注射。脂质体形式的阿糖胞苷较少应用于中枢神经系统。阿糖胞苷的药代动力学可通过二室模型很好地描述，其 α 半衰期为 15min，而 β 半衰期则为 2h。阿糖胞苷通过肾脏代谢，肾脏清除率为 90ml/min。阿糖胞苷治疗急性白血病和一些淋巴瘤有效。阿糖胞苷高剂量时的毒性作用包括骨髓抑制、小脑综合征（如眼球震颤、构音障碍和共济失调）和眼睛刺激征，眼睛刺激征需要全天用激素类滴眼液治疗。在肾功能不全患者中，应用高剂量的阿糖胞苷，其中枢神经系统毒性风险增加，因此在肾功能不全患者中，有必要调整阿糖胞苷剂量。

4. 吉西他滨　吉西他滨是一种脱氧胞苷类似物，在结构上和阿糖胞苷相似。吉西他滨抑制 DNA 聚合酶和核苷酸还原酶活性，以抑制 DNA 链延长。吉西他滨的药代动力学可通过二室模型很好地描述，终点半衰期为 6～20min。大概 5%的剂量以原形通过肾脏排泄。吉西他滨在治疗胰腺癌、乳腺癌、肝癌、卵巢癌和肺癌（非小细胞）及一些淋巴瘤中有效。吉西他滨的毒性作用包括骨髓抑制，在给药的头 24h 内出现发热等流感样综合征，给药 48～72h 出现皮疹，溶血性尿毒症性综合征。溶血性尿毒症性综合征并不常见，但它是致命性不良反应。应该建议患者使用对乙酰氨基酚来治疗头 24h 出现的发热。然而，吉西他滨使用 7～10d 后出现的发热，可能与嗜中性粒细胞减少有关，需要立刻进行广谱抗生素治疗。

5. 阿扎胞苷　阿扎胞苷是一种胞嘧啶核苷类似物，能引起DNA 低甲基化，使控制细胞分化及促进正常细胞成熟的基因功能正常化。阿扎胞苷可连续 7d 皮下注射给药，用于治疗白血病前期疾病，即脊髓发育不良综合征。阿扎胞苷的药代动力学可通过二室模型很好地描述，其终末半衰期为 3.4～6.2h，皮下注射药物 30min 即到达高峰浓度。阿扎胞苷治疗脊髓发育不良综合征有效。阿扎胞苷不良反应包括骨髓抑制、肾小管性酸中毒、肾功能不全和注射部位反应等。

6. 地西他滨　2006 年 FDA 批准地西他滨用于治疗脊髓发育不良综合征，它能连接 DNA，直接抑制引起 DNA 低甲基化的 DNA 甲基转移酶。地西他滨的药代动力学可通过二室模型很好地描述，其终末半衰期为 0.5h。地西他滨的不良反应包括骨髓抑制、便秘、水肿、头痛和恶心。

7. 奈拉滨　奈拉滨的适应证是 T 细胞性急性淋巴细胞白血病和 T 细胞淋巴细胞淋巴瘤，这些疾病至少需联合两种其他化疗药物。奈拉滨是一个药物前体，它在白血病细胞中以活化的 5'-三磷酸盐形式存在，能抑制 DNA 合成及细胞死亡。奈拉滨的血浆半衰期大概是 30min。奈拉滨主要通过去甲基化代谢，只有 5%～10% 以原形通过肾代谢。

（八）嘌呤和嘌呤抗代谢药

1. 6-巯基嘌呤　6-巯基嘌呤（6-MP）是一种口服的嘌呤类似物，能够转化成核苷酸抑制嘌呤合成。巯基嘌呤可转化成硫代嘌呤核苷酸，能够被硫代嘌呤 S-甲基转移酶（TPMT）分解，它由基因多态性决定，可引起严重的骨髓抑制。在应用 6-MP 前，需评估 TPMT 状态以降低药物引起的发病及因嗜中性粒细胞减少引起的住院费用。6-MP 很难被吸收，口服后 1～2h 到达峰浓度。在儿科患者中，它的半衰期是 21min，而在成人中则为 47min。6-MP 用于治疗急性淋巴细胞白血病和慢性粒细胞性白血病。它的显著不良反应包括骨髓抑制、轻度恶心、皮疹和胆汁淤积。当别嘌呤醇与 6-MP 联用时，由于别嘌呤醇阻碍 6-MP 代谢，6-MP 的剂量需减至常规剂量的 66%～75%。

2. 6-硫鸟嘌呤　6-硫鸟嘌呤（6-TG）是另一个口服嘌呤类似物，它的作用和 6-MP 相似，正因如此，这两种药物之间存在交叉耐药。然而关于 6-TG 的药代动力学了解甚少，它吸收不完全，大概仅有 30%的剂量吸收。6-TG 可用于治疗急性和慢性粒细胞性白血病。其不良反应包括骨髓抑制、轻度恶心、胆汁淤积，极少发生静脉阻塞性疾病。

3. 氟达拉滨　氟达拉滨是嘌呤腺嘌呤的类似物。它干扰 DNA 聚合酶从而引起 DNA 链终止，通过连接 RNA 抑制 DNA 转录。氟达拉滨去磷酸化迅速，能转化为 2-氟阿糖腺苷酸（2-FLAA），2-FLAA 能进入细胞内磷酸化成有细胞毒性的 2-氟-阿糖三磷腺苷。氟达拉滨可迅速转化为 2-FLAA。2-FLAA 的药代动力学可通过二室模型很好地描述，其 α 半衰期为 0.6h，终末半衰期为 9.3h。氟达拉滨用于治疗慢性淋巴细胞白血病，以及一些淋巴瘤和复发性急性粒细胞性白血病。该药通常每 4 周连续 5d 每日给药。用药后可能出现显著的骨髓抑制，伴随免疫抑制，所以患者易患机会感染。常可见到轻度恶心、呕吐及腹泻。极少出现间质性肺炎。

4. 克拉屈滨　克拉屈滨（2-氯氢脱氧腺苷，或 2-CDA）是一种嘌呤腺苷，一旦它出现三磷酸盐形式就与 DNA 连接，从而抑制 DNA 合成及 DNA 链终止。克拉屈滨的药代动力学可通过二室模型很好地描述，其 α 半衰期是 35min，终末半衰期为 6.7h。它可以连续 7d 持续静脉输注或者每天输注 2h 共 5d，两种方式给药剂量相同。克拉屈滨通常用于治疗毛细胞白血病，因此，它可出现骨髓抑制。不幸的是，这种药物另外的不良反应之一是发热，因此临床医生较难区分于发热是由于药物所致还是感染引起。皮疹出现在大概 50%的毛细胞白血病患者中。克拉屈滨也用于治疗慢性淋巴细胞白血病、复发性低级别非霍奇金淋巴瘤和 Waldenström's 巨球蛋白血症。

5. 氯法拉滨　氯法拉滨是根据氟达拉滨和克拉屈滨的结构合成的，它能够抵抗腺苷脱氨酶的脱氨基作用。氯法拉滨在治疗髓性白血病和骨髓增生异常综合征中显示出活性。氯法拉滨的药代动力学可通过二室模型很好地描述，其终末半衰期大概为 5.2h。氯法拉滨中的 47%与血浆蛋白结合，主要是清蛋白。在儿童中，其 40%～60%的剂量以原形通过尿液排泄。在肾功能不全患者中不需要调整药物剂量。氯法拉滨的不良反应包括骨髓抑制，在15%～25%的患者中，可出现严重但为一过性的肝功能损害，此外还有皮疹和手足综合征。

6. 喷司他丁　喷司他丁是一种腺苷脱氨酶抑制药，而腺苷脱氨酶是一种在嘌呤基础代谢中很重要的酶。喷司他丁不可逆地抑制腺苷脱氨酶，最终阻断通过抑制 RNA 核苷酸还原酶而抑制DNA 合成。喷司他丁的药代动力学可通过二室模型很好地描述，其半衰期在 2.6～6h。当药物以原形主要在肾脏清除时，初步的资料显示在肾功能不全患者中，不需要调整药物剂量。喷司他丁的不良反应包括骨髓抑制、肌肉疼痛、结膜炎和皮疹。

7. 叶酸拮抗药　在嘌呤和胸苷酸合成中需要叶酸携带单碳进行转移反应。二氢叶酸还原酶负责供应胞内减少的用于胸苷酸和嘌呤合成的叶酸。

8. 甲氨蝶呤　甲氨蝶呤抑制恶性细胞和非恶性细胞的二氢叶酸还原酶。当给予高剂量的甲氨蝶呤时，需要给予一种还原的叶酸——亚叶酸，能够防止甲氨蝶呤抑制正常细胞的二氢叶酸还原酶，通常在甲氨蝶呤开始用的 24h 内应用亚叶酸。出于安全考虑，亚叶酸的术语叫 leucovorin，不要叫 folinic acid，因为容易误把药物给成叶酸。需要监测甲氨蝶呤浓度以决定何时停用亚叶酸。一般来讲，当甲氨蝶呤的浓度下降至 5×10^{-8} M 时可停用亚叶酸，尽管这个浓度会随着化疗药物不同而波动。高剂量的甲氨蝶呤可能会引起甲氨蝶呤在肾脏内形成结晶，导致肾功能不全及甲氨蝶呤清除率下降。用碳酸氢钠静脉水化来维持尿液 pH≥7，可帮助防止甲氨蝶呤诱发肾功能不全。甲氨蝶呤的药代动力学可通过二室或三室模型很好地描述。其 α 半衰期＜1h，而 β 半衰期是 3～4h，γ 半衰期是 8～10h，在肾功能受损的患者中，γ 半衰期延长。60%～100%的甲氨蝶呤以药物原形通过肾脏清除。由于甲氨蝶呤通过肾小管分泌清除，因此需避免使用抑制或竞争肾小管分泌的合并用药。在肾功能不全患者中需调整甲氨蝶呤剂量。推荐的剂量调整根据患者的肌酐清除率为 70ml/min 进行划分，70ml/min 是临床试验中患者接受甲氨蝶呤的平均肌酐清除率，然后根据疾病状态按推荐的剂量进行调整。再者，在肾功能损害患者中，建议严密监测甲氨蝶呤浓度。甲氨蝶呤治疗淋巴瘤、胃癌、食管癌、膀胱癌、乳腺癌和急性淋巴细胞白血病有效。甲氨蝶呤的不良反应包括骨髓抑制、恶心、呕吐和黏膜炎。甲氨蝶呤可以以非常低的剂量（如 12mg）通过鞘内注射，或剂量达到 20g 静脉用药，因此临床医生知晓正确的给药路径和给药剂量，以避免药物的较大毒性很关键。甲氨蝶呤可通过鞘内注射进入脑脊液，或直接通过储液囊进入心室。用于鞘内注射或心室内注射的甲氨蝶呤必须是不含防腐剂的。阻碍甲氨蝶呤肾小管分泌的药物有丙磺舒、水杨酸盐类、青霉素 G 和酮洛芬。

9. 培美曲噻　培美曲噻至少通过三个途径抑制胸苷和嘌呤合成。培美曲噻主要以药物原形通过肾排泄，70%～90%的药物剂量 24h 内在尿液中恢复药物原形。肾功能正常的患者，培美曲噻的半衰期为 3.5h。培美曲噻治疗间皮瘤和非小细胞肺癌有效。其不良反应包括骨髓抑制、皮疹、腹泻、恶心和呕吐。患者应该应用叶酸和维生素 B_{12} 以降低骨髓毒性和腹泻发生。叶酸的剂量至少为 400μg/d，使用时间为从培美曲噻治疗的前 5d 开始持续到治疗的整个过程，也可以到培美曲噻最后一次应用后的 21d 停用。维生素 B_{12} 的剂量为 1000μg，在培美曲噻治疗前 1 周肌内注射，以后每 3 周注射一次。在培美曲噻应用前 1d、当天及后 1d 使用地塞米松 4mg/次、1d 2 次以降低皮疹发生及减轻皮疹的严重性。

（九）微管蛋白活性药物

长春花或长春花属植物，可作为长春新碱和长春碱的药物原料，长春新碱和长春碱常被称为长春碱类抗肿瘤药。长春碱类抑制微管装配，从而妨碍有丝分裂中纺锤体形成。需要注意的是，不要混淆长春新碱和长春碱的名称及剂量。

1. 长春新碱　长春新碱可抑制有丝分裂使细胞停止在分裂中期。长春新碱的药代动力学可通过三室模型很好地描述，其 α 半衰期为 0.8min，β 半衰期为 7min，γ 半衰期为 164min。长春新碱和它的代谢物主要通过胆汁排泄，因此在梗阻性肝病患者中需调整剂量。长春新碱治疗肉瘤、Wilms 肿瘤、许多类型的淋巴瘤、多发性骨髓瘤和急性淋巴细胞白血病有效。长春新碱是一种起疱药，可引起严重的神经病变。需要建议患者注意预防长春新碱引起的便秘和肠梗阻。许多临床医生喜欢静脉推注长春新碱 2mg，以预防严重的神经病变，然而，如果化疗的目的是治愈疾病，长春新碱的常用剂量不应该局限于 2mg。一些患者由于长春新碱鞘内注射而死亡，长春新碱必须静脉给药，且需要给所有剂量的药物贴上合适的标签。有报道称，当正接受长春新碱的患者使用伊曲康唑时，可引起严重的神经毒性。在开始使用伊曲康唑的 10d 内，部分患者出现麻痹性肠梗阻、神经性膀胱、深反射消失以及严重的四肢末梢麻痹。临床医生需注意到新的唑类药物与长春新碱合用时药物间潜在的相互作用，同时也需清楚只有当联用的药物所获得的益处明显超过风险时，才进行联合用药。在大多数患者中，需要给予替代的抗真菌药物。

2. 长春碱 长春碱是另一种长春碱类药物，可引起骨髓抑制，但比长春新碱神经毒性低。长春碱的药代动力学可通过三室模型很好地描述，其 α 半衰期为 25min，β 半衰期为 53min，终末半衰期为 19～25h。长春碱治疗膀胱癌、乳腺癌、肾癌和一些淋巴瘤有效。长春碱的剂量倾向于比长春新碱高 1mg/m²。长春碱引起的恶心及呕吐很轻。其他不良反应包括轻度脱发、皮疹、光过敏和口腔炎。

3. 长春瑞滨 起疱剂长春瑞滨，在结构上和长春新碱类似，可引起许多和长春新碱相同的不良反应。长春瑞滨可超过 6～10min 静脉注射，需要忠告患者关于神经病变、肠梗阻和骨髓抑制的不良反应。长春瑞滨的药代动力学可通过三室模型很好地描述，其 α 半衰期为 2～6min，β 半衰期为 1.9h，γ 半衰期为 40h。长春瑞滨治疗乳腺癌和非小细胞肺癌有效。附加的不良反应包括骨髓抑制、感觉异常、轻度恶心和呕吐。

4. 紫杉醇 紫杉醇是紫杉类的一种，它与微管蛋白结合促进微管装配，防止微管解体。紫杉醇的药代动力学可通过二室模型很好地描述，其 α 半衰期为 30～45min，β 半衰期为 4～8h。紫杉醇清除主要通过肝代谢和胆汁分泌。紫杉醇治疗卵巢癌、乳腺癌、非小细胞肺癌、前列腺癌、食管癌、胃癌和头颈部肿瘤有效。紫杉醇的剂量有相当大的可变性，从每周 1h 输注至每 3 周 24h 输注不等。紫杉醇的稀释液聚氧乙烯蓖麻油由乙醇和蓖麻油组成。需要提前做好输液准备，药物不能放于含聚氯乙烯的袋子或管子，且溶液剂需过滤。患者需要接受地塞米松、苯海拉明和 H₂ 受体阻滞药，以预防紫杉醇/聚氧乙烯蓖麻油引起的超敏反应。患者在输液时，也可出现无症状性心动过缓（如心率在 45/min 左右）。在给药后的 3～5d，患者可能主诉持续数天的肌肉疼痛和关节痛。其他常见的不良反应包括骨髓抑制、脸红、神经病变、肠梗阻和全身脱发。由于紫杉醇是 CYP 3A4 的底物，与不接受苯妥英钠治疗的患者相比，接受苯妥英钠治疗的患者紫杉醇的稳态浓度要低30%。当紫杉醇在顺铂之后给药时，它的清除要减少 33%，所以紫杉醇需要在顺铂前使用。

近期，纳米清蛋白结合的紫杉醇，在商业上用于治疗转移性乳腺癌。这种药物没有紫杉醇/聚氧乙烯蓖麻油所出现的严重过敏反应，因此不需给药前使用 H_1 和 H_2 受体阻滞药及激素。纳米清蛋白结合的紫杉醇，输注时间超过 30min，不需要特殊的输液袋或进行过滤。它的药物剂量和最初的紫杉醇不同，所以执业者需意识到所开出的是哪种药物。清蛋白结合的紫杉醇，其药代动力学比紫杉醇显示出更高的清除率及分布更广泛。药物主要通过粪便排泄清除。清蛋白结合的紫杉醇的不良反应包括骨髓抑制、神经病变、肠梗阻、关节痛和肌肉疼痛。

5. 多西他赛　多西他赛是一种半合成紫杉烷，它和微管蛋白结合促进微管装配。多西他赛的药代动力学可通过三室模型很好地描述，其 α 半衰期为 0.08h，β 半衰期为 1.6～1.8h，终末半衰期为 65～73h。多西他赛治疗乳腺癌、非小细胞肺癌、前列腺癌、膀胱癌、食管癌、胃癌、卵巢癌和头颈部肿瘤有效。在多西他赛使用前 1d 开始，连续 3d 应用地塞米松 8mg/次、1d 2 次，用于预防多西他赛相关的液体潴留综合征及可能的高敏反应。液体潴留综合征以水肿和体重增加为特征，对利尿药无反应，液体潴留综合征和累积药物剂量超过 $800mg/m^2$ 有关。多西他赛治疗的其他相关不良反应包括骨髓抑制、脱发和神经病变。

6. 雌莫司汀　雌莫司汀是一种口服药，也抑制微管装配，在细胞的雌二醇受体上有较弱的雌激素活性。大概 75% 的雌莫司汀被吸收。其终末半衰期在 20～24h，主要的排泄途径是非肾排泄。这种药物主要用于治疗前列腺癌，由于它的不良反应而限制了其使用。雌莫司汀的不良反应包括恶心、呕吐、腹泻、血栓栓塞事件和男性乳房发育。

7. 伊沙匹隆　伊沙匹隆是埃博霉素的类似物，它与微管上的 β 微管蛋白亚单位结合，引起微管动力学抑制。伊沙匹隆主要经过 CYP3A4 系统氧化后通过肝清除，其终末半衰期是 52h。大概 5%的药物以原形通过肾排泄。伊沙匹隆的适应证是治疗蒽环类和紫杉烷失败后的转移或局部进展期乳腺癌。其不良反应包括高敏反应、骨髓抑制和外周神经病变。为了减少高敏反应发生，患者需要在用药前使用 H_1 和 H_2 受体阻滞药，激素也需要在给药前使用。

（十）拓扑异构酶抑制药

拓扑异构酶负责缓解 DNA 结构解旋时产生链断裂的压力。拓扑异构酶 I 负责单链断裂，而拓扑异构酶 II 负责双链断裂。

1. 依托泊苷　依托泊苷可通过抑制拓扑异构酶 II 引起多重 DNA 双链断裂。依托泊苷的药代动力学可通过二室模型很好地描述，其 α 半衰期为 0.5～1h，β 半衰期为 3.4～8.3h，大概 30%的剂量以原形通过肾清除。依托泊苷治疗一些类型的淋巴瘤、睾丸癌、肺癌、视网膜母细胞瘤以及不知道原发部位的肿瘤有效。依托泊苷静脉给药稳定性有限，所以最终血浆浓度应该为 0.4mg/ml。静脉给药需缓慢以防低血压发生。口服药物的生物利用度大概为 50%，所以口服剂量大概为静脉剂量的 2 倍。然而，相对低的口服剂量每日使用需持续 1～2 周。依托泊苷的不良反应包括黏膜炎、骨髓抑制、脱发、静脉炎、高敏反应和继发性白血病。

2. 替尼泊苷　替尼泊苷是一种拓扑异构酶 II 抑制药，通常输液时间为 30～60min 以预防低血压发生。替尼泊苷的药代动力学可通过三室模型很好地描述，其 α 半衰期为 0.75h，β 半衰期为 4h，终末半衰期为 20h。有报道显示，儿童中替尼泊苷的清除率具有可变性。替尼泊苷治疗急性淋巴细胞白血病、神经母细胞瘤和非霍奇金淋巴瘤有效。替尼泊苷的不良反应包括骨髓抑制、恶心、呕吐、黏膜炎和静脉刺激征。高敏反应可能是致命性的。

3. 依立替康　依立替康是一种喜树碱类似物，它能够抑制拓扑异构酶 I，通过活化的代谢物 SN38 干扰 DNA 合成，SN38 在体外活性增强 100 倍。依立替康的药代动力学可通过三室模型很好地描述，其 α 半衰期为 0.07h，β 半衰期为 2.2h，终末半衰期为 18h。依立替康治疗结肠癌、直肠癌、宫颈癌和肺癌有效。依立替康诱发的腹泻可能是致命性的。当依立替康应用的前 24h 内发生的腹泻，需要静脉应用阿托品治疗。依立替康应用 24h 后发生的腹泻，需要使用洛哌丁胺每 2h 2mg 或每 4h 4mg，直至腹泻停止 12h。药物的其他不良反应包括骨髓抑制、疲劳和脱发。有纯合子 UGT1A1* 28 的个体，发生中性粒细胞减少性发热及腹泻风险增加，因此需要预先考虑减少依立替康一个水平剂量。有杂合子 UGT1A1* 28 的个体需严密监测血象。

4. 拓扑替康　拓扑替康抑制拓扑异构酶 I，从而引起单链 DNA 断裂。拓扑替康的药代动力学可通过二室模型很好地描述，其终末半衰期为 80～180min，肾脏清除占据大概 70%的药物清除。拓扑替康治疗卵巢癌、肺癌、骨髓增生异常综合征和急性髓性白血病有效。静脉用药可每天 1 次，连续 5d，也可以每周 1 次。拓扑替康的不良反应包括骨髓抑制、黏膜炎和腹泻。

（十一）蒽环类

所有的蒽环类包含四个蒽环，一个发色团以及一个附加的糖基。形成于蒽环类的自由基和氧气结合，形成过氧化物，从而形成过氧化氢。不含氧的自由基是造成心脏损害和药物外渗损伤的原因。柔红霉素、多柔比星、表柔比星和伊达比星都可引起心脏毒性，可表现为充血性心力衰竭/有症状性心肌病，此外还可出现黏膜炎和骨髓抑制。这些药物均是起疱剂，如药物外渗，可引起明显的组织损害。

1. 柔红霉素　柔红霉素是蒽环类的一种，有时候被称为抗肿瘤抗生素。柔红霉素插入 DNA 的碱基对中，引起 DNA 的结构改变。然而，细胞毒的主要机制是抑制拓扑异构酶Ⅱ。柔红霉素的药代动力学可通过二室模型很好地描述，其终末半衰期为 20h。柔红霉素和其羟基化代谢物主要清除途径是肝胆分泌。柔红霉素治疗急性淋巴细胞白血病、非霍奇金淋巴瘤、神经母细胞瘤、尤因和卡波肉瘤有效。骨髓抑制是药物的主要毒性，伴随症状包括脱发、口腔炎、轻-中度恶心及呕吐，此外药物还可出现尿色发红，所以需要教育患者注意药物的不良反应。心脏毒性是剂量相关的，可表现为充血性心力衰竭。为了降低心脏毒性风险，超过 2 岁的儿童，药物最大累积剂量是 $300mg/m^2$，而成人的累积剂量为 $400\sim600mg/m^2$。在治疗前，需测量心室射血分数，如果治疗持续进行，那么需定期测量心室射血分数。如果心室射血分数的基线下降 $10\%\sim20\%$，治疗需要停止。柔红霉素也是一种起疱剂。

2. 多柔比星　柔红霉素加上一个羟基，形成药物羟基柔红霉素（CHOP 方案中的 H），或者是多柔比星，可抑制拓扑异构酶Ⅱ。多柔比星的药代动力学可通过二室或三室模型很好地描述，其终末半衰期为 $30\sim40h$。多柔比星代谢广泛，主要的代谢产物也是一种心脏毒素。胆汁排泄占据大概 40% 的药物排泄，有胆汁淤积的患者，接受标准剂量多柔比星后毒性作用增加。多柔比星治疗乳腺癌、食管癌、膀胱癌、肺癌、卵巢癌、头颈部肿瘤、淋巴瘤和多发骨髓瘤有效。这种红色的药物会引起尿液呈橘红色。累积剂量超过 $550mg/m^2$ 可引发心肌病。多柔比星也是一种起疱剂，当腹腔给药时，可引起明显疼痛。其他的不良反应包括骨髓抑制、脱发、黏膜炎、恶心和呕吐。

3. 多柔比星脂质体 多柔比星脂质体是一种刺激物，但不是起疱剂，它的剂量与多柔比星不同，所以临床医生开这两种药物时需要非常仔细。多柔比星脂质体的药代动力学可通过二室模型很好地描述，其终末半衰期为 30～90h。多柔比星脂质体治疗乳腺和卵巢癌、多发骨髓瘤和卡波肉瘤疗效显著。不良反应包括黏膜炎、骨髓抑制、脱发和手足综合征。多柔比星脂质体的心脏毒性比多柔比星少。

4. 表柔比星 表柔比星同时抑制 DNA 和 RNA 聚合酶，因此抑制核酸合成和拓扑异构酶-Ⅱ。表柔比星的药代动力学可通过三室模型很好地描述，其 α 半衰期为 4～5min，β 半衰期为 2.4h，终末半衰期为 30h。有胆汁淤积的患者，需适当调整表柔比星的剂量，原因在于大概 35% 的药物剂量通过胆汁分泌排泄。表柔比星治疗乳腺癌、食管癌、肺癌、卵巢癌和胃癌有效。表柔比星也用于治疗淋巴瘤和软组织肉瘤。表柔比星累积剂量超过 $900mg/m^2$ 可能出现心肌病，所以与多柔比星同等剂量相比，这种药物心脏毒性要少一些。这个拓扑异构酶Ⅱ抑制药可能引起橘红色尿、骨髓抑制、脱发和明显的恶心、呕吐。

5. 伊达比星 伊达比星抑制 DNA 和 RNA 聚合酶，也抑制拓扑异构酶Ⅱ。伊达比星的药代动力学可通过三室模型很好地描述，其 α 半衰期为 13min，β 半衰期为 2.4h，终末半衰期为 16h。伊达比星可代谢成有活性的代谢物-Ida 酚，它的半衰期是 41～69h。伊达比星和 Ida 酚都在肝经胆汁排泄。伊达比星治疗急性白血病、慢性粒细胞性白血病和骨髓增生异常综合征有效。伊达比星在累积剂量超过 $150mg/m^2$ 可引起心肌病，和其他蒽环类药物合用会产生累积的心脏毒作用。伊达比星是一种起疱剂，会引起橘红色尿、黏膜炎、轻-中度恶心和呕吐以及骨髓抑制。

6. 米托蒽醌 这个品蓝色的蒽环类药物，通过抑制 DNA 拓扑异构酶Ⅱ发挥作用。它的药代动力学为三相模式，α-半衰期3～10min，β-半衰期0.3～3h，平均终末半衰期为12d。主要通过胆汁排泄，不到10%的药物通过肾排泄。该药用于治疗急性白血病，乳腺癌和前列腺癌，非霍奇金淋巴瘤。主要不良反应为骨髓抑制，黏膜炎，恶心呕吐和心脏毒性。对未用过蒽环类药物患者或未行纵隔放疗的患者，累计极限药物剂量为160mg/m²。对已经接受过多柔比星或柔红霉素的患者，药物累积剂量不能超过120mg/m²。需要告诉患者服药后的尿会变成蓝绿色。

病例分析 1

AB 是一位 40 岁的白种妇女，近期她由于不舒服了好几天，并出现发热而去急诊就诊。她的白细胞超过 100×10⁹/L（100×10³/μl），超过85%的是原始细胞，暗示存在急性白血病。AB 被直接收住入院开始化疗。肿瘤科医生开了正常剂量的伊达比星，剂量为12mg/（m²·d）×3d＋阿糖胞苷100mg/（m²·d）×7d输注来治疗急性粒细胞性白血病。她的基础实验室检查结果是白细胞明显升高，肌酐浓度为 2.5mg/dl（221μmol/L），胆红素水平是1.6mg/dl（27μmol/L）。

她的化疗剂量需要调整吗？如果需要调整，那么你如何调整剂量呢？

当她接受化疗时需要监测什么呢？

（十二）烷化剂

烷化剂是化疗药中最古老的一类。烷化剂可以将一个烷基加到 DNA 上，从而抑制 DNA 复制，原因在于 DNA 链互相联结，不能分开。

1. 白消安　白消安是一种烷化剂，能够形成 DNA-DNA 和 DNA 蛋白交叉联结以抑制 DNA 复制。口服的白消安吸收良好，终末半衰期为 2～2.5h，主要以代谢产物方式清除。该药用于治疗急性粒细胞性白血病和慢性髓细胞性白血病。不良反应包括骨髓抑制、皮肤皱褶处色素沉着以及少见的肺纤维化。骨髓移植预备期，用高剂量白消安会导致严重恶心及呕吐、阵挛性癫痫发作和窦状隙阻塞综合征（以前所知的为静脉阻塞性疾病）。接受高剂量白消安的患者，需要预防性服用抗惊厥药。

2. 环磷酰胺　环磷酰胺通过 DNA 链交叉联结阻止细胞分裂。环磷酰胺由磷酰胺芥子气和丙烯醛活化而来。丙烯醛没有抗肿瘤作用，但它可引起出血性膀胱炎。环磷酰胺的药代动力学可通过二室模型很好地阐述，其终末半衰期为 4～10h。大概 15% 的药物剂量以原形通过肾排泄。该药用于治疗各种类型的肿瘤，范围可包括白血病、淋巴瘤、乳腺癌和卵巢癌。无论药物是口服还是静脉用，必须教育患者水化和利尿以预防出血性膀胱炎的重要性。用药 12h 后，可出现恶心及呕吐，所以患者在用药急性期需要使用止吐药。其他的不良反应包括骨髓抑制、脱发、抗利尿激素分泌不当综合征（SIADH）（通常剂量超过 50mg/kg 时）、继发恶性肿瘤（如膀胱癌和急性白血病）及不孕症。

3. 异环磷酰胺　出血性膀胱炎是异环磷酰胺的主要不良反应，因此应用异环磷酰胺时，需使用美司钠及进行水化。美司钠可以与异环磷酰胺相等的剂量，与异环磷酰胺混合在同一个输液袋中，或者以 20% 的异环磷酰胺剂量，分三次于化疗前，化疗后 4h、8h 滴注。异环磷酰胺的药代动力学可通过单室模型很好地阐述，其终末半衰期为 7～15h。大概 50% 的药物剂量以原形通过肾排泄。该药用于治疗急性淋巴细胞白血病、淋巴瘤、乳腺癌、卵巢癌、肺癌和头颈部肿瘤。中枢神经系统不良反应如意识模糊、谵妄和嗜睡与高剂量快速输液有关。

病例分析 2

JP 因淋巴瘤在接下来的 3d 要进行抑制骨髓的化疗药治疗。化疗药顺序为异环磷酰胺、卡铂和依托泊苷。这个周期的化疗目的在于缓解肿瘤，以便淋巴瘤能通过骨髓移植治愈。

在他用异环磷酰胺时缺了什么药吗？

患者接受异环磷酰胺治疗时需得到什么说明呢？

4. 卡莫司汀　卡莫司汀是一种亚硝基脲，它能使 DNA 链交叉联结而抑制 DNA 复制。卡莫司汀在乙醇作用下能重构，当静脉给药时，它能透过血脑屏障。它也可以形成薄片植入到脑部肿瘤中。卡莫司汀的药代动力学可通过二室模型很好地阐述，其 α 半衰期为 6min，终末半衰期为 21min。该药用于治疗淋巴瘤、黑色素瘤和颅内肿瘤。不良反应包括骨髓抑制、严重的恶心和呕吐，长期治疗可出现肺纤维化。

5. 洛莫司汀　洛莫司汀是一种口服的亚硝基脲烷化剂。它可迅速转化为顺-和反-4-羟基代谢物。这两种代谢物的半衰期为 2～4h。洛莫司汀用于治疗非霍奇金淋巴瘤和黑色素瘤。不良反应与那些卡莫司汀引起的相似。患者应该在 1 个周期一次性接受足量药物，以防止混乱及意外药物过量。

6. 达卡巴嗪　达卡巴嗪的确切作用机制尚不清楚，它表现为抑制 DNA、RNA 及蛋白合成。达卡巴嗪可从血浆中迅速消失，其终末半衰期大概 40min，达卡巴嗪用于治疗黑色素瘤、霍奇金淋巴瘤和软组织肿瘤。不良反应包括骨髓抑制、严重恶心及呕吐。此外，治疗后大概 1 周，可出现流感样综合征，持续时间为 1～3 周。

7. 替莫唑胺　替莫唑胺是一种口服活性药物，其作用机制和达卡巴嗪一样。它吸收良好，可透过血脑屏障。替莫唑胺可酶解，转化为有活性的代谢产物 5-（3-甲基三氮烯基）-咪唑-4-甲酰胺。替莫唑胺的终末半衰期为 1.8h，平均达峰时间为 1.4h，一小部分药物以原形通过肾排泄。替莫唑胺的活性代谢产物终末半衰期为 1.5h，并以原形代谢。替莫唑胺用于治疗黑色素瘤、复发性间变性星形细胞瘤、多形性成胶质细胞瘤。如果在睡前口服药物，恶心可能减轻。由于接受替莫唑胺治疗的患者，可能出现继发于颅内肿瘤的意识模糊，且药物剂量包括多种类型，所有开药者需注意简化方案，以避免药物过量。

8. 丙卡巴肼　虽然丙卡巴肼的确切作用机制尚不明确，但它确实抑制 DNA、RNA 和蛋白合成。它的药代动力学尚未充分描述，但药物可广泛代谢。丙卡巴肼最常见用于治疗淋巴瘤。骨髓抑制是主要的不良反应。偶尔出现伴随治疗的恶心、呕吐和流感样症状。由于丙卡巴肼是一种单胺氧化酶抑制药，因此必须告诫患者避免食用富含酪胺的食物。需要给患者提供食物和酒水的清单以避免发生高血压危象。摄取酒精后，患者可能出现酒精成瘾样症状。

9. 苯达莫司汀　苯达莫司汀有三个化学活性基团：一个 2-氯乙基，一个丁酸侧链和一个苯并咪唑环。2-氯乙基具有烷基化特性，与苯丁酸氮芥和其他药物一样具有氮芥。丁酸侧链具有水溶性。苯并咪唑环在结构上与嘌呤环相似，在苯丁酸氮芥上占据了苯环的位置。苯达莫司汀用于治疗慢性淋巴细胞性白血病和非霍奇金淋巴瘤。该药的推荐剂量为 100mg/m²，可在 28d 为一周期中的第 1、2 天静脉超过 30min 应用。苯达莫司汀在肝氧化成两种弱的代谢活性产物，45% 的药物剂量以原形通过肾排泄。它的终末半衰期大概是 40min。不良反应包括恶心、呕吐、骨髓抑制、头痛和呼吸困难。

10. 噻替哌　噻替哌是一种烷化剂，它作用于 DNA 的磷酸基，引起染色体交叉联结。噻替哌的药代动力学可通过二室模型很好地阐述，其 α 半衰期为 6～24min，终末半衰期为 78～160min。该药用于治疗乳腺癌、膀胱癌、卵巢癌、癌性脑膜炎和恶性积液。通常静脉或囊内给药。它也可以鞘内给药。不良反应包括骨髓抑制、恶心、呕吐和静脉刺激征。

（十三）重金属药物

铂类药物可形成有反应性的铂类复合物联结到细胞，所以每一种药物的药代动力学均与铂有关，既可以是游离的，也可以是联结的，而非药物前体。

1. 顺铂　顺铂可引起 DNA 链内及链间交叉联结以抑制 DNA 合成。顺铂的药代动力学可通过三室模型很好地阐述，其 α 半衰期为 20min，β 半衰期为 48～70min，终末半衰期为 24h。90% 的药物通过肾小球滤过和肾小管分泌清除。顺铂用于治疗各种各样的肿瘤，从头颈部肿瘤到肛门癌，包括许多类型的淋巴瘤和原发病灶未知的肿瘤。顺铂是高致吐性药物，即使每天给予低剂量药物，连用 5d 的状态下，也会引起迟发的恶心及呕吐症状。患者需要使用强效的止吐药物来治疗急性及迟发性呕吐。如果使用顺铂时不进行充分的水化，患者可能会出现明显的肾毒性和电解质紊乱。顺铂引起的耳毒性（可表现为高频听力丧失）和手套、袜套样神经病变限制了它的使用。

2. 卡铂　尽管卡铂具有和顺铂一样的作用机制，但它的毒不良反应比顺铂小得多。卡铂的药代动力学可通过二室模型很好地阐述，其 α 半衰期为 90min，终末半衰期为 180min。卡铂几乎完全通过肾的肾小球滤过和肾小管分泌进行清除。许多化疗方案中卡铂的剂量是基于曲线下面积（AUC）来计算的，其公式被称为 Calvert 方程。根据 Calvert 方程，卡铂的毫克剂量 =（CrCl + 25）× AUC。卡铂可用于治疗卵巢癌、肺癌、乳腺癌、睾丸癌、食管癌、头颈部肿瘤和淋巴瘤。不良反应包括血小板减少症、恶心、呕吐和高敏反应。

3. 奥沙利铂　奥沙利铂的药代动力学可通过三室模型很好地阐述，其 α 半衰期为 0.28h，β 半衰期为 16.3h，终末半衰期为 273h。奥沙利铂可用于治疗结直肠癌。奥沙利铂的作用机制和顺铂、卡铂相似，它可造成冷刺激诱发的神经病变。必须告诫患者在用药的第 1 周，避免喝冷饮，从冰箱取物时戴手套，寒冷天气时穿上防护服。手套、袜套样神经病变也可发生于长期用药时。其他不良反应包括高敏反应、中度的恶心和呕吐。

（十四）mTOR 抑制药

哺乳动物西罗莫司靶蛋白(mTOR)是磷脂酰肌醇 3-激酶/ Akt 信号通路下游的一种效应蛋白。该信号途径控制蛋白转化、调节细胞生长和增殖以及血管生成和细胞存活。

坦罗莫司　mTOR 是一种细胞内复合物，通过磷酸化转录调节剂刺激蛋白合成，并有助于蛋白降解和血管生成。坦罗莫司被批准用于治疗进展期肾细胞癌。它的药代动力学可通过二室模型很好地阐述，其终末半衰期为 13～25h。坦罗莫司主要通过粪便排泄。坦罗莫司和它的代谢产物西罗莫司是细胞色素 P4503A4/5 同工酶的底物。主要的不良反应包括黏膜炎、腹泻、斑丘疹、恶心、白细胞减少症、血小板减少症和高血糖。

（十五）其他药物

1. 六甲蜜胺　六甲蜜胺，即先前所熟知的六甲三聚氰胺，它在结构上和烷化剂相似，在烷化剂耐药的肿瘤细胞中具有抗癌活性。它口服吸收良好，在肝内可迅速、广泛地去甲基化。用药后 0.5～3h 达到血浆峰浓度。其终末半衰期是 4.7～10.2h。六甲蜜胺用于治疗卵巢癌和肺癌。这种口服药物存在剂量限制性不良反应，如厌食、恶心、呕吐、腹泻和腹部痉挛。其他不良反应包括神经病变、烦躁、意识模糊和抑郁。

2. 博来霉素　博来霉素是多肽类混合物，以单位表达药物活性，1U 相当于 1mg。博来霉素可造成 DNA 链断裂。它的药代动力学可通过二室模型很好地阐述，其 α 半衰期为 10～20min，终末清除半衰期为 2～3h，在肾功能损害的患者中可延长至 21h。该药用于治疗睾丸癌、恶性胸腔积液、皮肤鳞状细胞癌和卡波肉瘤。用药时可能出现高敏反应和发热，所以需预防性应用对乙酰氨基酚。最严重的不良反应是肺毒性，可表现为干咳、呼吸困难、啰音和肺浸润等肺炎症状。肺功能检查可显示一氧化碳弥散能力下降以及限制性通气功能改变。"博来霉素肺"和累积药物剂量＞400U 有关，而总剂量为 150U 时极少发生。在胸部放疗及高氧状态下肺毒性是潜在的。其他的不良反应包括发热，伴或不伴发冷，轻～中度脱发、恶心及呕吐。博来霉素用于治疗恶心积液时的剂量是 15～60U，可通过留置管注入病灶区域。博来霉素用药后，需夹闭积液引流管一段时间（根据积液的位置夹闭时间不同），然后监测引流的积液量，以确定博来霉素治疗是否有效。

3. 羟基脲　羟基脲是一种抑制核苷酸还原酶的口服药，它能使核苷酸转化为脱氧核苷酸，用于 DNA 的合成和修复。口服给药后 1～2h 达到峰浓度。大概 50% 的药物在肝降解形成尿素和二氧化碳。剩下的药物通过肾清除。半衰期为 3.5～4.5h。该药用于治疗慢性髓细胞性白血病、真性红细胞增多症。主要的不良反应是骨髓抑制、恶心、呕吐、腹泻和便秘。皮疹、黏膜炎和肾小管损害极少发生。

4. 门冬酰胺酶　门冬酰胺酶是一种可能由大肠埃希杆菌产生的酶。门冬酰胺酶可水解门冬酰胺为天门冬氨酸和氨，从而抑制蛋白合成。门冬酰胺酶的药代动力学可通过二室模型很好地阐述，其初期半衰期为 4～9h，终末清除半衰期为 1.4～1.8d。该药用于治疗急性淋巴细胞白血病和儿童急性髓性白血病。当药物间隔是 7d 或更长时，可能出现严重的过敏反应，所以给予门冬酰胺酶治疗后需密切观察患者。在治疗期间，可发生胰腺炎和纤维蛋白原消耗。因此，需要补充纤维蛋白原以预防弥散性血管内凝血和致命性出血。如果患者对门冬酰胺酶出现过敏反应，可使用培门冬酶。培门冬酶是门冬酰胺酶联结聚乙二醇修饰而成，它能延长半衰期，允许低剂量低频率给药。不首选培门冬酶的原因是费用高和有效性低。

5.　三氧化二砷　三氧化二砷，近期被批准用于治疗急性早幼粒细胞白血病，它可诱导肿瘤细胞变成成熟的正常细胞，也可诱导细胞程序化死亡或凋亡。三氧化二砷的药代动力学可通过二室模型很好地阐述，其 α 半衰期为 0.89h，β 半衰期为 12.1h。低于 10% 的药物剂量通过肾排泄。

三氧化二砷可引起 QT 间期延长，所以在每一次给药前需进行心电图检查，其他可能引起 QT 间期延长的药物在治疗期间应避免使用。治疗期间需监测血钾和镁，并进行补充治疗以避免 QT 间期延长。其他不良反应包括皮肤发干、发痒、恶心、呕吐、食欲减退和血肝酶升高。另一个严重但不常见的不良反应是类似于维 A 酸综合征的综合征，可表现为和三氧化二砷治疗相关的类似肺炎的症状。

6.　丝裂霉素 C　丝裂霉素 C 是一种烷化剂，它可引起 DNA 链联结以抑制 DNA 和 RNA 合成。它的药代动力学可通过二室模型很好地阐述，其 α 半衰期为 8min，终末半衰期是 48min。肝代谢是药物的主要清除途径。丝裂霉素 C 可用于治疗肛门癌、膀胱癌、宫颈癌、胆囊癌、食管癌和胃癌。不良反应包括骨髓抑制和黏膜炎。此外，它还是一种起疱剂。

7.　维 A 酸　维 A 酸也被称为全反式维 A 酸，它代表了所有的全反式维 A 酸，它是一种无细胞毒性的视黄酸，但可促进早幼粒细胞成熟，主要针对具有 t（15；17）细胞生成标志的肿瘤细胞。口服给药后 1～2h 达到峰浓度。其清除半衰期是 21～50min。这些栗金色胶囊的剂量是 45mg/（m^2·d），分两次服用。主要的不良反应是维 A 酸综合征，可在治疗后的前几天至治疗结束的任何时间发生，症状包括发热、呼吸窘迫和低血压。胸片可显示肺炎样改变。当患者可能存在粒细胞减少引起的肺炎时，很容易跟维 A 酸综合征混淆。维 A 酸综合征的治疗方法是每 12h 静脉推注地塞米松 10mg，综合征可能在地塞米松开始治疗的 24h 内好转。然而，在粒细胞减少性发热患者中，使用激素可进一步加重治疗相关性感染。

8. 沙利度胺　1957 年 10 月 1 日，沙利度胺作为镇静催眠药进入市场，当怀孕妇女服用它时，引起婴儿严重的肢体畸形（海豹肢症）。它可用于治疗麻风病，现在它是治疗多发骨髓瘤的药物之一。虽然沙利度胺被认为是一种血管生成抑制药，但其作用机制尚不明确。可能的作用机制包括游离氧自由基对 DNA 的损害，抑制肿瘤坏死因子 α 产生，改变肿瘤细胞黏附，以及改变影响肿瘤细胞生长的细胞因子。沙利度胺的药代动力学显示其达峰时间为 2～3h，终末半衰期为 4～7h。沙利度胺用于治疗多发骨髓瘤，对于是否适合治疗其他一些肿瘤尚在研究中。由于沙利度胺存在潜在的致海豹肢症的风险，不但要告知患者，还要让患者伴侣知晓沙利度胺的相关风险。内科医生需要注册后，才有沙利度胺的处方权。只有当患者和内科医师完成每个月一次的调查后，药剂师才能按处方配药。

9. 来那度胺　来那度胺被批准用于治疗 5q 缺失的骨髓增生异常综合征和多发骨髓瘤。由于来那度胺是沙利度胺的类似物，因此需要采取所有相同的预防措施以预防海豹肢症。来那度胺的达峰时间是 0.5～4h，终末半衰期为 3～9h。大概 65% 来那度胺以原形通过尿液排泄，其清除率超过肾小球滤过率。在肾功能损害的患者中，需要调整药物剂量。来那度胺用于治疗骨髓增生异常综合征和多发骨髓瘤。不良反应包括中性粒细胞减少症、血小板减少症、深静脉血栓形成和肺栓塞。

10. 蓓萨罗丁 蓓萨罗丁是一种类视黄醇，可选择性地活化影响细胞分化和增殖的类视黄醇 X。服用药物后的达峰时间大概是 2h，其终末半衰期为 7h。蓓萨罗丁主要通过肝胆管系统清除。该药适用于治疗对其他治疗耐药的有皮肤表现的皮肤 T 细胞淋巴瘤。不良反应包括高胆固醇血症、三酰甘油（甘油三酯）升高、胰腺炎、甲状腺功能减退、白细胞减少症、头痛和皮肤发干。

11. 伏立诺他 伏立诺他的适应证是其他药物治疗后进展、持续及复发性皮肤 T 细胞淋巴瘤。伏立诺他抑制组蛋白去乙酰化酶的活性，从而抑制基因转录。该药主要通过酸化和水解成无药理学活性的代谢产物被清除，其终末半衰期为 2h。不良反应包括腹泻、乏力、恶心、呕吐、高胆固醇血症、高三酰甘油血症和高血糖症。除了贫血、血小板减少症和嗜中性粒细胞减少症，患者治疗期间也可出现肺栓塞和深静脉血栓。

（十六）免疫治疗

1. 干扰素 干扰素可分为干扰素-α、干扰素-β 和干扰素-γ，其中干扰素-α 用于治疗肿瘤。干扰素可强化免疫系统对肿瘤细胞的攻击，减少新生血管形成，能增加肿瘤细胞表面抗原的表达。干扰素的清除半衰期是 3.7～8.5h。该药通过肾小球滤过然后在肾小管重吸收时降解。干扰素用于治疗黑色素瘤、肾癌、卡波肉瘤、慢性髓性和淋巴细胞性白血病。不幸的是，由于患者使用该药时可出现发热、畏寒等流感样症状，所以患者对干扰素的耐受性并不佳。其他不良反应包括抑郁、心神不安和乏力。预先应用对乙酰氨基酚可帮助减轻减少药物长期使用的流感样症状。

2. 阿地白介素　阿地白介素，通常称为白介素-2，它是一种淋巴因子，能够促进 B 细胞和 T 细胞增殖，触发细胞因子联级反应以攻击肿瘤。它的药代动力学可通过二室模型很好地阐述，其 α 半衰期为 13min，终末半衰期为 85min。阿地白介素既通过肾小球滤过清除，也通过肾小管分泌清除。该药用于治疗肾癌和黑色素瘤。不良反应可因剂量和给药途径而不同。静脉高剂量使用白介素-2，可出现药物诱发的休克样症状。尽管给予大量静脉补液，患者仍可出现低血压。患者可出现皮肤发红、发痒，水电解质失衡，当接受预先给予的对乙酰氨基酚和非甾体类消炎药时，可出现高热。严重的畏寒、寒战需静脉使用哌替啶以控制症状。所有的不良反应可在药物停止使用的 24h 内消退。皮下给药的毒性作用要小得多。然而，皮下给药可出现注射部位小结节形成，需要几个月才能消退。除非患者出现致命性急症，患者进行阿地白介素治疗时，不应该使用激素。即使是局部给药，激素将会使所有症状复发，并抑制阿地白介素的抗肿瘤效应。皮肤发红、发痒可局部使用乳剂和抗组胺药。

3. 地尼白介素　地尼白介素是由白介素-2 的活性片段和白喉毒素合成的。它可与肿瘤细胞（和其他细胞）表面的高亲和力的白介素-2 受体结合，分子的毒素部分可抑制蛋白合成，从而导致细胞死亡。它的药代动力学可通过二室模型很好地阐述，其 α 半衰期为 2～5min，终末半衰期为 70～80min。该药用于治疗表达 CD25 受体的持续性或复发性皮肤 T 细胞淋巴瘤。不良反应包括血管渗漏综合征、发热/畏寒、高敏反应、低血压、厌食、腹泻、恶心和呕吐。

（十七）单克隆抗体

细胞表面的抗原被称为 CD，它代表"分化簇"。产生的抗体主要针对特殊的抗原。通常静脉给药时，抗体结合抗原，可通过补体介导的细胞毒作用触发免疫系统造成细胞死亡，或者是肿瘤细胞内部形成抗原抗体复合物造成细胞死亡。单克隆抗体也可运载放射活性物质，有时被称为热抗体，可用于放射免疫治疗，所以放射性物质可运送至肿瘤细胞。不含放射性物质的抗体被称为冷抗体。所有单克隆抗体的末尾均有后缀-mab。在-mab 前进行划分暗示单克隆抗体的来源（表 12-7）。当首次性单克隆抗体治疗时，医师需考虑抗体来源。人源化越少的抗体，患者发生过敏反应的概率越大。人源化越多的抗体，患者发生反应的概率越低。对抗体反应的严重性可从发热、寒战到致命性过敏反应（这可引起患者死亡）。在首次给单克隆抗体时常预先应用对乙酰氨基酚和苯海拉明。如严重反应发生时，需立即停止输注单克隆抗体，患者可接受抗组胺药、激素和其他支持治疗。

表 12-7　单克隆抗体的分类来源标志

U	人类
O	鼠
A	大鼠
E	仓鼠
I	灵长类动物
Xi	人源和动物源的交叉

1. 阿仑单抗　阿仑单抗是针对 B 淋巴细胞和 T 淋巴细胞表面 CD52 受体的抗体。它的药代动力学显示，其终末半衰期为 7d。阿仑单抗用于治疗慢性淋巴细胞性白血病。不良反应包括严重和持久的骨髓抑制，这就使得有必要预防性应用复方新诺明和抗病毒药以预防机会感染。

2. 贝伐单抗　贝伐单抗是一种人源化单克隆抗体，它可与血管内皮生长因子联结，可防止血管内皮生长因子和它的受体联结，最终抑制血管生成。贝伐单抗的药代动力学显示，其终末半衰期是 21d，它的容积分布和局部血管外分布一致。该药用于治疗结直肠癌、肾癌、肺癌、乳腺癌和头颈部肿瘤。长期用药时，患者可出现高血压。严重的不良反应包括伤口愈合困难、血栓事件、蛋白尿、出血和穿孔。

3. 西妥昔单抗　西妥昔单抗是一种联结表皮生长因子受体（EGFR），以抑制 EGFR 活化的嵌合型抗体。近期研究显示，存在 KRAS 突变的结直肠肿瘤对西妥昔单抗治疗无效，因此在开始治疗前需检测肿瘤的 KRAS 突变状态。西妥昔单抗的药代动力学显示，它的容积分布接近于血管内分布，其终末半衰期为70～100h。该药用于治疗结直肠癌和头颈部肿瘤。开始治疗后的 1～3 周，患者的脸上和上身可出现痤疮样皮疹。其他不良反应包括高敏反应、间质性肺疾病、发热、心神不安、腹泻、腹痛、恶心和呕吐。

4. 吉妥单抗　吉妥单抗是一种针对 CD33 受体的人源化抗体，CD33 可在 80% 的急性髓性白血病细胞中表达。该抗体可与卡奇霉素联结，当细胞内形成抗原抗体复合物后，卡奇霉素这个细胞毒素可在胞内释放。吉妥单抗的药代动力学显示，其抗体部分的终末半衰期是67～78h，而卡奇霉素的终末半衰期大概45h。该药用于治疗急性髓性白血病。当完成输液治疗时，患者可发生严重的畏寒、寒战，静脉应用哌替啶有效。预防性药物包括对乙酰氨基酚、苯海拉明和甲泼尼龙。

5. 替伊莫单抗　这个"热抗体"和钇联结，能和 B 淋巴细胞上的 CD20 抗体结合（见下面的利妥昔单抗）。给药后的数周内可出现血液学毒性，需要数周后恢复。

6. 帕尼单抗　帕尼单抗和 EGFR 结合以防止受体自身磷酸化及受体相关激酶活化，从而抑制细胞生长和诱发细胞凋亡。近期的资料显示无 KRAS 突变的结直肠肿瘤对帕尼单抗治疗有效，患者的中位疾病进展时间延长。帕尼单抗显示非线性药代动力学，其终末半衰期为 7.5d。不良反应包括皮炎、皮肤瘙痒、剥脱性皮疹、输液反应、肺纤维化、腹泻、低镁血症、低钙血症和光过敏。

　　7. 利妥昔单抗　利妥昔单抗是一种针对 B 淋巴细胞表面表达的 CD20 受体的单克隆抗体。抗体可通过肿瘤细胞的流式细胞学检查检出。抗体依赖的细胞毒性可造成细胞死亡。药物的药代动力学可通过二室模型很好地阐述，其首次给药后的终末半衰期是 76h，第四次给药后的终末半衰期是 205h。利妥昔单抗用于治疗 CD20 阳性的 B 细胞淋巴瘤。不良反应包括高敏反应、低血压、发热、寒战、皮疹、头痛、轻至中度的恶心及呕吐。

　　8. 托西莫单抗　这个"热抗体"和放射活性碘联结，并与 B 淋巴细胞表达的 CD20 受体结合（见上面的利妥昔单抗）。该药用于治疗非霍奇金淋巴瘤。给药后数周内可出现血液学毒性，可能持续数月。由于放射活性碘可能对甲状腺有不良反应，所有的患者必须接受抗甲状腺药物治疗。

　　9. 曲妥珠单抗　曲妥珠单抗是一种直接抗人类表皮生长因子受体 2（ HER-2 ）的抗体，在 25%～30% 的乳腺癌中可出现 HER-2 过表达，它和侵袭性疾病和生存期缩短相关。由于不表达 HER-2 的乳腺癌患者对曲妥珠单抗治疗无效，因此必须对乳腺癌组织进行 HER-2 检测。曲妥珠单抗的药代动力学可通过二室模型很好地阐述，其终末半衰期为 19～28d。同时使用蒽环类药物时，患者可出现严重的充血性心衰。在蒽环类药物使用数月后，进行曲妥珠单抗治疗可能出现心脏毒性，所以必须告知患者有关心衰的症状和体征。其他不良反应包括高敏反应、发热、腹泻、感染、畏寒、咳嗽、头痛、皮疹和失眠。

（十八）酪氨酸激酶抑制药

在人体中存在超过 100 种不同类型的酪氨酸激酶。有时候酪氨酸激酶抑制药被称为小分子抑制药。下面的每一种药物阻断数种或某一特殊的酪氨酸激酶。

1. 伊马替尼　伊马替尼是最早被 FDA 批准的酪氨酸激酶抑制药。该药用于阻断断裂点集群区域的酪氨酸激酶（BCR：ABL），BCR：ABL 是由慢性髓性白血病和急性淋巴细胞白血病相关的费城染色体产生的。伊马替尼的药代动力学显示其平均达峰时间为 2～4h，终末半衰期为 15h。该药用于治疗 c-kit（CD117）阳性的胃肠道间质瘤（GIST）。已有报道显示伊马替尼与其他许多药物存在药物间的相互作用。CYP450 3A4 诱导药，如利福平和金丝桃草，可促进伊马替尼的清除。酮康唑是一种 CYP450 3A4 抑制药，它可减少伊马替尼清除约 30%。伊马替尼也可增加 CYP450 3A4 底物辛伐他汀的暴露。

2. 达沙替尼　达沙替尼是一种第二代酪氨酸激酶抑制药，它也可以与伊马替尼一样与 BCR：ABL 集群区域结合，在伊马替尼耐药情况下也可保持活性，它比伊马替尼具有更高的效能。达沙替尼也抑制 SRC 激酶，SRC 激酶是调节细胞分化、增殖和生存的酪氨酸激酶。该药的终末半衰期是 3～5h，主要通过肝和粪便排泄。达沙替尼用于治疗对伊马替尼耐药或不能耐受的慢性髓性白血病，也可用于治疗费城染色体阳性的急性淋巴细胞白血病。不良反应包括骨髓抑制、恶心、呕吐、头痛、液体潴留、低钙血症和胸腔积液。

3. 尼罗替尼　尼罗替尼也阻断断裂点集群区域的酪氨酸激酶（BCR：ABL），BCR：ABL 是由慢性髓性白血病和急性淋巴细胞白血病相关的费城染色体产生的。尼罗替尼主要通过氧化和羟基化清除，其终末半衰期是 17h。尼罗替尼需空腹或餐后 2h 服用。该药适用于治疗费城染色体阳性的慢性髓性白血病。不良反应包括 QT 间期延长、骨髓抑制、脂肪酶升高和肝细胞毒性。

4. 厄罗替尼　厄罗替尼的药理学尚不完全清楚，它可抑制细胞内 EGFR 的磷酸化作用。厄罗替尼口服给药吸收率大概为60%，食物可增加厄罗替尼的生物利用度接近 100%，然而，这种情况是可变的，专家建议患者空腹服药。药物的达峰时间大概是服药后 4h。厄罗替尼的半衰期大概是 36h，主要通过 CYP450 3A4 清除。吸烟可增加厄罗替尼的清除达 24%，最终可导致治疗失败。该药可用于治疗非小细胞肺癌和胰腺癌。不良反应包括间质性肺疾病、皮疹、腹泻、厌食、皮肤瘙痒、结膜炎和药疹。同样，厄罗替尼可与 CYP450 3A4 的诱导药和抑制药发生药物间的相互作用。

5. 拉帕替尼　拉帕替尼抑制细胞内 EGFR 和 HER-2 的激酶区域，治疗曲妥珠单抗耐药的乳腺癌仍然有效。拉帕替尼重复给药后的药代动力学显示，其药物浓度是时间依赖性的。当进食时服药，可促进药物吸收。一项单剂量研究显示，药物的终末半衰期为 14h，而重复给药研究显示，其有效半衰期为 24h。存在肝功能 Child-Pugh C 级的患者，需要把剂量减至 750mg/d 以调整 AUC 至正常范围。拉帕替尼适用于治疗肿瘤组织过表达 HER-2 的乳腺癌患者。不良反应包括左室射血分数下降、腹泻、肝毒性、皮疹和 QT 间期延长。

6. 索拉非尼　索拉非尼是一种多重激酶抑制药，它可同时抑制细胞内和细胞外的激酶，以减少肾细胞癌增殖。索拉非尼的半衰期是 25～48h，生物利用度是 38%～49%，达峰时间是 3h。该药主要通过肝的 CYP450 3A4 代谢。索拉非尼用于治疗肾细胞癌。主要的不良反应包括皮疹、手足皮肤反应、腹泻、皮肤瘙痒及血清脂肪酶升高。

7. 舒尼替尼 舒尼替尼抑制一些酪氨酸激酶，所以它抑制血小板源生长因子、血管内皮生长因子受体、干细胞因子受体、fms 样受体生长因子、集落刺激生长因子类型 1 和神经胶质细胞系来源的神经营养因子受体。舒尼替尼的活性代谢产物具有相似的效能，也能抑制这些相同的酶。该药的药代动力学显示其达峰时间大概是 5h，半衰期为 41～86h。它适用于治疗伊马替尼治疗后进展，或不耐受伊马替尼的胃肠道间质瘤（GISTs）。它也适用于治疗进展期肾细胞癌。显著的不良反应包括左心室功能失调、出血、无力、高血压、恶心和呕吐、腹泻。大概 1/3 的患者可出现皮肤发黄，伴随皮肤发干及皲裂。此外，当药物的剂量是 50mg/d 或更多时，头发可脱色，且当治疗结束时，脱色可恢复。当舒尼替尼与通过 CYP450 3A4 系统代谢的药物合用时，可出现药物间的相互作用。酮康唑可增加舒尼替尼的药物浓度，而利福平则降低舒尼替尼的药物浓度。

（十九）激素治疗

生长受性激素影响的肿瘤，可以选择激素治疗。激素治疗可阻断或降低内源性激素的产生。

1. 抗雄激素治疗：比卡鲁胺、氟他胺和尼鲁米特 抗雄激素物质可阻断雄激素受体以抑制前列腺癌细胞中的睾酮和二氢睾酮的活性。不幸的是，前列腺癌细胞可对激素耐药。

氟他胺是一种雄激素受体拮抗药，它一次口服给药后的达峰时间是 2～4h。氟他胺代谢广泛，其终末半衰期大概 8h。比卡鲁胺达峰时间大概为 6h，其终末半衰期为 6～10d。比卡鲁胺经历立体定向代谢，其 S-对映体在肝清除比 R-对映体快。尼鲁米特在口服后 1～4h 达到血清峰浓度，其终末半衰期为 38～60h。尼鲁米特代谢广泛，少于 2% 的药物以原形通过肾脏排泄。常见的不良反应包括潮热、男性乳房发育、性欲下降。氟他胺更易引起腹泻，需要 1d 3 次服用，而比卡鲁胺则每日 1 次服用。尼鲁米特可能引起间质性肺炎和暗适应延迟等视觉障碍相关。

2. 促黄体生成激素释放激素激动药：戈舍瑞林和亮丙瑞林最初，促黄体生成激素释放激素（LHRH）激动药能升高黄体生成素和促卵泡激素水平，但是由于持续的负反馈抑制作用而降低睾酮和雌激素水平。主要的不良反应是睾丸萎缩、性欲下降、男性乳房发育和潮热。亮丙瑞林吸收良好，其终末半衰期是 2.9h，而戈舍瑞林的终末半衰期是 4.9h。由于戈舍瑞林注射时可在皮下形成一小球，所以需预先皮下注射利多卡因，以减轻戈舍瑞林引起的疼痛。亮丙瑞林存在各种各样的剂型，具有不同的优点和给药间隔。抗雄激素可作为减轻燃瘤反应的起始治疗（如骨痛和泌尿道阻塞）。

3. 酮康唑 虽然酮康唑是一种抗真菌药物，但它也曾用于治疗前列腺癌。在高剂量应用酮康唑 400mg/次、1d 3 次时，它可阻碍睾酮产生。

4. LHRH 拮抗药：阿巴瑞克 阿巴瑞克是一种促性腺激素释放激素拮抗药，它和致命性超敏反应相关。用药后患者必须观察 30min。这种药物只限于那些不能耐受燃瘤反应和拒绝睾丸切除术的男性患者。

5. 安鲁米特 安鲁米特能够阻止睾酮转化为雌激素并减少糖皮质激素合成。该药可引起肾上腺皮质激素抑制，所以需要行氢化可的松替代治疗。其他不良反应包括皮疹（通常在 5～8d 消退）嗜睡和厌食。

6. 阿那曲唑 阿那曲唑是一种选择性非类固醇芳香化酶抑制药，它可降低雌激素水平。阿那曲唑的药代动力学显示其吸收良好，肝代谢是主要的清除途径，只有 10%的药物以原形经肾排泄。其清除半衰期大概是 50h。阿那曲唑用于治疗绝经后激素阳性的乳腺癌患者，以及那些他莫昔芬治疗无效的乳腺癌患者。不良反应包括潮热、关节痛、骨质疏松症/骨折和血栓性静脉炎。

7. 依西美坦　依西美坦是一种不可逆的芳香化酶抑制药，它可与芳香化酶结合，以抑制雄激素转化为雌激素。依西美坦口服吸收迅速，其终末半衰期为24h。药物主要通过肝和粪便排泄，少于1%的剂量以原形通过肾排泄。该药适用于他莫昔芬治疗后无效的绝经后晚期乳腺癌患者。不良反应包括潮热、疲乏、骨质疏松症/骨折和流感样症状。

8. 氟维司群　氟维司群是一种雌激素受体拮抗药，它可与雌激素受体结合，每个月一次肌内注射。其半衰期是40d，大的容积分布为3～5L/kg。它主要通过粪便排泄。该药用于治疗抗雄激素无效的激素受体阳性的绝经后转移性乳腺癌患者。不良反应包括潮热、腹痛、抑郁和肌肉痛。

9. 来曲唑　来曲唑是另一种芳香化酶抑制药，它可抑制雄激素转化为雌激素。口服1h后出现最大血浆浓度，同时进食并没有影响来曲唑的吸收。其终末半衰期大概是2d。该药用于治疗激素受体阳性的绝经后妇女或激素受体未知的晚期乳腺癌患者。不良反应包括骨痛、潮热、背痛、恶心、关节痛、骨质疏松症/骨折和呼吸困难。

10. 醋酸甲地孕酮　甲地孕酮是一种抗雄激素的合成孕酮，它用于治疗乳腺癌，高剂量时用于增加体重。不良反应包括液体潴留、潮热、阴道出血、乳房敏感和血栓形成。

11. 他莫昔芬　他莫昔芬是一种雌激素受体拮抗药。它主要通过肝肠循环代谢，达峰时间是6h，其终末半衰期是7d。他莫昔芬主要用于治疗绝经后激素受体阳性的乳腺癌患者以及用于预防乳腺癌的绝经后妇女。不良反应包括潮热、液体潴留、情绪波动、血栓形成、子宫内膜癌和子宫癌、角膜改变和白内障。由于他莫昔芬是 CYP450 3A4 的底物，同时使用金丝桃素可降低他莫昔芬水平，使用利福平时也可降低他莫昔芬水平。此外，它也是 YP450 2D6 的底物，近期的研究显示那些存在 P2D6*4/*4 的患者，对他莫昔芬反应差且毒性增加。与抗抑郁药合用时也存在明显的药物间反应，抗抑郁药多用于治疗抑郁或缓解潮热症状。

12. 托瑞米芬　托瑞米芬是一种雌激素受体拮抗药，它的药代动力学通过二室模型很好地阐述，其 α 半衰期是 4h，终末半衰期是 5d。口服药物后大概 3h 达到血浆峰浓度。托瑞米芬代谢广泛，主要通过粪便排泄。该药用于治疗绝经后雌激素受体阳性的转移性乳腺癌患者，或未知肿瘤状态的乳腺癌患者。托瑞米芬可引起潮热、阴道出血、血栓形成和视敏度改变。

六、管理问题

（一）外渗

另一个化疗安全问题是药物外渗。有起疱作用的抗肿瘤药物，从脉管中外渗可引起严重的组织损害。起疱剂的代表是蒽环类药物和长春碱类药物。组织损伤可能是严重的，可出现组织脱落及移动功能丧失，可根据外渗的范围而改变。需要教育患者如发生注射部位疼痛时，需立即通知护士。如果起疱剂外渗，应立即停止注射，并把液体从注射部位挤出来。如果氮芥外渗，需使用解毒药，必须立即通知药房准备并送来硫代硫酸钠。渗出部位需进行冷敷（长春花属需用热敷）。需记载外渗的范围，用墨汁勾画出来，并严密随访，以尽早发现早期感染征象及处理疼痛。显而易见，预防药物外渗很重要。输液良好是关键，包括放置中心静脉导管及静脉液体能自由流动。在进行起疱剂治疗期间，需检查血液回流情况以确保药物进入至静脉。那些需要输注起疱剂或静脉血管管腔细、脆弱的患者，需放置中心静脉导管以防液体外渗。

（二）超敏反应

近期由于药物间存在交叉反应，很多研究者更加关注肿瘤治疗引起的超敏反应，希望对肿瘤进行持续有效地治疗。推荐在应用博来霉素和门冬酰胺酶前进行皮肤反应试验。然而，皮肤反应试验阴性并不排除过敏反应。如患者既往有记载对某一种特殊药物存在速发型超敏反应，那么需提前给予 H_1 和 H_2 抗组胺药和激素，且药物的剂量逐步上升，如从 1/100 剂量到 1/10 剂量，再到剩余剂量（所以总剂量与规定的正常剂量一致），以度过相当长的时间。这些治疗必须处于随时备战状态，以应对随时发生的药物过敏反应。

（三）继发性恶性肿瘤

化疗和放疗可能会导致肿瘤发生，这些肿瘤被定义为继发性肿瘤。最常见的继发性肿瘤是骨髓增生异常综合征或急性髓性白血病。抗肿瘤药物最易引起继发性恶性肿瘤的是烷化剂、依托泊苷、替尼泊苷和蒽环类。然而药物引起的继发性恶性肿瘤的概率很低，所以必须衡量药物治疗原发肿瘤产生的生存风险。由于治疗后的几年内，都可能不出现继发性恶性肿瘤，因原发性肿瘤而相对生存期短的患者，需考虑化疗带来的更多的直接益处。放疗可能在数十年后罕见地引起实体肿瘤。最常见的例子是非霍奇金淋巴瘤，进行斗篷式放射野治疗后罕见乳腺癌发生。

七、化疗安全性

有一所一流的医学研究所报道一患者死于化疗药物过量，该患者并未患直接致命性肿瘤，所以她的死亡是由于药物治疗错误导致的。如果处理不当，化疗药物可能对患者、健康保健人员和环境有害。由于许多化疗药物伴随严重毒性作用，需要采取安全预防措施以预防化疗错误、意外的化疗药物暴露及药物过量。肿瘤护理协会和美国卫生系统药剂师协会提供信息，以帮助安全处理化疗药物。关于安全处理化疗药物，国家、州和地方均有规范，处理后的下一步则是保护环境。每一个机构需对药方、药物预备和执行化疗药物进行安全检查。每一次化疗定剂量时，需根据患者的特殊的体质信息以明确药物是口服还是注射的。许多化疗药物是首字母缩略词，在开处方时是不允许的。此外，化疗药物的缩写词也应该避免，因为一个缩写词可能代表两种不同的药物。如多柔比星和多柔比星脂质体，它们的名字需写全，这种情况下，需附加写上药物的商标名称以防止差错。如果可以的话，需测量患者的身高、体重和体表面积，根据患者每平方米体表面积或千克重计算药物的毫克数。如果化疗药物为 800mg/（$m^2 \cdot d$）持续静点 4d，需增加安全标志包括药物总剂量为 3200mg，以防止剂量混淆不清。当临床医师想要减少化疗药物剂量时，需根据实验室测量值或不良反应而定，建议临床医师下医嘱时，需包括上述信息，以使每个人都能理解正确的药物剂量。需常规核查化疗药物的用药途径和用药剂量，以避免药物超量。此外，也需核查实验室检查值以确保药物剂量对存在器官功能不全的患者合适，同时也需密切观察药物间的相互反应（表 12-8 和表 12-9）。卫生保健人员开化疗药，需核查是否根据患者的体型计算药物剂量和药物治疗的 5 个 R（正确的患者、正确的药物、正确的剂量、正确的给药途径和正确的时间）。如果对化疗的安全剂量或给药途径有任何疑问，在疑问消除前不应该给予化疗。然而，对于那些病态肥胖的患者需要采用什么体重计算化疗药物尚存在争论，且目前尚未达成一致。一些临床医生讲采用体表面积计算药物剂量，一些医生则使用调整后的体重计算体表面积，尽管目前尚缺乏针对调整体重的推荐意见。这个领域需进一步研究。许多新出的抗肿瘤药物是口服药，临床医生需注意到药物与中药间的相互反应，药物和进餐的时间，有多种药物剂型存在时教育患者使用正确的药物剂量以及赔偿问题。表 11-10 列出了口服化疗药和进食的时间选择。需要向患者及其照顾者提供脑转移的书面和口头信息，以避免犯错。需特别注意教育患者从周一至周五每日服药，服 4 周后休息 2 周。鼓励患者带来口服药，并坚持定期随访。

表 12-8　肾功能不全患者化疗药物剂量调整指南

药物	剂量调整
博来霉素	肌酐1.5～2.0mg/dl（133～177μmol/L）：剂量减少50% 肌酐清除率<20ml/min［0.19ml/（s·m^2）］：剂量减少60%
卡培他滨	肌酐清除率30～50ml/min［0.29～0.48ml/（s·m^2）］：剂量减少75% 肌酐清除率<30ml/min［0.29ml/（s·m^2）］
克拉屈滨	没有剂量指南
阿糖胞苷	高剂量（>2g/m^2） 肌酐1.5～1.9mg/dl（133～177μmol/L）或升高0.5～1.2mg/dl（44～106μmol/L）：剂量减至1g/m^2 肌酐高于1.9mg/dl（168μmol/L）或升高超过1.2mg/dl（106μmol/L）：剂量减至0.1g/（m^2·d）持续输注
依托泊苷	肌酐清除率15～50ml/min［0.15～0.48ml/（s·m^2）］：剂量减少25%
卡铂	剂量调整根据Calvert方程
异环磷酰胺	肌酐清除率46～60ml/min［0.44～0.57ml/（s·m^2）］：剂量减少20% 肌酐清除率31～45ml/min［0.3～0.43ml/（s·m^2）］：剂量减少25% 肌酐清除率<31ml/min［0.3ml/（s·m^2）］：剂量减少30%
来那度胺	多发骨髓瘤：>50ml/min［0.48ml/（s·m^2）］：25mg/d；30～49ml/min［0.29～0.47ml/（s·m^2）］：10mg/d；<30ml/min［0.29ml/（s·m^2）］：未透析的：15mg每48h，透析：每周3次透析后给予5mg药物 骨髓增生异常综合征：>50ml/min［0.48ml/（s·m^2）］：25mg/d；30～49ml/min［0.29～0.47ml/（s·m^2）］：5mg/d；<30ml/min［0.29ml/（s·m^2）］：未透析的：15mg每48h，透析：每周3次透析后给予5mg药物
甲氨蝶呤	根据肌酐清除率下降的比例给药，正常值=70ml/min［0.67ml/（s·m^2）］
美法仑	如果BUN>30mg/dl（10.7mmol/L），肌酐>1.5mg/dl（132μmol/L）：剂量减少50%
培美曲塞	肌酐清除率≥80ml/min［0.77ml/（s·m^2）］：600mg/m^2 40～79ml/min［0.38～0.76ml/（s·m^2）］：500mg/m^2
拓扑替康	20～39ml/min［0.2～0.37ml/（s·m^2）］：剂量减少50%，>20ml/min［0.2ml/（s·m^2）］：没有建立剂量调整指南

表 12-9 肝功能损害患者化疗药物剂量调整指南

药物	剂量调整
多柔比星	胆红素＞1.5mg/dl（26μmol/L），剂量减少50%
柔红霉素	胆红素＞3.0mg/dl（51μmol/L），剂量减少75%
长春新碱	胆红素＞2.0mg/dl（34μmol/L），剂量减少50%
长春碱	胆红素＞3.0mg/dl（51μmol/L），剂量减少75%
长春瑞滨	
吉西他滨	胆红素＞1.6mg/dl（27μmol/L），剂量减少20%
	胆红素＞7.5mg/dl（128μmol/L），应避免使用
伊达比星	胆红素＞5mg/dl（86μmol/L），应避免使用
多西他赛	胆红素＞1.5×正常值上限或转氨酶＞1.5×正常值上限或碱性磷酸酶＞2.5×正常值上限时，禁止使用
伊马替尼	胆红素＞3×正常值上限或AST/ALT＞5×正常值上限：将胆红素控制在＜1.5×正常值上限，AST/ALT＜2.5×正常值上限，减剂重新使用
伊立替康	胆红素＞2mg/dl（34μmol/L）或转氨酶＞3×正常值上限（无肝转移）或＞5×正常值上限（存在肝转移）时，禁止使用
伊沙匹隆	AST或ALT＜10×正常值上限，胆红素＜1.5×正常值上限：32mg/m²
	AST和AKT＜10×正常值上限及胆红素＞1.6～3×正常值上限：20～30mg/m²
紫杉醇	如果转氨酶水平＜10×正常值上限，胆红素1.5～2.4mg/dl（26～41μmol/L）：剂量减25%
	胆红素2.5～7.5mg/dl（43～128μmol/L）：剂量减50%
	胆红素＞7.5mg/dl（128μmol/L）：不推荐使用

表 12-10 口服化疗药物和饮食时间

	与餐同服	空腹	与或不与餐同服
阿那曲唑			×
蓓萨罗丁	×		
比卡鲁胺			×
卡培他滨	×		
达沙替尼			×
厄罗替尼		×	
雌莫司汀			×
依托泊苷			×
依西美坦	×		
伊马替尼	×		
拉帕替尼			

（续　表）

	与餐同服	空腹	与或不与餐同服
来那度胺			×
来曲唑			×
尼鲁米特			×
索拉菲尼		×	
舒尼替尼			×
他莫昔芬			×
替莫唑胺		×	
沙利度胺			×
托瑞米芬			×
伏立诺他	×		

八、预后评价

一旦对肿瘤做出了病理诊断，患者需要由放射肿瘤学家、肿瘤外科专家和肿瘤内科专家进行病情评估。治疗选择可能包括手术、放疗、化疗或者是这些治疗的组合。治疗的目的可根据肿瘤的类型和分期有所不同。例如，患者存在转移性肾癌可进行高剂量阿地白介素治疗，或行索拉非尼或舒尼替尼姑息性治疗，或者由于担心明显的毒不良反应降低生活质量而谢绝任何治疗。在这种情况下，如果患者的体能状态评分很差，如东部肿瘤协作组织（ECOG）评分为 3 分，那么患者可能并不适合进行阿地白介素治疗，因为治疗可能引起显著地毒不良反应甚至死亡。体能状态评分差的患者可接受姑息性治疗以控制疾病症状来提高生命尽头的生活质量。对那些体能状态差且肿瘤广泛转移的患者，不针对肿瘤治疗可能是合适的，患者可参加临终关怀计划或接受舒适护理。

病例分析 3

DQ 是一名 57 岁男性患者，他由于呼吸急促来到急诊科。放射学检查显示在气管主干的分叉处有一大的肿物。活检病理示侵袭性淋巴瘤，今天将开始进行 5 种药物联合化疗，既有静脉注射又有鞘内注射。

需要采取什么措施保证 DQ 能获得化疗药物的正确剂量呢?

患者治疗和监测

临床医生在患者的化疗安全性、患者教育和患者治疗反应监测方面发挥重要作用。

化疗管理

1. 评估化疗药物的正确剂量和给药途径。

2. 核实患者的实验室检查值以确保化疗前患者的白细胞计数和器官功能正常。

3. 如果患者存在肾功能或肝功能损坏或遗传型代谢功能差，必要时调整化疗药物剂量。

4. 根据呕吐的程度给予合适的止吐治疗。

5. 评估给药方案以决定是否需要预防性应用集落刺激因子。

6. 评估患者同时用药时药物间的相互作用的可能性，必要时，停止有潜在相互作用的药物。

7. 使用安全处理和操作方法。

监测

1. 有效性：通过 CT 扫描或其他影像学检查对患者的疗效分级为完全缓解（CR）、部分缓解（PR）、疾病稳定（SD）或疾病进展（PD）。

2. 毒性：

①监测全血细胞和其他实验室检查;

②监测化疗药物其他未知的毒性，必要时，减剂量或停止药物使用。

本章所使用的英文缩略词

ACE 抑制药	血管紧张素转化酶抑制药
ANC	绝对嗜中性粒细胞计数
AWP	平均批发价格
BMT	骨髓移植
BUN	血尿素氮
CIV	持续静脉输液
CSF	集落刺激因子
DMSO	二甲基亚砜
G6PD	葡萄糖-6-磷酸脱氢酶
G-CSF	粒细胞集落刺激因子
GMCSF	巨噬细胞集落刺激因子
ICP	颅内压
LDH	乳酸脱氢酶
NKDA	未知的药物过敏症
NSAID	非甾体类消炎药
NSCLC	非小细胞肺癌
PCP	卡氏肺孢子虫肺炎
PTHrP	甲状旁腺相关蛋白
SCLC	小细胞肺癌
SC	皮下
SVCS	上腔静脉综合征

（译 者 张洁莉；审 校 茅江峰）

第 13 章　肿瘤患者的支持治疗

Sarah L. Scarpace

学习目标

学习本章后读者将能够：

1．不同的支持治疗措施对癌症患者预后的影响。

2．讨论为癌症患者提供不同支持治疗的科学依据。

3．找到一些患者相关或疾病相关的危险因子，具有这些危险因子的患者可能得益于支持治疗。

4．认识肿瘤并发症或急症的一些典型症状和体征，提示哪些需要支持治疗。

5．列举一些恰当的干预措施，提供支持治疗。

6．提供一套监测计划，以评价支持治疗相关药物治疗的有效性和安全性。

主要概念

1．处理化疗导致的恶心呕吐（chemotherapy-induced nausea/vomiting，CINV）的最恰当办法是，根据患者呕吐的风险等级，提供足量的预防性药物治疗。

2．减轻黏膜炎，最基本的措施是引导患者建立良好的口腔卫生习惯。

3．对中性粒细胞减少性发热（febrile neutropenia，FN）的患者，进行风险评估：低危患者可出院治疗；高危患者应住院，在细菌培养结果出来之前，就开始静脉广谱抗生素治疗。

4．上腔静脉阻塞综合征（superior vena cava syndrome，SVCS）的首要治疗目的是治疗原发病灶，减轻静脉压迫。

5．已经发生脊柱转移的肿瘤患者难以根治，因此，治疗脊髓压迫的首要目的是缓解症状。脊髓压迫患者最重要的预后指标是神经系统受损的程度。

6．脑转移的治疗目标是控制症状，通过减轻脑水肿而延长生存时间，同时用局部或全身性方法治疗原发病变。

7．对接受环磷酰胺或异环磷酰胺治疗的患者，通过预防性措施，可使出血性膀胱炎的发生率降低到＜5%。有三种预防性措施：给予美司纳（mesna），大量水化或插入导管进行膀胱冲洗。

8．治疗高钙血症的首要方法是控制原发肿瘤。在抗肿瘤药物开始发挥作用之前，需进行有效的降低血钙的临时治疗措施。

9．处理肿瘤溶解综合征（tumor lysis syndrome，TLS）的主要目的有：防止肾衰竭和保持电解质稳定。因此，溶瘤综合征最好的治疗措施是对原发肿瘤进行化疗时，同时进行预防。

10．通过合理的措施可防止化疗药物的外渗。最重要的预防措施是对患者进行良好的教育。

癌症患者因为药物治疗或肿瘤而发生严重不良事件的风险增加。这些并发症的处理，往往需要支持治疗（或者称为"对症处理"）。药物治疗相关的并发症包括化疗药物导致的恶心和呕吐、中性粒细胞减少性发热、化疗药物外渗、出血性膀胱炎、黏膜炎、肿瘤溶解综合征。肿瘤相关的并发症有上腔静脉阻塞综合征、脊髓压迫、高钙血症和脑转移。在有些患者，这些并发症可能危及生命。上腔静脉阻塞综合征、脊髓受压迫、肿瘤溶解综合征和高钙血症，一般认为属于肿瘤急症。尽管有些并发症（如化疗药物外渗），可能并不会马上危及生命，但是作为一个质量相关的并发症，也需要马上进行评价和干预。肿瘤急症的出现，可能是潜在肿瘤的首发临床表现，也可能是肿瘤进展或复发的表现。对各种肿瘤急症和并发症的及时有效处理，可显著降低肿瘤患者的致残率和病死率。本章节将对这些支持治疗措施进行全面阐述。首先讨论常见的治疗相关不良反应的处理，然后讨论常见肿瘤急症的治疗措施。

一、化疗药物导致的恶心呕吐

恶心和呕吐是接受化疗的肿瘤患者最常见并且害怕的并发症。一项研究显示，恶心和呕吐是化疗过程中第一位令人讨厌的不良反应。控制这个症状最好的方法，根据患者的呕吐风险评分，进行足够的预防性药物止吐治疗。研究显示，在第一次化疗中如未能很好控制症状，可导致随后化疗周期中呕吐症状更加难以控制。

（一）流行病学和病因学

尽管众所周知，化疗药物可引起呕吐，实际上，呕吐的发生率，因为患者个体的风险和药物组方的不同而存在差异。因此，肿瘤药物的呕吐风险分成不同的等级：高，中，低和很低。"高"风险的药物，如果没有止吐药物，90%的患者在用药后会发生呕吐。发生呕吐风险在30%～90%，10%～30%或<10%，分别属于"中""低"和"极低"风险的药物。表 13-1 列举了各种药物导致呕吐风险。应用恰当的预防性止吐药物，即时应用高呕吐风险的化疗药物，呕吐的风险也会降低到大约30%。

表 13-1　不同化疗药物的呕吐风险

高风险药物（如果无止吐药物预防，发生呕吐风险＞90%）

六甲密胺（altretamine）

卡莫司汀（carmustine）超过250mg/m²

顺铂 ＞50mg/m²

环磷酰胺 超过1500mg/m²

达卡巴嗪

氮芥（mechlorethamine）

链尿霉素

中等风险药物（30%～90%）

阿地白介素（aldesleukin）（12～15）×10⁶U/m²

阿米福汀（amifostine）＞300mg/m²

三氧化二砷

阿扎胞苷（azacitidine）

苯达莫司汀（bendamustine）

白消安（busulfan）＞4mg/m²

卡铂

卡莫司汀（carmustine）＜250mg/m²

顺铂 ＜50mg/m²

环磷酰胺 ＜1500mg/m²

环磷酰胺（口服）

阿糖胞苷（cytarabine）＞1g/m²

放线菌素（dactinomycin）

柔红霉素（daunorubicin）

多柔比星（doxorubicin）

表多柔比星（epirubicin）

依托泊苷（etoposide）（口服）

伊达比星（idarubicin）

异环磷酰胺（ifosfamide）

伊立替康（irinotecan）

伊马替尼（imatinib）（口服）

洛莫司汀（lomustine）

美法仑（Melphalan）

甲氨蝶呤 ＞1000mg/m²

奥沙利铂（oxaliplatin）＞75mg/m²

替莫唑胺（temozolamide）（口服）

（续 表）

长春瑞滨（vinorelbine）（口服）

低风险药物（10%～30%）

阿米福汀（amifostine）＜300 mg/m²

贝沙罗汀（bexarotene）

卡培他滨（capecitabine）

多西他赛（docetaxel）

依托泊苷（etoposide）

氟达拉滨（fludarabine）

5氟尿嘧啶（口服）

吉西他滨（gemcitabine）

伊沙匹隆（ixabepilone）

甲氨蝶呤 50～250mg/m²

丝裂霉素（mitomycin）

尼罗替尼（nilotinib）

紫杉醇（paclitaxel）

培美曲赛（pemetrexed）

拓扑替康（topotecan）

伏立诺他（Vorinostat）

极低风险药物（＜10%）
很多其他药物

（二）病理生理学

引起恶心呕吐的病理生理已经在相关章节进行描述。引起呕吐的关键受体包括血清素（5-HT₃）受体（位于化学感受器触发带，延髓呕吐中枢和消化道）和神经激肽-1（NK₁）受体（位于延髓的呕吐中枢）。血清素可引起急性呕吐。一些化疗药物可刺激胃肠道嗜铬细胞释放血清素。血清素和呕吐中枢的 5-HT₃ 受体结合，诱发呕吐反应。这种短期释放血清素的发病机制，可以解释血清素抗体用于预防急性呕吐有效，而对迟发性呕吐效果欠佳。其他用于防止呕吐的靶点包括多巴胺、乙酰胆碱、组胺和大麻类似物的受体。

（三）临床表现和诊断

化疗导致的恶心呕吐，分为两个不同的临床类型。恶心表现为全部的胃肠道不适和反流，患者报告一种想要呕吐的感觉，但并不呕吐。有的患者描述为干呕。化疗导致的呕吐，表现为在给予化疗药物后24h出现呕吐（急性呕吐），或在化疗后数天出现呕吐（延迟呕吐）。患者也可能在给予化疗药物之前就出现恶心呕吐，成为"预期性呕吐"。不管哪一种呕吐，在诊断化疗导致的呕吐之前，需要排除其他原因引起的呕吐，包括肠梗阻，阿片药物不良反应，电解质紊乱，肿瘤脑转移和前庭功能异常。

化疗导致恶心呕吐的临床表现

急性恶心呕吐：在给予化疗药物后24h出现

迟发性恶心呕吐：在给予化疗药物后24h～5d发生

预期性恶心呕吐：一种习惯性、对声音、味道刺激产生的条件反射，常常和之前进行化疗时未很好控制呕吐有关。

突破性恶心呕吐：尽管已经给了合适的预防性止吐治疗，还是发生呕吐

鉴别诊断：手术和放疗
　　　　　胃肠道梗阻，便秘
　　　　　高钙血症，高血糖，低钠血症，尿毒症
　　　　　其他药物（阿片类药物）

（四）治疗

1. 预期结果　预期结果是完全预防或减轻恶心呕吐的严重程度，应用预防性止吐药物。在临床试验中，常用的终点事件是"完全反应"，定义为在某一个时间段内，没有发生呕吐，没有外加的止吐药物治疗。如果患者经历了恶心和呕吐，那么治疗的目标是尽快缓解症状，防止将来出现恶心或呕吐，包括接下来的数

天以及以后的化疗周期。

2. 一般治疗方案　治疗相关的因素和患者相关的因素，有助于判断患者发生药物相关呕吐的风险。治疗相关的风险包括应用呕吐高风险的化疗药物，如表 13-1 所示。化疗相关恶心呕吐往往周期性发生。尽管本章节探讨化疗相关的呕吐，临床医生需要牢记，同时接受放疗和化疗的患者，具有更高的发生严重恶心和呕吐风险。放疗，尤其是全身放疗用于干细胞移植的处理，可引起累积性（不是周期性）恶心和呕吐的现象。

特异性的患者相关因素，包括女性患者，年龄（儿童），情感疾病的既往史，妊娠呕吐既往史，以及以往化疗过程中未有良好控制呕吐，都增加呕吐的风险。有趣的是，有人报道，有酗酒史的患者，呕吐发生率下降。在选择预防性止吐药物的时候，需要考虑到这些患者相关的特异性因素。

一个良好的应对方案，包括预防性止吐药物和必要时加用止吐药物。尽管有很多药物可以作为必要时的临时加用的止吐药物，我们最好选择一个和预防性用药不同作用机制的止吐药物。

（1）非药物治疗：非药物治疗可辅助用于止吐药物的治疗，尤其对于预期性恶心和呕吐的患者。国家国立综合癌症网络（NCCN）推荐对患者进行行为治疗，包括放松，意向联想，音乐治疗和针灸治疗。其他措施包括，化疗药物之前充分睡眠，少量进食，避免油腻和气味较重的食物。非处方药物，如抗酸药物、组胺 2 受体拮抗药、质子泵抑制药，有助于减少胃食管反流，减轻化疗相关恶心呕吐的症状。

为运动相关恶心呕吐提供治疗的非处方抗组胺类药物，对化疗相关的恶心呕吐无效。

（2）药物治疗：根据美国临床肿瘤协会的抗呕吐治疗指南，有三类药物可有效用于化疗相关的恶心呕吐：糖皮质激素（地塞

米松）、血清素受体拮抗药和 NK1 受体拮抗药阿瑞匹坦
（aprepitant）。根据化疗药物导致呕吐风险的不同（表 13-2），这
些药物可单独应用，也可以和其他类型药物联合应用来预防恶心
呕吐。在化疗药物开始之前 30min 给予地塞米松和血清素拮抗药，
阿瑞匹坦在化疗前 60min 给药。治疗迟发性呕吐时，最好给予地
塞米松 4mg 口服，每天 2 次，或每天 1 次，每次 8mg，连续用药
3～4d，预防迟发性恶心呕吐。在有些患者，血清素受体拮抗药，
可以在化疗后 3～4d 连续口服。对那些化疗前应用阿瑞匹坦的患
者（或者福沙吡坦 125mg 口服或 115mg 静脉滴注），阿瑞匹坦每
天口服 80mg，在化疗周期的第 2 天和第 3 天给药。其他的止吐
药物，在患者出现突破性恶心呕吐的时候，可随时给予。推荐可
给予多巴胺拮抗药普鲁氯嗪和甲氧氯普胺，因为它们拮抗的受体，
不同于预防性给予的止吐药物。但是，NCCN 指南说明，其他的
药物，比如血清素受体拮抗药大麻类似物，地塞米松、奥氮平均
可应用。对于那些有预期性恶心呕吐的患者，推荐加用劳拉西泮
预防预期性和突破性恶心呕吐，因为此药物具有止吐和抗焦虑作
用。表 13-3 列举了各种预防性和突破性恶心呕吐药物用量。

表 13-2　按呕吐风险给予的推荐治疗

呕吐风险分类 （未用止吐药物发生呕吐的风险）	止吐药物方案和用药方法
高风险（＞90%）	5HT3受体拮抗药：第1天
	地塞米松：第1～4天
	阿瑞匹坦：第1，2，3天
中风险（30%～90%）	5HT3受体拮抗药：第1天
	地塞米松：第1天
中风险但联用蒽环类药物，卡铂，顺铂，环磷酰胺，甲氨蝶呤	5HT3受体拮抗药：第1天
	地塞米松：第1～3天
	阿瑞匹坦：第1，2，3天
低风险（10%～30%）	地塞米松：第1天
微小风险（＜10%）	酌情给药

表 13-3　止吐药物的剂量

止吐药物	化疗前给单次药量	每天安排
5-HT₃受体拮抗药		
多拉司琼	口服：100mg	口服，100mg qd
	IV：100mg或1.8mg/kg	
格雷司琼	口服：2mg	每天口服1～2mg
	IV 1mg 或0.01mg/kg	或1mg 3/d
	局部用药：34.3mg/贴（化疗前24～48h应用）	
昂丹司琼	口服：16～24mg	口服8mg 3/d，或16mg qd
	IV：8mg或0.15mg/kg	
帕洛诺司琼	IV：0.25mg	每天口服
	口服：0.5mg	
其他药物		
阿瑞匹坦	口服125mg	口服80mg 第2，3天
福沙吡坦	IV：115mg	
地塞米松	口服12mg	口服12mg，第2～4天

　　对于应用高风险恶心呕吐化疗药物的患者，预防性止吐药物应该三联用药：包括地塞米松、阿瑞匹坦和5-HT3拮抗药，以预防急性和迟发性呕吐。地塞米松要连用4d，阿瑞匹坦也要在第2和第3天给药。对中等呕吐风险的药物，主要担心急性呕吐，迟发性呕吐较少。因此，在第1天给予地塞米松加上5-HT3拮抗药。在第2到第4天，选择连续用药地塞米松或5-HT3拮抗药，预防迟发性呕吐。需要注意，帕洛诺司琼（5-HT3拮抗药）在第一天给药。因为它的半衰期长，在随后几天不需重复给药。阿瑞匹坦也是 FDA 批准的预防化疗药物导致呕吐的药物，可以按照上文所述进行用药。对于有其他呕吐风险的患者，或者既往化疗过程中未控制呕吐的患者，应该给予三联止吐预防用药。对于接受低呕吐风险药物的患者，推荐给予单一一个预防性的止吐药物，如地塞米松或多巴胺受体拮抗药。对极低呕吐风险的药物，不推荐常规给予预防性止吐药物。当患者有恶心呕吐时候，需要给予一

些药物。

3. 预后评价　对于门诊患者，评价化疗药物对恶心呕吐的影响比较困难。给药以后，患者回家后，可能会也可能不会报告恶心呕吐的控制情况。随后的化疗周期，引起的恶心呕吐也控制不佳。尤其是患者不告诉医生既往的化疗有无恶心呕吐的情况。为了减轻这个问题，医生应该对患者应用化疗药物后的感受进行评价，尤其是在第一和第二周期化疗后。应详细询问化疗中呕吐的控制情况，必要时在下一个化疗中调整预防性止吐药物。鼓励患者报告在家时候的呕吐情况。止吐药物的不良反应也需要及时评估和报告。

病例分析 1（化疗相关的恶心呕吐）

MJ 是一个 42 岁女性，诊断为 II 期、激素受体阳性、HER2-阴性的乳腺癌。患者进行了乳房肿块切除术和放疗，目前进行第 1 个周期第 1 天的辅助性化疗：多柔比星和环磷酰胺（AC 化疗方案）。她表现平静，对疾病预后充满信心，只是对化疗药物的不良反应有点担心。她只在节日期间偶尔饮酒，无情绪障碍疾病史。所有实验室检查结果正常。她无药物过敏史，无其他并发疾病。

你如何对 MJ 可能出现的化疗相关恶心呕吐进行预防和监督？

患者处理和监督：化疗相关恶心呕吐

监督

①应用视觉衡量表或数字评分表格（0～10 分），来评价患者恶心的严重程度。先评价恶心程度，然后评价呕吐程度。

②每天询问前一天的呕吐次数。

③评价患者是否服用安排的和突破性呕吐的药物，询问患者止吐药物的服用情况。

向患者建议止吐药物

④解释哪些药物用来预防呕吐，哪些在必要时候服药。

⑤查看患者在化疗期间的服药日记，鼓励患者记录恶心呕吐的严重程度和服用止吐药物的情况。

⑥讨论预期性呕吐和止吐药物的常见不良反应。

二、黏膜炎

黏膜炎，由于放疗或化疗导致消化道和口腔黏膜上皮细胞发生退行性病变。黏膜炎是一种常见并发症，值得引起重视，可引起很多不良的临床事件，包括疼痛、营养不良，感染风险增加。黏膜炎患者，需要胃肠外的止痛药物，营养支持和其他针对细菌、真菌或病毒的抗感染治疗。而且，黏膜炎还可增加经济负担，延长住院时间。掌握目前指南提出的黏膜炎的预防和治疗，可改善患者的预后。

（一）流行病学和病因学

化疗或放疗相关的黏膜炎，主要取决于放疗的类型和放疗区域、化疗药物种类，肿瘤的类型。研究显示，接受放疗和化疗的头颈部肿瘤患者，黏膜炎发生率大约 80%。WHO 资料估计，因干细胞治疗接受高剂量化疗的患者，发生率约为 75%。某些化疗药物和黏膜炎有关，如紫杉醇、蒽环类、铂类似物、甲氨蝶呤、氟尿嘧啶。

（二）病理生理

化疗药物和放射线对基底上皮细胞的直接毒性作用，是导致黏膜炎的直接原因。当伴有损伤和微生物生长时，这种损害更加严重。但是，关于黏膜炎病理生理的最新理论，目前更为详尽，涉及到组织学模型的多个阶段的动态过程。根据这个理论，黏膜炎有 5 个阶段：开始，初始损伤后反应，信号扩大，溃疡形成，愈合。主要注意，这些阶段不是先后发生的，而是动态变化并且有相互重叠。

（三）临床表现和诊断

黏膜炎的表现，可以是轻微的、无痛的、红色溃疡，也可以是伴有疼痛的出血病灶，影响进食和吞咽，甚至需要静脉输液治疗和应用抗生素。在更严重患者，需要静脉营养支持。

（四）治疗

1. 非药物治疗　非药物治疗的目标是预防黏膜炎，降低口腔细菌负荷，减少黏膜感染机会。预防黏膜炎的关键是建立基础的良好的口腔卫生。软的牙刷每天至少刷牙 2 次，应用牙线、白开水或生理盐水漱口。

黏膜炎的临床表现和诊断

①在口唇、颊部、软腭、口腔黏膜出现伴有疼痛的红色溃疡。

②应用有效的评分量表评价黏膜炎，例如，口腔黏膜评分系统（OMAS），内布拉斯加州大学口腔评分系统（MUCPEAK）。

③在化疗后 5～7d 出现症状，2～3 周后痊愈。

④疼痛可能影响吞咽和进食。

⑤可能合并局部或全身性的感染。

⑥腹泻可能引起电解质紊乱。

2. 药物治疗　在每次放疗时，考虑可以给予静脉阿米福汀，剂量为 $\geq 340mg/m^2$。接受标准剂量或高剂量化疗的患者，推荐冷冻疗法，如含冰食物。指南并不推荐用抗生素，硫糖铝，神奇漱口液等预防黏膜炎，而这些药物实际在临床有所应用。不幸的是，尚缺乏循证医学证实的有效措施预防黏膜炎。对疼痛需要正确的评价和处理。通过口服吗啡、局部麻醉药物或者其他的利多卡因漱口液，可应对疼痛。在更为严重的怀疑口腔细菌感染的患者，有必要应用抗生素预防全身性感染。帕利夫明（Palifermin）是 FDA 批准的治疗黏膜炎的药物，患者接受了因为干细胞移植或白血病而接受大剂量化疗药物。帕利夫明，静脉注射，60mcg/（kg·d），在骨髓清除化疗前的连续 3d 和化疗后的 3d 应用，共用药 6 次。在化疗前 24h 内给予帕利夫明，可增加快速分裂上皮细胞对细胞毒性物质的敏感性。因此，帕利夫明不应该在化疗前和化疗后 24h，或在注射骨髓清除化疗药物的时候给药，以免加重或延长口腔黏膜炎。

（五）预后评价

根据以上治疗目标，临床研究通过黏膜炎的发生率、持续时间、严重程度来评价干预措施或药物预防或治疗黏膜炎的疗效。通过疼痛评分量表或患者能否进食和饮水，评价药物减轻黏膜炎的症状程度。

三、血液系统并发症:中性粒细胞减少性发热(FN)

概述

FN 是化疗引起的常见不良反应。在中性粒细胞缺乏患者，感染并发症引起的病死率目前在 5%～10%。因此，FN 可以被认为是真正的肿瘤急症。患者经常需要住院应用广谱抗生素，以减低发病率和病死率。

（一）流行病学和病因

在过去 50 年中，粒细胞缺乏相关的感染，病原学发生很大变化。从 20 世纪 60 年代到 80 年代中期，主要为革兰阴性细。在 20 世纪 80 年代后期，细菌谱发生改变，主要为革兰阳性细菌，并且这种状态持续至今。最近的数据显示，所有血培养中，革兰阳性细菌占 62%～76%。这种细菌谱改变的原因，和广泛应用中心静脉插管和更积极的化疗药物应用,以及预防性应用抗生素(喹诺酮类药物）对革兰阳性菌覆盖相对较弱有关。常见的分离到的细菌见表13-4。尽管革兰阴性菌略有减少，它们是引起血循环以外部位最常见的致病菌，并且毒力很强。需要注意，不同医院分离的致病菌存在很大差异，因此需要谨慎对待这些医院的细菌培养结果。

表 13-4　FN 患者常见的病原菌

病原学分类	评价
细菌	
革兰阳性菌	FN最多分离到的细菌
凝固酶阴性葡萄球菌（表皮葡萄球菌）	70%～90%对甲氧西林耐药；病程隐匿病死率低。有的治疗中心报告超过50%对甲氧西林耐药。对万古霉素的耐药
金黄色葡萄球菌	超过30%。因为预防性应用氟喹诺酮类药物，对青霉素耐
肠球菌	药在增加；和黏膜炎相关
草绿色链球菌	
革兰阴性菌	感染进展快，致命性。病死率高；对喹诺酮类药物耐药增
铜绿假单胞菌	加；产β内酰胺酶的细菌增加
大肠埃希菌	
克雷白杆菌	
肠道杆菌	
真菌	发生于长期粒细胞减少的患者（超过1周）
酵母菌	发生了在升高（大约10%）
白念珠菌	病死率高
非白念珠菌	对氟康唑耐药；病死率高
真菌	对氟康唑耐药；病死率高
曲霉菌	多见于肺部感染
镰刀菌属	刚出现的致病菌
Scedosporium species	刚出现的致病菌

病例分析 2 ［第 1 部分：中性粒细胞减少性发热（FN）］

　　FG 是一个 73 岁的老年男性，诊断晚期小细胞肺癌。他有每年 100 包的吸烟史。既往有高血压，氧气依赖性慢性阻塞性肺疾病（COPD）。他食欲下降，过去一个月体重减轻 9.1kg。他患Ⅲa

期结直肠癌,已存活 3 年,期间做过手术和 6 程辅助联合化疗(氟尿嘧啶,亚叶酸和奥沙利铂)。

这位患者具有哪些发生 FN 的危险因素?

当患者出现哪些症状和体征时,你会建议患者住院?

血液系统恶性肿瘤和那些接受骨髓移植的患者,尤其容易发生真菌感染,或白色念珠菌感染。此外,在长期和严重的粒细胞缺乏患者,可出现曲霉菌感染。

(二)病理生理

中性粒细胞是抵抗细菌和真菌感染的主要预防系统。中性粒细胞缺乏患者发生很多感染,病原菌源于内源性的菌群,如皮肤和消化道的细菌。当宿主的免疫防御屏障减弱时(如发生黏膜炎,应用中心静脉插管),这些细菌可进入血液循环系统。黏膜炎是发生菌血症的重要危险因素,更容易发生在广泛积极应用化疗药物的患者。

粒细胞减少症定义为绝对中性粒细胞计数(ANC)$<500\times10^3/\mu l$($500\times10^9/L$),或者 ANC$<1000\times10^3/\mu l$($1000\times10^9/L$)并预计会降低$<500\times10^3/\mu l$($500\times10^9/L$)。ANC 的计数,通过白细胞总数,乘以中性粒细胞的百分数得到。发热定义为口腔温度为 38.3～38.0℃。同时具备这两个条件,可诊断为 FN。中性粒细胞减少期间发生感染的危险因素有两个:

①粒细胞缺少的持续时间;

②粒细胞缺乏的严重程度(ANC 的最低点)。

引起 FN 还有很多其他因素,见表 13-5。很多因素和发热患者将来的不良预后相关。肿瘤化疗方案,也被分为高危(临床研究报告的 FN 发生率超过 20%),中危(临床研究报道的 FN 发生率 10%～20%)。和预防化疗相关恶心呕吐类似,当考虑患者是否需要接受预防性措施应对 FN 时,应全面考虑药物方案以及患者特异性的风险因子。很明显，FN 的患者包含很多性质不同的群体。一些患者风险低，可以门诊治疗，以避免住院的风险和费用。肿瘤支持治疗国际协会（MASCC）提出一套有效的风险评估工具，来评价 FN 患者的风险，见表 13-6。风险评分≥21 的患者认为属于低风险人群，可以考虑门诊治疗，详见治疗章节。

表 13-5　FN 患者的风险因素

患者相关	治疗相关
年龄超过60岁	全身化疗的病史
体能状态差	计划给予全剂量强度的化疗
肿瘤侵犯骨髓	大剂量化疗药物，如骨髓移植
营养状态差	临床研究报告的FN发生率超过20%
血液系统肿瘤	临床研究报告的FN发生率10%～20%合并有患者相关的特异性危险因素
LDH升高	
血色素降低	
基线或首次化疗后白细胞数少	
既往FN的病史	
无法控制或晚期的肿瘤	

表 13-6　MASCC 危险因子评分筛选 FN 低危人群

临床特点	评分
疾病负担[a]	
无症状	5
轻度症状	5
中度症状	3
无低血压	5
无COPD	4
实体肿瘤或血性液体肿瘤无真菌感染	4
无脱水	3
门诊患者出现发热	3
年龄小于60岁[b]	2

注：风险指数评分超过 21，提示患者发生并发症和死亡的风险低（参考文献 21）；

a. 仅选择一项；b. 不适用于年龄≤16岁的患者

（三）临床表现和诊断

免疫系统受到抑制的患者，不能像正常人一样对感染进行反应，因此缺少典型的临床表现和症状。通常情况下，发热是感染的惟一线索，根据以下状态提出经验性诊断：患者体温，白细胞数量，合并感染的危险因素，如静脉置管，住院状态，化疗或放疗病史，外周血干细胞或骨髓移植，肝肾功能损伤和老龄。

（四）预防

预计白细胞数目下降的患者，有三个基本方法预防感染，其中第一个方法最简单廉价：

①时刻注意双手卫生；

②预防性抗生素（Prophylactic antibiotics）；

③集落刺激因子（Colony-stimulating factors，CSFs）。

以上措施的获益和风险，会在下文逐一分析。

1. 双手卫生　如前所述，很多中性粒细胞减少患者的感染源，来自内源性菌群。同时，防止环境病原菌的入侵也非常重要。容易发生粒细胞缺乏的患者，要养成仔细洗手的习惯，避免和双手不卫生的人接触。此外，在粒细胞减少期间，避免进食新鲜的蔬菜和水果以及其他未经过处理的食物。

FN 的临床表现和诊断

一般情况

①只有 50% FN 患者有明确记录的感染；

②只有 25%FN 的患者有感染的病原学证据。

症状和体征

①发热可能是感染的惟一典型表现，菌血症患者可能出现寒战；

②感染的导管放置部位可能出现红肿和触碰后疼痛。

实验室检查

①白细胞及其分类；

②血培养：外周和中枢的血培养，尿常规和培养，胸部X片，痰培养。

其他诊断性试验

详细的口腔黏膜、鼻窦、皮肤、静脉插管部位、会阴部位（为防止菌血症，不做直肠检查）。

2. 预防性抗生素　常规应用抗生素尚存争议。一般用复方新诺明（SMZ-TMP）以及喹诺酮类药物。SMZ-TMP 对革兰阳性菌预防作用更好，而喹诺酮类对预防革兰阴性菌更有效。2002 年美国感染病学会（IDSA）指南建议，对癌症患者，不建议常规预防性应用这类抗生素。因为这样用药，缺乏明确的降低病死率的证据，反而可能增加抗生素的耐药。一个例外的情况是，推荐所有高危患者应用 SMZ-TMP 预防卡氏肺囊虫肺炎，例如骨髓移植和 AIDS 患者，不管他们是否存在中性粒细胞缺乏。最近的两项荟萃分析结果，让预防性应用抗生素的争议更加激烈。应用喹诺酮后，感染相关的病死率和革兰阴性菌感染下降，但是，不良反应更多，并且很多研究对象为血液系统恶性肿瘤患者，即高危群体。尽管两项以实体肿瘤和血液系统恶性肿瘤为对象的临床随机研究显示，和对照组相比，口服预防性左旋氧氟沙星可降低 FN，感染和住院时间，NCCN 指南只推荐，在粒细胞减少（ANC＜1000/μl）时间超过 7d 的患者，预防性应用左旋氧氟沙星，考虑到以下理由：

①可能造成长期抗生素耐药的不良后果；

②过度使用左氧氟沙星，可能出现难辨梭状杆菌感染和 MRSA；

③对低危的 FN 患者，可以门诊治疗。

因此，对高危患者，如血液系统恶性肿瘤，应用预防性应用喹诺酮类药物是合理的，但是对低危患者，不应常规给予预防性抗生素。如果医院长期常规预防性应用喹诺酮，那么应该密切监测该医院抗菌谱的改变。

3. 集落刺激因子　CSFs 刺激幼稚中性粒细胞的成熟和分化。在美国主要有三类产品如表 13-7。预防性应用这类药物，可降低住院时间，缩短严重粒细胞减少症（ $ANC < 500 \times 10^3/\mu l$（ $500 \times 10^9/L$ ）的时间。对嗜中性粒细胞降低的最低值，几乎没有影响。近期的一项荟萃分析显示，预防性应用嗜中性粒细胞集落刺激因子，可使 FN 的风险下降 46%，感染病死率下降 48%，尽管绝对值的差异很小（3.3% : 1.7%）。需要注意，患者接受这些药物治疗后，尽管 FN 的风险降低，但仍然可能出现 FN。这些药物应用的主要顾虑是费用。NCCN 正在制订临床应用集落刺激因子的指南。这些指南推荐，如果 FN 的风险≥20%，那么应该在化疗的第一个周期开始时应用集落刺激因子，称为一级预防。虽然 CSF 可减少住院时间和抗生素用量以减少费用，但它的花费和获益还是需要综合评定。二级预防是指，病人已经出现过 FN 的病史，我们再加以应用。当化疗正在进行时，如霍奇金淋巴瘤、早期乳腺癌，应该应用二级预防。在这种情况下，及时给予全量的化疗药物，可改善患者的预后。

尽管总体耐受性良好，25%的患者应用 CSF 出现骨骼疼痛。应用对乙酰氨基酚或其他非甾体类镇痛药，可缓解症状，但在应用非甾体类镇痛药时，需要考虑到对血小板的影响。沙格司亭（Sargramostim）更容易引起低热和肌肉疼痛，可能和它广泛刺激细胞作用有关。

表 13-7　CSF 应用总览

药物	有效的细胞	剂量	常见不良反应	评价
非格司亭	嗜中性粒细胞	5μg/（kg·d）SC或Ⅳ或 300μg或480μg	骨痛（大约25%）	化疗后1~3d开始用药
聚乙二醇非格司亭（Pegfilgrastim）	嗜中性粒细胞	一次6mg SC	骨痛（大约25%）	通过嗜中性粒细胞之自我清除，每次化疗周期注射一次，化疗后1~3d给药
沙格司亭	嗜中性粒细胞，嗜酸细胞，巨噬细胞	250μg/（m²·d），SC 或Ⅳ，或大约250μg或500μg	首剂效应，（低血压和潮红），低热，骨痛，注射部位皮肤反应	用于老年急性髓细胞白血病（AML）患者的诱导化疗；经验有限，FDA尚未批准用于预防FN

（五）治疗

1. 预期治疗目标　因为嗜中性粒细胞缺乏患者，可能因感染而死亡，因此需要进行及时和正确的治疗。治疗目的是降低粒细胞减少时期的发病率和病死率。为达到这个目的，需要有效治疗潜在的和已经确定的感染。

2. 一般治疗方案　对 FN 患者进行风险评估，对低风险患者，可以考虑门诊治疗（表 13-6）。对不满足低风险评分的患者，应该住院，接受静脉广谱抗生素治疗。IDSA 已经发布具有循证医学的处理 FN 的指南，见图 13-1。

最初抗生素应用的选择，需要考虑以下因素：

①有无中心静脉插管；

②药物过敏；

③目前的肾功能和肾毒性药物；

④应用预防性抗生素；

⑤医院或社区抗菌谱的特点；

⑥费用。

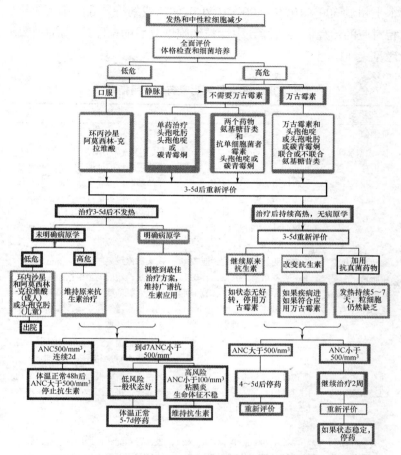

图 13-1　对出现发热的中性粒细胞减少的癌症患者的处理

在血培养抽取后，马上开始经验性抗生素治疗。不要等待血培养的结果才开始治疗。如图 13-1 所示，覆盖具有抗药性的革兰阳性菌，应该加用万古霉素或增加覆盖真菌的药物。对粒细胞减少的患者，根据发热的时间和临床特点，添加其他药物。一般情况下，对血培养阴性的患者，所有的经验性治疗需要持续到 ANC 水平超过 $500\times10^3/\mu l$（ $500\times10^9/L$ ）。如果找到特异性的细菌感染，相对应的治疗需要持续到中性粒细胞恢复后的 7d。这些治疗措施详见表 13-8。

表 13-8　经验性抗生素药物应用指南

药物类型	药物和剂量	评价
抗细菌		
β-内酰胺单药治疗	头孢吡肟(Cefepime)2 g Ⅳ 每8h 头孢拉定 2g Ⅳ 每8h 亚胺培南 500mg Ⅳ 每6h 美罗培南 1g Ⅳ 每8h 哌拉西林/三唑巴坦 4.5g 每8h	尽管IDSA并不推荐哌拉西林/三唑巴坦，最近的证据显示，它和其他单药或双药治疗疗效相似。所有这些药物，需根据肾功能调整剂量，和肝功能关系不大。出了美罗培南，其他药物都需要在透析时调整剂量
双药治疗抗假单胞菌 β-内酰胺加氨基糖苷类	头孢吡肟，头孢拉定，亚胺培南，美罗培南，哌拉西林/三唑巴坦（剂量同上）；替卡西林/克拉维酸 3.1g 每6h，+庆大霉素或妥布霉素	庆大霉素或妥布霉素，2mg/kg负荷剂量，随后剂量根据血浓度进行调整。氨基糖苷类可以每天一次给药；庆大霉素和妥布霉素都需要根据肾功能和血 浓度调整剂量。肝功能不佳者不需调整庆大霉素和妥布霉素剂量
含有万古霉素的经验型用药	头孢吡肟，头孢拉定，亚胺培南，美罗培南，+万古霉素 0.5~1g 每6~12h，±氨基糖苷类	万古霉素需要根据血浆浓度、肾功能和血透进行调整；肝功能异常不用调整剂量
含有氟喹诺酮的双药物治疗	环丙沙星400mg Ⅳ 每8h，哌拉西林/三唑巴坦，头孢拉定（剂量同上）	根据肾功能和血透调整剂量，肝功能异常不调整
低风险口服方案	环丙沙星750mg 口服，每12h；+阿莫西林/克拉维酸 500~875mg，口服，每12h	MASCC评分超过21的患者，不必接受预防性氟喹诺酮的治疗。阿莫西林/克拉维酸在肾疾病和血透患者需要调整剂量，肝功能异常不需要调整剂量

（续　表）

药物类型	药物和剂量	评价
抗真菌药物		
脱氧胆酸两性霉素B	0.5~1mg/kg Ⅳ 每天	提前应用对乙酰氨基酚和苯海拉明；治疗前后给药500ml生理盐水；肝肾功能异常或血透，不需要调整剂量
脂质体两性霉素B	3mg/kg Ⅳ 每天	肾毒性和注射相关不良反应发生率降低；更加昂贵；肝肾功能异常或血透，不需要调整剂量
卡泊芬净（Caspofungin）	第1天70mg/kg Ⅳ 负荷剂量；然后每天 Ⅳ 50mg/kg；	肝功能异常需要调整剂量。肾功能异常或血透不需要调整剂量
伏立康唑（Voriconazole）	第1天6mg/kg Ⅳ 负荷剂量，每12h；然后4mg/kg，口服或静脉 每12h；	肝功能异常需要调整剂量；如果肌酐清除率<50m/min，不能静脉用药；多种药物反应
泊沙康唑（Posaconazole）	预防性：200mg 口服，3/d，与饭同服；挽救治疗：200mg 口服，4/d，和食物同服；病情稳定后400mg，口服，2/d；	尽管临床用药，但FDA未批准用于浸润性真菌感染的治疗。NCCN同意预防性用于粒细胞减少的AML和MDS患者。肝肾功能异常或血透，不需要调整剂量

（1）非药物治疗：预防感染是关键。防止感染过程中，洗手是关键。患者需要每年注射流感疫苗和肺炎疫苗。粒细胞减少患者，要避免和活动性呼吸道感染患者接触。避免植物和动物分泌物来源的感染。静脉插管经常成为感染源。美国感染疾病协会认为，并非所有的静脉置管都需要拔除。在以下情况，需要拔除静脉置管：已经明确存在的管道内感染，皮下瘘管或管周感染，菌栓，插管相关的低血压，或没有必要的置管，反复发作感染，抗生素治疗2~3d无效。在拔除插管后，需要对创口进行清创处理。对接受外周血干细胞移植或骨髓移植的患者，疾病预防控制中心（CDC）推荐，患者住院的房间，需要配备高效特殊的空气过滤系统（HEPA）。NCCN建议，对那些经历长时间中性粒细胞缺乏

的患者，也可考虑 HEPA。HEPA 过滤系统，可有效预防中度感染。一些小型研究，评价对中性粒细胞缺乏患者进行隔离后预防感染的效果，目前尚无有效数据提示这样做的获益。

病例分析 2（第 2 部分：FN）

FG 在接受第 2 个疗程（顺铂-依托泊苷）后大约 8d，发热 38.9℃（102.2℉）。他有低血压，咳绿色痰。他的 WBC 为 $840\times10^3/\mu l$（$840\times10^9/L$），嗜中性粒细胞为 10%（0.10）。他没有中心静脉置管。

FG 先生的 ANC 是什么？

他的治疗目标是什么？

为这名患者制定一个开始的治疗计划。

（2）药物治疗：处理高危 FN 患者，有两个主要的选择：单个药物和两个药物治疗（图 13-1）。荟萃分析和随机研究显示，这两个方案一样有效。单药治疗应避免肾毒性药物氨基糖苷类，价格一般更加便宜，但是缺少对重要革兰阳性菌的覆盖，可能增加细菌选择性的药物耐药。双药治疗提供协同作用，减少抵抗，双重覆盖铜绿假单胞菌，但需要监测氨基糖苷类的不良反应。万古霉素增加了广谱革兰阳性菌的覆盖，但是增加了出现万古霉素耐药细菌的机会，例如粪肠球菌（Enterococcus spp），因此需要慎重选择这个药物。而且，欧洲肿瘤研究和治疗机构（EORTC）发现，尽管经验性应用万古霉素可降低发热的天数，但并不改善病死率，同时会增加肾和肝的损伤。因此，在以下情况下，才需要增加万古霉素：

①严重黏膜炎；

②软组织感染；

③已行喹诺酮或 TMP-SMX 预防用药；

④低血压或菌血症休克；

⑤耐药的革兰阳性菌定植（i.e.MRSA）；

⑥有中心静脉插管感染的明确证据。

持续发热 3～5d 的患者，或血培养显示革兰阳性菌感染，可以经验性加用万古霉素。如果革兰阳性菌对其他抗生素敏感，应该撤换万古霉素。如患者发热 3d 并且血培养阴性，也需要停用万古霉素。在万古霉素抵抗，或患者对万古霉素过敏或不耐受，可换用利奈唑胺，奎奴普丁/达福普汀（quinuprostin/dalfopristin），替加环素和达托霉素。如果患者发热 5～7d，可经验性加用抗真菌药物，尤其患者存在持续性的中性粒细胞减少症。因为两性霉素 B 抗菌谱广，能够同时针对酵母菌（白色念珠菌）和真菌（曲霉菌）感染，因此曾经是流行用药。常见的药物毒性作用，如肾损害和输液部位反应，限制了两性霉素 B 的临床应用。其他毒副作用较小的药物得到研发。脂质体两性霉素，毒性更低，和传统的两性霉素 B 疗效相当，但价格更贵。伏立康唑的效果尚未明确。但是，有研究显示，卡泊芬净（caspofungin）疗效和脂质体两性霉素相似，并且毒副作用更小，因此 FDA 已经批准其临床用药。有些医院应用伊曲康唑，但是此药物应用方法复杂，口服制剂生物利用度低，和其他多种药物有相互作用。泊沙康唑是更新一代的药物，NCCN 建议，对应用强烈免疫抑制药治疗的患者，如急性髓系白血病，MDS，或器官抗宿主反应（GVHD）的患者，如果中性粒细胞减少，可预防性用药。FDA 尚未批准此药治疗广泛的真菌感染，但欧盟已经批准此药治疗难治性侵入性曲霉菌和其他真菌的感染。如前所述，根据 MASCC 评分标准（表 13-6）为低风险患者，可以经验性的按照门诊病人进行治疗，应用阿莫西林/克拉维酸复合制剂和环丙沙星。对于盘尼西林过敏患者，环丙沙星和克林霉素是合理的替代选择。CFS 不应作为常规药物联合各种抗生素治疗 FN。但是，在某些高危伴有低血压的患者，明确有真菌感染，肺炎或菌血症患者，可以应用 CFS。近期的荟萃分析显示，应用 CFS 可缩短住院时间和中性粒细胞恢复的时间，略微降低感染相关的病死率。在预防性药物患者，高昂的费用限制了这些药物的使用。

患者处理和监测：FN

1．对接受细胞毒性化疗药物或阿仑单抗的患者，鼓励他们报告发热情况。给患者提供一份饮食信息，供他们在粒细胞减少时做参考。建议患者避免和其他患者进行接触，提醒患者和护理人员洗手的重要性。

2．如果出现 FN，患者的病史非常重要：

①患者在何时接受了何种化疗药物？ANC 在降低过程（最低点之前），还是在升高过程中（最低点以后）？患者是否使用预防性抗生素？非格司亭，或沙格司亭或聚乙二醇非格司亭？

②患者是否曾经有过 FN？上次的血培养结果提示哪种细菌感染？

3．每天评价患者感染相关的新的症状和体征，评价药物不良反应，药物过敏和药物相互作用。抗生素的剂量，是否根据肝肾功能异常进行了调整？

4．对预防性或治疗性口服抗生素的 FN 患者：鼓励患者报告发热的情况，建议患者按照医嘱服药非常重要。为患者提供简便的就医环境，让他顺利得到想要的医疗救助。提供药物相互作用和不良反应的相关信息。

（六）预后评价

FN 治疗的成功，主要依靠中性粒细胞的恢复和抗生素覆盖明确的致病菌或经验性的抗生素用药覆盖了未明确的病原菌。监测白细胞及其分类的数目，每天的最高温度变化。至少每周两次，评价肝肾功能的损害，尤其是针对接受肾毒性药物的患者。每间隔 4h 监测生命体征；每天随访血培养和尿培养的结果，因为很多细菌培养并不是短期内出现阳性结果。每天评价患者的疼痛部位，那可能提示感染病灶来源。每天对感染部位进行体格检查。持续发热的患者，重复行细菌培养和胸部 X 片，例如对腹泻进行大便培养。

四、心血管并发症：上腔静脉综合征（SVCS）

（一）概述

上腔静脉综合征（SVCS）是原发肿瘤较少见的并发症。一些非恶性肿瘤患者，也可以发生。SVCS 一般并不马上引起生命危险，除非患者的呼吸道受到压迫或出现咽喉或大脑水肿。尽早识别典型的症状，有利于医护人员发现潜在的肿瘤并进行相应治疗。

（二）流行病学和病因学

每年，大约有 15 000 例患者发生 SVCS，其中 90% 由恶性肿瘤所致。和 SVCS 关系最密切的常见肿瘤，见表 12-9。肺癌是最常见的原因，尤其是小细胞肺癌，是引起 SVCS 最常见的肿瘤。这可能和这种肿瘤容易发生在中央区或肺门周围有关。有趣的是，右侧肺癌引起 SVCS 的可能性比左侧肺癌高 4 倍。来源于纵隔的淋巴瘤，是引起 SVCS 第二常见的病因。

引起 SVCS 最常见的非恶性肿瘤病因是导管相关的血栓形成，主要与中心静脉置管应用增多有关。其他病变包括良性胸腺瘤、结核、矽肺和结节病。

表 13-9　和 SVCS 关系最密切的肿瘤

病因	频率（%）
非小细胞肺癌	50
小细胞肺癌	22
淋巴瘤	12
转移性癌（尤其是乳腺）	9
生殖细胞瘤	3
胸腺瘤	2
间皮瘤	1

（三）病理生理

SVC 是从头部、颈部和上肢返回的血流的主要静脉通路。这是一个薄壁的静脉，非常容易受到邻近的肿瘤组织或血栓的压迫。阻塞可导致静脉压力增加，侧支循环可部分代偿。这是 SVCS 临床表现相对缓慢的原因。实际上，75%的患者，在出现临床症状1 周后，才受到临床医生的关注。

（四）临床表现和诊断

SVCS 常常表现为脸部、颈部、胸部和上肢出现看得见的水肿及明显的静脉扩张。患者也可表现为咳嗽、声音嘶哑、睡眠障碍、憋气、头痛和意识模糊。结合以上临床表现，加上影像学提示上腔静脉受压迫的证据，可以做出诊断。

（五）治疗

1. 期望治疗效果　SVCS 的主要治疗目的是通过治疗潜在的恶性肿瘤，减轻上腔静脉的阻塞。当血栓引起 SVCS 时，治疗的目的是消除血栓，防止将来的血栓形成。解除阻塞，可很快解除症状，恢复上腔静脉的正常功能。最终的治疗目标，是避免危及生命的并发症，如因颅内压快速升高导致的脑水肿，颅内血栓形成或出血。

2. 一般治疗措施　因为大多数的 SVCS 并不马上危及生命，需要进行组织活检(如果肿瘤性质不明)，明确肿瘤的来源和性质，这对进一步治疗肿瘤非常重要。进一步治疗需要等待明确的病理结果。在等待病理的过程中，可以进行支持治疗，包括抬高头部、利尿、糖皮质激素和吸氧。

（1）非药物治疗：化疗药物不敏感的肿瘤，如非小细胞肺癌，或化疗药物难治性患者，可以进行放射治疗。70%～90%的患者，症状得到减轻。对于化疗敏感的肿瘤，如 SCLC 和淋巴瘤，放疗可以联合化疗进行治疗。在紧急的病情时刻，如气道压迫或颅内压升高，可以在病理诊断明确之前，进行经验性的放射治疗。大多数患者，症状在 1～3 周缓解。

SVCS 的临床表现和诊断

一般状态

①症状严重程度，和 SVCS 的压迫程度相关；

②接近完全的阻塞，才会表现出典型的症状。

症状和体征

①常见表现：脸部、颈部和上肢水肿，憋气，咳嗽，上肢静脉扩张，端坐呼吸；

②少见表现：声音嘶哑、进食困难、头晕头痛、困倦、胸痛；

③颅内压升高患者可能出现神志改变；

④气道压迫患者，可能表现气短。

诊断性试验

组织活检，以明确潜在肿瘤的性质，胸部 X 线、CT 扫描、气管镜、纵隔镜。

手术治疗 SVCS 的措施有支架置入和建立旁路。放置支架，可能比放疗提供更长时间的症状缓解。因此，当化疗没有效果的时刻，可以考虑支架作为姑息性治疗的手段。SVC 支架治疗的一个不利因素是需要抗凝治疗，尤其是血栓高危的患者。只有 CVC 完全梗阻或放化疗都失败的患者，才需要通过手术建立旁路，因此临床很少应用。

（2）药物治疗：对化疗敏感的肿瘤，如 SCLC 和淋巴瘤，可以进行细胞毒性药物化疗。如上所述，化疗可以联合放疗，尤其是淋巴瘤患者，他们纵隔有大块的淋巴结肿大。糖皮质激素在治疗 SVCS 中发挥重要作用，尤其是淋巴瘤，因为这些肿瘤往往对糖皮质激素治疗有反应。它们对解除呼吸困难也有一定帮助。对于接受放疗的患者，糖皮质激素可减轻放疗导致的炎症。糖皮质激素还可减轻颅内压升高。每间隔 6h，静脉或口服地塞米松 4mg，是常用的药物剂量。当完成放疗或症状缓解后，药物逐渐减量。

患者的处理和监测：SVCS

外科干预放置支架，可在 1～7d 快速缓解症状。接受化疗或者放疗的患者，一般需要 1～2 周才能缓解症状。通过以下方面监测症状的缓解：

①每天进行体格检查，了解症状和体征的变化；

②每天监测容量状态；

③对应用糖皮质激素的患者：每天监测血糖、失眠、体液潴留、胃肠道不适、神志变化、感染的症状和体征；

④在第一次化疗后，或放入支架后，或放疗后，复查胸部 CT，以评价肿瘤的反应。

利尿药在治疗 SVCS 中的作用尚存争议。患者可能有水肿减轻，但脱水和静脉回流不足等并发症，会加重病情。如果应用利尿药，最常用是呋塞米，需要谨慎的监测患者的容量和血压。在血栓导致的 SVCS，是否进行抗凝治疗尚存争议，因为缺少患者获益的证据。但是，对因静脉插管导致血栓的患者，在症状出现 7d 内，用阿替普酶（alteplase）进行溶栓或用肝素和华法林进行抗凝治疗可能有利，当然可能需要拔除静脉插管。

（六）预后评价

SVCS 的疗效评价是症状是否改善，无论用何种治疗措施。

五、神经系统并发症：脊髓压迫

（一）概述

尽管一般不直接危及生命，脊髓压迫是肿瘤的一个真正的急症，因为数小时的延误治疗，可能导致持久的神经系统损害。医护人员应该马上识别出相关的症状和体征，并尽快进行处理。

（二）流行病学和病因学

在美国，每年有大约 20 000 例患者出现脊髓压迫，其中大约 70%压迫胸部脊髓。肿瘤（如乳腺癌，前列腺癌和肺癌）转移到骨骼是最常见的病因。很多脊髓压迫发生在已知肿瘤的患者。8%～34%的患者，脊髓压迫是肿瘤的首发表现，尤其是非何杰金淋巴瘤，多发性骨髓瘤和肺癌。

脊髓压迫的临床表现和诊断

一般情况

①一旦出现神经系统受累的表现，在此后的数小时和数天，可能进展为不可逆的瘫痪；

②10%～38%的患者表现多部位的脊髓受累。

症状和体征

①90%的患者有背痛；

②疼痛局限于局部，在数周时间，疼痛程度加重；

③活动、仰卧位、咳嗽、打喷嚏、颈部后伸，直腿抬高，Valsalva 动作，脊柱叩击时，疼痛加重；

④感觉丧失；

⑤颈部脊髓压迫——四肢瘫痪；

⑥胸部脊髓压迫——截瘫；

⑦腰椎上段脊髓压迫——大小便功能异常（便秘和尿潴留）和异常的膝跳反射；

⑧乏力。

诊断试验

①MRI 平扫和增强是诊断金标准；

②X-rays 有助于判断骨骼异常。

（三）病理生理

脊髓的长度，起始于颅底部位的脑干，延伸到第二腰椎。胸部脊髓最容易受到压迫，因为此处有自然的生理弯曲导致椎管比较狭窄。对脊髓的压迫，很多是由于邻近椎体的转移，或椎体的病理性压缩性骨折所致。这导致受累的局部组织明显水肿和炎症发生。脊髓压迫的患者，往往出现急性严重性背部疼痛或颈部疼痛而到医院的急症就诊。根据症状和影像学椎体骨折的证据，明确诊断。

（四）治疗

1. 预期治疗目的　因为脊柱转移往往不能根治，因此脊髓压迫治疗的主要治疗目标是姑息性治疗。脊髓压迫最重要的预后因素是神经系统受损伤的程度。只有约 10% 的瘫痪患者，在治疗后有恢复行走的希望。因此，治疗的目的是恢复正常的神经功能，局部肿瘤的控制，止痛，稳定脊柱。治疗的措施，主要取决于以下因素：

①潜在的恶性肿瘤；

②以前的治疗措施；

③就诊时脊柱的稳定性；

④患者的整体预后。

2. **非药物治疗** 对多数患者，需要考虑放射治疗。例外的情况包括，患者曾经接受这个部位的放疗或肿瘤对放疗不敏感（如黑色素瘤，肾细胞癌）。放疗的区域包括病灶处相邻的两个椎体。手术治疗脊髓压迫的方式，主要有椎板切除术（后部病变），或减压同时进行椎体固定术。以下患者可以考虑手术治疗：①患者的脊柱不稳定，需要进行固定手术；②快速出现的大小便功能异常，需要尽快解除脊髓压迫；③虽然进行大剂量放射治疗，但效果不佳；④由于脊柱骨头碎片直接导致脊髓受压迫。最近的循证医学证据显示，手术联合放疗的效果优于单纯放疗，联合治疗和增加术后行走的时间，改善大小便控制，让更多的患者能够恢复行走。对于肿瘤性质不明的患者，手术也有助于明确肿瘤的诊断。总体上，手术的风险和获益需要全面评估，因为患者在术后还需要进行大量的康复训练。

3. **药物治疗** 糖皮质激素在治疗脊髓压迫中具有非常重要作用。地塞米松最常用，以减轻水肿，抑制炎症反应，延缓神经系统并发症的出现。和单一放疗治疗相比，地塞米松联合放疗，可进一步改善患者的行走功能。地塞米松最佳药物剂量，仍然存在争议。口服的负荷剂量为 10～100mg，随后间隔 6h 给予 4～24mg。对快速症状进展的患者，可以考虑更大剂量，但不良反应，包括胃肠道出血和情绪异常，更加严重。在整个放疗期间，糖皮质激素需要一直应用。放疗后，相应逐渐地适当减量。

患者的处理和监测：脊髓压迫

监测目标：

1. 间隔 4h 体格检查感觉神经系统的改善情况，直到症状改善后改为每天体格检查一次。

2. 间隔 4h 监测自主神经功能的改善情况，如大小便的控制。改善后改为每天监测一次。

3. 最开始，间隔 2～4h 用详细的量表评价疼痛的控制情况。以后改为每天一次。

4. 糖皮质激素应用：每天监测血糖，睡眠，水潴留，胃肠道反应，神志状态改变，感染的症状和体征。

疼痛的控制也非常重要。地塞米松有助于减轻症状，同时需要应用鸦片类止痛药物，逐渐滴定到最佳剂量，全面止痛。

（四）预后评价

接受放疗和（或）手术的患者，一般在数天内症状改善。

六、脑转移并发症

概述

脑转移是最可怕的肿瘤并发症，往往预后不佳。脑转移可导致颅内压（ICP）升高，导致致死性脑疝和死亡。快速识别脑转移的症状和体征，对改善长期预后和降低死亡非常重要。脑转移的症状和体征，容易和常见的心理疾病或其他的神经系统疾病（如头痛）相混淆。对怀疑脑转移的患者，需要尽快进行适当的处理。

（一）流行病学和病因学

脑转移是恶性肿瘤最常见的神经系统并发症。在美国每年约170 000 例患者出现脑转移。很多肿瘤容易出现脑转移，见表13-10。黑色素瘤最容易发生脑转移。肺癌和乳腺癌的脑转移更常见，因为他们的发病率更高。此外，大约 20% 的患者，在原发病灶确诊的时候，已经出现了脑转移。大约 80% 的脑转移发生在大脑半球，15% 在小脑，5% 在脑干。

表 13-10　最常发生脑转移的肿瘤

肿瘤类型	频率（%）
肺癌	18～64
乳腺癌	2～21
黑色素瘤	4～16
结直肠癌	2～11
血液系统肿瘤（白血病）	大约10（主要由于脑膜转移）

（二）病理生理

在大脑和脊髓的压力，需要大脑、血液和脑脊液之间精细的平衡调节。大脑位于体积固定的颅腔内，任何外来的物体进入颅腔可引起严重后果。脑转移引起的水肿，可导致脑组织破坏和正常脑组织的移位。很多脑转移是原发肿瘤通过血运播散形成，因此大约 80% 的患者出现多发的颅内转移灶。

（三）临床表现和诊断

根据转移病灶的部位不同，有的脑转移患者可能没有症状，有的表现为剧烈头痛、视力改变、人格和情绪障碍。诊断依靠临床症状和体征以及头部 CT 和 MRI。

（四）治疗

1. 预期治疗目的　脑转移的治疗目的包括对症治疗和对肿瘤的治疗。对症治疗包括降低脑水肿。对肿瘤治疗包括对局部和全身肿瘤进行治疗，改善生存时间。

脑转移的临床表现和诊断

一般情况

①所有脑转移皆有症状；

②对肿瘤患者，需要对新出现的神经系统症状进行评价；

③除外引起脑病变的其他病因包括出血、感染和脑梗死。

症状和体征

①神志改变（最常见）——意识丧失，易激惹，意识模糊；

②半身偏瘫，失语，视盘水肿，乏力，抽搐，恶心呕吐；

③头痛；

④可逐渐出现或突然出现大出血。

诊断试验

①MRI 平扫和增强是金标准；

②带起搏器患者，CT 可能有助于诊断，但会遗漏小的转移病灶。

2. 治疗的一般原则　脑转移患者预后不好。未经治疗的患者，平均存活时间 1 个月。治疗措施的选择，应考虑患者原发肿瘤的状态，脑转移的位置和数量。针对病因的主要治疗手段是手术和放疗。药物主要用来控制症状，化疗药物发挥作用有限。

（1）非药物治疗：对大多数患者，可选择放疗。很多患者接受全脑放疗，因为大多数脑转移为多发性。另一个是立体定位放疗，提供局部的高剂量放疗，需要应用线性加速器或伽马刀。这适用于那些不能耐受手术或手术难以接触到肿瘤部位，例如肿瘤转移到脑干。因为 50% 小细胞肺癌患者可发生脑转移，对状态较好的患者，可以进行预防性脑部放疗，有助于预防脑转移，提高生存时间。尽管其他肿瘤也能够发生脑转移，只有在小细胞肺癌的患者，才显示出常规预防性脑部放疗的获益。

手术也是治疗脑转移的重要治疗措施，尤其在那些全身其他部位的实体肿瘤控制良好的患者。有的患者虽然有多发脑转移，但某个主要的转移灶出现或将要出现神经系统受损，患者可能从手术中获益。对颅内压升高可能导致脑疝的患者，机械通气降低动脉二氧化碳含量小于 25mmHg，可引起脑血管收缩，快速降低颅内压。抬高患者的病床，可快速降低颅内压。需要注意，这些措施只能缓解症状，还需要对肿瘤进行其他治疗。

（2）药物治疗：糖皮质激素是处理脑转移主要用药。他们通过减轻病灶周围的水肿，降低颅内压。地塞米松的负荷剂量为静脉 10mg，然后间隔 6h 给予静脉或口服 4mg。可能在负荷剂量后，症状就有所缓解。即使给药数天，可能也不能看到更好的效果，除非针对肿瘤进行了其他治疗。甘露醇是另一个用来治疗脑疝的药物。它是渗透性利尿药，能够把渗透性物质从大脑转移到血液中。剂量为 100g（1～2g/kg），静脉入壶。不推荐多次重复剂量给药，因为甘露醇可能弥散进入脑组织，引起颅内压反弹。20% 的脑转移患者出现抽搐，需要抗惊厥药物治疗。苯妥英钠是最常用的药物，负荷剂量为口服 15mg/kg，然后每天口服 300mg。药物浓度需要逐渐滴定到治疗浓度 10～20μg/ml。地西泮，静脉 5mg，可快速控制持续抽搐状态。可以考虑预防性应用抗惊厥药物，但是最近的一项荟萃分析不支持这种用法。考虑到药物的不良反应和药物相互作用很常见，因此不推荐常规预防性抗惊厥药物的应用。

患者处理和监测：脑转移

1. 监测患者的症状，择时进行放疗或手术。

2. 应用糖皮质激素的患者，监测药物不良反应。长期用药患者，是否需要预防性用药防止胃肠道出血？一旦症状控制，逐渐药物减量，或进行放疗或手术。

3. 评价药物的相互作用，过敏。评价苯妥英钠或糖皮质激素的不良反应。

4. 指导接受苯妥英钠治疗的患者，如果血药浓度过高，可能出现的症状：眼球震颤、视物模糊、头晕、头沉、嗜睡。

5. 教育患者，何时服药，提高依从性，及时报告复发的症状（神志改变、抽搐）。

（五）预后评价

成功治疗，可有效缓解症状，治疗颅内的病灶，延长生存时间。

七、泌尿系统并发症：出血性膀胱炎

概述

出血性膀胱炎：膀胱内层出现的急性或隐匿性出血。某些药物是引起这一并发症的主要病因，它是一个最能够被预防的并发症。一旦发生，出血性膀胱炎引起发病率和病死率增加 2%～4%。本章节主要讨论如何预防化疗药物引起的出血性膀胱炎。

（一）流行病学和病因学

出血性膀胱炎有很多病因（表 13-11）。

其中，环磷酰胺和异环磷酰胺是主要的引起此并发症的药物。发病率差异很大。异环磷酰胺的发生率在 18%～40%，大剂量的环磷酰胺应用，如果没有预防性措施，发病率在 0.5%～40%。慢性的低剂量口服环磷酰胺，常常用于自身免疫性疾病和慢性淋巴细胞白血病，很少引起出血性膀胱炎。

表 13-11　引起出血性膀胱炎的主要原因

药物因素	非药物因素
环磷酰胺	盆腔放疗
慢性低剂量	病毒感染
骨髓移植应用高剂量	巨细胞病毒
异环磷酰胺	乳头状病毒
囊内噻替派	单纯疱疹病毒
长期口服美法仑	腺病毒
合成代谢固醇类激素	

20%接受盆腔放疗的患者，可出现出血性膀胱炎，尤其是同时联用环磷酰胺。病毒感染和此病关系密切，常常发生于接受环磷酰胺治疗的骨髓移植受者。

　　（二）病理生理

　　环磷酰胺或异环磷酰胺引起的膀胱内壁的损伤与它们的代谢产物丙烯醛有关。丙烯醛引起膀胱内壁蜕皮和炎症，导致出血和大出血。当尿量减少，高浓度丙烯醛和膀胱内皮细胞进行长期接触时，可导致疾病发生。

　　（三）临床表现和诊断

　　出血性膀胱炎可表现为排尿困难、无尿、血尿。根据症状和尿常规中大量红细胞，可以确诊。

　　（四）预防

　　接受环磷酰胺和异环磷酰胺的患者，如应用有效预防措施，可降低出血性膀胱炎的发生率<5%。主要有以下三种预防措施：给予美司钠，大量水化，和置管后膀胱冲洗。美司钠主要用于异环磷酰胺。这三个方法都可以用于环磷酰胺。

临床表现和泌尿系统并发症的诊断

一般原则

　　表现可能比较轻微，镜下血尿；或严重的大量血尿，或在化疗期间或之后，疾病快速进展。

症状和体征

　　①耻骨弓上缘疼痛和痉挛，尿急尿频，排尿困难和灼烧感，血尿；

　　②如果大量血块堵塞尿道，尿潴留导致肾积水和肾衰竭。

实验室检查

　　①尿液测试的试纸测试有无血液成分；

②尿常规检查：高倍镜下，红细胞＞3个，镜下血尿；

③白细胞及其分类，PT/INR，αPTT，BUN，肌酐。

　　美司钠是硫醇的复合物，给药后在血液中很快发生氧化被灭活。但是，一旦经过肾滤出，氧化的美司钠被还原成为美司钠，和丙烯醛结合，被灭活后排出体外。美国临床肿瘤协会（ASCO）发表的指南，关于美司钠用法的信息见表13-12。

表 13-12　ASCO 指南：美司钠应对异环磷酰胺和大剂量环磷酰胺

化疗安排	美司钠的给药方法	评价
低剂量异环磷酰胺2g/（m²·d）	口服：每天异环磷酰胺的100%；20% Ⅳ 化疗前；40%在开始化疗后2h和6h分别给一次	有400mg的片剂；口服美司钠后3h，尿硫醇达到高峰；如果患者在给药后2h内呕吐，应重复静脉或口服给药
标准剂量异环磷酰胺2.5g/（m²·d）	静脉推注：每天异环磷酰胺剂量的60%，Ⅳ。剂量的20%在化疗前15min和开始化疗后4h，8h给药。 静脉输液：异环磷酰胺每天全部剂量的60%；20%化疗前给药，40%连续静脉滴注至异环磷酰胺停止后12～24h	静脉美司钠后1h，尿硫醇达到高峰。通过Y-位点给药或混合在同一个袋子中给药，可以达到和异环磷酰胺和环磷酰胺同步浓度匹配的目的
大剂量异环磷酰胺超过2.5g/（m²·d）	缺乏药物剂量的证据。根据异环磷酰胺更长的半衰期和浓度，建议给予更高剂量和更长时间的美司钠	
标准剂量环磷酰胺	没有必要常规应用美司钠	
大剂量环磷酰胺（骨髓移植）	静脉推注：给予环磷酰胺剂量的40%，在化疗的0h，3h，6h和9h给药 静脉输液：环磷酰胺每天全部剂量的100%；连续静脉滴注至环磷酰胺停止后24h	需要联合生理盐水利尿（生理盐水1.5L/（m²·d）

　　口服美司钠的剂量必须是静脉用量的 2 倍，因为口服药物的

生物利用度在 40%～50%。美司钠的半衰期比环磷酰胺和异环磷酰胺短，只有大约 1.2h，因此用药的关键是，在化疗药物注射完成以后，还需要继续用美司钠（图 13-2）。

　　大量水化：患者在化疗前 12～24h 和化疗药物最后一次剂量给药后的 24～48h，至少接受 2L 的输液。应用环磷酰胺的患者，每天生理盐水 $3L/m^2$，同时静脉呋塞米以保持尿量＞100ml/h。持续的膀胱灌洗，用生理盐水 250～1000ml/h，把丙烯醛从膀胱中冲洗出来。美司钠和其他两种方法效果类似，但可避免膀胱灌洗引起的不适感觉和感染风险。因此，美司钠是一个可选的预防措施。

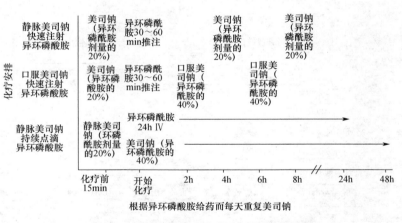

图 13-2　在异环磷酰胺治疗时，美司钠的应用

（五）治疗

　　1. 期望治疗效果　如果已经出现出血性膀胱炎，治疗目标是减少膀胱对致病物质的暴露，保持尿流通畅，避免尿路梗阻和肾功能损害，保持血容量。重建正常的膀胱功能是治疗的最终目标。

2. 治疗的一般原则　首要措施是停止膀胱对致病物质的暴露。同时停用抗凝药物和抑制血小板功能的药物。加强静脉补液，增加膀胱冲洗。必要输注血液和血小板以保证血容量。鸦片类药物止痛治疗。如果血尿不停止，需要进行局部的膀胱内治疗（图13-3）。

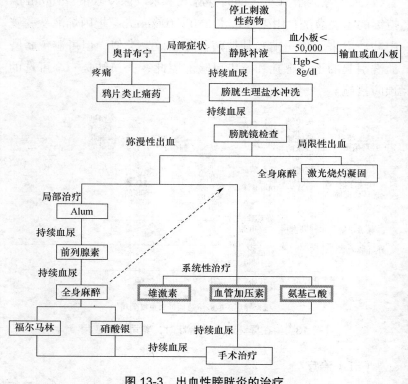

图 13-3　出血性膀胱炎的治疗

（1）非药物治疗：给予患者大直径、多孔的尿道插管，有利于大量生理盐水的冲洗和血块的清除。如果生理盐水冲洗无效，需要考虑在麻醉下手术取出血凝块。膀胱镜下进行电极或激光灼烧以制止活动性出血。在个别严重的病例，如果全身和局部的药物治疗无效，需要考虑经皮肾脏造口术或手术切除膀胱。

（2）药物治疗：很多药物可局部或全身用药，以治疗出血性膀胱炎。

局部用药（直接灌注到膀胱），一次性给予各种止血药物，如明矾、前列腺素、硝酸银、甲醛。需要在操作时进行全身麻醉，尤其是甲醛可引起疼痛。对局部药物治疗无效的患者，可以考虑系统性给药包括雌激素、垂体后叶素、氨基己酸，尽管这些药物可能引起全身不良反应。这些药物需要一直应用，直到出血停止。

解痉药物，如奥昔布宁，每天 2～3 次，每次 5mg，口服，可用于膀胱痉挛的治疗。对难以应对的疼痛患者，可考虑鸦片类药物，逐渐滴定直到满意止痛。

（六）预后评价

治疗的目的是缓解膀胱症状和止痛。

在每个治疗的疗程后，评价患者血尿的缓解情况。评价的频率，取决于出血的严重程度。对肾功能异常患者，需要每天监测尿量和血电解质，包括血钠、血 BUN 和血肌酐。至少每天进行血常规检查，评价血色素和血小板计数。

患者处理和监护：泌尿道并发症

1. 接受异环磷酰胺和环磷酰胺的患者，每天评价血尿情况。

2. 给予足够的水化和美司钠。

3. 指导患者提高依从性服用美司钠，何时服药，如果出现呕吐及时报告，以便改用静脉用药。

4. 评价尿路出血量，让泌尿外科医生协助局部或手术治疗。

5. 接受全身治疗的患者，每间隔 4h 观察血尿有无减轻。如遇到顽固性血尿，及时请泌尿外科医生会诊。

6. 对患者服用药物的相互作用，药物过敏。对化疗药物、美司钠及其他药物的不良反应进行评价。

八、代谢并发症：恶性肿瘤相关的高钙血症

概述

高钙血症是恶性肿瘤患者最常见的代谢异常疾病。一小部分未诊断的肿瘤患者以高钙血症为首发表现。高钙血症和预后不良有关，因为它往往提示肿瘤晚期或疾病发生转移。

（一）流行病学和病因学

10%～30%的肿瘤患者，在病程中可能出现高钙血症。和高钙血症相关的最常见肿瘤包括乳腺癌、头颈部和肺部的鳞状细胞癌、肾癌。血液系统肿瘤，如多发性骨髓瘤和淋巴瘤，也可出现高钙血症。

（二）病理生理

约 99%钙储存在骨骼中，只有 1%存在于细胞外液。细胞外液的钙，40%和白蛋白结合，剩下的一游离状态存在，具有生理活性。正常血钙主要受到三个因子调节：甲状旁腺激素、1，25-（OH）$_2$维生素 D 和降钙素。甲状旁腺激素促进肾小管重吸收钙，促进骨骼的钙释放。1，25-双羟维生素 D 调节钙从胃肠道吸收。降钙素，通过抑制破骨细胞活性，促进钙在骨骼的沉淀而降低血钙。血钙水平的稳定受到以上三个因素的调节，癌症患者血钙升高主要有以下两个机制：肿瘤产生各种体液因子，改变钙代谢，体液性高钙血症 ；或通过骨转移发挥直接骨溶解作用。大约 80%的高钙血症由体液性病因所致，主要通过甲状旁腺激素相关蛋白（PTHrP）而介导。这个蛋白可模拟内源性的甲状旁腺激素对骨骼的作用。20%～30%由局部骨溶解作用引起高钙血症，尽管局部骨溶解作用也有一些体液因子的参与。局部产生的不同因子，如

生长因子和转换生长因子-β，可直接增加破骨细胞活性而升高血钙。这些因子也可促进肿瘤自身的生长（图 13-4）。其他一个较少见的机制是肿瘤细胞，如淋巴瘤，直接产生大量 1，25-双羟维生素 D，增加胃肠道钙吸收，促进破骨细胞活性。

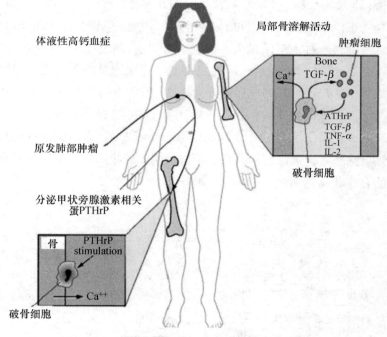

图 13-4　恶性肿瘤相关的高钙血症的病理生理

注：Ca²⁺. 钙离子；IL-1. 白介素 1； IL-2. 白介素 2；TGF-β. 转换生长因子 β；TNF-α. 肿瘤坏死因子 α；PTHrP. 甲状旁腺激素相关蛋白

（三）临床表现和诊断

　　患者会表现为意识模糊，脱水和血钙升高。根据症状，恶性肿瘤的病史，血钙和离子钙水平，明确诊断。

（四）治疗

1. 期望目标　高钙血症的首要治疗目标是控制潜在的恶性肿瘤。降低血钙的措施，只是临时有效，除非有效的控制肿瘤。降低血钙的目标是：①降低血钙到正常水平；②保持水电解质平衡；③缓解症状；④防止危及生命的并发症。对顽固性高钙血症，药物难以控制血钙，或许可以停止降钙措施，患者会昏迷和死亡，这可能是一种人道的做法。

2. 总体治疗原则　高钙血症的治疗原则是纠正血钙和相关症状（图 13-5）。高钙血症可分为轻度［校正血钙在 $10.5 \sim 11.9$ g/dl（$2.6 \sim 3$ mmol/L）］，中度［校正血钙在 $12 \sim 13.9$ g/dl（$3 \sim 3.5$ mmol/L）］，和重度［>14 g/dl（3.5 mmol/L）］。轻度无症状的高钙血症患者，可以门诊治疗，可以采用非药物治疗。中度或重度的有症状高钙血症，都需要药物干预。

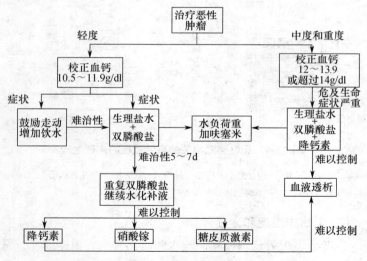

图 13-5　恶性肿瘤相关的高钙血症治疗路径

（1）非药物治疗：充分水化增加尿钙排出，是高钙血症治疗的关键手段，不管症状有多么严重。轻度无症状的高钙血症患者，可增加饮水量到每天 3～4L。中度和重度高钙血症患者，根据脱水程度不同和心血管耐受性，需要接受每小时 200～500ml 液体输入。鼓励患者尽量走动，因为静息状态可增加骨钙吸收。应该减少饮食钙的摄入，但这对高钙血症的影响很小，除非在维生素 D 过多的患者。最后，应该停用那些可能升高血钙的药物，如噻嗪类利尿药，维生素 D 和锂制剂，或降低肾功能的药物，如 NSAID。对顽固性高钙血症或不能耐受大量生理盐水补液的患者，可以考虑血液透析。

高钙血症的临床表现和诊断

一般情况

①临床表现不仅和血钙水平有关，还和血钙升高的快慢有关；

②正常血钙水平是 8.5～10.5g/dl（2.1～2.6mmol/L）（各个实验室之间有差异）；

③血清钙水平，必须根据白蛋白水平进行校正，应用以下公式：校正钙＝（测定的钙－测定的白蛋白）＋4。

症状和体征

5 个主要系统可能受到影响：①消化系统：食欲下降、恶心、呕吐、便秘；②骨骼肌肉系统：乏力、骨痛、共济失调；③CNS：意识模糊、头痛、嗜睡、抽搐、昏迷；④泌尿系统：多饮多尿、肾衰竭；⑤心血管系统：心动过缓、心电图异常、心律失常。

实验室检查

①血清钙水平升高，超过 10.5g/dl（2.6mmol/L），血清磷水平降低；

②患者可能有 BUN 和肌酐升高；

③血清碱性磷酸酶升高，提示骨破坏；

④ECG 可提示 PR 间期延长，QT 间期缩短，T 波增宽。

其他诊断性检查

除外其他引起高钙血症的病因，包括原发性甲状旁腺功能亢进症，甲状腺功能亢进症，维生素 D 中毒，慢性肾功能不全。

（2）药物治疗：多种药物可用于高钙血症的治疗，见表 13-13。在水化的同时，呋塞米每天 20～40mg，有助于保持体液平衡，增加肾钙的排泄。水化和利尿药的应用，可一过性的有效缓解症状，直到抗肿瘤治疗开始发挥作用。因此，水化和抑制重吸收的药物治疗应该同时进行。

表 13-13　恶性肿瘤相关的高钙血症治疗选择

	药物	剂量	起始	维持时间	降低血钙浓度	评价
尿钙排泄	IV生理盐水	200～500/h	24～48h	2～3d	0.5～2mg/dl	避免容量过多；监测电解质低钾血症，脱水
	呋塞米	20～40mg，IV	4h	2～3d	—	
抗骨重吸收	帕米磷酸盐	60～90mg，IV，超过2～24h*	24～72h	3～4周	超过1mg/dl	4～7d后血钙达到最低点；引起发热和肾功能损害，较便宜
	唑来磷酸盐	4mg，IV，超过15min	24～48h	4＋周	超过1mg/dl	同上
	糖皮质激素	泼尼松（和等效药物）50～100mg/d	5～7d	3～4d	0.5～3mg/dl	监测血糖，睡眠障碍和免疫抑制
	降钙素	4～8U/kg，皮下或肌内注射；间隔6～12h	2～4h	1～3d	2～3mg/dl	鲑鱼来源的更好；不推荐做1U试验；肾功能不全者也可以给药；可能引起潮红和恶心

（续　表）

药物	剂量	起始	维持时间	降低血钙浓度	评价
硝酸镓	100~200mg/m², 持续静脉点滴5d	24~48h	—	—	肌酐超过2.5mg/dl不能给药；可能引起肾功能损伤

注：*.身材小或轻度高钙血症或肾功能不全的患者，可以选择 60mg 的帕米磷酸盐；肾功能不好的患者，用药间隔时间可以延长

　　双膦酸盐是抑制重吸收的药物。因为口服生物学利用度低，因此应该静脉给药。最常用的是帕米膦酸盐和唑来膦酸盐，可有效抑制破骨细胞活性。唑来膦酸盐效果更好，可更长时间把血钙降到正常水平，但价格比另一药物贵 4 倍。不管选择何种药物，都应该在诊断明确后开始马上给药,因为药物发挥作用往往滞后。急症的高钙血症，如患者心电图发生改变，心律失常或中枢神经系统异常，可选择降钙素，因为它可快速起效。降钙素抑制破骨细胞的活性，降低肾小管对钙重吸收。在激素有反应的恶性肿瘤，可选择糖皮质激素，如淋巴瘤或多发性骨髓瘤。硝酸镓（Gallium nitrate）也可用于高钙血症，但 5d 的给药方案和肾毒性风险限制了药物的应用。

患者处理和监测：高钙血症

　　1. 确定患者的患病状态：患者是新出现的高钙血症，还是反复多次出现高钙血症？或者是难治性的高钙血症？

　　2. 评价患者的症状和血清钙水平，决定适当治疗方案。患者服用任何升高血钙、抑制钙排泄、肾损伤的药物吗？

　　3. 如果是门诊患者，教育患者意识到口服水化和坚持步行的重要性。鼓励患者在症状或体征恶化时及时就诊。

　　4. 制定计划，每月注射双膦酸盐以把血钙长期控制在正常

水平。

①监测患者症状缓解程度和体液平稳状态；

②治疗期间，每天监测血钙、血清蛋白、血 BUN 和肌酐；

③根据每天的出入量、体重和水负荷过多的临床表现，评价体液平衡状态；

④有心脏表现患者，监测 ECG 变化，直到正常；

⑤如果患者血钙不降到正常，5～7d 后重复给予双膦酸盐；

⑥如果患者对治疗无效，重新评价以决定是否需要改变治疗方案。

5. 评价患者的药物相互作用和药物过敏，以及降钙药物的不良反应。

（五）预后评价

高钙血症治疗的长期控制，取决于对潜在原发肿瘤的成功治疗。短期治疗的目的是，把血钙降到正常水平，缓解症状。

九、代谢并发症：肿瘤溶解综合征（TLS）

（一）概述

尽管溶瘤综合征发生率低于高钙血症，但如果未行足够的预防和治疗，可显著升高患病率和病死率。溶瘤综合征，是由于肿瘤细胞快速大量破坏，释放细胞内物质到血液循环中所致。

（二）流行病学和病因学

TLS 的总体发病率不详，和很多患者相关以及肿瘤相关的因素有关，详见表 13-14。

TLS 一般发生在高肿瘤负荷或肿瘤快速增生的患者。因如此，儿童是最多的受害人群，因为他们易发生增长很快的恶性肿瘤。肿瘤的治疗措施，如化疗、激素治疗、放疗、生物治疗或糖皮质激素，可引起 TLS。有些患者在未治疗前自发出现。

表 13-14　TLS 的危险因素

疾病相关的因素
高危因素
急性淋巴母细胞白血病
高分级的霍奇金淋巴瘤（例如Burkitt肿瘤）
中危因素
慢性淋巴细胞白血病（尤其是大块的淋巴结肿大）
急性髓系白血病（尤其是WBC超过50 000/mm³）
多发性骨髓瘤
低危因素
低-和中-分级的非霍奇金淋巴瘤
霍奇金病
慢性髓白血病（急性转化期）
极低危因素
乳腺癌
小细胞肺癌
睾丸癌
患者相关的因素
尿排出减少，脱水，或肾功能不全
原来存在高尿酸血症
酸性尿液
WBC超过50 000×10³/μl（500×10⁹/L）
乳酸脱氢酶（LDH）水平超过1500U/L（1500U/L）
肿瘤对治疗方案高度敏感

（三）病理生理

TLS 患者出现多种代谢异常。大量的肿瘤细胞溶解导致细胞内电解质的释放，引起高钾和高磷酸盐血症。高浓度的磷和钙结合，引起低钙血症和肾小管内的钙磷沉积。细胞内释放的嘌呤核酸物质，通过多个酶的代谢成为尿酸，见图 13-6。在尿液的 pH 值中，尿酸溶解度低，导致肾小管内尿酸结晶形成。尿酸和钙磷复合物的沉积，导致代谢性酸中毒，更有利于尿酸晶体的形成。

最后导致急性肾衰竭。

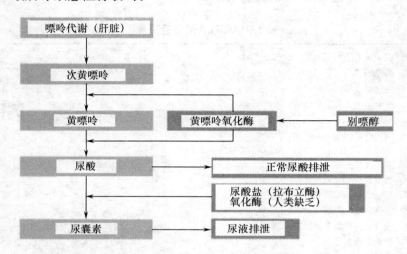

图 13-6　别嘌呤醇和拉布立酶（rasburicase）在嘌呤核酸降解中的作用

（四）临床表现和诊断

TLS 的诊断，来自化验结果提示高尿酸血症、高钾血症、高磷酸盐血症、低钙血症以及肾功能异常。这些电解质紊乱，患者表现为尿毒症、视力异常、肌肉痉挛、水肿、高血压、心律失常、抽搐甚至猝死。

TLS 临床表现和诊断

一般原则

①患者主要表现为化验结果异常；

②正常尿酸水平 2～8mg/dL（119～476μmol/L）；

③化疗药物后 12～72h 出现。

症状和体征

①很多患者无症状；

②患者表现为水肿，容量过多，少尿进展为无尿，急性肾功

能不全；

③一些高尿酸血症患者表现为恶心、呕吐和淡漠；

④高钾血症——嗜睡、肌肉无力、感觉异常、心电图改变、心动过缓；

⑤低钙血症——肌肉痉挛，手足抽搐，易激惹；感觉异常，心律失常。

实验室检查（成人）

①血清尿酸水平超过 8mg/dl（476μmol/L）；

②血钾超过 6mmol/L（6mEq/L）；

③血磷超过 4.5mg/dl（1.45mmol/L）；

④血钙低于 7mg/dl（1.75mmol/L）；

⑤一旦出现肾功能损害，BUN 和肌酐升高；

⑥以上数值较基线状态升高超过 25%。

（五）治疗

1. 预期治疗目标　TLS 的主要治疗目标是：①防止肾衰竭；②防止电解质紊乱。因此，最好的治疗措施是在恶性肿瘤化疗后进行预防。如果在预防的基础上，还是出现 TLS，治疗目标为：①降低尿酸水平；②就诊电解质紊乱；③防止肾功能损害。通过成本效益核算可达到这些治疗目标。

2. 治疗的一般方案　通过增加尿量和预防尿酸的堆积，可有效防止 TLS。预防措施应该在化疗开始即刻或化疗前 48h 开始执行。其他辅助的治疗措施包括增加尿酸的溶解度，维持电解质平衡，促进体液排出。

（1）非药物治疗：大量静脉补液，每天 5% 葡萄糖和 1/2 生理盐水，3L/m²，以保持尿量≥100ml/（m²·h），除非患者已经存在急性肾功能损伤。用 50～100mmol/L 的碳酸氢钠来碱化尿液到尿 pH≥7.0，以利于尿酸溶解和排出。这项措施尚存争议，因为黄嘌呤和次黄嘌呤在碱性尿液中溶解度更差，更容易出现结晶，尤其是给予别嘌呤醇治疗后（图 13-6）。停用升高血钾的药物，如 ACEI、螺内酯。停用阻断尿酸重吸收的药物，如丙磺舒和噻嗪类利尿药。避免肾毒性药物，如两性霉素 B 和氨基糖苷类药物。如患者无尿或出现顽固性高钾血症、高磷酸盐血症、低钙血症、酸中毒或容量负荷过多，需进行血液透析。

（2）药物治疗：药物预防 TLS 的对象是高风险的患者（图 13-7）。别嘌呤醇是黄嘌呤氧化酶抑制药，可用来预防用药，因为它对已经存在的高尿酸血症没有作用。拉布立酶是重组的尿酸氧化酶，可用于预防和治疗，但价格很高，见表 13-15。批准的药物剂量为 0.2mg/（kg·d），连用 5d。最近的研究显示，缩短疗程到 1～3d 或降低药物剂量 0.05～0.1mg/（kg·d），可能同样有效，但费用更低。因为尿酸水平一般在给药后 4h 就会下降，因此可能需要根据监测尿酸的水平，调整给药的频率和剂量，见图 13-7。需要注意，拉布立酶在已经抽出来的血样中，可继续分解尿酸。因此血样抽取后应该冰浴保存，尽快送检，避免测定的尿酸数值假性偏低。

在 TLS 中，应该积极处理电解质紊乱，以防止急性肾衰竭和心律失常。低钙血症可以静脉补钙，需要考虑到在高磷酸盐血症状态，增加血钙可进一步增加钙磷沉积，因此应该慎重应用。

（六）预后评价

TLS 最重要的治疗是预防。如果不能很好预防，治疗的目标是防止肾衰竭和尽快纠正电解质紊乱。

表 13-15　在 TLS 中，别嘌呤醇和拉布立酶的用药对比

药物	剂量	2005年售价	评论
口服别嘌醇	成人：600～800mg/d，分2～3次服用； 儿童：10mg/（kg·d）； 或200～300mg/（m² · d）	美元0.48/d	成人剂量根据肾功能调节；避免药物相互作用（巯基嘌呤）。监测皮疹
IV别嘌醇	成人：200～400mg/（m² ·d） 儿童：200mg/（m² · d）	美元625～ 1250/d	同上。限于那些不能口服药物的患者；最大剂量600mg/d
拉布立酶	0.2mg/（kg · d），用5d	美元12 000/d	降低剂量或缩短用药时间可能减少费用（0.05～0.1mg/（kg·d））。很少引起恶心呕吐；禁忌证为G6PD缺陷患者，导致溶血性贫血；很少有过敏和抗体形成

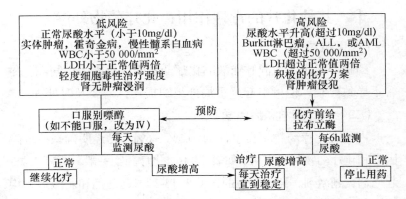

图 13-7　TLS 相关的高尿酸血症的预防和治疗

注：ALL. 急性淋巴细胞白血病；AML. 急性髓细胞性白血病

患者处理和监测：TLS

1. 对于有风险的患者，每天监测尿酸、电解质、肌酐和

尿量。

2．在大量水化期间，监测有无水负荷过多的体征。

3．持续水化和预防，直到化疗结束后 2～3d。

4．对接受碳酸氢钠碱化尿液的患者，间隔 6h 评价尿 pH，使之维持在 7 以上。

5．对出现 TSL 症状的患者，间隔 6h 监测以上指标，直到状态稳定。

6．对高钾血症患者，连续监测 ECG 动态变化，直到状态稳定。

7．对出现肾功能异常患者，调节别嘌呤醇和其他经过肾排泄的药物剂量。

8．对应用拉布立酶的患者，监测血红蛋白和红细胞压积等溶血表现。

十、其他化疗的毒性作用：化疗药物外渗

（一）概述

药物外渗定义为静脉输液的化疗药物外渗进入组织间隙。尽管不导致死亡，但可引起严重局部组织损伤，需要及时处理。

（二）流行病学和病因学

占所有化疗药物不良事件的 0.5%～6%。已经明确一些危险因素和化疗药物外渗有关，如表 13-16。化疗药物一般分为三大类：起疱剂，刺激剂，和非起疱剂，见表 13-17。起疱剂和刺激剂，均可引起局部症状。起疱剂可引起局部组织坏死。组织损伤程度取决于药物外渗的浓度和数量。需要注意，一些药物是人人皆知的起疱剂，而有些药物只有个别患者报道引起组织坏死。因此，在给予化疗药物是都需要很小心，尤其是一些新的或正在研究中的药物，他们的腐蚀作用尚不明确。

表 13-16　化疗药物渗出的危险因素

有多个静脉插管（肿瘤患者很常见）
置管（穿刺）技术不佳
置管位置不佳（手背、肘窝）
交流障碍所致（儿童、入睡的患者、医患之间语言障碍）
合并周围神经病变
护士的经验和培训
年轻或老年患者（静脉太细或太脆）
极度肥胖

表 13-17　具有腐蚀性和刺激性特点的一些化疗药物

起疱剂	刺激剂
常见	喜树碱
蒽环类	卡莫司汀
柔红霉素	环磷酰胺
多柔比星	达卡巴嗪
表柔比星	鬼臼衍生物（Epipodophyllotoxins）
伊达比星	依托泊苷
放线菌素	氟尿嘧啶
二氯甲基二乙胺	杰西他滨
丝裂霉素	异环磷酰胺
长春碱	伊立替康
长春新碱	美法仑
长春瑞滨	链脲酶素
少见	替尼泊苷
顺铂	拓扑替康
微脂体多柔比星	
米托蒽醌	
奥沙利铂	
紫杉醇	
多西他赛	

（三）病理生理

对组织的损伤与外渗药物的药代学有关。这些药物分为 DAN 结合和非 DNA 结合。DNA 结合的药物包括蒽环类、氮芥和丝裂霉素 C。这些药物通过和 DNA 作用，引起细胞死亡。然后被释放到周围组织并被邻近的细胞所摄取。这种亲脂性药物，通过循环方式，可导致组织的长期慢性损害。尤其是多柔比星，可在组织中停留数周到数月时间。

药物外渗的临床表现和诊断

一般表现

①蒽环类，氮芥和长春碱，外渗可导致典型的即刻疼痛；

②患者可能在药物外渗时候没有症状，但组织损伤症状可持续数天到数周，尤其是丝裂霉素；

③暴露于紫外线可能加重某些损伤。

症状和体征

①局部疼痛 （灼烧感、刺激、刺痛），肿胀，红肿，难以忍受；

②缺乏血流；

③可能在 1～2 周后出现皮肤溃疡。

诊断试验

根据临床病史和症状提供诊断，组织活检可能确定病因。非–DNA-结合的药物，如长春碱和依托泊苷。这些药物容易引起灼热感损伤，并且容易从组织间隙中被清除。因此它们更容易被中和，预后更好。

（四）临床表现和诊断

对报告药物外渗引起疼痛恶化不适的患者，应停止肢端输液，以免加重损伤。这些损伤刚开始为皮肤发红，如果不尽快处理，可能发生组织坏死，严重时需要截肢。根据临床表现可以确诊。

（五）预防

如要应用合适的预防措施，化疗药物外渗完全可以避免。最重要的预防措施是患者教育。必须指导患者，用药期间或随后的数周内，一旦有任何局部症状，马上报告。另一个关键的因素是选用经过专业培训的护士进行输液操作。肿瘤护理协会已经制定了腐蚀性化疗药物的输液操作指南，小结见表 13-18。尽管我们推荐应用中心静脉插管，但是因为导管移位或针头位置不当，还是存在药物外渗风险。

表 13-18　化疗药物外渗的预防措施

如果给予腐蚀性药物，建议放置中心静脉插管，尤其在高危患者
对已经出现淋巴水肿的患者，避免在手背、肘窝和四肢末端进行输液
应用未覆盖的塑料通道或蝴蝶样针头进行外周输液
在给予化疗药物之前，用生理盐水测试输液通道，观察输液部位有无肿胀，检查血液是否有回流
如果需要多次重复静脉穿刺，尽量靠近上次的穿刺位置
如通过外周静脉输腐蚀性化疗药物，最好静脉推注，一旦发现外渗，可及时停药

（六）治疗

1. **疗效评价**　一旦出现药物外渗，主要的治疗目标是：①应用药物或者非药物的治疗，避免进一步组织损伤；②如果必要，尽快进行手术。合适的药物和非药物治疗，可能让患者继续接受化疗药物治疗，见表 13-19。

2. **非药物治疗**　当发生化疗药物外渗，应马上停止输液，尽量抽吸局部的液体。受伤的肢体要尽量抬高。不仅用图示明确标记损伤部位，还需详细记录外渗的时间、部位、患者的主诉，估计外渗药物的容量。冷敷和热敷都可用于处理药物外渗，关键是看何种药物渗出。例如，热敷会加重阿霉素外渗的症状，而冷敷可加重长春碱的外渗症状。不应该进行局部压迫，这样会促进药物扩散。最后，如经治疗，疼痛持续存在或出现溃疡，患者需要及时求助于整形科医生。

表 13-19 化疗药物外渗的处理

药物	热敷或冷敷	药物解毒剂	剂量	评论
蒽环类	冷敷	二甲亚砜 50～99%	病损处1～2ml，病变面积的两倍，间隔6～8h，连续7～14d	空气晾干，不要包被
		其他:右雷佐生	在外渗5h内，1000mg/m^2 IV，然后D2 1000mg/m^2，D3：25 000mg/m^2	新药，昂贵，医保不覆盖
丝裂霉素C	冷敷	二甲亚砜 50%～99%	同上	
二氯甲基二乙胺；高浓度顺铂	冷敷	硫代硫酸钠	把4ml 10%溶液添加到6ml无菌水，形成1/6mmol/L溶液。每毫克二氯甲基二乙胺注射2ml解毒药，然后1ml皮下注射。必要时隔3～4h重复	给药前硫代硫酸钠必须稀释
长春碱	热敷	透明质酸	以150U/ml浓度静脉或皮下注射1～6ml（150～900U），必要时间隔3～4h重复	正常生理盐水稀释
紫杉醇	冷敷	透明质酸	同上	一些病例报告热敷可能加重病情

3. **药物治疗** 药物辅助治疗，包括应用特异性解毒药，停止或减轻局部组织坏死的严重程度。需要注意，只有 1/3 的外渗事件可能导致组织坏死，解毒剂的效果研究大多来源于动物或病例报道。解毒剂通过扩散或与化疗药物结合，加速药物在组织中的清除。特异性的解毒药和它们的应用，见表 13-19。

二甲亚砜（DMSO）是蒽环类和丝裂霉素 C 发生外渗的解毒药。它可稳定渗入组织。此外，DMSO 是游离自由基的清除药，从机子上讲，可阻断蒽环类和丝裂霉素 C 对组织的损伤。DMSO 耐受性好，但可引起一些轻度的灼烧感和皮肤红。右雷佐生（Dexrazoxane）是一个自由基清除药，一般用于蒽环类药物的心血管保护。Totect 是右雷佐生的制剂之一，是目前唯一通过 FDA 批准的用于治疗多柔比星外渗的商品药物。这个药物是否和其他新的更贵的药物一样有效，尚存争议。

透明质酸酶是长春碱和高浓度表鬼臼毒素外渗的解毒药。透明质酸的作用相当于组织的水泥，而透明质酸酶可降解透明质酸。用药可促进外渗药物从局部扩散。透明质酸酶还可用于紫杉醇的外渗。但是，其有效性尚存争议。透明质酸酶不应用于蒽环类药物外渗，因为它可加速局部药物的扩散。

患者处理和监测：化疗药物外渗

1. 一旦诊断，需要判断化疗药物的腐蚀性强度。建议患者放置中心静脉插管。

2. 由专业护士执行输液操作。

3. 教育患者警惕药物外渗的症状和体征，一有症状马上报告。

4. 教育患者，如有疼痛逐渐加重，损伤夸大，或皮肤破溃，及时报告。

5. 教育患者正确应用冷敷和热敷，正确应用解毒药。溃疡应暴露到空气中或需要纱布覆盖。

6. 评价患者有无药物过敏和解毒药的不良反应。

氮芥外渗的解毒药是硫代硫酸钠。此药物可和烷化类药物结合，转化成无活性的复合物而排出体外。硫代硫酸钠对高浓度的顺铂和达卡巴嗪的外渗也有效。

（七）预后评价

首要目标是，通过正确的给药技术，避免化疗药物外渗的发生。指导患者及时报告药物外渗的任何症状和体征。如果已经发生化疗药物外渗，马上选择正确的解毒药和冷热外敷。如果疼痛持续或出现溃疡，及时求助整形科医生。

本章所使用的英文缩略语

ACEI	血管紧张素转换酶抑制药
ANC	绝对嗜中性粒细胞计数
AWP	平均批发价格
BMT	骨髓移植
BUN	血尿素氮
CIV	持续静脉输液
CSF	集落刺激因子
DMSO	二甲亚砜
G6PD	葡萄糖-6-磷酸脱氢酶
G-CSF	粒细胞集落刺激因子
GMCSF	粒细胞-巨噬细胞集落刺激因子
ICP	颅内压
LDH	乳酸脱氢酶
NKDA	未知药物过敏
PCP	卡氏肺囊虫病肺炎
PTHrP	甲状旁腺相关蛋白
SCLC	小细胞肺癌
SC	皮下
SVCS	上腔静脉综合征

（译 者 张洁莉；审 校 茅江峰）

附录 A　换算因数和人体测量*

 换算因数

国际标准单位

很多国家都使用 SI（国际单位制）单位表示检验科和血清药物浓度数据。该 SI 单位制使用摩尔（mol）表示物质数量，而不是用质量单位（如 μg）。1L 溶液溶解 1mol 溶质（物质分子量，单位为 g）即为 1mol 溶液。以下公式用于将质量单位转换为 mol（将 mcg/ml 转换为 μmol/L，或者通过项的替代，将 mg/ml 转换为 mmol/L，或 ng/ml 转换为 nmol/L）。

▶ μmol/L

$$微摩尔每升（μmol/L）= \frac{药物浓度（mcg/ml）\times 1000}{药物的分子量（g/mol）}$$

▶ mEq

物质等效重量是指与 1g 氢结合或替代 1g 氢的重量；mEq 是等效重量的 1/1000。

▶ mEq/L

$$毫克当量每升（mEq/L）= \frac{盐重量（g）\times 离子价 \times 1000}{盐的分子量}$$

$$盐重量（g）= \frac{mEq/L \times 盐的分子量}{离子价 \times 1000}$$

近似 mEq：所选离子的重量转换

盐	mEq/g 盐	mg 盐/mEq
碳酸钙（$CaCO_3$）	20.0	50.0
氯化钙（$CaCl \cdot 2H_2O$）	13.6	73.5
葡庚糖酸钙 [$Ca(C_7H_{13}O_8)_2$]	4.1	245.2
葡萄糖酸钙 [$Ca(C_6H_{11}O_7)_2 \cdot H_2O$]	4.5	224.1
乳酸钙 [$Ca(C_3H_5O_3)_2 \cdot 5H_2O$]	6.5	154.1
葡萄糖酸镁 [$Mg(C_6H_{11}O_7)_2 \cdot H_2O$]	4.6	216.3
氧化镁（MgO）	49.6	20.2
硫酸镁（$MgSO_4$）	16.6	60.2
硫酸镁（$MgSO_4 \cdot 7H_2O$）	8.1	123.2
醋酸钾 [$K(C_2H_3O_2)$]	10.2	98.1
氯化钾（KCl）	13.4	74.6
柠檬酸钾 [$K_3(C_6H_5O_7) \cdot H_2O$]	9.2	108.1
碘化钾（KI）	6.0	166.0
醋酸钠 [$Na(C_2H_3O_2)$]	12.2	82.0
醋酸钠 [$Na(C_2H_3O_2) \cdot 3H_2O$]	7.3	136.1
碳酸氢钠（$NaHCO_3$）	11.9	84.0
氯化钠（$NaCl$）	17.1	58.4
柠檬酸钠 [$Na_3(C_6H_5O_7) \cdot 2H_2O$]	10.2	98.0
碘化钠（NaI）	6.7	149.9
乳酸钠 [$Na(C_3H_5O_3)$]	8.9	112.1
硫酸锌（$ZnSO_4, \cdot 7H_2O$）	7.0	143.8

选定离子的价态和原子量

物　　质	电解质	原子价	分子量
钙	Ca^{2+}	2	40.1
氯化物	Cl^-	1	35.5
镁	Mg^{2+}	2	24.3
磷酸盐	HPO_4^- (80%)	1.8	96.0[a]
（pH=7.4）	$H_2PO_4^-$ (20%)		
钾	K^+	1	39.1
钠	Na^+	1	23.0
硫酸盐	SO_4^-	2	96.0[a]

注：a. 磷的分子量仅为 31；硫磺的分子量仅为 32.1。

* 此附录包含了 Anderson PO、Knoben JE 和 Troutman WG 等人合编的附录 1 和 2 的信息。药物临床数据手册，第 10 版。纽约：麦格劳-希尔，2002：1053-1058，经许可

正阴离子间隙

正阴离子间隙是指未经实验室筛查而常规测量的血浆阴离子的浓度，对于评价酸碱平衡紊乱很有用。随着内源性物质（例如磷酸盐、硫酸盐、乳酸盐、酮酸）或外来物质（例如水杨酸盐、青霉素、乙二醇、乙醇、甲醇）血浆浓度的增加，正阴离子间隙增大。计算正阴离子间隙的公式如下：

$$正阴离子间隙 = (Na^+ + K^+) - (Cl^- + HCO_3^-)$$

或　$$正阴离子间隙 = Na^+ - (CT^- + HCO_3^-)$$

式中，第一个方程预计的正常值为 11 到 20mmol/L，第二个方程的为 7 到 16mmol/L。注意，正常范围上、下限有变化。

温度

华氏度至摄氏度：（℉-32）× 5/9=℃

摄氏度到华氏度：（℃×9/5）+32=℉

摄氏度到开尔文：℃+273=°K

卡路里

1 卡路里=1 千卡=1000 卡路里=4.184 千焦耳（kJ）

1 千焦耳=0.239 卡路里=0.239 千卡=239 卡路里

重量和衡量

▶ **公制重量换算**

1kg（千克）=1000 克

1 克（g）=1000mg

1 毫克（mg）=0.001g

1 微克（μg，µg）=0.001mg

1 钠克（ng）=0.001µg

1 皮克（pg）=0.001ng

1 飞克（fg）=0.001pg

▶ **公制体积换算**

1 升（L）=1000ml

1 分升（dl）=100ml

1 毫升（ml）=0.001L

1 微升（μl）=0.001ml

1 纳升（nl）=0.001μg

1 皮升（pl）=0.001nl

1 飞升（fl）=0.001pl

▶ **药衡制计重换算**

1 吩（ɔ）=20 格令（GR）

60 格令（gr）=1 打兰（ζ）

8 打兰（ζ）=1 盎司（flξ）

1 盎司（ξ）=480 格令（gr）

12 盎司（ξ）=1 磅（lb）

▶ **药衡盎司容量换算**

60 量滴（m）=1 液量打兰（flζ）

8 液量打兰（flζ）=1 液量盎司（flζ）

1 液量盎司（flξ）=480 量滴（m）

16 液体盎司（flξ）=1 品脱（pt）

▶ **常衡换算**

1 盎司（英两）=437.5 格令

16 盎司（英两）=1 磅（lb）

▶ **重量/体积换算**

1mg/dl=10μg/ml

1mg/dl=1mg%

1ppm=1mg/L

▶ **等价物换算**

1 克（g）=15.43 格令（gr）

1 格令（gr）=64.8 毫克（mg）

1 盎司（ξ）= 31.1 克（g）

1 盎司（英两）=28.35 克（g）

1 磅（lb）=453.6 克（g）

1 千克（kg）=2.2 磅（lb）

1 毫升（ml）=16.23 量滴（m）

1 量滴（m）=0.06 毫升（ml）

1 液量盎司（fl oz）=29.57 毫升（ml）

1 品脱（pt）=473.2 毫升（ml）

1 美国加仑=3.78 升（L）

1 加拿大加仑=4.55 升（L）

0.1mg=1/600gr

0.12mg=1/500gr

0.15mg=1/400gr

0.2mg=1/300gr

0.3mg=1/200gr

0.4mg=1/150gr

0.5mg=1/120gr

0.6mg=1/100gr

0.8mg=1/80gr

1mg=1/65gr

► **公制长度换算**

2.54cm=1in

30.48cm=1in

1m=3.28ft

1.6km=1mi

人体测量肌酸酐清除率处方

► **估算肾功能稳定患者的肌酸酐清除率的公式**

Cockroft-Gault 公式

成年人（年龄在 18 岁及以上）：

$$CrCl（女性）=\frac{（140-年龄）\times 重量}{Cr_s\times 72}$$

$$CrCl（女性）0.85\times 上述值*$$

* 一些研究表明，在没有 0.85 的修正系数的情况下，此公式对女性的预测精度更高。

其中，CrCl 代表肌酸清除率（单位为 ml/min），Cr_s 代表血肌酐［单位 mg/dl（或 88.4 除以 μmol/L）］，年龄单位为年，重量单位为 kg。

儿童（年龄 1～18 岁）：

$$CrCl=\frac{0.48\times 重量\times 牛血清蛋白}{SCr_s\times 1.73}$$

其中，BSA 代表体表面积（单位 m^2），CrCl 代表肌酸酐清除率（单位 ml/min），SCr_s 代表血肌酐［单位 mg/dl（或 88.4 除以 μmol/L）］，高度单位为 cm。

► **从测量的收集尿液中估算肌酸酐清除率的公式**

$$CrCl（ml/min）=\frac{U\boxtimes V}{P\boxtimes T}$$

其中，U 代表尿液标本中的肌酐浓度（单位与 P 相同），V 代表尿液体积（单位 ml），P 代表血清在尿液收集期间中点的肌酐浓度（单位与 U 相同），T 代表尿液收集期时间，单位为 min（例如 6h=360min；24h=1440min）。

*在收集期，U 和 V 的乘积等于肌酐的产量，并且在稳定态，对男性理想体重，U 和 V 的乘积应等于 20～50mg/（kg·d），对女性理想体重，U 和 V 的乘积应等于 15～20mg/（kg·d）。如果小于上述结果，可能是尿量收集不足，低估了 CrCl。

► **用于估算肾小球滤过率的肾脏病膳食改良试验公式**（摘自肾脏病研究中的饮食改变）

常规校准肾脏病膳食改良试验公式［只用于那些还未重新校准以便同位素稀释质谱法（IDMS）追踪的肌酐方法］

肌酐单位为 mg/dl：

$$X=186 肌酐^{-1.154}\times 年龄^{-0.203}\times 常数$$

肌酐单位为 μmol/L：

$$X=32788 \times 肌酐^{-1.154} \times 年龄^{-0.203} \times 常数$$

式中，X 代表肾小球滤过率（GFR），白人男性的常数是 1，白人女性的常数是 0.742，非裔美国人的常数是 1.21。肌酐单位为 μmol/L，且可转换为 88.4 除以 mg/dl。

▶ **可追踪同位素稀释质谱法的肾脏病膳食改良试验方程**（只用于已重新校准以便同位素稀释质谱法追踪的肌酐方法）

肌酐单位为 mg/dl：

$$X=175 \times 肌酐^{-1.154} \times 年龄^{-0.203} \times 常数$$

肌酐单位为 μmol/L：

$$X=175 \times （肌氨酸酐/88.4）^{-1.154} \times 年龄^{-0.203} \times 常数$$

式中，X 代表 GRF，白人男性的常数是 1，白人女性的常数是 0.742，非裔美国人的常数是 1.21。

理想体重

理想体重是不肥胖的且高度已定的人的期望的重量。以下理想体重公式和各种寿险表可用于估计理想体重。文献里描述的剂量计算方法可使用理想体重作为计量肥胖患者的方法。

成人（18 岁及以上）：

$$理想体重（女性）=50+（2.3 \times 高度超过 5ft）$$

$$理想体重（女性）=45.5+（2.3 \times 高度超过 5ft）$$

理想体重单位为千克。

儿童（1～18 岁）：低于 5 英尺：

$$理想体重=\frac{高度 \times 1.65}{1000}$$

其中理想体重单位为 kg，高度单位为 cm。

五英尺或者更高：

$$理想体重（男性）=39+（2.27 \times 超过 5ft 高度）$$

$$理想体重（女性）=42.2+（2.27 \times 超过 5ft 的高度）$$

理想体重单位为 kg。

（李 涛 译 梁伟中 审 校）

附录 B 常见的实验室检查

　　下表是按字母顺序列出一些常见的实验室检验，并且对于成人，他们的参考范围以血浆或血清（除非另有规定）作为衡量。不同的实验室所用参考值不同，所以读者应参考在每个机构公布的参考使用范围。对于部分检验，有公认的国际单位制和常规单位。

实验室	常规单位	换算系数	国际单位制
酸性磷酸酶			
男性	2～12U/L	16.7	33～200nkat/L
女性	0.3～9.2U/L	16.7	5～154nkat/L
活化部分凝血活酶时间（aPTT）	25～40s		
促肾上腺皮质激素（ACTH）	15～80pg/ml 或 ng/L	0.2202	3.3～17.6pmol/L
谷丙转氨酶（ALT，SGPT）	7～53U/L	0.01667	0.12～0.88μkat/L
白蛋白	3.5～5.0g/dl	10	35～50g/L
白蛋白：肌酐比值（尿）			
正常值（%）	<30mg/g 肌酐		
微量白蛋白尿	30～300mg/g 肌酐		
蛋白尿（或）	>300mg/g 肌酐		

（续　表）

实验室	常规单位	换算系数	国际单位制
正常值（%）	或		
男性	<2.0mg/mmol 肌酐		
女性	<2.8mg/mmol 肌酐		
微量白蛋白尿			
男性	2.0～20mg/mmol 肌酐		
女性	2.8～28mg/mmol 肌酐		
蛋白尿			
男性	>20mg/mmol 肌酐		
女性	>28mg/mmol 肌酐		
酒精（乙醇）	法定限制：<80mg/dl	0.217	<17.4mmol/L
血液中含酒精含量（BAL）	（或<0.08%）		
醛固酮			
仰卧	<16ng/dl	27.7	<444pmol/L
直立	<31ng/dl	27.7	<860pmol/L
碱性磷酸酶			
10～15 年	130～550U/L	0.01667	2.17～9.17μkat/L
16～20 年	70～260U/L	0.01667	1.17～4.33μkat/L
超过 20 年	38～126U/L	0.01667	0.13～2.10μkat/L
α-甲胎蛋白(AFP)	<15ng/ml	1	<15μg/L
α-1-抗胰蛋白酶	80～200mg/dl	0.01	0.8～2.0g/L
丁胺卡那霉素，治疗时浓度	15～30mg/L 峰值	1.71	25.6～51.3μmol/L 峰值
	≤8mg/L 谷值		≤13.7μmol/L 谷值
阿米替林	80～200ng/ml 或μg/L	3.4	272～680nmol/L

实验室	常规单位	换算系数	国际单位制
氨（血浆）	15.33～56.20meg NH$_3$/dl	0.5872	9～33μmol/L
淀粉酶	25～115U/L	0.01667	0.42～1.92μkat/L
雄甾烯二酮	50～250ng/dl	0.0349	1.7～8.7nmol/L
血管紧张素转换酶	15～70U/L	16.67	250～1167nkat/L
正阴离子间隙	7～16mEq/L	1	7～16mmol/L
抗双链 DNA(anti-dsDNA)	负值		
抗-HAV	负值		
抗-HBc	负值		
抗-HBs	负值		
抗-HCV	负值		
抗 Sm 抗体	负值		
抗核抗体(ANA)	负值		
载脂蛋白 A-1			
男性	95～175mg/dl	0.01	0.95～1.75g/L
女性	100～200mg/dl	0.01	1.0～2.0g/L
载脂蛋白 B			
男性	50～110mg/dl	0.01	0.5～1.10g/L
女性	50～105mg/dl	0.01	0.5～1.05g/L
谷草转氨酶(AST,SGOT)	11～47IU/L	0.01667	0.18～0.78μkat/L
β$_2$-微球蛋白	<0.2mg/dl	10	2mg/L
碳酸氢盐	22～26mEq/L	1	22～26mmol/L
胆红素			
总胆红素	0.3～1.1mg/dl	17.1	5.13～18.80pmol/L
直接胆红素	0～0.3mg/dl	17.1	0～5.1pmol/L
间接胆红素	0.1～1.0mg/dl	17.1	1.71～17.1pmol/L

（续　表）

实验室	常规单位	换算系数	国际单位制
出血时间	3～7min		
血气（动脉）			
pH	7.35～7.45	1	7.35～7.45
PO₂	80～105mmHg	0.133	10.6～14.0kPa
PCO₂	35～45mmHg	0.133	4.7～6.0kPa
HCO₃	22～26mEq/L	1	22～26mmol/L
O₂ 饱和度	≥0.95	0.01	0.95
血尿素氮（BUN）	8～25mg/dl	0.357	2.9～8.9mmol/L
B 型钠尿肽（BNP）	0～99pg/ml	1	0～99ng/L
		替代的 SI：0.289	0～29pmol/L
脑利钠肽——N 末端（见脑利钠肽前体）			
血尿素氮与肌酐的比值	10:1 到 20:1		
C 肽	0.51～2.70ng/ml	331	170～894pmol/L
		0.331	0.17～0.89nmol/L
C 反应蛋白	<0.8mg/dl	10	<8mg/L
CA125	<0.01U/ml		<35kU/L
CA15-3	<30U/ml		<30kU/L
CA19-9	<37U/ml		<37kU/L
CA27.29	<38U/ml		<38kU/L
钙			
钙总量	8.6～10.3mg/dl	0.25	2.15～2.58mmol/L
	4.3～5.16mEq/L	0.50	2.15～2.58mmol/L
游离钙	4.S～5.1mg/dl	0.25	1.13～1.28mmol/L
	2.26～.56mEq/L	0.50	1.13～1.28mmol/L

实验室	常规单位	换算系数	国际单位制
卡马西平，治疗时浓度	4～12mg/L	4.23	17～51μmol/L
碳氧血红蛋白（不吸烟者）	<2%	0.01	<0.02
癌胚抗原（CEA）		1	
不吸烟者	<2.5ng/ml		<2.5μg/L
吸烟者	<5ng/ml		<5μg/L
CD4 淋巴细胞计数	合计淋巴细胞的 31%～61%		
CD8 淋巴细胞计数	合计淋巴细胞的 18%～39%		
脑脊髓液（CSF）			
压力葡萄	75～175mmH$_2$O		
糖	40～70mg/dl	0.0555	2.2～3.9mmol/L
蛋白质	15～45mg/dl	0.01	0.15～0.45g/L
白细胞	<10/mm^3		
血浆铜蓝蛋白	18～45mg/dl	10	180～450mg/L
		0.063	1.1～2.8μmol/L
氯化物	97～110mEq/L	1	97～110mmol/L
胆固醇			
理想浓度	<200mg/dl	0.0259	<5.18mmol/L
边界浓度	200～239mg/dl	0.0259	5.18～6.19mmol/L
过高浓度	≥240mg/dl	0.0259	≤6.2mmol/L
绒膜促性腺激素（β-hCG）	<5mU/ml	1	<5U/L
氯氮平	最小谷值 300～350ng/ml 或者	3.06	918～1071nmol/L
	μg/L	替代的 SI：0.003	0.92～1.07μmol/L

（续　表）

实验室	常规单位	换算系数	国际单位制
CO_2 含量	22～30mEq/L	1	22～30mmol/L
补充成分 3（C3）	70～160mg/dl	0.01	0.7～1.6g/L
补充成分 4（C4）	20～40mg/dl	0.01	0.2～0.4g/L
铜	70～150µg/dl	0.157	11～24µmol/L
皮质醇（空腹血浆）	5～25µg/dl	27.6	138～690nmol/L
皮质醇（尿游离）	10～100µg/d	2.76	28～276nmol/d
肌酸激酶			
男性	30～200U/L	0.01667	0.50～3.33µkat/L
女性	20～170U/L	0.01667	0.33～2.83µkat/L
MB 片段	0～7U/L	0.01667	0.0～0.12µkat/L
肌酸酐廓清率（CrCl）（尿）	85～135ml/(mm · 1.73m²)	0.00963	0.82～1.3ml/(s · m²)
肌酐			
男性 4～20 岁	0.2～1.0mg/dl	88.4	18～88µmol/L
女性 4～20 岁	0.2～1.0mg/dl	88.4	18～88µmol/L
男性（成人）	0.7～1.3mg/dl	88.4	62～115µmol/L
女性（成人）	0.6～1.1mg/dl	88.4	53～97µmol/L
环孢霉素			
肾脏、心脏、肝脏或胰腺移植	100～400ng/ml 或 mcg/L	0.832	83～333nmol/L
隐球菌抗原	负值		
D-二聚体	<250ng/ml	1	<250µg/L
地昔帕明	75～300ng/ml 或者µg/L	3.75	281～1125nmol/L
地塞米松抑制试验（DST）（晚上）	8:00am 皮质醇 <5µg/dl	0.0276	<0.14µmol/L

（续　表）

实验室	常规单位	换算系数	国际单位制
DHEAS（硫酸脱氢表雄酮）			
男性	170～670μg/dl	0.0271	4.6～18.2mmol/L
女性			
绝经前	50～540μg/dl	0.0271	1.4～14.7μmol/L
绝经后	30～260μg/dl	0.0271	0.8～7.1μmol/L
地高辛，治疗时浓度	0.5～1.0ng/ml 或μg/L	1.28	0.6～1.3nmol/L
红细胞数（血）			
见红细胞计数			
红细胞沉降率			
韦斯特格伦法			
男性	0～20mm/h		
女性	0～30mm/h		
温氏法			
男性	0～9mm/h		
女性	0～15mm/h		
促红细胞生成素	2～25mU/ml	1	2～25U/L
雌二醇			
男性	10～36pg/ml	3.67	37～132pmol/L
女性	34～170pg/ml	3.67	125～624pmol/L
乙醇，允许的毒性浓度	≥50～100mg/dl	0.217	10.9～21.7mmbl/L
	≥0.05～0.1%	217	
乙琥胺，治疗	40～100mg/L 或μg/ml	7.08	283～708pmol/L
凝血因子Ⅷ，Ⅸ			
严重血友病	<1U/dl	0.01	<0.01U/ml
中度血友病	1～5U/dl	0.01	0.01～0.05U/ml
轻度血友病患者	>5U/dl	0.01	>0.05U/ml
常规成人水平	60～140U/dl	0.01	0.60～1.40U/ml

（续　表）

实验室	常规单位	换算系数	国际单位制
铁蛋白			
男性	20～250ng/ml	1	20～250μg/L
女性	10～150ng/ml	1	10～150μg/L
纤维蛋白降解产物（FDP）	2～10mg/L		
纤维蛋白原	200～400mg/dl	0.01	2.0～4.0g/L
叶酸（血浆）	3.1～12.4ng/ml	2.266	7.0～28.1nmol/L
叶酸（红细胞）	125～600ng/ml	2.266	283～1360nmol/L
卵泡刺激素（FSH）			
男性	1～7mU/ml	1	1～7U/L
女性			
卵泡期	1～9mU/ml	1	1～9U/L
排卵期	6～26mU/ml	1	6～26U/L
黄体期	1～9mU/ml	1	1～9U/L
绝经后	30～118mU/ml	1	30～118U/L
游离甲状腺素指数（FT_4I）	6.5～12.5		
γ谷氨酰转移酶（GGT）	0～30U/L	0.01667	0～0.5μkat/L
胃泌素（空腹）	0～130pg/ml	1	0～130ng/L
庆大霉素，治疗时浓度	4～10mg/L 最大值	2.09	8.4～21μmol/L 最大值
	≥2mg/L 谷值		≤4.2μmol/L 谷值
球蛋白	2.3～3.5g/dl	10	23～35g/L
血糖（空腹,血浆）	65～109mg/dl	0.0555	3.6～6.00mmol/L
葡萄糖，餐后2h血糖（PPBG）	<140mg/dl	0.0555	<7.8mmol/L
粒细胞计数	$(1.8～6.6)×10^9/L$	10^6	$(1.8～6.6)×10^9/L$

实验室	常规单位	换算系数	国际单位制
生长激素（空腹）			
男性	＜5ng/ml	1	＜5μg/L
女性	＜10ng/ml	1	＜10μg/L
结合珠蛋白	60～270mg/dl	0.01	0.6～2.7g/L
乙型肝炎 e 抗原	负值		
乙型肝炎表面抗原	负值		
乙肝病毒脱氧核糖核酸	负值		
血球容积计			
男性	40.7%～50.3%	0.01	0.407～0.503
女性	36.1%～44.3%	0.01	0.361～0.443
血红蛋白（血液）			
男性	13.8～17.2g/dl	10	138～172g/L
		替代 SI：0.62	8.56～10.67mmol/L
女性	12.1～15.1g/dl	10	121～151g/L
		替代 SI：0.62	7.5～9.36mmol/L
血红蛋白 A1c	4.0%～6.0%	0.01	0.04～0.06
肝素			
精蛋白滴定方法	0.2～0.4U/ml		
抗衰减辅助放大器法	0.3～0.7U/ml		
高密度脂蛋白（HDL）胆固醇	＞35mg/dl	0.0259	＞0.91mmol/L
同型半胱氨酸	3.3～10.4pmol/L		
布洛芬			
治疗时浓度	10～50μg/ml	4.85	49～243pmol/L
中毒浓度	100～700μg/ml 或更多	4.85	485～3395μmol/L 或更多

（续 表）

实验室	常规单位	换算系数	国际单位制
丙米嗪，治疗时浓度	100～300ng/ml 或 μg/L	3.57	357～1071nmol/L
免疫球蛋白 A（IgA）	85～385mg/dl	0.01	0.85～3.85g/L
免疫球蛋白 G（IgG）	565～1765mg/dl	0.01	5.65～17.65g/L
免疫球蛋白 M（IgM）	53～375mg/dl	0.01	0.53～3.75g/L
胰岛素（禁食）	2～20μU/ml 或 mU/L	7.175	14.35～143.5pmol/L
国际标准化率（INR），治疗时浓度	2.0～3.0（对一些指示 2.5～3.5）		
铁			
男性	45～160μg/dl	0.179	8.1～28.6pmol/L
女性	30～160μg/dl	0.179	5.4～28.6pmol/L
总铁结合量	220～420μg/dl	0.179	39.4～75.2pmol/L
铁饱和度	15%～50%	0.01	0.15～0.50
伊曲康唑			
较低的治疗浓度	0.5～1μg/ml	1	0.5～1mg/L
乳酸盐（血浆）	0.7～2.1mEq/L	1	0.7～2.1mmol/L
	6.3～18.9mg/dl	0.111	
乳酸脱氢酶（LDH）	100～250U/L	0.01667	1.67～4.17μkat/L
铅	＜25μg/dl	0.0483	＜1.21pmol/L
白细胞计数	$(3.8～9.8)×10^3/mm^3$	10'	$(3.8～9.8)×10^9/L$
利多卡因，治疗时浓度	1.5～6.0μg/ml 或 mg/L	4.27	6.4～25.6pmol/L
脂肪酶	＜100U/L	0.01667	1.7μkat/L
锂，治疗时浓度	0.5～1.25mEq/L	1	0.5～1.25mmol/L
低密度脂蛋白（LDL）胆固醇			
极高危患者的治疗目标	＜70mg/dl	0.0259	＜1.81mmol/L
高危患者的目标（最佳）	＜100mg/dl	0.0259	＜2.59mmol/L

（续　表）

实验室	常规单位	换算系数	国际单位制
理想浓度	＜130mg/dl	0.0259	＜3.36mmol/L
边界浓度	130～159mg/dl	0.0259	3.36～4.11mmol/L
高危浓度	≥160mg/dl	0.0259	≥4.13mmol/L
促黄体激素（LH）			
男性	1～8mU/ml	1	1～8U/L
女性			
卵泡期	1～12mU/ml	1	1～12U/L
排卵期	16～104mU/ml	1	16～104U/L
黄体期	1～12mU/ml	1	1～12U/L
绝经后	16～66mU/ml	1	16～66U/L
淋巴细胞计数	（1.2～3.3）×10³/mm³	10⁶	（1.2～3.3）×10⁹/L
镁	1.3～2.2mEq/L	0.5	0.65～1.10mmol/L
	1.58～2.68mg/dl	0.411	0.65～1.10mmol/L
平均红细胞体积	80.0～97.6μm³	1	80.0～97.6fl
单核细胞计数	（0.2～0.7）×10³/mm³	10⁶	（0.2～0.7）×10⁹/L
去甲阿米替林，治疗时浓度	50～150ng/ml或μg/L	3.8	190～570nmol/L
钠尿肽（见脑利钠肽前体）			
渗透浓度（血清）	275～300mOsm/kg	1	275～300mmol/kg
渗透浓度（尿）	250～900mOsm/kg	1	250～900mmol/kg
完整甲状旁腺素	10～60pg/ml或ng/L	0.107	1.1～6.4pmol/L
PTH，N-末端	8～24pg/ml或ng/L		

（续　表）

实验室	常规单位	换算系数	国际单位制
PTH，C-末端	50～330pg/ml 或 ng/L		
镇静安眠药，治疗时浓度	15～40μg/ml 或 mg/L	4.31	65～172μmol/L
苯妥英，治疗时浓度	10～20μg/ml 或 mg/L	3.96	40～79μmol/L
磷酸盐	2.5～4.5mg/dl	0.323	0.81～1.45mmol/L
血小板计数	(140～440)×10^3/mm^3	10^6	(140～440)×10^9/L
钾（血浆）	3.3～4.9mEq/L	1	3.3～4.9mmol/L
前清蛋白（成人）	19.5～35.8mg/dl	10	195～358mg/L
普里米酮治疗	5～12μg/ml 或 mg/L	4.58	23～55μmol/L
B 型钠尿肽前体	<125pg/ml 或 ng/L	0.118	<14.75pmol/L
普鲁卡因胺治疗	4～10μg/ml 或 mg/L	4.23	17～42μmol/L
孕酮		0.0318	
男性	13～97ng/dl		0.4～3.1nmol/L
女性			
卵泡期	15～70ng/dl		0.5～2.2nmol/L
黄体期	200～2500ng/dl		6.4～79.5nmol/L
泌乳刺激素	<20ng/ml	1	<20μg/L
前列腺特异抗原（PSA）	<4ng/ml	1	<4μg/L
蛋白质总量	6.0～8.0g/dl	10	60～80g/L
凝血酶原时间（PT）	10～12s		
奎尼丁，治疗时浓度	2～5μg/ml 或 mg/L	3.08	6.2～15.4pmol/L
放射性碘摄取（RAU）	2h 内<6%		
红细胞（RBC）计数（血液）			
男性	(4～6.2)×10^6/mm^3	10^6	(4～6.2)×10^{12}/L

实验室	常规单位	换算系数	国际单位制
女性	$(4\sim6.2)\times10^6/mm^3$	10^6	$(4\sim6.2)\times10^{12}/L$
怀孕			
3 个月 1	$(4\sim5)\times10^6/mm^3$	10^6	$(4\sim5)\times10^{12}/L$
3 个月 2	$(3.2\sim4.5)\times10^6/mm^3$	10^6	$(3.2\sim4.5)\times10^{12}/L$
3 个月 3	$(3\sim4.9)\times10^6/mm^3$	10^6	$(3\sim4.9)\times10^{12}/L$
产后	$(3.2\sim5)\times10^6/mm^3$	10^6	$(3.2\sim5)\times10^{12}/L$
红细胞分布宽度（RDW）	11.5%~14.5%	0.01	0.115~0.145
网织红细胞计数			
男性	0.5%~1.5%合计红细胞数	0.01	0.005~0.015
女性	0.5%~2.5%合计红细胞数	0.01	0.005~0.025
视黄醇结合蛋白（RBP）	2.7~7.6mg/dl	10	27~76mg/L
类风湿因子（RF）滴定浓度	负值		
水杨酸盐，治疗时浓度	150~300μg/ml 或 mg/L	0.00724	1.09~2.17mmol/L
	15~30mg/dl	0.0724	
西罗莫司（肾移植）	4~20ng/ml	1	4~20μg/L
钠	135~145mEq/L	1	135~145mmol/L
他克莫司			
肾脏、心脏、肝脏或胰腺移植	5~20ng/ml	1	5~20μg/L
睾丸激素（总量）		0.0347	
男性	300~950ng/dl		10.4~33.0nmol/L
女性	20~80ng/dl		0.7~2.8nmol/L
睾丸激素（游离）		0.0347	
男性	9~30ng/dl		0.31~1.04nmol/L
女性	0.3~1.9ng/dl		0.01~0.07nmol/L

（续　表）

实验室	常规单位	换算系数	国际单位制
茶碱			
治疗时浓度	5～15μg/ml 或 mg/L	5.55	28～83μmol/L
中毒浓度	20 或更多μg/ml 或 mg/L	5.55	111 或更多 μmol/L
硫氰酸盐	有毒水平不清楚。单位 为μg/ml 或 mg/L	17.2	μmol/L
凝血酶时间	20～24s		
甲状腺球蛋白	<42ng/ml	1	<42μg/L
甲状腺球蛋白抗体	负值		
甲状腺素结合球蛋白（TBG）	1.2～2.5mg/dl	10	12～25μg/L
促甲状腺激素（TSH）	0.35～6.20pU/ml	1	0.35～6.20mU/L
TSH 受体抗体（TSH Rab）	0～1U/ml		
甲状腺素（T_4）			
总量	4.5～12.0μg/dl	12.87	58～154nmol/L
游离	0.7～1.9ng/dl	12.87	9.0～24.5pmol/L
游离甲状腺素指数（FT_4I）	6.5～12.5		
TIBC-见总铁结合量			
妥布霉素治疗	4～10μg/ml 或 mg/L 峰值	2.14	8.6～21.4μmol/L
	≤2μg/ml 或 mg/L 谷值	2.14	≤4.28μmol/L
转铁蛋白	200～430mg/dl	0.01	2.0～4.3g/L
运铁蛋白饱和度	30%～50%	0.01	0.30～0.50
甘油三酸酯（禁食）	<160mg/dl	0.0113	<1.8mmol/L
三碘甲腺原氨酸（T_3）	45～132ng/dl	0.0154	0.91～2.70nmol/L
三碘甲状腺氨酸（T_3）树脂摄取	25%～35%		

（续 表）

实验室	常规单位	换算系数	国际单位制
尿酸	3～8mg/dl	59.48	179～476µmol/L
验尿（尿）			
pH	4.8～8.0		
比重	1.005～1.030		
蛋白质	负值		
葡萄糖	负值		
酮	负值		
红细胞	每低能区 1～2		
白细胞	每低能区 3～4		
丙戊酸，治疗时浓度	50～100µg/ml 或 mg/L	6.93	346～693µmol/L
万古霉素治疗	20～40µg/ml 或 mg/L 峰值	0.690	14～28µmol/L 峰值
	5～20µg/ml 或 mg/L 谷值	0.690	3～14µmol/L 谷值
中枢神经系统感染低谷	15～20µg/ml 或 mg/L 谷值	0.690	10～14µmol/L 谷值
维生素 A（视黄醇）	30～95µg/dl	0.0349	1.05～3.32µmol/L
维生素 B_{12}	180～1000pg/ml	0.738	133～738pmol/L
维生素 D_3，1，25-二羟基	20～76pg/ml	2.4	48～182pmol/L
维生素 D_3，25-羟基	10～50ng/ml	2.496	25～125nmol/L
维生素 E（α-生育酚）	0.5～2.0mg/dl	23.22	12～46µmol/L
白细胞计数	（4～10）×10^3/mm^3	10^6	（4～10）×10^9/L
白细胞差（外周边血）			
中性粒细胞（PMNs）	50%～65%		
群	0～5%		
嗜酸性球	0～3%		

（续　表）

实验室	常规单位	换算系数	国际单位制
嗜碱细胞	1%～3%		
淋巴细胞	25%～35%		
单核细胞	2%～6%		
白细胞差（骨髓）			
中性粒细胞（PMNs）	3%～11%		
群	9%～15%		
	9%～25%		
中幼粒细胞	8%～16%		
早幼粒细胞	1%～8%		
原粒细胞	0～5%		
嗜酸性球	1%～5%		
嗜碱细胞	0～1%		
淋巴细胞	11%～23%		
单核细胞	0～1%	0.153	9.2～23.0μmol/L
	60～150μg/dl		

　　此表是医学算法项目的修正，以下 excel 工作表的单位转换：常规国际标准单位转变：血液的化学成分分析；常规国际标准单位转换：尿液化学；常规国际标准单位转换：血液学和凝结；常规国际标准单位转换：治疗药物检测。

　　可参见 http://www.medal.org/visitor/www\Inactive\ch40.aspx；2009 年3 月 30 日开始使用。

（李　涛　译　梁伟中　审　校）

附录 C　老年病学

Jeannie K.Lee，Damian M.Mendoza，M.Jane Mohler
和 Susan J.Morris

学习目标

学习本章后，读者将能够：

1. 描述老年人口的增长模式。

2. 论述年龄相关的药物代谢动力学与药效的变化。

3. 掌握老年人常见的药物相关的问题和发病率。

4. 描述老年病人评估的主要组成部分。

5. 掌握在各种老年诊治机构中多种病人护理的功能。

重要概念

1. 老龄化是不可逆转的趋势。

2. 美国老年人使用卫生保健服务远多于年轻，而且他们的卫生保健需求常常很复杂。

3. 药物代谢动力学的 4 部分—吸收、分布、代谢和排泄都受老龄化的影响，最重要的临床问题是肾脏对药物的排泄能力下降。

4. 总体上，发生在老年人中的药效的改变倾向于增加他们对药物作用的敏感性。

5. 并发症和多重用药使老年人的健康状况恶化，尤其包含不适当的药物时会导致药物相关问题。

6. 由于老年病人普遍存在多种疾病，而且多重用药使生活变复杂，所以他们是不坚持药物治疗的主要人群。

7. 评估老年人疾病的方法已超越了传统的用于一般医疗实践的"询问病史和体检"的方法。

8. 考虑到老年病人的视力、听觉、吞咽、认知障碍、运动障碍、培训时采取适宜的表达方式，会成功地引导其坚持药物治疗方案。

9. 长期的老年护理实践侧着重于跨学科的团队合作方法。

老年人口的不断增加要求卫生保健行业的专业人员增加专业的知识来满足这个病人群体的需求。虽然许多的药物疗法对疾病的治疗是实用和有益的，但老年病人常常发生各种各样的药物相关性问题，并发其他的疾病。因此，对于临床医师，在为老年人提供多种健康护理方法时，要了解老年人的流行病学、与年龄相关的生理学、老年人中普遍存在的药物相关问题、老年病的综合评估和老年病人护理的多种方法，这些是很有必要的。

一、流行病学与病因学

正如人的年龄一样，疾病、残疾、死亡的危险也在日益增加。主要有 3 个原因：①遗传素质；②免疫监控能力的下降；③在生命历程中经历的身体的、社会的、环境的、行为的日积月累的影响。对同一年龄组人群来说，人际关系、社会环境及这些暴露因素的相互作用、以及时间、地点的不同会影响健康结果。结合起来看，这些因素会导致到老年时健康状况的不同以及对卫生保健需求的不同。所有老人都会逐渐变得体弱易病。虽然适应性强的老年人能够成功地维持身体健康水平、认知功能、避免慢性疾病、坚持融入社会，而另外的老年人会出现各项功能的减退、虚弱、残疾或死亡。所以迫切地需要所有的临床医师去更好地了解老年人的流行病学，使老年人的卫生保健需求得到全面满足，有效地为老年人提供安全高质量的服务，以便优化老年人各种功能、提高生活质量。

（一）社会人口

1. 人口　人口老龄化是个备受争议的话题。在 2006 年，有 3700 万美国居民年龄 65 岁及 65 岁以上（超过总人口的 12.4%），约 530

万居民年龄≥85岁（所谓的老老人），有超过73 000的人为百岁以上。在2011年，生育高峰出生的婴儿（指1946—1964出生）逐渐超过65岁，到2030年，老年人的数量将会加倍至7150万人，约占美国总人口的20%。2006年，一共有2160万女性和1570万男性（相应的比例为138∶100）的年龄65岁或65岁以上，这一比例随着年龄增长而增大。老老人的人数预计从2006年的530万人增长为2050年的近2100万。另外，少数民族的老年人口预计在2010年增长到810万人（20.1%），2020年增长到1290万人（23.6%），包括异常比例增加的西班牙裔人口（254%）、亚裔和太平洋岛民（208%）、非裔美国人（147%）和土著美国人、爱斯基摩人、阿留申人（143%）。生存下来的生育高峰儿相对于以前的老年一代，女性人口比例更高、多种族人口更多、受教育更好、经济条件更佳。

2. 经济　　在过去的20年中，更多的老年人正在享受比以前更好的经济条件，老年美国人的资产净值增加将近80%。但是，不平等仍然持续，老年美国黑人和那些没有高中文凭的老年人只有少量的经济收益和少量的财政资源。存在相当大的差距。2005年，65岁及65岁以上老年人家庭资产净值的平均值，白种人居于首位为226 900美元，而老年黑人仅为37 800（6倍的差距）。

3. 教育和健康素养　　到2007年，超过75%的美国老年人毕业于高中，将近20%的有学士学位或更高学位。但是，不同人种和少数族裔存在很大的教育差距。2007年有超过80%的非西班牙裔白种老年人有高中学历，而亚裔老年人仅有72%，黑人只有58%，西班牙裔老年人有42%。将近40%的75岁及75岁以上的老年人口健康素养较低，远超过其他年龄组。尽管有这些限制，教会慈善基金会报道称有超过800万（22%）的65岁及65岁以上的美国人增加了互联网使用，很多的健康保健计划，如退伍兵管理，正在增加网上健康信息去满足这一需求。这些素养的提升是很重要的，因为在提供高质量保健，自我保健的支持以及健康保健制度的磋商中，医疗保健的提供者和老年人之间的沟通是非常重要的。

（二）健康状况

1. 预期寿命 虽然美国人的寿命比以前要长，2008 年估算平均寿命为 78.14 岁，但是美国人的预期寿命落后于很多其他的工业化国家。在 2008 年估算的预期寿命中，男性（75.29 年）和女性（81.13 年）大概有 6 年的差距。死亡率持续不一致，2008 年估算的白种人的预期寿命比黑种人长近 5 年。在 2000 年有超过 1/3 的美国人死于 3 种风险行为：抽烟、不良饮食、体能活动不足，约占 2000 年死亡的 35%（表 1）。目前，超过 65 岁的人中仅有 9% 的人吸烟，但是，约 54% 的男性和 21% 的女性曾经吸烟。2004 年，65 到 74 岁之间的老年人中肥胖者从 57% 增长到 73%，很大程度上因为活动少，膳食中有太多的精制食品、饱和脂肪、含糖的饮料，而缺乏谷物、水果、蔬菜、坚果和种子。尽管已证明有规律的体能锻炼对身体健康有益处，但超过 1/2 的老年人是久坐的，65 到 74 岁的人中 47% 的人和 75 岁以上的人中 61% 的人表示没有体能锻炼。

2007 年的国民健康访问调查表明，39% 的非西班牙裔白种老年人有非常健康的身体，相比之下，西班牙裔人只有 29%，黑种人只有 24%。慢性疾病不同程度影响着老年人，伴发残疾、低质量生活，增加了卫生保健和长期护理的花费。大约有 80% 的老年人至少有一种慢性病，50% 的老年人至少有 2 种。慢性病的发病情况因性别不同而有差异，据报道，女性患关节炎的更多（54% 比 43%），男性患心脏病（37% 比 26%）和癌症（24% 比 19%）更多。虽然很多老年人有很多的慢性疾病，但功能障碍的老年人实际上正在减少，从 1992 年的 49% 降到 2005 年的 42%。在导致死亡的前 15 种原因中，2004 年到 2005 年，死亡率中前 3 种死亡原因所占的比例大幅下降——心脏病（33%），癌症（22%），卒中（8%）。而慢性下呼吸道疾病、无意识的伤害、阿尔兹海默病、流感和肺炎、高血压和帕金森病增加。图 1 按照性别列出了老年人中最普遍的慢性疾病。衰弱是老年人的一个普遍的生物症状。一旦衰弱，老年人可能迅速地无法生存走向死亡。65～75 岁老年人衰弱者仅 3%～7% 的，90 岁以上增加到 32%。

表 1 　2000 年美国所有年龄人群死亡的前五个真正原因

真正原因	百分比（%）
使用烟草	18.1
不良的饮食习惯和体能活动不足	15.2
饮酒	3.5
微生物病原（例如流感、肺炎）	3.1
有毒的物质（如大气中粉尘的污染，环境中的烟草、氡）	2.3

2. 卫生保健的使用和花费　年老的美国人比年轻的美国人使用更多的卫生保健服务，而且他们的卫生保健通常很复杂。尽管在 2005 年，65 岁及以上的老人住院天数是 1970 年的 1/2，（5.5d 比 12.6d），但他们仍占全部住院人数的 65%，住院天数随着年龄的增长而延长。2004 年 65～74 岁的老人每 1000 人中有 9 人住在疗养院，75～84 岁之间 1000 人中有 36 人、85 岁以上 1000 人中有 139 人住在疗养院。随着老年人生存时间的延长，需要更多的服务机构。在通货膨胀调整之后，年老的美国人卫生保健的花费显著增加，从 1992 年 8644 美元增到 2004 年 13052 美元，是 65 岁以下人群健康保健花费的 3～5 倍。过去 25 年内，医疗保险费用几乎翻了 9 倍，2008 年超过了 5070 亿，到 2030 年有可能增长到 7800 万。

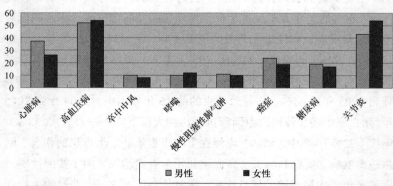

图 1　2005-2006 年，不同性别的 65 岁以上老年人患慢性疾病的比例。注意：数据是 2005-2006 年 2 年的平均数据。参考人群：这些数据指的是非机构人群的市民（来自疾病预防控制中心，国家健康统计中心，国家健康调查）。

通过了解和应用老年人的流行病学，临床医师可以更好地了解延缓疾病、残疾和死亡的药物干预的重点，以避免错误、促进健康和运动功能、提高健康相关的生活质量。

病人 1

JM，男性，69 岁，西班牙人，能理解英语，英语说的很好，但是不会阅读。因为 10 多年一直吃的是不好的食物而且没有锻炼，所以他来到老年人初级保健诊所进行胆固醇筛查。每天吸 1 包烟，喝 2～3 杯啤酒。2 年前发生了一次卒中后，每天服用小量的阿司匹林。患有高血压、关节炎、慢性阻塞性肺气肿、过敏和帕金森病。2 个月前因为肺炎住院。摄入 9 种慢性药物包括吸入剂。

与老龄化的流行病学哪些信息是一致的？

JM 的身体状况中哪种是在老年人中普遍能够见到的？

向 JM 推荐药物治疗前，还需要哪些其他的资料？

（三）年龄相关性变化

基本的术语中，药物代谢学是机体对药物的作用，而药效学是药物对机体的作用。药物代谢学包括 4 部分——吸收、分布、代谢和排出——都受到老化的影响，临床上最重要的是肾脏对药物的排泄能力下降。随着年龄增长，身体开始虚弱，比年轻人更可能经历可变的和多样的药物代谢和药物效能。然而病人临床状况对这些变化的影响多于年龄，年老的病人更有可能营养不良、出现疾病、影响药物代谢和药效。例如慢性、未控制的糖尿病大大降低了肾功能，比年龄相关的功能下降更明显，临床医师有责任应用药物代谢和药效学的原理完善老年病人的保健，避免药物使用的有害作用。

（四）药物代谢的改变

1. 吸收　随着年龄的增长，消化道发生了多种变化，但是有关药物吸收明显变化的证据很少。消化道变化包括肠道上皮细胞的表面吸收面积胃酸的分泌和内脏血流的减少、蠕动变弱、胃排空延迟，这些变化减慢了胃的吸收，尤其是肠溶缓释制剂。虽然吸收速率下降，但吸收范围没有明显改变，同样随着年龄增长，胃酸减少没有影响药物的吸收。胃细胞萎缩引起相关的胃酸减少及内因子的减少，这些改变可以减少营养成分如维生素 B_{12}，钙和铁的吸收。

大部分药物在消化道中主要是通过被动而被吸收的。因为空肠的吸收面积和内脏血流减少，被动分布的药物在年长者吸收较慢。延迟的吸收可能会导致达到药物峰浓度的时间延长，但是它不能改变吸收的药物量。尽管如此，已经有报道随着年龄的增长，胃的运动能力和血流发生改变，但从消化道到血液循环的药物转运效率并没有发生有意义的改变。

老化促进表皮、真皮的萎缩伴发皮肤屏障功能的下降。组织血流灌注的减少导致经皮、皮下、肌内药物吸收的速率下降或改变。因此，由于不可预测的药物吸收，老龄者应避免肌内注射。另外，年龄的增长使唾液分泌减少，需要快速吸收的药物在口腔黏膜内吸收变慢。尽管如此，对于大多数药物，年老的病人吸收没有明显改变，上面描述的各种改变在临床上并不重要。

2. 分布　老年患者机体结构的显著变化，会改变药物分布、半衰期和作用时间。影响药物分布的主要因素是机体脂肪、水和结合蛋白的改变。年老者，去脂身体指数由于骨骼肌的减少可以下降 12%～19%。因此，药物初步分布在肌肉中的血浓度是增加的，地高辛就是 1 个例子。除了年龄外，低体重是过度用药的风险因素之一。体弱年长者每公斤体重接受较高剂量药物时，低肌肉体积是产生副作用的危险因素。当肌肉量减少，年长者脂肪组织可以增加 14%～35%（男性 18%～36%，女性 33%～45%）。脂溶性药物体积分布（V_d）增加，产生较高的组织浓度和作用时间延长。较高的体积分布导致半衰期的延长，规律用药到达血药浓度稳态的时间增加。亲脂类的药物分布体积增加的代表药物是地西泮（苯二氮卓类）、胺碘酮和维拉帕米。

到 80 岁时机体总水量降低 10%～15%，降低了亲水性药物的分布体积，当使用同等剂量药物时，血浆药物浓度要高于年纪较小者。当出现脱水和使用利尿药使胞外液体减少时，药物毒性效应会被加强。经常使用的亲水性药物如阿司匹林、锂、乙醇，而老年人胃乙醇脱氢酶减少，进一步增加了乙醇的峰效应。同样地，血浆白蛋白浓度下降 10%～20%，疾病和营养不良比年龄因素起更大的作用，在急性病和营养不良的病人中，血清白蛋白的快速下降可以增加药物效应，蛋白质结合度高的药物如华法林，苯妥英，非甾体类抗炎药（NSAIDs）、呋塞米、地西泮、磺脲类。当首先结合酸性药物的血清蛋白下降时，结合碱性药物的 α_1-酸性糖蛋白增加，这个增加更多的是由于炎性疾病、癌症或者创伤所导致，而不只是老化。当 α_1-酸性糖蛋白水平增加时，碱性药物的血浆浓度如普萘洛尔、丙咪嗪可以下降。然而，在慢性给药的过程中，游离的药物浓度趋于"重新正常化"，与年龄相关的药物结合的改变也许并不如临床上重要。因此对于大多数的药物，以上的改变可以改变单个药物的峰浓度，但血浆浓度的稳态并没有改变，除非清除率受到影响。也就是说通常不因为药物分布的改变而调整维持剂量。

对治疗指数窄的高蛋白结合药物来说，结合蛋白的下降和药物游离部分的增加，其临床重要性在于对血清药物浓度的解释。大部分实验室检查和报告的是血清中的总药物量包括结合的和非结合的药物。当报告的是具有药物活性的非结合（游离的）药物时，这个浓度与临床相关性更强。在低白蛋白血症的营养不良的病人中，总药物水平中的游离药物构成的比例比正常血清蛋白的病人中的比例高。常见的例子是苯妥英，如果低蛋白血症的病人总苯妥英水平低于正常，为了达到更好的效果，临床医师可能会增加苯妥英的剂量，事实上这可能导致游离的苯妥英浓度增加达到毒性水平。

3. 代谢 药物代谢会受到年龄、急性和慢性疾病、药物和药物之间的相互作用的影响。肝脏是药物代谢的主要场所，它随着年龄发生变化。年龄对肝脏的药物代谢的影响受一定的争议，肝脏并不是对所有药物的代谢能力都下降，但老年人对许多药物的代谢能力有所下降，随着年龄的增长，肝脏从损伤恢复的能力也有所下降，肝脏体积随着年龄的增长减少了 20%～30%，肝脏的血流减少了约 40%，这些改变减少了每单位时间内药物转运到肝脏的量，降低了代谢，延长了排泄的半衰期，某些药物的代谢清除率下降了 20%～40%。（如胺碘酮、阿米替林、华法林和维拉帕米），但是对于有些药物来说没有改变，部分原因是肝脏对该药的清除率高或低，高清除率的药物有显著的首过效应，导致老年人有较高的生物利用度。如吗啡的效果增加是因为清除率下降约 33%。类似的清除率下降导致生物利用度增加的情况还可见于普萘洛尔、左旋多巴和羟甲基戊二酸辅酶 A（HMG-CoA）还原酶抑制药（他汀类），老年患者可能在较低的剂量下，产生与年轻患者同样的临床效应，肝脏排出率低的药物不受肝脏血液灌注的影响。

老龄化对肝药酶系统（细胞色素 P450，众所周知的 CYP450 系统）的影响可能导致经过氧化 I 相代谢的药物的清除率下降，但这是受争议的。最初，认为老年人中 CYP450 系统受到损害，导致药物清除率下降，血浆中的半衰期增加，但研究并没有一致证明这一点，一些药物的半衰期随着年龄增加，可能与体积分布的改变等其他因素有关。因此，CYP450 活性的改变可能不是因为老龄化而是由于生活方式（如吸烟）、疾病和药物的相互作用。病人的营养状态在药物代谢中也发挥作用，衰弱的老人比健康体壮的老人药物的代谢能力差。年龄不影响 II 相肝脏代谢，即称为结合或葡萄糖醛酸化，但是结合因衰弱而减少。替马西泮和劳拉西泮是经过 II 相代谢的药物的代表。

4. 排泄　临床上药物代谢改变最重要的是肾脏排泄药物的能力下降，年龄增长时，肾血流、体积、肾小球滤过率、滤过分数和肾小管分泌下降。40 岁以后，有功能的肾小球数量减少，肾血流减少每年近 1%。从 25～85 岁，排除疾病的影响外，平均肾脏排泄率下降可多达 50%。年龄对肾功能的影响是多变的，常常是非线性下降，队列研究显示一定比例的老年患者（最高到 33%）并未出现与年龄相关的肾功能下降。临床上肾功能下降的影响是药物半衰期的延长，血浆药物水平的增高，药物副作用（ADR）的潜在风险增加。特别注意的是治疗剂量范围窄的肾脏排泄的药物（如地高辛、氨基糖苷类），血药浓度的监测和药物剂量的合理调整可以预防由药物蓄积引起的严重的

ADR。最重要的是要注意到，尽管随着年龄增长，肾功能（肌酐清除率）急剧下降，血浆肌酐水平没有改变，可能在正常范围内，这是因为老年病人，尤其是虚弱的老年人，肌肉体积下降导致较少的肌酐代谢产物进入循环。如果医师仅关注血清肌酐的值，慢性的肾脏疾病可能被忽略，药物使用可能会不合理。

根据以上所述，老年人开始使用或调整药物剂量时，肌酐清除率应该能够计算出来。收集 24h 尿计算清除率是不切实际、昂贵、有误的。内生肌酐清除率估算公式是在评估肾功能、调整药物时应用最广泛的。它结合了血清肌酐、年龄、性别和体重，详见本书第 25 章（表 25-1）。

肌酐清除率=（140-年龄）×体重（kg）×（0.85，女性）/血清肌酐 ×72

这个公式也被药品制造商用于药物剂量指南。研究发现克-高特方程式是预测性高而偏差较小的计算方法，优于肾病饮食调节方程式（MDRD）和杰力夫清除率方程。MDRD 公式的限制是对于 70 岁以上的老年人不适用。应了解预测公式可能显著高估实际的肾功能，尤其是在慢性疾病和衰弱的老年人。

（五）药效学的改变

药效学指药物在靶位的作用和机体对药物的反应。药效学的改变与年龄的相关性不如对药物代谢了解的多，但是更好地理解药效学可以提高所开处方的质量。一般来说，发生于老年人的药效学的改变是机体对药物作用的敏感性增加。老年人许多药效学的改变与体内平衡机制和受体性能的进行性下降有关。尽管这些改变的最终结果是对许多药物作用的敏感性增加，但反应的减弱也可发生。受体位置的改变包括药物的结合能力的改变，靶器官上活化的受体的数量和密度、结构特征和受体后效应（生化过程/信号传导）的改变。这些受体包括肾上腺素、胆碱、多巴胺系统的受体以及γ-氨基丁酸（GABA）和阿片样受体。

病人 2

KS，女性，79 岁，白种人，有较长的癫痫病史，服用苯妥英 100mg，tid，但其医师认为需要剂量加倍。近期因脱水住院，正处于肾功能损伤恢复中。

体格检查

一般情况：BP 122/70mmHg，P 72/min，RR 14/min，T 38.6℃（101.5℉）。

身高 5'2"（1.57m），体重 55kg。

实验室检查：Na 140mEa/L（140mmol/L），K 4.7 mEq/L（4.7mmol/L），

Cl99mEq/L（99mmol/L），CO225mEq/L（25mmol/L），BUN60mg/dl（21.4mmol/L），肌酐 1.8mg/dl（1.59μmol/L），蛋白 2.5g/dl（25g/L）。

KS 的预估的肌酐清除率是多少？

苯妥英的血清浓度与 KS 的血浆蛋白水平是如何相互作用的？

在该病人的苯妥英剂量调整之前，需要考虑哪些因素？

1. **心血管系统** 老年病人的自我稳态机制下降，当服用的药物影响心血管系统、降低动脉血压时，增加了直立性低血压的敏感性，其原因解释为动脉顺应性的下降和压力感受器反射的下降，限制了体位改变时血压的快速代偿能力。估计 5%～33% 的老年人出现药物源性直立性低血压，除了典型的抗高血压药物外，可导致老年人直立性低血压的药物还有三环类抗抑郁药、抗精神药物、襻利尿药、直接的血管扩张药和阿片样物质。尽管老年患者的心血管系统和肺β受体肾上腺受体功能下降，对β受体兴奋剂和β受体肾上腺兴奋药作用的敏感性下降，他们对α受体兴奋药和拮抗药的反应没有改变，血压和心率对钙通道阻滞药（如维拉帕米）的反应增加（较小程度）也有报道。药物所导致的 QT 时间延长的危险性增加和扭转型室速是存在的。因此，临床医师应从小剂量开始、缓慢滴定、密切关注病人的所有副作用。

2. **中枢神经系统** 总的来说，老年病人对可以进入中枢神经系

统的药物存在较高的敏感性。在大多数病例中，较低剂量可达到足够的效应，病人有较高的的副作用发生率。随着年龄的增长，血脑屏障变得越来越容易透过，因此，更多的药物可以通过血脑屏障，如不确定的药物包括苯二氮䓬类、抗抑郁药、神经松弛药和抗组胺药。胆碱能神经元和烟碱、毒蕈碱受体的数目减少，外周摄取的胆碱下降，乙酰胆碱酯酶增加。年老者对神经递质不平衡的代偿能力下降，可以产生运动和记忆功能紊乱。老年患者的多巴胺 2 型受体增加，对抗胆碱能和多巴胺能药物导致的精神错乱更易感。另一方面，他们在脑黑质的多巴胺和多巴胺神经元的数目减少，可导致抗多巴胺药的锥体外系症状有较高的发病率（如抗精神病药物）。对老年人来说，较低剂量的阿片类药物可足够缓解疼痛，由于对药物的反应增强，足量的剂量可导致过度的镇静和呼吸抑制。

3. 液体和电解质　老年人群中，液体和电解质自我稳态功能下降。在同样的液体丢失情况下，老年人比年轻人出现脱水情况会更严重。多种因素参与，包括口渴和心血管反射下降，液体摄入减少，肾浓缩尿液能力下降，心房利钠肽增加，对高血压的醛固酮反应下降和对抗利尿激素反应下降，结果是低钠血症、高钾血症和氮质血症的发病率增加，尤其是当病人正在服用噻嗪类和襻利尿药（氢氯噻嗪、呋塞米）时。血管紧张素转化酶抑制药增加了高钾血症和急性肾功能衰竭的潜在风险，因此需要从低剂量、缓慢服用并加强监护。

4. 糖代谢　糖耐量和年龄呈负相关已经被报道，这可能是由于胰岛素分泌减少和敏感性下降（较高的胰岛素抵抗）。因此，当使用磺酰脲类药物（如格列本脲、格列吡嗪）时，低血糖的发病率增加。由于自主神经系统受损，老年患者可能对低血糖的反应或认识下降（可能不表现出汗、心悸、震颤。但是会出现晕厥、共济失调，混乱或惊厥的神经症状）。

5. 抗凝血剂　老年群体比年轻人对华法林抗凝效果更敏感。当达到相同的华法林浓度时，对维生素 K 依赖的凝血因子的抑制作用，老年病人比年轻人强。总体来说，在老年群体中出血的风险增加了，当过度抗凝，可能会增加发病率和死亡率。因为中草药与营养补充剂并用、多种药物间的相互作用、非依从性、混淆、和急性疾病等的存在使抗凝治疗更加复杂。严格监控国际标准化比值（INR）和合理使用的筛选是最重要的。与此相反，年龄和肝素反应之间没有联系。

（六）药物问题

多发疾病和多重用药会使老年人的健康状况恶化，尤其当多种药物中含有引起药物相关问题的不合理药物时影响更明显。据报道，老年住院患者中 28% 是因为药物相关问题，药物相关问题包括依从性差和药物不良反应。使用 Beer's 标准的研究表明虚弱的老年人有 14%～40% 最少使用 1 种不合理药物，老退伍兵出院时发现 44% 使用了不必要的药物。药物问题，包括不良反应和治疗失败导致发病和死亡，用于这些方面的护理设施和累积的卫生保健花费每年接近 40 亿美元。训练有素的治疗者和老病人之间的合作会使不良的药物事件最小化，使药物治疗的依从性最大化，确保治疗的合理性。

1. 多重用药　多重用药被定义为同时使用多种药物（有些报告是最少 4 种，有的是 5 种）。多重用药在老年人中很普遍，这些老年人占美国人口的 14%，但使用的处方药却占所有处方药 36.5%。根据疾病预防控制中心报告，多重用药是引起老年患者药物不良反应的主要因素。药物的使用随着年龄而增多，美国超过 90% 的老年人 1 周最少使用 1 种药物，估计社区 50% 的老年人使用 5 种或更多的药物，他们中的 12% 使用 10 种或更多，另外这个人群普遍使用的食品强化剂和中草药产品也加入到多重用药中。在养老院，接受 9 种或更多慢性药物的患者从 1997 年的 17% 增加到 2000 年的 27%[16]。在多重用药的多种原因中，一个明显的原因是患者从给他看病的不同医师那儿接受多种药物。因此，随着老龄化人口继续增长，药物的协调变得越来越重要。

一项近期的综述旨在减少老年人多重用药的分析研究，其强调医疗服务人员在每个患者来诊时对所有药物进行全面评估，以预防多重用药。应该通过停止使用没有用药指征的药物来努力减少多重用药。

然而，临床医师也应该明白合理的多重用药适用于身患多种疾病的患者，应该鼓励他们坚持。与多重用药相关的药物问题，可在每个患者来诊时进行一个综合的药物调查来辨别（参考患者保健和检查结果）。

2. 不当的处方　不当处方定义为当有一种有效并更安全的选择时，却开具了存在引起不良事件重大风险的处方药物，这包括超出公认的医学标准界限以外的处方药物。据报道对老年患者可能开具不当处方的发生率在社区居住的群体高达 12%，在养老院达 40%。常常在最初的病症已经解除后，药物仍会持续使用很长时间。临床医师为老年患者开处方时必须了解不良反应和药物相互作用的发生率、使用特殊药物的根据以及患者使用的非处方药和中草药成分补品。

用于帮助临床医师识别潜在的不合理药物的筛查工具已经产生和发展，最广泛使用和知名的是 Beer's 标准，1991 年首次开发，2003 年修订，修订后包括了社区居住的个体、要避免的特殊药物的列表以及关于疾病/药物联合的警告。它确定了 48 种药物和 20 种疾病/药物联合在老年患者可能是不恰当的。

在 Beer's 标准中提到的一些最常用药物包括以下。

- 阿米替林（强烈的抗胆碱能和镇静特性）
- 丙氧酚和化合产品（麻醉药品的副作用和类似镇痛药作用优于醋氨酚）
- 消炎镇痛药（所有的 NSAIDs 所导致的多数中枢神经系统的副作用）
- 长效的地西泮，如地西泮（镇静作用增加，存在跌倒和骨折的危险性）
- 抗组胺药，如苯海拉明（长时间的镇静效果）
- 长期使用大量的 NSAIDs（增加了引起胃肠道出血、肾衰竭、高血压和心力衰竭的可能性）
- 氟西汀［长效的选择性 5-羟色胺再摄取抑制药（SSRI），引起睡眠紊乱、增加烦乱和中枢神经系统过度兴奋］

已报道的药物/疾病组合可能存在不当的例子如下。

● 患者每日用非甾体类抗炎药和阿司匹林 325mg 或更多与胃溃疡/十二指肠溃疡

● 抗胆碱能抗组胺药与膀胱出口梗阻或良性前列腺增生患者

● 胃复安和典型抗精神病药物与帕金森病患者

● 巴比妥类药物、抗胆碱能类、止痉的药和肌肉松弛剂与有认知障碍的患者

● 丁氨苯丙酮和癫痫病（较低的发作阈值）

如上所述，不当处方的后果是多种多样的且严重程度不同。重要的是要注意对于"有可能"不当的药物要使用可选择的替代药物或重点监控副作用。合理的药物处方的实用策略，包括在患者和医护人员之间建立一种合作关系，使他们能够理解和自我监控他们的药物治疗方案，治疗者应该进行药物与药物和药物与疾病的相互作用的筛查，并且使用限制时间的实验来评估新疗法的收益和风险。

3. 治疗不足　关于老年人药量过大和多重用药的后果已经描述很多，然而，药物未充分利用对老年人也是不利的，结果会降低生活质量，并增加患病率和死亡率。当一种需要的药物不是完全禁忌、却阻止了它的使用时，当给药剂量不足或当预后妨碍了积极治疗时都存在治疗不足的情况。除了这些，很多老年人没有得到明显有益的治疗干预措施，这种情况的发生有很多原因，包括认为对病人进行主要问题的治疗就是足够的干预费用，依从性差的关注，对副作用及相关责任的担心，以低剂量开始、缓慢增加和未能增加到一个合适的剂量，关于对老年人二级预防的疑问或者年龄歧视。一项研究发现64%的老年病人有处方量不足的证据，而且超过 8 种药物风险性最高。有趣的是，缺乏行之有效的有益治疗不是依赖于年龄、种族、性别、疾病、认知状态，而是依赖于日常生活活动，老年病人治疗不足的常见的类别在表 2 中列出。

为了权衡老病人的整个药物疗法的潜在益处和危害，合理的临床评估策略是必需的。一旦排除明显的禁忌症，患者的目标和倾向性、期望的剩余寿命和达到良好治疗效果的时间均应被考虑到，以确定该

疗法是否能达到治疗的目标。处方不足可以通过仔细的临床评估策略、改善依从性的支持方法和增加昂贵药物的保险范围而尽可能避免。

表 2　老年病人治疗不足的常见类别

疗法	关注的问题
房颤患者的抗凝治疗	治疗者会过度地关注出血的一般风险或抗凝失败的风险
恶性和良性的疼痛或失去控制的疼痛	治疗者经常会犹豫使用阿片类药物，因其可能有认知方面和肠道的副作用，或担心成瘾
抗高血压的疗法	治疗者可能低估了控制血压对预防休克和心血管事件的益处，和（或）没有为达到控制血压增加第2或第3种药物
心力衰竭中β受体阻滞剂治疗	治疗者不顾死亡率下降的大量证据，只关注处在高风险患者的并发症
他汀类药物治疗高脂血症	治疗者可能低估益处或高度关注不利事件
对男性和女性存在骨折风险的骨质稀少/骨质疏松症的治疗	治疗者经常没有扫描骨矿物质密度，因此未提供治疗

4. 药物不良反应　世界卫生组织定义的药物不良反应（ADR）是：在正常剂量用于人体预防、诊断或治疗疾病时，发生的有害和非预期的反应，它随着多重用药而增加（参考美国卫生系统药剂师协会的 ADR 定义术语）。老年人通常都有 ADR，事实上，ADR 是养老院居住的老年人发生最频繁的药物相关问题，门诊老年病人每年发生率在 5%～33%。

在老年患者中可能发生 ADR 的 7 种预测因素：①使用 4 种以上药物；②住院 14d 以上；③4 个以上的现存医疗问题；④老年病人入住一般性医疗病房而不是老年病房；⑤饮酒史；⑥MMSE 评分较低（混乱，痴呆）；⑦住院治疗期间新增加 2～4 种新药物。同样对于老年患者发生严重 ADR 有 4 种预测因素：①使用某些药物，包括利尿药、非甾体类抗炎药、抗血小板药和地高辛；②服用药物的量；③年龄；④合并症。预防药物不良反应建议策略列于表 3 中，当所用药物可能影响老年人的认知状态时，应该进行特殊护理，这些药物包括抗心律失常药、抗抑郁药、止吐药、抗帕金森药、抗精神病药、苯二氮䓬类药物、地高辛、组胺-2 受体拮抗剂、NSAIDs，阿片类药物、肌松药。

表 3 老年患者中预防药物副作用的策略

- 评估合并症，虚弱程度和认知功能
- 确定看护者对药物管理负责
- 评估肾功能和合理调整药物剂量
- 监测药效
- 认识ADR的临床体征和症状
- 用药数量最小化
- 针对病人的寿命预期调整治疗
- 认识到自我用药和不依从性的普遍存在，可导致ADR

发生于老年人中危害最大的 1 种 ADR 是药物相关的跌倒。跌倒与不良预后相关，不良预后排列依次为过早依赖收容院到早期死亡。摔倒的外在因素包括服用某些药物或多种药物。近期的 1 个系统回顾得出结论，认为治疗精神异常的药物如苯二氮䓬类、抗抑郁药、抗精神病药物，增加了跌倒的危险，而抗癫痫药和抗高血压药与跌倒的危险相关性较弱。防止跌倒的多因素干预应包含药物的简单化和缓和化，以预防和解除 ADR。

5. **非依从性** 美国的其他药物问题是患者信息和教育国家委员会为非依从性用药定义的术语。慢性药物治疗的非依从性是普遍的，增加了与病情恶化、住院率增加相关的卫生保健花费。用药的依从性是用于描述病人服药的行为，一般定义为病人遵守来自病人和卫生保健提供者之间共同商定的用药制度。词语"依从性"超过了"服从"，因为药物治疗的服从隐含病人被动地遵守治疗者的药物医嘱，而没有做出合作的努力。

因为老年患者普遍存在多种合并症和多种药物使用，导致了较复杂的治疗方案，所以老年患者的药物治疗非依从性风险较大。理想的用药依从性存在巨大的障碍，包括病人缺乏理解、治疗者教育不到位、多种药物导致复杂的治疗方案和不方便，无症状的治疗（如高血压和高脂血症）、药物费用。药物非依从性的影响因素列在表 4 中。

表 4 用药非依从性的影响因素

3 种以上的医疗状况	独自一人居住
5 种以上的长期用药	近期出院
每天用药超过 3 次或超过 12 种以上药物	依赖照顾者
12 个月内变换了 4 种以上的药物	较低的读写能力
开处方者超过 3 个	药物费用
明显的认知和机体功能损害	药物不依从史

当评估用药的依从性时要询问以下 6 个问题。

1. 你是如何服用药物的？

2. 你是如何有序安排你的药物以有助于你记得用药？

3. 你是如何安排进餐和用药时间的？

4. 如何为你的药物付费？

5. 你认为用药是否对你的身体状况有益？

6. 上周/上个月你漏服多少次？

尽管没有发现哪项干预措施可以持续提高依从性，但是以病人为中心、多种干预措施协同如联合教育、提供便利帮助、系列追踪等可以对用药的依从性和相关的健康结果产生积极影响。另外，对于依从性研究需要在大量的、多种族的老年人群样本中，评估信仰相关的可变因素，包括个人和文化信仰。

二、老年病人评估

术语老年病人评估用于描述对虚弱、复杂的老年病人跨学科团队评估。这个团队可能包括但并不限于老年医学专家、护士、药剂师、病案管理者/社会工作者、物理治疗师、职业治疗师、语言治疗师、心理学家、营养学家、牙医、验光专家和听力专家。评估可能在中心化的老年病诊所进行或者通过各单独机构进行系列评估。这个团队可能组织跨学科的病例会诊，以讨论病人的评估和计划。对于一个健康、活动的老年病人，评估可能仅需要这个团队的 2～3 个成员，并与病人的老年病医师提供的卫生保健协调一致。

三、病人面谈

评估老年人的临床方法已超越了一般内科检查中使用的传统的"询问病史和体格检查"。必须确定其功能状态，包括病人的日常生活活动（ADLs）和复杂的日常生活活动（IADLs）。参考表 5 对 ADLs 和 IADLs 的描述，发现特定的器官系统功能下降的证据，其中重要的是对认知功能的评估，需要从家庭、朋友或其他的看护者那儿收集病史，而且确定病人遵从药物治疗的能力也很重要。微型的精神状态检查显示于图 2，是快速评估病人认知受损的工具。常见有视力敏锐度下降、听力减弱、咽下困难和动手能力下降。如果皮肤完整性受损，大大增加了压力性溃疡的风险。性功能是敏感却又重要的部分，应该具体询问。心脏、肾、肝和消化功能差，对药物治疗有重要的影响。营养状态不足可导致体重下降，与之前讨论的细胞、器官水平功能受损。老年人出现的常见问题见表 6。

病人 3

PW，男性，83 岁，非洲裔美国人，在妻子去世后已住在护理机构 4 年。每天吃 1～2 顿饭，并有吞咽困难、便秘、心情抑郁和疲劳的困扰。近 6 个月体重下降了 2kg，新发 1 个新的尾骨溃疡。

既往史：高血压、糖尿病、高血脂、甲状腺功能不足、帕金森病、骨关节病、便秘、过敏性鼻炎。

家族史：父亲 82 岁死于卒中。母亲 67 岁死于乳腺癌。

个人史：40 年的吸烟史，戒了 9 年；无酗酒史。

过敏史：无药物过敏。

用药史：阿司匹林 81mg/d，氢氯噻嗪 25mg/d，赖诺普利 10mg，bid，格列吡嗪 5mg，bid，二甲双胍 500mg，bid，甲状腺素 25mcg/d，卡比多巴/左旋多巴 25mg/100mg，tid，布洛芬 600mg，tid，多库酯钠 100mg，bid，劳拉西泮 2mg，bid，苯海拉明 25mg，睡前服，阿米替

林 10mg，睡前服。

　　一般检查： 身高 5'8"，体重 65kg，BMI21.8kg/m^2

　　生命体征： B. 122/62mmHg，P 60/min，RR 14/min，T 36.8℃
（98.3℉）。疼痛 3/10（0～10 分级）

　　实验室检查： 生化全项在正常范围内；全血细胞计数未确定。

　　PW 有什么潜在的药物相关性的问题？

　　在这个养老院你能明确什么质量指标？

　　对于他的用药方案可以做出什么推荐？

表 5　日常生活活动（ADL）和复杂日常生活活动（IADL）

ADL	
运输　穿衣　可动性　进食　洗澡　如厕　打扮	
IADL	
使用交通工具	如果仍开车，在驾照更新前评估驾驶能力（包括认知功能、可能抑制驾驶能力的药物、视力、可能干扰反应时间的神经肌肉状态）
使用电话	检查紧急号码、定位附近的电话
财务管理	评估平衡支票簿和按时支付账单的能力
烹饪	检查各种设施和烹饪工具的安全操作，以及准备平衡膳食的能力
家务管理	检查清洁和整洁的下降情况
服用药物	评估组织技能和依从性

表 6　老年人中常见的问题

不动	不稳定
孤立	智力障碍
大小便失禁	阳痿
感染	免疫缺陷
营养不足（营养不良）	失眠
嵌塞	医源性疾病
受损的感觉	

　　转载于 DiPiro JT，Talbert RL，Yee GCetal 药物治疗：一个病理生理学方法，第 7 版，纽约：McGraw-Hill，2008.

3 个项目回想

1. 询问病人是否可以测试他或她的记忆。

2. 给病人 3 个词（如苹果、桌子、便士）。

3. 过后让病人根据记忆重复 3 个词（如，时钟描绘测试之后）

时钟描绘测试

1. 让病人画出时钟，包括数字。

2. 让病人把指针画在特定的时间，如 11:10。

画表...

正确的　　　　　　　　　　　指针不正确的，插入了数字

痴呆筛查阳性

1. 3 个词全部没有记住。

2. 没有记住 1～2 词，加上时钟描绘不对。

图 2　微型的认知精神状态检查

识别可能出现在病人身上的老年综合征是非常重要的。虚弱、不稳定和跌倒、骨质疏松、失眠、尿失禁影响生活质量，必须加以识别。常见的疾病如甲状腺功能紊乱和抑郁，在老年人群中经常表现不典型，正如很多普通疾病可能表现为精神错乱一样。评估看护者的压力和了解老年病人依赖的支持系统也是重要的。这些可能包括家庭、朋友、宗教和社会网络以及家庭健康助手，主妇和保姆。没有这些网络，老年人可能不能继续独立生活。家庭安全性的评估对虚弱的老年人是必要的。另外，寻找老年人虐待、忽略或剥削的症状和体征。健康专家要向成人保护服务部门报告老年误治的可能性。

四、药物治疗监测

老年人经常是虚弱的，用多种药物，有多种合并症和多名诊治医师，必须有 1 个单独的人员，1 个药剂师、护士或初级保健医师，以监督病人的药物治疗。治疗者需要了解病人的医疗保险 C 或 D 计划及这些计划覆盖哪些范围。对于普通品牌、自选品牌及非自选品牌，患者自己需花多少？病人是否担负在医疗保险"甜甜圈洞"的所有药

品费用？（前 2250 美元的药物是医疗保险报销部分，但之后的 2285 美元病人支付 100%）。很多享受国家医保的病人，特别是社会经济地位受限的，只能很有限地理解复杂的国家医疗保险药物福利。诊治医师也不能了解病人的保险计划时，使这个问题更复杂。治疗者凭借处方普通品牌药物帮助病人，这些处方药通过零售药物折扣计划提供（4 美元的零售药物计划不开保险帐单，所以这些药物费用不计算在 2250 美元补助范围内），而且帮助病人申请由药品商提供的药物援助计划。在老年人群中特有的挑战是识别药物治疗方案依从性差的原因。治疗者评估老年人的药物治疗方案应该牢记以下问题。

- 是否因为费用问题而未服或减少药物？
- 病人是否从样品药物中获益？以免费的样品药物开始治疗的病人可能增加长期费用，因为样品药通常是较新的、昂贵的。
- 有没有教育障碍，如较低的健康素养？
- 病人是否会说英语，但却只会用另一种语言阅读？
- 病人能否看懂标签和书面说明？
- 病人有听力问题吗？有听觉障碍的病人可能不承认自己听不到或不理解问题或说明。
- 病人能否使用药瓶、注射器、吸入器、滴耳液/滴眼液？
- 病人的认知功能是否进一步恶化，以致于他们无法再遵从药物治疗方案？

生理功能下降和合并症要求对药物副作用更频繁的监测：症状、异常的实验室检测结果、药物相互作用和药物水平见表 7。

表 7 医疗保险和医疗补助服务中心监测药物使用的准则

药物	监测
对乙酰氨基酚（>4g/d）	肝功能检测
氨基糖苷类	血浆清除率，药物水平
降糖药	血糖水平
抗癫痫药（老年人）	药物水平
血管紧张素转换酶抑制药	血钾水平
抗精神病药	锥体外系副作用

（续　表）

药物	监测
食欲兴奋药	体重、食欲
地高辛	血浆清除率、药物水平
利尿药	血钾水平
促红细胞生成素	血压、铁和铁蛋白水平、血细胞计数
苯氧酸类	肝功能检测、血细胞计数
铁	铁和铁蛋白水平、血细胞计数
烟酸	血糖水平、肝功能检测
他汀类	肝功能检测
甲状腺激素	药物水平
甲状腺激素的替代品	甲状腺功能检测
华法林	凝血酶原时间/国际标准化比值

转载于 DiPiro JT，Talbert RL，Yee GCetat 药物治疗：一个病理生理学方法，第 7 版，纽约：McGraw-Hill，2008.

五、文件材料

清楚、通用和正确的药物清单对病人及所有与他们保健相关的人员是可用的。对于老年病人来说，每次拜访医师时携带他们的清单或者最好是药物容器是特别重要的。服用的药物必须由药剂师、看护者或家人查证核对。病人护理的转变，如从医院转到亚急性护理机构或家中，是出现药物错误的脆弱点，因为药物可能被删除或增加。管理入院和出院的药物使其协调一致，以促进药物使用的合理和文件资料的完整，这是目前的保健标准。

六、病人教育

老年人中依从性差可能与可病人教育不足有关。"问我 3 个问题"提示病人向医师提出 3 个重要问题以提高健康素养。

1. 我的主要问题是什么？

2. 我需要做什么？

3. 为什么做这个对我很重要？

医师可以通过让病人重复最初的用法说明和 3min 后再次复述，

来评估病人对药物说明的理解。

考虑到老年病人的视力、听力、吞咽、认知损害，运动损害及在培训讲座中考虑到教育、文化水平，则可形成良好的治疗依从性。特殊的用药途径，如定量药物吸入器、滴眼液/滴耳药和皮下注射，对于老年患者可能是困难的。需要花更多的时间提醒病人和（或）照顾者药物潜在的副作用以及出现药物副作用时通知治疗者（关于病人培训的详细信息见病人保健和监测一节）。

七、老年病医疗的场所

流动的老年病诊所

流动的老年病诊所的建立提供了专门定位于老年人群的众多初级保健。病人是初级保健医师转诊的，其原因是病人渴望增加服务途径（病人-医师的比例）、病人慢性疾病和用药的复杂性以及和老年病治疗专业知识的需要。通常认知障碍的出现是转诊至这类诊所的主要原因。这些诊所利用健康保健团队众多成员获得强化的知识基础，从中获益。多学科的老年病初级保健团队可以由以下一个或更多的成员组成：老年病医师、临床药剂师、护士［注册护士（RN）］，执业护士（LPN），社会工作者、物理/职业治疗师和营养学家。定期的多学科会议，讨论病人并综合每个专业领域实施的保健计划。老年病医师承担病人的所有保健项目，他们在对待老年人群的各方面有专门的训练，包括老年人的身体、医疗、情绪和社会需要。临床药剂师通过进行全面的药物评估，帮助优化药物疗法，筛查和解决潜在的药物相关问题，对病人和照顾者进行药物和监测参数的培训，临床药剂师的作用随着对老年病的专业化而加强。护士进行药物分类和每日病人护理活动如掌握生命体征和提供伤口护理。社会工作者在很多方面均发挥作用，从评估病人情绪和认知状态，到高水平护理中的人员配置。物理/职业治疗师在评估病人功能状态和是否需要进一步治疗方面发挥作用，并帮助维持一个安全的家庭环境，他们提供适宜的设备如可抓的横杠，上升的马桶和浴室的淋浴板凳，行走的拐杖或助行器。营养学家评估病人的营养状态、培训正确的饮食和体重管理。从这些成功的临床决策中，专业化的老年病诊所已得到发展，包括多学科的老年病肿瘤诊所和社区为基础的记忆诊所。

八、长期护理

长期护理是为日常生活活动和复杂日常生活活动中不同程度依赖他人的病人提供支持，2008 年 65 岁以上已确定有 900 万人。护理可以在病人家中或社区设施如成人护理之家或者辅助生活设施以及疗养院。长期护理费用昂贵，每月几千美元，大多数的护理由不付费的家庭成员或朋友实施。医疗保险涵盖全部或部分技术护理的花费，仅限于出院后的一定阶段内的护理。医疗保险不包括长期护理。长期护理的费用来自病人和家庭的积蓄，和（或）个人长期护理保险。当病人的资产耗尽，医疗保险计划提供基本的养老院护理。然而，这样的护理经常因节省而大打折扣，如照顾者与病人比例降低，每个房间病人数量增多。养老院是由洲和联邦政府通过医疗保险和医疗补助服务中心严格管理的。初始的和连续的机构认证依赖于洲和联邦的周期性的机构审查，审计员的评级由在线的养老院报告卡提供给消费者，机构管理者和政府监督者使用的确认问题区域的质量指标包括如下。

- 单个病人使用 9 种以上的药物。
- 留置导管的普遍性。
- 抗精神病药，抗焦虑和催眠药的普遍性。
- 接触身体措施的使用。
- 没有抗抑郁治疗的病人中抑郁的普遍性。
- 临床质量检测如褥疮性溃疡。
- 居住者中等程度的每日疼痛或任何难以忍受的疼痛。

老年病长期护理的实施强调多学科团队合作方式。医疗主任负责召集所有提供护理的学科并定期召开会议。这些可能包括护理、康复服务（身体、职业、和语言治疗）主任、药剂师、社会工作者、营养学家、病案管理者和心理学家。药剂师针对每个病人药物清单每月进行一次药物方案的总结。内科医师要警惕药物之间的关系，必须 60d 核准一次病人的健康状况，对典型的衰弱、复杂的长期护理的病人来说，这种团队方式对完成整体护理是最重要的。

病人保健和监测

1. 老年病人中药物相关问题可以通过综合的药物审查来确定。

2. 病人带来他们所有的药瓶子来进行药物审查包括如下。

- 处方药

OTC 药物

- 维生素补品

- 草药产品

3. 审查病人带来的所有药物的说明。

4. 检测服用药物的剂量确认有无过量或剂量不足。

5. 筛查药物-药物，药物-疾病，药物-维生素/草药，药物-食物间的相互作用。

6. 确保病人没有服用他/她过敏或不能耐受的药物。

7. 通过单个或联合方法评估用药的依从性（尽可能使用联合方法）。

- 自我报告

- 再充满的历史（Refill history）药品补充的历史记录

- 药片计数

8. 询问病人曾发生过的药物副作用

9. 确认任何未治疗的指征或不理想的治疗，包括预防性的治疗如阿司匹林，钙和维生素 D 等。

10. 评估包括疼痛等重要体征。

11. 评估以下的实验室检测。

- 肾功能

- 肝功能

- 治疗药物监测（如地高辛、华法林、苯妥英）
- 慢性疾病的治疗目标（如 HgbA1c，LDL-C）

12．当有指征时进行药物方案简化。

停止不必要的药物

- 简化用药次数，以使复杂的方案简单化
- 简化病人每日常规的治疗方案以提高其依从性

13．认识到可以克服的任何身体或功能障碍。

14．提供药物培训和依从性的帮助。

- 关于药物和（或）疾病状态的口头和书面的信息
- 特殊产品如吸入器、胰岛素、滴耳液/滴鼻药等的咨询
- 药物列表包括通用名和商品名、适应证、剂量、使用说明、用药时间等
- 药物保存的信息
- 药丸盒子或病人专用的透明塑料罩
- 未来预约时间的列表

15．促进自我监测和生活方式的改变。

- 血压计和血糖仪的使用
- 饮食和锻炼
- 停止吸烟
- 免疫接种

本章所提到的英文缩略语

ADL	日常生活活动
ADR	药物不良反应
GABA	γ-氨基丁酸
Hgb	血红蛋白
IADL	复杂日常生活活动
INR	国际标准化比值
LDL-C	低密度脂蛋白胆固醇

MDRD	肾脏疾病的饮食调节
NSAIDs	非甾体类抗炎药
OTC	非处方药
SSRI	选择性 5-羟色胺再摄取抑制剂
V_d	容量分布

（侯　尚　文　译　邵俊彦　审　校）

附录 D　儿科

Hanna Phan，Vinita B. Paiand Milap C.Nahata

学习目标

学习本章后，读者将能够：

1. 定义儿童年龄的分期。

2. 解释儿童与成人之间药物代谢与药物疗效之间的区别。

3. 确定在儿科病人中选择安全且有效的药物治疗的影响因素。

4. 确定对婴儿和年幼儿童适当的药物使用策略。

5. 在药物治疗推荐、疗效评估、与病人和看护者有效沟通等方面实施儿科的治疗观念。

重要概念

1. 不能只依照缩小的比例而把儿科病人只看做是"缩小的成人"，当为这个特殊群体的病人选择及提供药物治疗时需要综合多重因素考虑。

2. 由于儿童存在多重差异，包括各器官功能年龄依赖性的发展、药物代谢，儿科给药剂量的安全性和有效性不能只基于其中一个单独因素来计算。

3. 儿科病人用药的错误可能是由于药物剂量的计算及配比的差异；通过对婴儿和儿童药物治疗的剂量、配比及实施的仔细复查来发现这些潜在的错误是非常重要的。

4. 由于儿童用药安全及疗效的资料仅限于小范围的研究和病例报告，导致了在这个人群中超说明书用药时有发生。

5. 婴儿和年幼儿童的看护者负责对患儿药物治疗的实施及监测，所以对于看护者的教育是有必要的。

儿科的临床工作涉及到婴儿、儿童及青少年的诊疗和护理，其目的是使他们能健康、良好地生长、发育，走向成人期。临床医师作为保护者服务于这个独特且脆弱的群体，以促进他们的健康。

根据美国新生儿数量的逐年递增，表明儿科健康护理资源是持续需要的。非固定的护理设施例如儿科诊所、急诊室及医院，均需要具有丰富儿科经验的专业医师。但事实上，全国的数据表明许多机构都缺乏为儿童患者恰当的服务及设施。在每年所有患者的诊治中，儿科的诊疗量是相当可观的。举例来说，1995 年至 2005 年在美国<15 岁的儿童患者占医院就诊率的 16.7%，2005 年使用药物治疗的就诊者中 60%使用新药治疗。在所有住院患者中<20 岁患者的占 10.8%，平均住院天数为 3.8~4.5d，美国全国的包括所有儿童及成人患者的总平均住院天数为 4.8d。

尽管普遍存在儿童患者是"缩小的成人"的误解，但是各年龄组与成人在药物使用、心理发育、以及各器官功能发育方面有明显的不同，这些因素会影响药物治疗的疗效和安全。

一、儿科病人的基础

（一）儿科病人的分类

儿科患者是指年龄小于 18 岁的患者。不像成人患者年龄普遍是以年为单位，儿童患者的年龄要精确到年、月、周或 d。一般根据年龄或更进一步根据其他因素，包括出生体重及早产情况等对儿童进行分类（表 1）。

表 1　儿童年龄分期，年龄术语，及体重分级

年龄分期	年龄
新生儿期	自出生后28d（4周）以内
婴儿期	生后29d至不满12个月
儿童期	1~12岁

（续　表）

年龄分期	年龄
青春期	13～17岁
年龄术语	定义
胎龄	母亲末次月经的第1天至婴儿出生的时间
足月儿	指孕期38周左右出生的婴儿
早产儿	指孕期<37周出生的婴儿
小于胎龄儿	指出生体重低于同胎龄儿体重第10个百分位数
大于胎龄儿	指出生体重高于同胎龄儿体重第90个百分位数
实足年龄或生后年龄	从出生当日至现在的年龄，以年、月、周、d为标准
校正年龄或校准年龄	一般用来描述3周岁以下的早产儿
	校正年龄=实足年龄（以月龄表示）-［（40-胎龄）÷4］
	例如：如果一个29周早产而现在实足年龄为10个月，那么他的校正年龄是大概7月龄：10-［（40-29周）÷4］=7.25月
体重的分级	定义
低出生体重儿	出生体重在1500～2500g之间的早产儿
极低出生体重儿	出生体重在1000g～1500g之间的早产儿
超极低出生体重儿	出生体重<1000g的早产儿

注：GA. 胎龄；LBW. 低出生体重；VLBW. 极低出生体重

（二）生长发育

在健康小儿中通过门诊适时评估以监测儿童的身体情况、运动功能、认知能力及心理社会的发育。一个新生命不断地向婴儿、少儿、青春期阶段成长，监测其不同的变化与一般的同龄或体型相当的儿童对比来评估儿童的生长。疾病控制及预防中心（CDC）生长监测图（图1）用于标绘头围、体重、身长或身高及体质指数等，用图示的方式表示儿童的生长，并与一般的儿科群组比较。这些工具可以评估一个儿童是否处于适当的生长阶段，因此可以从中发现营养问题例如体重过轻及身高过高（如：发育停滞）。

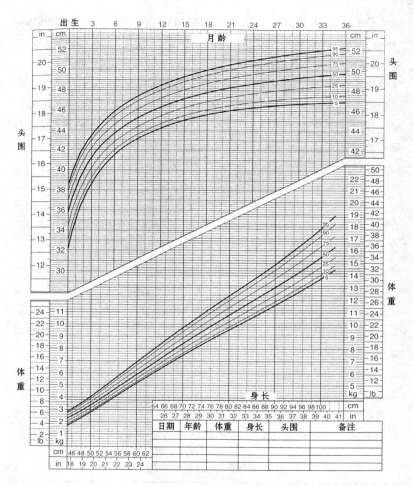

图 1 疾病控制及预防中心（CDC）男童的列表，从生后至 36 个月龄：头围-年龄、体重-身长的百分位数

（三）生命体征的差异

心跳及呼吸频率的正常值是根据年龄而改变的。在儿童中血压的正常值是根据性别及年龄不同而有区别，在>1 岁的儿童中差别更显著。儿童血压的正常值能在各种国家性的指南及其他儿科诊疗参考文献中找到。心率在新生儿及婴幼儿是最快的，范围为 95～180/min（bpm）且随年龄增长而逐渐减慢，10 岁左右达到成人水平（60～100/min）。呼吸频率也是在新生儿及婴幼儿时最快（24～48/min），随年龄增长而减慢，15 岁左右达到成人水平（12～20/min）。体温则是孩子的看护者常常监测的另一个生命体征，特别是"摸起来热"的时候。美国儿科学会（AAP）建议给不>4 岁的幼儿使用数字体温计测量直肠温度。对于大于 4 岁较能配合测量的儿童，则适用腋窝或者口用温度计测量。腋窝用温度计可以用于测量 3 个月大的儿童，但是数值可能不够准确。经鼓膜（耳道）获取体温对于所有年龄段都是安全的；然而，获取的体温可能不够准确同时耳分泌物多少对其读取温度有影响。一般来说，直肠的温度比口腔温度高 0.6℃（1℉），而口腔温度比腋窝温度高 0.6℃（1℉）。疼痛被认为是第 5 个生命体征，其评估在没有表达能力的新生儿、小婴儿及幼儿中是存在挑战性的。他们可能在表达疼痛的表现包括生理上的改变例如心率、呼吸增快，血压升高，氧饱和度下降以及状态上的改变例如高声哭闹、面部的表情等。实验室诊断指标也是根据年龄而改变的。化验仪器经常会把正常值在化验回报单上写明。

　　液体需求　对儿科病人，特别是早产的新生儿及婴儿，液体的需求及平衡是需要重点监测的。每日维持液的需要量是能计算出的，>10kg 的儿童根据体表面积为 1500～2000ml/（m² · d）。然而，在儿童经常使用根据体重确定正常的液体维持量（表 2）。

表 2　根据体重计算液体维持量

患儿体重	需要的液体维持量
<10kg	100ml/（kg · d）
11～20kg	1000ml+50ml/kg（超出10kg部分）
>20kg	1500ml+20ml/kg（超出20kg部分）

病例 1

　　一位 19 岁女性生产 1 名 27 周早产男婴，出生体重 1000g，身长

48.5cm。常规送去新生儿监护室监护，血氧饱和度 84%，经面罩吸氧浓度是 40%。他的胸部 X 线提示肺野出现毛玻璃样改变及右肺下叶肺不张。患儿已行气管插管，在全肠道外营养供应前需给予维持静脉输液治疗。

计算婴儿 4 月龄时的校正年龄。

你将为这个婴儿推荐液体维持量是多少?

二、药物治疗中药代动力学与药效动力学效果的区别

由于某些疾病病理生理学上的差异，以及儿童与成人药代动力学及药效动力学参数的差异，药物选择的策略根据年龄及疾病的不同可能类似或者不同。值得注意的是儿童可能需要使用的药物与成人受同种疾病影响时所使用的药物是不同的。举例来说，苯巴比妥常用来治疗新生儿癫痫，但是不常用来治疗成人的癫痫，这是由于抽搐的病因不同，而且用于治疗新生儿的大量数据显示苯巴比妥比一些新型的抗癫痫药更有效。在儿童与成人之间也存在相同处，譬如治疗某种疾病需要的血清药物浓度。举例来说，庆大霉素用来治疗革兰阴性菌肺炎需要的血清浓度的峰值及谷值在儿童及成人间是相同的。适当地选择药物治疗及治疗用量对儿童来说取决于一些特定的因素，例如年龄、体重、身长、所治疗的疾病、联合用药、各器官的功能以及可用的药物剂量规格。一般来说，儿童药物剂量是以 mg/(kg·d)或 mg(kg·次)，以体重来计算，而成人则是以 mg/次或 mg/剂来计算。因此，当为这些患者配制药药的时候应该了解准确的体重。由于药代动力学及药效动力学的差异，某些药物儿童的使用剂量是可能超过成人剂量的；因此推荐使用儿童药物剂量指南。

推荐的以校正年龄或体重来计算儿童剂量的公式，如 Clark's，Fried's 及 Young's 规则，并非常规地用于计算儿童的剂量，因为它们只考虑了不同因素中的单一因素如年龄或体重，而缺少在这个人群中生长和发育对药代动力学及药效动力学影响的综合考虑。

（一）吸收

由于早产儿及新生儿胃酸的分泌及胰腺、胆囊功能的不完善，口服药物的吸收可能减少。足月新生儿出生时胃的 pH 为 6～8，而出生 48h 后胃的 pH 为 1～3。早产儿胃酸较低，随年龄增加而增高，6 个月龄时可达到成人水平。胃酸分泌量少可导致弱碱性药物及酸中不稳定药物的血清浓度增高，例如青霉素，弱酸性药物因电离增加而使药物的血清浓度会降低，如苯巴比妥。此外，早产儿胃排空的时间及肠运送的时间均是延迟的，这就增加了药物与胃肠道黏膜接触吸收的时间。一些疾病如胃食管反流病，呼吸窘迫综合征及先天性心脏病等可能会更进一步地延缓胃排空的时间。在新生儿胰腺分泌及胆汁输送的功能也是降低的，胰淀粉酶及脂肪酶的分泌可比成人减少 50%，可早在 1 岁末也可迟至 5 岁达到成人水平。胰腺分泌及胆盐的缺乏会导致药物前体的生物利用度下降，例如需要在消化道溶解或水解的红霉素等。由于婴儿及儿童对新型制剂口服的生物利用度数据上的限制，一些药物的推荐剂量可能是从成人的药物安全及药效研究的病例报告中推断出来的。

由于新生儿及婴儿皮肤的角质层较薄，皮肤的灌注增多，且体表面积与体重的比例较高，所以经由局部或者皮肤的吸收增高。因此，使用局部应用的药物应该被限制在尽可能小的用量。局部使用的药物由于经皮肤吸收可导致血清浓度的升高，如糖皮质激素、利多卡因、乙醇及无活性的食品添加剂如 1，2-丙二醇等，可能导致有害影响。

由于早产儿及足月新生儿相对于年长的患者来说，其灌注量是多变的，肌肉收缩能力较差，且肌肉的质量相对较少，所以经肌内注射的吸收是不稳定的。虽然某些药物可以肌内注射，但是，经由这种路径用药是比较疼痛的并且经常是在其他途径（例如静脉给药）不易施行的时候使用，譬如治疗新生儿败血症氨苄西林及庆大霉素的首次用药。

经直肠的吸收也是不稳定的，如果有其他可行的途径（如口服）则不常规推荐这种途径给药。这种途径在患儿发生严重的恶心、呕吐或者呈癫痫持续状态时是可行的。由于药物经由首过效应被大量代谢，药物避开肝脏由低位的直肠直接进入下方的腔静脉入血会使药物的生物利用度增加。可用于直肠的剂型是多样的，用于儿童的经直肠施用的药物例如乙酰氨基酚栓剂及地西泮凝胶等。经直肠使用、口服或使用其他剂型的药物则缺乏数据研究以及个案报告。

（二）分布容积

在患儿中，分布容积（V_d）以体重为标准并以 L/kg 表示。新生儿及婴幼儿每千克体重的细胞外液量及身体总水含量是升高的，这导致水溶性药物例如氨基糖苷类药物的分布容量升高，并随年龄的增长而降低，因此，要达到与年长儿及青春期儿童同样治疗量的血清浓度，新生儿及婴儿常常需要每千克体重（mg/kg）更大的个体化药物剂量。新生儿及婴儿血清白蛋白的正常范围较低（2～4g/dl，20～40g/L），1岁后可达到成人水平，这会影响与蛋白质高度结合的药物，如苯妥英钠，使其非结合型即达到治疗作用的血药浓度降低。

由于早产的新生儿相对于年龄较大的儿童及成人来说脂肪分布相对较少，所以对于脂溶性药物例如咪达唑仑的分布容积会相应减少，体重为标准则只需要较少的药物剂量。由于血脑屏障发育不完善，脂溶性药物在中枢神经系统可达到较高的浓度。

（三）代谢

药物代谢在刚出生的足月儿相对于青少年及成人是比较慢的，而在早产儿则会更慢。药物代谢的第Ⅱ反应阶段和酶，如氧化作用及乙醇脱氢酶，在早产新生儿及婴儿都是不完善的，且直到年龄较大或到达青春期之前都未完全发展成熟。因此，使用含有乙二醇或丙二醇的产品会导致较高的毒性，包括呼吸抑制、血清高渗状态、代谢性酸中毒以及抽搐等，应该避免在新生儿及婴儿使用。细胞色素 P450 同工酶（如 CYP2C9，CYP1A2）在不同年龄逐渐产生，范围从几个月到 3岁，而早产而则会相对延迟。

在第Ⅱ反应阶段中，硫酸盐与磺基转移酶的结合在新生儿出生时是发育较完善的。另一方面，糖与尿苷二磷酸葡萄糖苷酸酰基转移酶的酯化作用在新生儿及婴儿是不成熟的，至少需要生后数个月才会发育而大约到 4 岁时可到达至成人水平。在新生儿中这种物质的缺乏可导致有害的影响包括发绀、皮肤灰白、四肢无力、低血压，就像已知的使用氯霉素后的灰婴综合征。含有苯甲醇或苯甲酸的产品新生儿应该避免使用，这是因为甘氨酸的结合力不成熟，会导致苯甲酸的累积。这种物质累积会导致喘息综合征，导致包括呼吸抑制、代谢性酸中毒、低血压、痉挛或抽搐以及喘鸣音等症状。经由 N-乙酰转移酶的乙酰化作用在 1 岁左右达到成人水平，但是它对新生儿药物治疗的影响是不确定的。因此，经由肝脏代谢的药物剂量对于足月及早产的新生儿可能需要减少。相反地，6 个月龄的儿童肝药酶活性可增高至接近成人的 2 倍且可能一直持续增高至青春期约 9~12 岁左右。这些孩子对于经肝脏代谢的药物可能需要按照每千克体重更高的剂量。普遍的例子包括抗癫痫药物如苯妥英、卡马西平及丙戊酸等。这种增高的新陈代谢会从儿童经历青春期至成人缓慢地下降至成人水平。

（四）排泄

由于肾脏功能不完善，经肾脏清除药物在婴儿是减少的而在早产新生儿是最低的，这导致经肾脏清除的药物如万古霉素等每次给药需要间隔较长的时间以预防药物累积。肾小球滤过率（GFR）在早产新生儿是最低的，会随着年龄增长而增高，在 3~12 岁达高峰，之后会逐渐下降至与成人正常值近似。举例来说，万古霉素在低体重（LBW）的早产新生儿一般是每 18~24h 使用 1 次，在肾功能正常的儿童为每 6h 使用 1 次，而在肾功能正常的成人则是每 8~12h 使用 1 次。患有囊性纤维变的儿童肾脏药物的清除也是很快的如氨基糖苷类，相对于未患该疾病的儿童，需要按体重给予更大的剂量且给药要更频繁。

由于体型不同，儿童的肌酐清除率（CrCl）是肾小球滤过率的一个标准化的指标（mL/（min·1.73m²））。不推荐应用 Cockroft-Gault 公式或者 Jelliffe 公式估算<18 岁患儿的肌酐清除率。Schwartz's 公式是一个普遍用来估算儿童的肌酐清除率的方法，适用于范围从低体重新生儿一直到 21 岁（图 2）。这个公式利用患者身长（cm）、血肌酐（mg/dl）以及一个常数 k，这个常数对于所有患者取决于年龄，对于

>2 岁的儿童还取决于性别。尿量也是用来评估儿童肾脏功能的一个
参数，尿量>1～2ml/（kg·h）考虑为正常。

$$CrCl = \frac{kxL}{SCr}$$

年龄	r
<1岁的低出生体重儿	0.33
<1岁的足月儿	0.45
2～12岁（男或女童）或 13～21岁（女童）	0.55
13～21岁（男童）	0.70

k=比例常数

L=身长　单位 cm

SCr=血肌酐　单位 mg/dl

CrCl=肌酐清除率　单位 ml/（min·1.73m^2）

图 2　估算直到 21 岁的儿童的肌酐清除率（CrCl）

病例 2

　　患儿 3d 龄，出现体温波动及低血压。采血检查以排除败血症。经验性也的使用氨苄青霉素 50mg（50mg/（kg·次）），静脉滴注，q8h 及庆大霉素 4mg［4mg/（kg·次）］，静脉滴注，qd。

患儿的实验室检查结果	正常范围
白细胞 10.2×10^3/mm^3 （10.2×10^9/L）	（9～35）×10^3/mm^3 （9～35）×10^9/L
杆状核细胞（bands）0%	10%～18%
中性粒细胞 41%	32～62%
淋巴细胞 49%	19～29%
单核细胞 6%	5～7%
血肌酐 0.4mg/dl（35.4μmol/L）	≤0.6 mg/dl（53μmol/L）

用最适当的方法，计算患儿的肌酐清除率。

按照 mg/kg 给患儿使用庆大霉素的剂量对于年长儿或青春期儿童是偏大的，然而，每次药物间隔时间是延长的，你如何解释这种差异？

三、常见的儿科疾病

有些疾病在儿童及成人之间有相似之处却又存在差异，如传染病、哮喘、过敏性鼻炎、以及癫痫等，所有教科书上都有关于这些疾病的讨论。由于在婴儿及儿童中实行了集体接种，一些常见儿童疾病如麻疹、流行性腮腺炎以及风疹对儿童的影响明显的减少。CDC 内的免疫接种咨询委员会（ACIP）发行及更新儿童及青春期儿童每年的免疫接种计划，根据免疫接种计划对患者的免疫接种记录进行常规的总结。儿童常见疾病会影响上学和（或）需要去门诊向临床医师咨询，而由于一些并发症可能需要住院治疗。

根据儿童的年龄及发育情况，儿童常见疾病的表现是多样的。年长儿及青春期儿童能使用语言诉说症状，使病情的评估及治疗更加容易，不像婴儿或低龄儿童基本不能交流，这种情况下，生命体征的改变如呼吸频率、心率、体温及食量、婴儿吮吸方式的改变以及尿量均可作为潜在疾病的指标。患儿的家长可能也会注意到一些主观的方面例如患儿心情的改变（如易激惹）。

四、药物治疗的具体注意事项

除了药物代谢动力学及药效动力学参数的差异以外，当选择药物治疗时还应考虑其他因素包括药物剂量、剂型、用药方式及家长/监护人的教育情况。

（一）用药途径及药物剂型

根据年龄、疾病及疾病的严重程度，可能考虑不同的用药途径。经直肠途径用药一般是当口服用药难以实行而不必须静脉用药的时候使用的。局部用药一般用来治疗皮肤疾病。一般不推荐经皮肤途径用药，除非有明确的适应证例如经皮肤使用哌甲酯来治疗注意缺陷多动障碍。静脉注射途径用药是用来治疗比较严重的疾病或者当其他用药途径不能实现的时候。当给予静脉注射用药物时应像成年患者那样评估静脉的配伍性及静脉通路。当给新生儿注射用药时可能必须稀释成比较小的剂量，但是，对于需要对液体流速有所限制的病人如早产的婴儿及心功能异常和（或）患有肾脏疾病的患者，可能使用浓度较高的静脉注射用药。稳定性及稀释浓度选择的相关数据应该可从文献中获得。

当需要口服药物治疗的时候，需要同时考虑到是否有合适的剂型规格。<6 岁的儿童一般难以吞下片剂或胶囊，可能需要口服液体制剂。在选择药品之前应该先确定这个孩子是否有能力吞咽固体剂型。不是所有的口服药都有市场上可以买到的液体制剂，特别是未经认可用于婴儿及儿童的药物。当有数据证实可行的时候，将口服的固体剂型混合成液体制剂使用是一种选择。当混合液体制剂的时候一些因素例如液体的稳定性、悬浮性及可口性均应该考虑到。一般使用包括甲基纤维素及羧甲基纤维素的悬浮剂（如漱口水）。液体制剂的可口性可以经通过简单的使用糖浆或口味甜的制剂来增强。如果没有饮食禁忌或者与药物的相互作用，药物可以混合食品如布丁、巧克力酱或者服用苹果酱后马上服用药物。蜂蜜也能够掩蔽药物令人不快的味道，但是其中可能包含肉毒杆菌的孢子，所以不可给<1 岁的婴儿服用，以免增加致病因素。大多数医院的住院药房有针对儿童患者的混合制剂，而在社区药房能获得的口服混合制剂很有限。能够混合药物的社区药房应该保持目录，且在患儿出院前提供给家长及看护人。

（二）儿童药物治疗的常见错误

预防儿童药物治疗中的错误首先要找到可能引起错误的因素。有报道显示在美国接近 50% 的用药错误发生在新生儿及重症监护室，究其原因主要是处方及抄写上的错误。而所有的计算错误中超过 69.5% 影响的是儿童患者。由于给予儿童的药物治疗是以体重、体表面积及年龄为基础的，所以在计算剂量及配制处方时准确核实体重、身高及年龄是极为重要的。当测量患者的体重（kg）、身高 （cm）及年龄（周或岁）时应选用相同的单位。药物的单位也应该正确地使用例如 mg/kg、mcg/kg、mEq/kg 或 U/kg。由于根据年龄不同对一些添加材料如丙二醇及苯甲醇的新陈代谢上存在差异，所以在选择剂型的时候应该仔细地考虑添加材料是否有作用。

在药物剂量和提供的体重上的小数点位数的错误，包括后补零（如 1.0mg 看错成 10mg）以及丢掉了前导零（如 5mg 看错成 5mg）导致药物成倍过量。临床医师应该在处方单上明确注明药物强度和浓度。同样的，一些药物标签看起来相似可能导致药物治疗的错误，举例来说，当配制注射用药物的时候将肝素的注射液弄错成胰岛素。使用一些复合药品时，用右侧的成分计算药物剂量可以预防剂量错误（如磺胺甲恶唑/甲氧苄啶的剂量以甲氧苄啶为基础计算）。

"六位规则（rule of six）"以前常用于计算输液药物，如用于住院的危重病人的收缩药物，但是安全用药协会已发现药物错误与非标准注射浓度，如使用"六位规则"的关系。医疗机构认证联合委员会确认"六位规则"没有达到标准化和限制药物浓度的目标。鼓励使用标准浓度和可调控的输液泵，如内置数据库的智能输液泵，以使肠道外用药的错误发生率降至最小。有些医院采用加强的光发射分光镜扫描混合的静脉注射溶液的小标本进行高危险静脉注射溶液的核查。先进技术的采用，如计算机化的医嘱录入（CPOE）系统有能力通过体重核查儿科药物的剂量范围，以及在分发药物时使用条形码，这些均有助于减低药物治疗错误的发生率。

预防药物治疗错误需要健康护理工作者和家长及看护者的共同努力。获得全面的用药史，包括非处方药（OTC）、补充性和替代性药物（CAM），药物使用的简单化、临床医师对潜在错误的了解及对病人/家长/看护者进行药物管理和使用方面的教育，这些对于预防药物错误都是必须的。

（三）补充性和替代性药物（CAM）和非处方药（OTC）的使用

据估计 31%～84%的肿瘤患者、74%的自闭症患者、71%的哮喘患者及 15%的急诊看病患儿使用 CAM 或其他的非处方药物。超过50%的家长/看护者不向医生公开这些用药。CAM 可能包括心身治疗（如想象、催眠）、精力方面的治疗（如针刺、针压）、按摩、抗氧化

（如维生素 C 和 E），中草药（如圣约翰草（St John's 草）、卡瓦药、姜、缬草属植物）、祈祷、免疫调节（如紫锥花属）或其他民间/家庭疗法。

关键要认识到证实不同 CAM 治疗在儿童的疗效的资料是有限的。例如肠绞痛是一种原因不明的症状，婴儿表现为 24h 周期性出现有几小时无法安慰的哭闹，且常常在每天的同一时间出现，过度哭闹的症状一般在第 3 个月改善，第 9 个月缓解。FDA 对这种情况还没有药物推荐。具有自限性，随着婴儿长大而不再出现。一些家长听从家人或朋友的劝告使用替代性治疗如绞痛水治疗肠绞痛，绞痛水是一种口服溶液，它是很多原料的混合剂，如甘菊、薄荷、茴香、姜、芦荟、小苏打及柠檬膏。因为没有确定的模式，不同的制造者原料的混合是不同的。这些制剂在治疗婴儿肠绞痛方面的安全性或有效性没有得到证实，也没有被 FDA 校准。另外某些这种治疗（如圣约翰草）能与处方药相互作用并产生毒性。圣约翰草由于血清素激活症状能增加选择性血清素受体拮抗剂和 5-HT1 血清受体激动剂的副作用，并由于加快代谢和降低血清浓度使抗惊厥药、华法林、环孢素、地高辛和蛋白酶抑制剂的疗效降低。

评估 OTC 产品在儿科病人的使用是非常重要的，例如儿童普通感冒的治疗与成人相同，包括通过适量的液体摄入、休息、使用盐水鼻喷雾来控制症状，用对乙酰氨基酚（15mg/（kg·次），6～8h1 次）或布洛芬（4～10mg/（kg·次），q8h）来缓解不适和发热。不能像成人一样通过使用药物缓解症状，如 OTC 联合感冒制剂对<4 岁的儿科病人不推荐。目前 FDA 对 2 岁以下的儿童不推荐使用 OTC 咳嗽和感冒药物（如盐酸苯海拉明和氢溴酸右美沙芬）。消费者健康保健产品协会根据 FDA 的建议，已自动将 OTC 咳嗽和感冒药的标签更改为"不用于<4 岁儿童"，这是因为增加了副作用（如过度镇静、呼吸抑制）的风险，而且没有文献证实对缓解症状有益，这些药物在 6 岁以下儿童的疗效比年长儿和成人要差。值得注意的是在年长儿使用 OTC 产品有药物错误的可能，如含有盐酸苯海拉明和对乙酰氨基酚。家长或

看护者可能由于粗心而给儿童过量使用了同种有活性的药物，如对乙酰氨基酚，使用其悬浮剂用于发热和含此成分的联合制剂用于感冒症状。由于增加了 Reye's 综合征的风险，<18 岁的病人患病毒感染时不推荐使用阿司匹林。当为儿科病人推荐 OTC 产品时，家长/看护者应在儿科医师那儿得到进一步的解释和评估，尤其是新生儿的护理。

临床医师应尊重家长/看护者在使用 CMA 和 OTC 产品方面的信仰，并鼓励讨论使用这些产品的风险和达到想要的健康结果的益处，使用药的安全性最大化。

（四）超说明书用药

儿科病人的药物治疗常常包括批准的和未批准（超说明书）药物，药物的超说明书使用是超出其批准的标签上的适应证范围的用药，包括治疗的疾病没有列在制造商的说明书上、超出许可的年龄范围、超出推荐的剂量、或不同的用药途径。在婴儿和儿童这种超说明书用药常是因为资料有限。

目前批准用于成人药物的 75% 以上缺乏儿科的推荐剂量、安全性和有效性信息。超说明书用药在门诊和住院病人均可发生。大约 80% 的儿科住院病人至少使用 1 种超说明书药物。当没有替代的药物可采用时，超说明书用药是可取的，但是临床医师应参考出版的研究和病例报告中关于安全性、有效性和剂量信息。食物药品管理局政策调整，如专利排外性，大大刺激了医药厂商研发儿童药物的兴趣。

五、儿科病人的药物使用及看护者培训

由于婴儿和较小儿童的合作性差，对家长和看护者来说，药物服用是一项很困难的工作，临床医生为儿科病人用药时要考虑到药物容易测量和使用，应检查核实药物的浓度，开出容易测量的剂量。例如：如果病人使用口服制剂，如阿莫西林 400mg/5ml，计算的剂量为 4.9ml，应开 5ml 以方便给药。对大多数药物来说，采用的易于测量的剂量在使用剂量的 10% 左右。但是治疗剂量窄的药物不适用此规则。

看护者测量和使用药物的方法及设备应密切关注，特殊测量设备

的使用培训是必须的，口服药注射器是用于测量口服液体的精确设备，多数公共药房可以提供。用于婴儿和较小儿童的药物可能配备口服药滴管。冈药杯测量较小剂量不够精确，所以不推荐用于婴儿和较小儿童。家用餐匙或量勺是不精确和不一致的，不用于测量口服液体。

家长及看护者的培训能改善药物使用的依从性、安全性及治疗效果。应该告知药物适当而安全的储存方法、药物间的相互作用、依从的重要性、药物的副作用及预期的治疗效果。无论病房还是广诊的护理机构，对家长和看护者的培训都是重要的，而且应该督导检查护理的各个方面。

因为家长或看护者常常是小儿唯一的家庭护理者，所以在配药之前要确定药物的配比方法及给药技术，若要成功用药，保持小儿安静是很重要的，然而一些用药方法（耳部、眼部、直肠用药）要使小儿做到安静是很不容易的，由丁儿童会产生焦虑，所以家长或看护者应以简单而易懂的方式告知儿童用药的过程。在给药时推荐使用小儿喜爱的方式如：玩具、奖励、逗乐等分散注意力。眼部滴剂或软膏的使用要在安静、仰卧位时使用，如成人用药一样，用药前要洗手，敷药器的尖部不要触及眼睛及其他部位。耳部滴药采用俯卧位，头部倾斜暴露要治疗的耳部，轻拉外耳，小于三岁向下拉，大于三岁向上拉，因为咽鼓管的角度是随年龄变化的。鼻部用药也是一个挑战，采用仰卧位，头稍后仰，并保持几分钟，以利于药物分布。直肠用药取得配合也是比较困难的，药物准备与成人一样，但是三岁以下儿童要用较小的手指（如小手指）插入栓剂，较大的儿童可用食指。

六、儿科病人的意外吞食

2001 年超过 120 万例意外吞食发生于 6 岁以下儿童，常发生于家中。吞食的物质多样，从家庭清洁溶液到处方药和非处方药。根据吞食的物质种类、量及儿童的年龄和物质大小，意外吞食的处理不同。临床医师接到关于意外吞食的电话应当指导他们到当地或地方的中毒控制中心以得到特效的处里建议，这些机构可通过美国中毒控制中心协会（www.aapcc.org）查到。

不推荐诱导性呕吐用于可疑吞食酸性或碱性物质。美国临床毒理学会和美国儿科学会不推荐使用吐根糖浆，因为它能降低急诊室使用的活性碳的疗效，影响结果。使用活性碳是急诊室治疗误服的首选，1 岁以下婴儿 1g/kg，1 岁以上儿童及成人 1～2g/kg，一次口服。住院期间要监测吞食物质的毒性症状，出院后家长或看护者应在家中继续监测。

病例 4

BB，23 个月，因左耳疼痛 4d，过度哭闹被父亲送到儿科就诊。食欲下降，而且睡眠困难 2d，前一天夜间用电子温度计测体温达 39℃。父亲给孩子用了几次对乙酰氨基酚滴剂（80mg/0.8ml），但是疼痛和体温无改善，今晨未用药。他的预防接种是最新的，上次对急性中耳炎的治疗是 4 个月前，用阿莫西林 40mg/（kg·d），分为 q12h，无已知的药物过敏史。

住院前用药：对乙酰氨基酚滴剂用于疼痛和发热。

体检：

一般情况：哭闹、用力拉左耳。

生命体征：T39℃，BP104/58mmHg（第 90 百分位），HR133/min，呼吸 36/min，体重 14kg（第 75 百分位），身高 89cm（第 75 百分位）。

五官：鼓膜红斑（左>右），左耳肿胀，不能移动，喉部红斑，鼻孔张开。

诊断：左耳急性中耳炎

你和儿科医师决定开始给 BB 高剂量的口服阿莫西林（90mg/（kg·d），分为 q12h，用 400mg/5ml 悬浮液），总量 10d，继续使用对乙酰氨基酚滴剂（10mg/（kg·次），在发热或疼痛时服用，q6h）。

根据这些可用的信息，为 BB 制定一个护理计划，计划应包括如下内容。

（1）陈述药物相关的要求和（或）问题。

（2）特殊病人使用特殊剂量的详细治疗计划。

（3）家长/看护者培训要点。

病人的护理和监测

对所有的儿科病人,当选择和监测药物治疗时,回顾和考虑如下内容。

- 孕龄、出生后年龄和如果病人是新生儿其校正年龄。

- 病人的人口统计信息包括年龄、体重(如果是新生儿出生体重)和性别。

- 需要治疗的疾病。

- 既往病史,包括伴随疾病。

- 现在和过去的药物史(包括 OTC 和赠送及供选择的产品)。

- 药物服从史。

- 其他并服的药物。

- 以前治疗失败。

- 可采用的给药途径。

病人能口服药吗?

如果需要静脉用药,采用什么静脉途径? 例如病人是否有中心或周围静脉?

需要肌内注射给药吗?

- 体液状况——病人是脱水、平衡还是水肿?

- 关于所选择药物的安全、有效剂量的可利用资料。

- 准确剂量计算的核实。

查证体重和剂量单位(如 mg/(kg·d), mg/(kg·次)

用药间隔合适吗?

本章所提到的英文缩略语

AAP	美国儿科学会
ACIP	免疫接种咨询委员会
Bpm	每分钟搏动次数

CAM	补充性和替代性药物
CDC	疾病控制及预防中心
CPOE	计算机化的医嘱录入
CrCl	肌酐清除率
GA	孕龄
GFR	肾小球滤过率
ISMP	安全药物实践研究所
LBW	低出生体重
OTC	非处方药
V_d	分布容量（表面）
VLBW	极低出生体重

自我评估的问题和答案见

http：//www.mhpharmacotherapy.com/pp.html.

（齐美琦　译　邵俊彦　审　校）

附录 E 姑息性治疗

Marc A. amd Phyllis A. Grauer

学习目标

学习本章后，读者将能够：

1. 描述姑息性治疗的基本原理及对药物治疗的影响。
2. 讨论姑息性治疗病人的治疗方案及与传统治疗方案的异同。
3. 列出终末期病人的最常见症状。
4. 解释终末期病人常见症状的病理生理学过程。
5. 评估终末期病人症状的病因学。
6. 描述对终末期病人进行药物治疗的药理学依据。
7. 推荐对终末期病人所现症状的非药理学及药理学处理。
8. 做出 1 份对病人姑息性治疗的监测方案。
9. 对病人和看护者进行姑息性治疗的监测方案的培训，包括治疗依据、有效的评估及坚持的重要性。

重要概念

1. 根据世界卫生组织（WHO）规定，姑息性治疗定义为：对那些所患疾病不能治愈的病人的全面积极治疗。姑息性治疗的目标是让病人及其家属达到最佳的生活质量。

2. 姑息性治疗的目标是提高生活质量的同时维持或者改善生活能力。

3. 姑息性治疗适用于所有无法治愈的疾病，如癌症、慢性阻塞性肺疾病、痴呆如阿尔茨海默病、帕金森病、慢性心脏病、卒中、肾衰竭、肝衰竭、多器官衰竭、糖尿病等。

4. 根据完整的病人评估报告制定 1 份综合治疗方案，用最少的药物达到最佳生活状态。

5. 姑息性治疗不仅仅治疗疼痛，还治疗使病人不适的症状如恶心、激动、焦虑、抑郁、呼吸困难、恶病质、便秘、腹泻、应激性溃疡、水肿等。

6. 使病人和看护者也加入治疗方案的制定中，这显示出了姑息性治疗的可靠性。

7. 估计治疗的积极结果，包括症状的缓解以及药物不良反应的减轻。

8. 要想确保获得良好的结果，对病人和看护者的教育必不可少。

根据世界卫生组织（WHO）规定，姑息性治疗定义为：对那些所患疾病无法治愈的病人的全面积极治疗。姑息性治疗的目标是让病人及其家属达到最佳的生活质量。因为"缓解"本意是"罩衣"的意思，所以世界卫生组织缓解治疗的目的是提高生活质量，与治疗疾病的症状是相一致的。姑息性治疗是一种管理病人及其家属以及他们所面对的危及生命的疾病的一种方式。管理的目标是通过对疼痛以及其他的生理症状早期诊断、评估以及治疗来预防和缓解痛苦，包括与心理相关的、情绪和精神关怀。WHO 一直主张最有效的姑息性治疗应由一支专业人士组成的健康护理小组提供。姑息性医学立即成为全世界公认的医学专业。由于患慢性、衰弱性疾病的人数不断增多，更需要这个发展中的医学专业。

姑息性治疗与临终关怀同义。虽然临终关怀提供姑息性治疗，但是姑息性治疗还有更广泛的应用。两者的护理目标类似，但是有所不同。在美国，临终关怀被定义为医疗保险和其他第三方付款人对那些所患疾病已进入特殊时期，只有 6 个月甚至更短生命期的人的一种医疗恩惠。临终关怀护理的规章制度通常根据联邦政府的制度制定，而姑息性治疗可以在疾病发展的任何阶段提供，而不像临终关怀护理一样局限于生命的最后 6 个月。在被诊断为生命有限的疾病时，病人及其家属即可开始接受某些姑息性治疗。不论是通过临终关怀还是姑息性治疗服务机构获得的姑息性治疗，病人都可通过包括医院、门诊、诊所、扩充护理设施或者家庭护理的等多种方式获得。

姑息性治疗不仅仅是一门治疗病人的学科，更是一个传递关怀的高度有组织的体系。各个学科的专业小组和团队成员的积极参与而建立起有质量的姑息性治疗中心，这些成员一起工作以满足病人及其家属的需求。姑息性治疗团队成员是来自医疗、护理、社会学、药剂学、牧师、营养学、康复学以及其他学科的专业人士。多学科的共同投入对病人的护理提供了全面而整体的方案。图 1 提供了显示姑息性治疗团队如何一起工作、对病人进行护理的图表。

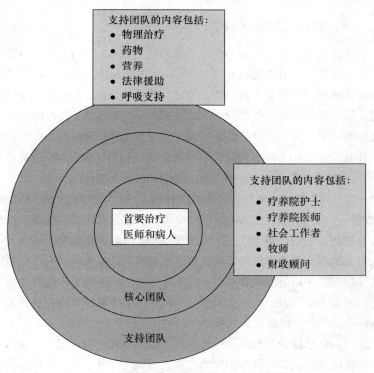

图 1 姑息性治疗团队共同工作的图解

姑息性治疗的目标是提高生活质量的同时维持或者改善生活能力。有了病人护理的目标，姑息性治疗逻辑上讲应该从病人慢性病、改变生活的疾病开始就进行给予。姑息性治疗不是一个新的概念，事实上，它是给予病人护理最古老的方式之一。在许多现代医疗技术发展以前，有效的处理很难实现。在患病期间为病人提供舒适的生活是病人护理的主要内容。20世纪医疗、营养、公共卫生以及外伤治疗的进步使得急症和外伤导致的死亡人数减少，医药管理重心从舒适转向拒绝死亡，将延长生命作为主要目标，随着这个重心的转变，姑息性治疗直到1967年才逐渐成为重点，当时在英国伦敦成立了第1家现代化临终关怀院。现在姑息性治疗这门学科试图将提高生活质量、爱心护理和用现代化的医疗方式对病人及其家庭进行帮助融为一体。

一、流行病学和病原学

虽然现代化临终关怀的护理模式起源于1967年的英国，但在美国第1家临终关怀院建立于1974年。从那时开始，美国对临终关怀院的认可和使用率呈上升趋势。2000～2005年期间，在临终关怀院登记的医疗保险受益人数增长了100%。同一时期临终关怀的医疗保险花费增长了3倍，说明有更多的病人受益于这种护理。医疗保险临终关怀救济金现在是医疗保险项目中增长最快的救济金，占医疗费用的3%。这种增长在20世纪90年代初和2005年最为明显。

当1982年引入医疗保险临终关怀救济金后，大部分被诊断为癌症的病人，占受益者的90%以上。2005年接受医疗保险临终关怀救济金的病人中被诊断为癌症的人少于50%，而多数临终关怀的病人则患有其他慢性病或缩短寿命的疾病。不幸的是，每1个病人接受临终关怀护理的平均时间也在减少。最初每个病人在临终关怀院居住的平均时间是70d，但在2005年减少为20d左右，结果导致病人及其家属从临终关怀护理服务机构获益的时间更少了。

因为姑息性治疗和临终关怀还没有成为传统医疗习惯的一部分，对内科医师以及其他健康护理的专业人员要不断地教育，鼓励他们在危及生命的疾病发展到晚期之前引入姑息性治疗，目标就是在病人有几个月的生命期而不是生命最后几天或几周的时候为病人提供临终关怀。为了实现这个目标，我们鼓励内科医师与病人在他确诊为任何慢性病、缩短生命的疾病时，讨论完善的治疗方案。因为健康护理社区和大众都认为对病人及其家庭的社会心理、精神以及情绪的支持以及关爱体系能有效应对病人机体衰退的改变，所以不久的将来健康护理专家会将姑息性治疗的方方面面纳入治疗计划中。

健康护理专家意识到为患有缩短生命疾病的患者提供姑息性治疗的益处，所以对病人的护理方式已向癌症的护理模式以外延伸了。了解了不同疾病状态下的病理生理状况的异同以及它们各自的症状后，配备姑息治疗的人员，为他们的病人制订出合适的个性化的方案。

二、病理生理学

从多方面考虑，了解许多疾病的终末期状况会令人生畏，但是姑息性治疗并不太过强调疾病而是与疾病相关的机体、心理、社会以及精神的表现。姑息性治疗关注患有进展性的、缩短生命疾病病人从确诊到死亡的症状表现，在这期间依据所患疾病的不同时期，病理生理过程对病人症状的影响有很大变化。姑息性治疗适用于所有患无法治愈的疾病如癌症、慢性阻塞性肺部疾病、痴呆如阿尔茨海默病、帕金森病、慢性心脏病、卒中、肾衰竭、肝衰竭、多器官衰竭、糖尿病等。

就本章的目的，病理生理学不是主要焦点，而应对好机体、心理、社会以及精神的症状，以保证生活质量、预防痛苦的哲理适于在不可治愈的疾病中讨论。这种哲理常常脱离了以延长生命作为目标的病人管理的原则。

三、临床表现和诊断

（一）癌症

姑息性治疗最常用于患有癌症的患者。不管癌症能否治愈，许多病人在确诊为癌症时便有机体、心理、社会以及精神的症状表现出来。

缩短生命的实体肿瘤以及血液肿瘤好发部位包括肺脏、支气管、胸部、结肠、直肠、胰腺、前列腺、卵巢、子宫、大脑、食管、肝脏、肾脏、膀胱、淋巴系统、骨髓和皮肤，但是也不仅仅局限于这些部位。癌细胞转移到远处（即恶性转移）预示着不良的预后。一旦癌症患者治疗无效，相对于那些患有其他缩短生命疾病的人来说，他们的预后和疾病发展更易预测。从治愈到对症治疗，这个焦点的转变是显而易见的，也是更容易接受的。癌症所导致的症状主要与它的生长部位以及转移部位有关。这些症状也有可能与放化疗等治疗效果有关。

（二）终末期心力衰竭

心脏疾病是疾病致死的主要原因。各种类型的心脏疾病都会导致猝死；然而心力衰竭的发展是不断进行着的，也是不可预测的。严重的心力衰竭（Ⅲ～Ⅳ级或 C、D 期）特点是无论使用何种适宜的药物治疗仍会出现限制日常生活的持续症状。常见的症状包括疲劳、呼吸急促、焦虑、体液潴留和疼痛。心衰的标准治疗方案是延缓心脏重塑过程及考虑疾病的变化（图 2）。然而除了降低胆固醇药物以外，这些相似的心血管药物也起姑息性的作用，不应该无缘由地过早终止使用。只要病人对治疗有反应并且愿意接受治疗，我们就应该尽力医治恶化的心衰症状。在临终关怀中，这些经常可以在病人家里通过药物干预来完成，而不必住院治疗。

药物	生存	功能状态
利尿药	→	↑
ACEI	↑	↑
螺内酯	↑	↑
β-受体阻滞剂	↑	↑
地高辛	→	↑

图 2　药物在 Ⅲ-Ⅳ 级心衰时的作用以及对生存、住院和功能状态方面的影响

➡.生存率无增加或减少，保持原状；⬆.生存率增加

病例 1

TS，78 岁，白种人，女性，收入临终关怀院进行姑息性治疗。她的主要诊断是胸部肿瘤，肺及骨转移。曾经有过慢性心力衰竭（CHF）、甲状腺功能减退症、骨质疏松症和胃食管反流病（GERD）的病史。无药物过敏史。病人入住后的主诉是 5 级痛（疼痛级别 0～10 级）、恶心、呕吐、抑郁和便秘。她描述的疼痛部位位于骨转移的位置，运动后疼痛加重。她还有持续的深部痛，位于左胸部，但不严重。TS 现在卧床不起。

体检：血压 120/82mmHg，呼吸 40/min，脉搏 100/min，体重 44.5kg（98lb），ht 5'4"

方法：吸入两剂沙丁胺醇 q2h；口服地高辛 0.25mg/d、奥美拉唑 40mg/d；口服呋喃苯胺酸 40mg/次，bid；口服羟可酮/对乙酰氨基酚 10/325 q4h，1～2 片/次；芬太尼贴片 50mg/h，72h 敷一贴；口服左旋甲状腺素 25mg/d；口服阿伦磷酸钠 70mg/周；口服塞来昔布 100mg/d、复合维生素片 1 片/d。

TS 恶心、呕吐的原因是什么？

TS 的疼痛属于哪种类型？

你问诊的话，还会问 TS 什么问题？

药物间的相互作用有哪些？如何监控？

列出 3 项措施以便医护人员改进对 TS 的诊疗。

（三）慢性阻塞性肺病

慢性阻塞性肺病（COPD）是一个长期多变的疾病。患有 COPD 的病人门诊及住院率较高。姑息性治疗旨在减少症状、减慢肺功能下降的速度、预防和治疗恶化以及保证生活质量。在 COPD 终末期，支气管扩张药和抗炎药效果不佳。晚期症状包括气喘、慢性咳痰、咳嗽、多发呼吸道感染、活动时呼吸困难、后来发展为休息时也出现呼吸困难、疲劳、疼痛、低氧和体重下降。通常会出现肺动脉高压，导致肺心病或者右心衰竭。

（四）终末期肾病

慢性肾病不断发展，最终导致肾衰竭。在终末期肾病（ESRD），能够维持生命的是透析或者肾移植。未进行治疗的话，肾衰竭会引起尿毒症、少尿、高钾血症以及其他电解质紊乱、体液潴留、顽固性高血压、贫血、肝肾综合征和尿毒症性心包炎。慢性肾病（5 期）相关症状包括疲劳、瘙痒、恶心、呕吐、便秘、味觉障碍、肌肉痛和异常出血。这些病人的姑息性治疗是最大限度地减少上述症状，但是，由于许多药物通过肾脏清除，所以药物选择应该谨慎，以防其他并发症的发生。

（五）终末期肝脏疾病

如同肾病，延长进展性肝病患者生命的唯一方法也是肝移植。终末期肝病患者的典型表现是腹水、黄疸、瘙痒、脑病或者上述四种表现同时出现。并且也常出现凝血障碍，食管或者胃部的静脉曲张出血大约占肝脏疾病死亡原因的 1/3。对这些病人，姑息性治疗着重于治疗终末期肝病所导致的并发症。

（六）艾滋病

药物的发展已经改变了艾滋病的预后和发展过程。现在，姑息性治疗主要用于那些早期不能接受药物治疗的患者。患有艾滋病的患者很容易患机会性感染和癌症，这些都会加速死亡。观察发现，终末期艾滋病患者的常见表现是疲乏、严重的体重下降、气促、恶心、胃肠道障碍和疼痛。姑息性治疗的目标就是最大限度地减少艾滋病患者的常见相关症状。

（七）卒中/脑血管事件

卒中是出血或局部缺血的结果。有过脑血管事件（CVA）病人的预后不可预测，可能会有发展，结果导致护理者筋疲力尽。大约有 1/3 的卒中病人 2 年内死亡。有过卒中的病人丧失生理和认知功能，有卒中后疼痛及频繁抑郁，也常有尿失禁、失语、吞咽困难和癫痫发作。有吞咽困难的病人吸入性肺炎发病率高，这也是引起死亡的原因。

（八）帕金森病

帕金森病是一个长期的、进行性的退行性神经病变，表现为不能行动、身体僵硬和震颤。治疗的目的是减少症状，维持或者改善生活质量。当病人变得更加不能自理、出现神经精神问题时，姑息性治疗就是为病人和护理提供体系两方面提供帮助。常见的症状是皮肤感染和衰弱、便秘、疼痛、抑郁、出现幻觉和精神混乱。帕金森病患者常死于支气管肺炎，这是由吞咽困难及误吸的并发症导致的

（九）肌萎缩侧索硬化症（卢伽雷症）

肌萎缩侧索硬化症（ALS）是一种慢性神经退行性紊乱症，特点是进行性运动神经元减少。中位生存期为从出现症状开始后 3 年，存活 10 年的病人<15%。ALS 最初的症状是四肢无力，伴随症状有痉挛、强直、疼痛、构音障碍、流涎、疲乏、失眠、抑郁、恐惧、焦虑、不自主情感表达紊乱、便秘、吸气以及喉痉挛，以上伴随症状不分先后顺序。许多病人没有意识损害；但是 1/4 到 1/2 的 ALS 病人有大脑额叶性痴呆。疾病发展到最终会累及除了括约肌控制和眼部运动的各个系统。除非病人进行长期机械通气，不然最终会死于呼吸衰竭。

（十）阿尔兹海默症与其他痴呆症

痴呆症是进行性的、不可逆的意识功能的退化，伴随有行动障碍。阿尔兹海默症是引起痴呆的主要原因，而血管性痴呆、帕金森病、路易体痴呆和额颞叶型痴呆相对少见。药物治疗的目的是减缓意识症状的发展，维持病人的正常功能。一旦病人发展到终末期痴呆，出现记忆丧失、性格行为的改变，他们便需要日常生活帮助，比如喂养、起居、如厕。这时候他们可能对周围环境没有反应，不会交谈，或者出现行动障碍和吞咽困难。抑郁、便秘、出现错觉、强迫症、混淆、产生幻觉、尿失禁和睡眠/觉醒周期紊乱都是终末期痴呆的常见表现。因为意识障碍和频繁出现的失语症，症状评估困难。不仅仅要提供给病人姑息性治疗，还要亲近他们，给予他们情感上的支持。

四、治疗

根据完整的病人评估报告制定 1 份综合治疗方案，用最少的药物达到最佳生活状态。有时 1 种药物就可以减轻多种症状，使病人得到更好的治疗、减少花费、服用更少的药物。必须为临终关怀机构推荐经济而有效的药物以控制开销，可以按固定的酬率给医疗保险和其他第三方付款人付款。避免过多用药可以减少由于药物相互作用、过多的副作用以及重复治疗而导致的药物不良反应。下面列出了姑息性治疗的症状包括生命后期可以观察到的常见症状，但是也不全面。

姑息性治疗不仅仅治疗疼痛，它还治疗使病人不适的症状，如恶心、激动、焦虑、抑郁、呼吸困难、恶病质、便秘、腹泻、应激性溃疡、水肿等。

应该注意到，许多对症治疗终末期症状的药物是无证据地使用、通过未证明的途径使用、剂量超出说明书规定。对姑息性治疗来说药物的超适应证使用并不稀奇。

（一）焦虑

焦虑症的综合讲述请见第 40 章。

▲ 姑息性治疗注意事项

● 焦虑是"一种害怕、恐惧、担心、情感不适或来自不明的内部刺激所致的不安的状态，是对周围环境过分的或是不适当的反应。"

● 焦虑与害怕相似，但是害怕有一个明确的原因或者担忧的来源（比如说害怕死亡）。焦虑患者不能说出确切的害怕的东西，与焦虑相比，害怕对心理咨询更有效。焦虑症是所有精神疾病中最常见的类型，所以在生命的终末期焦虑是引起悲痛最常见的原因也不足为奇了。

• 除了焦虑症之外，有许多情况可以引起、模仿或者加重焦虑：

• 精神错乱，尤其在早期易与焦虑相混淆。

• 疾病导致的机体并发症，尤其是呼吸困难和治疗不力的疼痛，是常见的原因。

• 在绝大多数进行性肺部疾病患者都有严重的焦虑，与氧饱和度下降密切相关。

- 药物的不良反应，尤其是以前的抗精神病药和止呕药（如甲氧氯普胺）导致的静坐不能表现类似焦虑。
- 人与人之间的、精神上的或者对生存的关注都会模仿焦虑。
- 如果病人有焦虑或者采取依赖的应对方式，将是焦虑作为进展期疾病的 1 种并发症的高危因素。
- 除了诊断正式焦虑症外，区分常见的担心和恐惧与病态焦虑症还需要临床判断。
- 病理性焦虑症的行为表现包括：
- 强烈的担心和恐惧
- 身体不适（如紧张、神经过敏、坐立不安）
- 适应不良的行为（如治疗的非依从性、不合群、逃避）
- 不会放松
- 病态焦虑症可能因失眠、抑郁、疲乏、肠胃不适和吞咽困难而加重。如果这些症状已经出现，焦虑也会加重这些症状。
- 未处理的焦虑症会导致许多并发问题，包括不接受社会支持、较差的处理能力、不积极参与姑息性治疗以及家庭痛苦。
- 随着病人行为及根本的医疗情况的改变，重新评估焦虑症患者。
- 寻找可能的病因
- 对正式焦虑症的评估
- 对其他影响因素的评估
- 对焦虑症的准确评估是其治疗的关键。

▲ **姑息性治疗的非药物疗法**

不管选择何种治疗方案，可以采取以下原则：

- 适当的时候提供精神支持和慰藉。
- 过度治疗——用来缓解焦虑。
- 经常评估治疗反应和不良反应。
- 提供帮助以便最大限度的减少焦虑。
- 培训病人和家属关于焦虑症及其治疗。

• 虽然经过系统培训的治疗师还是愿意到家里进行有效治疗，但重症患者的精力和注意力持续时间都有限，而且这种治疗在临终关怀机构中无法实现，但是心理治疗还是可以为焦虑症提供帮助。

• 认知和行为治疗也有效，包括简单的放松练习和分散策略（如关注些快乐的事物或者至少是情感中立的东西）。

• 鼓励牧师来访，尤其病人精神上的和对生存的关注占主导时。

• 当证实了焦虑症的潜在原因后，治疗的最初目标是在这些积淀的问题，随着潜在原因的处理，监控焦虑症是否有改善或解除。

▲ 姑息性治疗的药物疗法

● 大部分情况下，在临终关怀机构，病理性焦虑症的处理也用药物治疗。苯二氮䓬药物是治疗的首选；而选择性血清素再吸收抑制剂(SSRIs)、典型和非典型抗精神病药、三环类抗抑郁药也可选用。

• 临终关怀治疗焦虑症的主要目标是让病人感到舒适。治疗的目的是防止焦虑，而不仅仅是当它爆发的时候用所需药物进行治疗，比方说疼痛的治疗。

• 以抗焦虑药剂量范围的最低剂量开始，以避免出现不必要的镇静作用，但也应该注意到有时也需要标准的或更大的剂量。

• 避免使用安非他酮和和精神刺激药来对抗焦虑。它们对抑郁有效，对焦虑却是无效的，还有可能加重焦虑。

• 对那些吞咽困难的病人来说，劳拉西泮、阿普唑仑和地西泮常被压碎，用少量水放在病人舌下服用。

• 姑息性治疗中也会使用少剂量的氟哌啶醇来治疗焦虑，尤其当出现精神错乱的时候。

• 第 40 章提供了更多关于抗焦虑药物正确使用的详细信息。

（二）精神错乱

▲ 姑息性治疗注意事项

• 精神错乱是临终关怀中很常见的症状，终末期病人中有>80%的病人会出现，大多数出现于生命的最后几天。

• 在临终关怀机构中引起精神错乱的原因可能包括疾病、脱水、缺氧、代谢不平衡、败血症、药物的不良反应、尿潴留、便秘或嵌塞、无法控制的疼痛、酒精或药物戒断症，但也不局限于这些。

• 精神错乱的典型症状是意识模糊，可能表现为不能维持或者转移注意力。病人也可以有认知功能的受损，伴或不伴有记忆障碍。

• "日落综合征"是生命晚期常见的现象，尤其表现在精神错乱时，表现为白天瞌睡、夜晚烦乱及坐立不安。

• 其另一个常见的特点是一天内精神错乱症状的严重程度起伏波动。这个可以只发生在 1h 内或者每天都有。

• 表现出烦乱的病人很容易确诊精神错乱，但是那些表现得孤僻和反应性降低（"安静型"精神错乱）的病人较难确诊。同时表现出安静和烦乱的精神错乱病人不常见，但两者的治疗方案相同。

• 精神错乱和痴呆不易鉴别。精神错乱更多地表现为突然出现（如持续数小时至数天），伴随着意识改变和感觉的混乱。但是痴呆更常表现为逐渐出现，无意识的损害。

▲ **姑息性治疗的非药物疗法**

• 创建一个安全舒适的环境，那儿有熟悉的物品如照片，熟悉的音乐这样可以有助于病人的安静。

• 病人激动的时候最大限度地减少伤害是很重要的。

• 要培训家属及看护者精神错乱的病因、指征和症状以及如何处理，这将最好地帮助他们减少病人发作时的焦虑和悲痛。

▲ **姑息性治疗的药物疗法**

• 最初的首要任务是确定治疗的目标。如果可能的话，逆转精神错乱的潜在病因，使病人恢复到有认知的状态。

• 如果促发因素不能逆转，则要开始对症治疗。无烦躁的病人除了需要舒适的措施外不需要任何治疗。如果病人无休止地精神错乱和烦躁，通常需要药物治疗。

• 神经安定药物（传统的或是非典型抗精神病药）是常用的治疗精神错乱患者混乱和烦躁的药物。但是，用这些药物治疗精神错乱是"超说明书"指征的。

• 非典型抗神经病药如利培酮、奥氮平、喹硫平、齐拉西酮、帕潘立酮、阿立哌唑，占老年人医药成本增加的主要部分。

• 氟哌啶醇<2mg/d 时耐受良好且无镇静作用，这个剂量也在长期使用的推荐范围内。

• 当镇静对终末期进展性烦躁型精神错乱有益时，病人接近死亡时使用氯丙嗪可以给病人提供舒适。病人卧床不起、处于生命末期的时候，由氯丙嗪引起的直立性低血压通常可以忽略。

• 如果有吞咽困难的话，氟哌啶醇和氯丙嗪也可以舌下含服或者直肠给药。虽然不建议这些方式，但是氟哌啶醇也可以皮下给药，氯丙嗪则不允许。

• 虽然有时候希望让病人镇静下来，会将苯二氮平类药物与抗精神病药联合应用，但是单独给与精神错乱病人苯二氮平类药物会使精神错乱和混沌更加严重。苯巴比妥可能也可以达到这个目的。

（三）呼吸困难

▲ 姑息性治疗注意事项

• 呼吸困难是一种呼吸的不舒服感。它是一种主观感觉，病人的描述是唯一可信赖的。呼吸频率或者氧气分压与呼吸急促的感觉常常无关联。

• 呼吸用力与呼吸困难不同。病人服用阿片类药物后呼吸困难会有所减轻，但是呼吸频率没有改变。

• 呼吸困难的发病率从 12%到 74%不等，在终末期癌症患者生命的最后几周会有所加重，发病率在 50%～70%之间。

• 获取全面的病史和体检，寻找可逆转的引起呼吸困难的病因，如果存在，进行治疗。

姑息性治疗的非药物疗法

• 向病人及其家属提供疾病的信息和预后，让他们对日益恶化的症状做好准备。

• 确定引发呼吸困难的诱因并尽最大可能使之减至最小。

• 教育病人及其家属呼吸困难的处理，包括阿片类药物的使用。

- 避免与世隔绝以及提及会加重症状的精神方面的话题。
- 鼓励放松，尽量不要用力。
- 变换成舒服的体位，通常是站立位或是受损肺部呈下位。
- 避免强烈的臭味、香味，也不要在病人旁边吸烟。
- 改善空气循环/质量。
- 用电扇或者打开窗户。
- 用空调或加湿器调节温度/湿度。

▲ **姑息性治疗的药物疗法**

- 如果没有找到可以处理的病因或者处理措施不能完全缓解痛苦症状，阿片类药物是治疗呼吸困难的一线药物。
- 阿片类药物可以抑制呼吸降低对低氧和高碳酸血症的反应、扩张血管、镇静。
- 服用低剂量阿片类药物（如以大约 5mg 开始口服吗啡）是安全的，并且对治疗呼吸困难有效，剂量应该审慎滴定。
- 焦虑会加重呼吸困难，苯二氮平类药物和抗抑郁药有抗焦虑作用，对治疗焦虑有效。
- 一旦确定了一种阿片类药物的有效剂量，将其改为缓释制剂会使服药简便化。
- 使用阿片类药物时要预计到不良反应，用刺激性泻药/粪便软化剂联合来防止便秘。
- 阿片类喷雾剂对于治疗呼吸困难尚有争议，研究结果不一致。
- 非随机性研究、病例报道以及图表回顾都描述了使用阿片类药物喷雾剂对呼吸困难的有效改善；但是一些应用阿片类喷雾剂的对照研究得到的是不确定或阴性结果。
- 阿片类喷雾剂方便于那些不能或不愿意口服药物或者不能忍受全身不良反应的病人。
- 芬太尼可能是最安全的阿片类喷雾剂。
- 速尿喷雾剂相比于其他传统疗法，对于治疗呼吸困难似乎是有效的。

肿瘤治疗原理与实践

- 速尿喷雾剂起作用的假设机制是增强肺扩张受体的活性、抑制氯化物通过上皮细胞和增强使支气管扩张的前列腺素的合成。

- 氧疗法对呼吸困难的病人有效，可以逆转低氧血症。

● 知道了呼吸困难的病因，应注意以下几点：

- **支气管痉挛或 COPD 恶化**：沙丁胺醇、异丙托溴铵和（或）口服类固醇类药物可以控制症状。相对于手持式吸入剂来说，支气管扩张喷雾剂对虚弱的、难以控制自我呼吸的病人更有效。

- **粘稠分泌物**：如果咳嗽反射很强，用愈创甘油醚或含盐喷雾剂减少分泌。若咳嗽不太严重的话，用莨菪碱、格隆溴铵或者莨菪碱贴片可以有效的干燥分泌物。

- **与呼吸困难有关的焦虑**：考虑苯二氮䓬类药物（如地西泮、劳拉西泮）。

- **渗出物**：需要做胸腔穿刺术。

- **低血红蛋白**：输注红细胞（尚有争议）或者用促红细胞生成素（极少用于临终关怀，但在进行姑息性治疗的病人中可能有更大的作用）。

- **感染**：酌情使用抗生素。

- **肺栓塞**：抗凝剂用于预防及治疗或者放置腔静脉过滤器（极少用于临终关怀，但在进行姑息性治疗的病人中可能有更大的作用）。

- **容量负荷过多导致的水泡音**：酌情减少液体摄入或者使用利尿药。

病例 2

JK，80 岁，白种人，女性，因充血性心力衰竭的诊断进入临终关怀院。其他合并症包括肾衰竭、糖尿病、冠心病、高脂血症、贫血、关节炎和甲状腺功能减低。病人带有经皮内镜下胃造瘘（PEG）管、中央静脉导管（PICC）和导尿管。无药物过敏史。病人的主诉是下肢水肿和气促。

方法：按比例增减胰岛素（比如空腹血糖>250mg/dl 时用常规胰

岛素）；每天经 PEG 20mEq 氯化钾；经 PEG 呋噻米 20mg/次，bid；每天经 PEG 88μg 压碎了的左旋甲状腺素；经 PEG 洛哌丁胺 4mg/次，bid；每天经 PEG 20mg 法莫替丁冲剂；经 PEG 辛伐他汀 20mg/d；经 PEG 布洛芬冲剂 400mg/次，q6h。

医护人员还可以进行哪些干预来改进对 JK 的诊疗？

哪些药物不能继续使用？

PEG 管如何影响药物治疗决策？

正性肌力药物能给这个病人带来益处吗？利弊有哪些？

药物间的相互作用有哪些？在这些方面你如何监护病人？

（四）恶心呕吐

关于恶心呕吐的综合性讲述请看第 20 章。

▲ **姑息性治疗注意事项**

● 多达 71% 的病人会出现恶心呕吐，大约 40% 的病人在生命最后 6 周会经历这些症状。慢性恶心是指持续超过 1 周，无明确或自限性病因的恶心，比如化疗、放疗、感染。

• 四个主要机制与呕吐中枢的刺激有关（图 3）。一些潜在的、可逆转的引起恶心和呕吐的病因不容忽视。

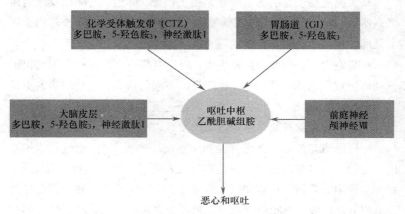

图 3　恶心和呕吐的机制以及与之相关的神经递质

- 病人生命末期引起恶心的原因包括：自主功能失调、便秘、抗生素、非甾体类抗炎药（NSAIDs）、其他药物、感染、肠梗阻、代谢异常（如肾或肝衰竭、高钙血症）、颅内压增高、焦虑、放疗、化疗、无法治疗的疼痛。

▲ **姑息性治疗的非药物疗法**

- 放松疗法对一些病人有效。
- 避免刺激性食物或浓烈的气味。
- 可以的话，不要使用令人作呕的药物。

▲ **姑息性治疗的药物疗法**

- 恶心呕吐的临床特点指导止吐药的选择（更综合的讨论，参阅20章）。以下是与恶心呕吐病因相关的处理措施的例子：

● 化学受体触发带（CTZ）引起的恶心呕吐是由于化疗药、细菌毒素、代谢产物（如尿毒症）以及阿片类药物导致的。多巴胺（D_2）、5-羟色胺（5-HT）、神经激肽-1 是参与这一过程的主要神经递质。治疗是基于用 D_2 拮抗剂阻断 D_2，包括丁酰苯类（如氟哌啶醇）、吩噻嗪类和甲氧氯普胺。5-羟色胺（5-HT）拮抗剂（如昂丹司琼）主要用于化疗和放疗引起的恶心。

● **大脑皮层**引起的恶心呕吐是由于焦虑、味道、气味以及颅内压升高所致。糖皮质激素可以降低颅内压,而镇静如苯二氮䓬类药物是用来处理"预期的"味觉和嗅觉刺激。

● **前庭性**恶心呕吐由运动引发。阿片类药物会使前庭中枢变得敏感从而导致运动诱发的恶心。比起卧床不起的病人，走动的病人更易有前庭性恶心呕吐。组胺和乙酰胆碱是这里重要的神经递质，所以抗组胺药和抗胆碱能药物是治疗运动诱发恶心呕吐的首选药物。

● **胃肠道**刺激通过迷走神经和交感神经途径发生，通过刺激位于内脏中的机械性刺激感受器或化学感受器而促发这些途径。胃弛缓、胃肠道梗阻、药物、转移性癌、细菌毒素、化疗药物和放疗都会导致恶心呕吐。痰液、黏膜病变或是感染（如念珠菌）刺激咽部的舌咽神经或迷走神经也会引起恶心。胃肠道上段主要的神经递质是多巴胺、乙酰胆碱和 5-羟色胺。甲氧氯普胺阻断空肠以上的 $5-HT_4$、增强胃动力，而抗胆碱能药物会减少恶心时内脏功能亢进诱发的胃肠道痉挛和蠕动。大剂量的甲氧氯普胺与 $5-HT_3$ 拮抗剂作用相同。

• **自主神经衰竭**会引起胃轻瘫，导致厌食、恶心、早饱和便秘。患有糖尿病、慢性肾衰竭和神经系统疾病的患者常有胃排空延迟。营养失调、恶病质、肺癌和胰腺癌、艾滋病、放疗以及药物如阿片类药物、抗胆碱能药物、抗抑郁药及血管扩张药等都与自主神经衰竭有关，导致慢性恶心、心动过速和营养失衡。

• 糖皮质激素对降低颅内压有效，而且发现它们可以有效治疗非特异性恶心呕吐，作用机制尚不清楚。

• 由胃炎、食管裂孔疝、胃食管反流病（GERD）或消化性溃疡引起的恶心，可以使用 H_2 拮抗剂或质子泵抑制剂（PPIs）。

• 难治性恶心呕吐通常需要明智地选择不同级别的药物组合在一起（如氟哌啶醇、甲氧氯普胺、苯海拉明、劳拉西泮、地塞米松的不同组合）。

• 5-羟色胺 3（$5-HT_3$）阻滞剂如昂丹司琼、格拉司琼、多拉司琼、帕洛诺司琼因它们对 5-羟色胺高度特异性，对终末期疾病而导致的恶心呕吐的作用有限，它们用于导致呕吐的化疗，并且持续到化疗后 $10\sim14d$。

• 阿瑞斯坦是神经激素-1 拮抗剂，可以用来治疗强烈致吐的化疗导致的恶心，与 5-羟色胺拮抗剂、糖皮质激素联合应用。阿瑞斯坦不能单独使用。

（五）疼痛

关于疼痛的综合性讲述请见第 33 章。

▲ **姑息性治疗注意事项**

● 虽然现在的药物治疗能控制 90%以上的疼痛，很多病人不必要忍受痛苦，但根据 SUPPORT 研究，74%～95%患有严重疾病或是垂死的病人都会经历无法控制的疼痛。

● 对于任何 1 种疼痛治疗,病人的评估是选择适当治疗干预措施的关键。疼痛是主观的，所以应当考虑到机体和人为的因素。

● 一定要考虑到处于生命末期的病人也会有焦虑、抑郁、精神错乱以及其他的一些神经方面的影响，这些可能增强病人对疼痛的的意识或反应。

▲ **姑息性治疗的非药物疗法**

• 对于慢性疼痛来说，非药物治疗很有必要。

• 物理的、互补性的和意识行为的干预措施可以减少疼痛的感觉、降低药物剂量。这些措施包括关于药物治疗的培训和相关信息（如对疼痛药物的误解）、按摩、冷疗、热疗、物理疗法、音乐疗法、想象、宠物疗法、心理疗法等。

▲ **姑息性治疗的药物疗法**

• WHO 关于疼痛的治疗方法适合于大部分伤害性疼痛（见第 33 章）。

• 应该全面、频繁地评估疼痛，尤其在治疗初期。

● 对于慢性持续性疼痛，有必要全天候地使用镇痛药。

• 如果 q24h 病人需要 2～3 个突破性剂量，滴定的阿片类药物剂量就要在每日维持量上增加 25%～50%。阿片类药物治疗突发性疼痛的剂量相当于每日剂量的 5%～15%。突破性剂量的使用频率不应超过下者：

• **口服**：每 1～2h 1 次

• **皮下**：每 20～30min 1 次

• **静注**：每 6～20min 1 次

• 仅有短效阿片类药物可以用于突发性疼痛（如即刻释放型吗啡、羟考酮和氢吗啡酮是常用的药物）。

• 监测适当的阿片类药物治疗常见的不良反应，主要包括便秘、恶心、呕吐、发痒和短暂的镇静。

• 因为长期慢性阿片类药物治疗常伴随有便秘，故很有必要预防。阿片类药物引发的便秘可以用刺激性泻药（番泻叶或比沙可啶），伴或不伴有粪便软化剂（多库酯）。

• 肌阵挛、精神错乱、产生幻觉和痛觉过敏都是阿片类药物产生神经毒性的表现，需要改变治疗药物或者减少剂量。

• 使用适当的阿片类药物剂量滴定，呼吸抑制极其少见，然而一旦发生便需要小剂量（0.1mg）的阿片类受体拮抗剂纳洛酮，如果需要的话也可以重复使用，其目标是：当防止病人出现疼痛失控时，增强呼吸至安全水平。

• 芬太尼皮贴对一些病人有效，但许多终末期病人有肌肉消耗和脱水，会导致吸收降低和不稳定。芬太尼皮贴起效慢使剂量调整困难。

• 不能用于治疗终末期疼痛的药物列举于表 1 中。

表 1　不推荐使用于治疗终末期疼痛的药物

药物	基本原理
哌替啶	哌替啶止痛作用时间短（如2～3h），它的代谢产物去甲哌替啶会由于重复使用而聚集，导致神经毒性，尤其见于老年病人
丙氧酚	丙氧酚的代谢产物去甲丙氧酚会由于重复使用而聚集，导致心脏毒性，尤其见于老年病人
阿片类受体激动-拮抗剂（如喷他佐卒、布托啡诺、纳布啡）	除了最高剂量和可能诱发的神经性症状（如烦躁不安、产生错觉和幻想）外，阿片类药物依赖的病人出现撤药症状的危险性都会使这类镇痛药不适合使用
抗焦虑药（如阿普唑仑、地西泮、劳拉西泮）和其他镇静催眠药（如巴比妥酸盐）	这些药物对于伤害性疼痛病人无效，其中额外的镇静成分可以影响接受阿片类药物治疗病人的神经系统评估

• 不同的疼痛类型需要不同的镇痛药或辅助药物。如：

• 内脏痛（因胃肠道、肝脏、胰腺等内脏器官被牵拉或痉挛引起的伤害性疼痛）应该按照标准的 WHO 步骤治疗疼痛，额外辅以抗胆碱能药物，若伴有炎症辅用糖皮质激素。

• 骨痛（各种癌症常见的转移部位）除了标准的阿片类药物治疗外，最好也使用 NSAIDs 或者糖皮质激素治疗。

• 神经性疼痛（损伤疼痛传入纤维而导致的疼痛）可用三环类抗抑郁药、抗癫痫药、曲马多或 N-甲基-D-天冬氨酸拮抗剂如氯胺酮来治疗。美沙酮是阿片受体激动剂，通过额外的 N-甲基-D-天冬氨酸拮抗活性来治疗神经性疼痛。

（六）终末分泌物

▲ **姑息性治疗注意事项**

• 终末分泌物，或死前的喉鸣，是伴随吸气或呼气时上气道分泌物振动发出的声音。

• 病人丧失吞咽和清理口腔分泌物的能力使粘液聚集，气体通过肺、气道中的黏液发出的喉鸣声或气过水声。

• 这个声音不能代表病人的任何不适，但有时它会令家属烦恼而必须医治。

• 终末分泌物只见于被抑制或者太虚弱而无法咳痰的病人。

• 减少分泌物的药物不能作用于现存的呼吸道分泌物，所以应在一出现死前喉鸣音的时候便使用。

• 继发于肺炎或是肺水肿的分泌物，这些药物作用有限或者根本无效。

▲ **姑息性治疗的非药物疗法**

• 让病人侧身或者半卧位以便促进分泌物排出。

• 需要的话使病人处于特伦德伦伯卧位（降低病床头位），可以使液体流入口咽促进排出。这个体位不易维持时间过久，以免发生误吸。

• 口咽抽吸是另 1 个选择，但会打扰病人及来访者。

• 酌情减少液体摄入。

▲ **姑息性治疗的药物疗法**

● 抗胆碱能药物因其有效干燥分泌物的作用而成为预防和治疗终末分泌物的标准药物。

• 用于此症的药物药理作用相似，根据抗胆碱能作用、起效速度、给药途径、病人敏感性以及费用来选择。

• 最常用的抗胆碱能药物是阿托品、莨菪碱、东莨菪碱和胃肠宁（格隆溴铵）。

• 抗胆碱能药物的不良反应较常见，包括视力模糊、便秘、尿潴留、混沌、精神错乱、不安、产生幻觉、口干和心悸。

● 与其他抗胆碱能药物不同，胃肠宁（格隆溴铵）不会通过血-脑屏障，极少引起中枢神经系统不良反应。格隆溴铵与其他药物相比是强有力的干燥剂，有引起过度干燥的可能。

（七）进行性心力衰竭

▲ 姑息性治疗注意事项

● 生命末期心力衰竭的症状可能包括低血压、容量负荷过重、水肿和疲乏。评估病人以确定症状与心力衰竭有关，而与其他疾病无关，以确保治疗措施是正确的。

• 进行性心力衰竭的治疗目标与传统心力衰竭不同，药物治疗关注于对症治疗而不是降低死亡率，此时通过降低胆固醇来预防心血管疾病是不必要的。

▲ 姑息性治疗的非药物疗法

• 让病人双脚抬高，保持舒服的体位以最大限度减下肢部液体潴留。

• 减少病人摄入高盐食物以减少与心力衰竭相关的液体聚集。

• 病人不能有过度的体力活动，对于这个时期的心力衰竭患者而言舒适是最重要的。

▲ 姑息性治疗的药物疗法

• 如果病人有低血压症状，应减少血管紧张素转换酶（ACE）抑制剂、血管紧张素受体抑制剂（ARB）和（或）β肾上腺激素阻滞剂的剂量。尤其对于β肾上腺激素阻滞剂，降低剂量的过程需缓慢以避免出现明显的临床恶化。

• 如果发生或持续有容量超负荷，逐渐停止使用β肾上腺激素阻滞剂。

• 在服用β肾上腺激素阻滞剂时，病人若感到疲乏并且心率不随运动而增加，应考虑减少β肾上腺激素阻滞剂的剂量。

• 如果病人出现肾功能恶化（如心肾综合征），考虑停止使用ACE抑制剂（或ARB）。

• 如果病人限制盐和水的摄入，考虑减少利尿药的剂量或停止治疗。

• 地高辛毒性很常见；所以应仔细监测病人，酌情调整治疗方案或者停止治疗。监测内容包括厌食、恶心呕吐、视力障碍、定向障碍、心律失常。

• 羟甲基戊二酸辅酶 A(HMG-CoA)还原酶阻滞剂 2（和其他降胆固醇药物）有长效作用，而不是姑息治疗；考虑停止使用。

• 表 2 提供了能够改善进行性心力衰竭病人的功能状态的药物清单。

五、效果评估

使病人和看护者也加入治疗方案的制订中，这显示出了姑息医学的可靠性。进行药物治疗前，病人和看护者应参与制定方案。实施者应确保他或她理解病人的治疗目标。

评估治疗的积极结果，包括症状缓解而药物不良反应最少。缓解症状对于病人及其看护者来说至关重要。姑息医学的特点就是专注于症状的管理，同时预防药物不良反应。确定目标时一定要考虑到文化的多样性，不同的文化背景把一些症状看得很重要或不重要，所以实施者应了解其中的不同之处。

几乎所有机体的症状都会因人的痛苦而恶化。患有缩短生命疾病的病人有一些情感和精神问题，这些问题得到了训练有素的专业人员的注意，解决这些问题、提供支持和应对技能可以有效地减少控制症状所需的药物。社会、心理和精神上的支持不仅给予姑息性治疗的病人，而其家属在亲人患病期间及去世后都应得到这些方面的支持。对家庭的丧亲之痛的支持由医疗保险临终关怀救济金授权，并且只针对于临终关怀。

要想确保获得积极的效果，对病人和看护者的教育是至关重要的。如果病人和看护者不知道姑息医学所使用的策略的目的，坚持这种治疗方案势必会受阻而且效果会打折扣。在姑息医学领域受到挑战的时刻，通过得到积极效果以及观察到正确决定而呈现的即刻效应而大受鼓舞。

病例 3

TT，76 岁，白种人，女性，主诉为恶心，时有呕吐来门诊就诊。约 2 周前开始恶心并且逐渐加重，病人近来还有便秘（近几周），既往有非小细胞性肺癌（3 周前结束了最后的化疗方案）、骨关节炎和高血压病史，过去 20 年每天吸一包烟、偶尔喝酒。家族史不详。病人对吗啡过敏。

药物：骨关节炎性疼痛时服用萘普生 500mg q6h（4 周前开始）；依那普利，10mg/次 bid；塞来昔布，100mg/次 bid；疼痛时服用对乙酰氨基酚 500mg，q6h；癌性疼痛时服用氢可酮/对乙酰氨基酚 5/500mg 2 片，q6h；服用人参（为了病人的能量需求）。

该患者可能存在哪些药物间的相互作用？

哪些药物应该停止使用和（或）换掉？

病人因吗啡过敏会如何影响治疗的选择？

如何改善病人的疼痛治疗？针对病人不同类型的疼痛，方案应该不同吗？

病人护理和监测

姑息性治疗中常见的、实施者应该监测的症状：

抑郁：病人需要比典型的抗抑郁更快的症状缓解。在一些病例中，哌甲酯可能是适合短期治疗的选择。

失眠：许多时候病人失眠是因为缺乏有效的对症治疗，无法控制的症状出现即应开始治疗。减少睡眠中断、对病人正确评估可以有效控制失眠。

便秘：许多病人因使用阿片类药物而导致便秘，这时需要使用刺激型泻药；其他药物、水化作用差、膳食补充剂以及固定不动也会导致便秘。治疗前认真寻找病因很重要。

腹泻：因过度腹泻而导致液体丢失的病人需要监测是否有脱水及

电解质紊乱。除了药物治疗外，补液是对症治疗的首选。因便秘或肠梗阻而致的溢出性腹泻常被误诊，治疗不当而加重症状。

吞咽困难：终末期病人常出现咽下困难，必须经常改变给药途径。当采取直肠、舌下、局部给药途径时，了解药物的吸收和分布是临床正确决策的关键。

本章中所提到的英文缩略语

5-HT	5-羟色胺（血清素）
ACE	血管紧张素转换酶
ALS	肌萎缩侧索硬化症
ARB	血管紧张素受体抑制剂
CHF	慢性心力衰竭
COPD	慢性阻塞性肺疾病
CTZ	化学受体触发带
CVA	脑血管事件
ESRD	终末期肾脏疾病
GERD	胃食管反流病
HMG-CoA	羟甲基戊二酸辅酶 A
NSAID	非甾体类抗炎药
PEG	经皮内镜下胃造瘘术
PICC	中央静脉导管
SSRI	选择性血清素再吸收抑制剂
WHO	世界卫生组织

自我评估的问题和答案见

http：//www.mhpharmacotherapy.com/pp.html.

（申文雯　译　邵俊彦　审　校）